中药
加工炮制设备

中国制药装备行业协会◎组织编写
顾　问◎高　川
主　编◎蔡宝昌　张振凌

人民卫生出版社
·北　京·

图书在版编目（CIP）数据

中药加工炮制设备 / 蔡宝昌，张振凌主编．—北京：人民卫生出版社，2022.9

ISBN 978-7-117-33541-6

Ⅰ．①中… Ⅱ．①蔡… ②张… Ⅲ．①炮制-设备 Ⅳ．①R283

中国版本图书馆CIP数据核字（2022）第170233号

人卫智网	www.ipmph.com	医学教育、学术、考试、健康，购书智慧智能综合服务平台
人卫官网	www.pmph.com	人卫官方资讯发布平台

中药加工炮制设备

Zhongyao Jiagong Paozhi Shebei

主　　编：蔡宝昌　张振凌

出版发行：人民卫生出版社（中继线 010-59780011）

地　　址：北京市朝阳区潘家园南里 19 号

邮　　编：100021

E - mail：pmph @ pmph.com

购书热线：010-59787592　010-59787584　010-65264830

印　　刷：北京顶佳世纪印刷有限公司

经　　销：新华书店

开　　本：787 × 1092　1/16　　印张：22.5

字　　数：505 千字

版　　次：2022 年 9 月第 1 版

印　　次：2022 年 10 月第 1 次印刷

标准书号：ISBN 978-7-117-33541-6

定　　价：69.00 元

打击盗版举报电话：010-59787491　E-mail：WQ @ pmph.com

质量问题联系电话：010-59787234　E-mail：zhiliang @ pmph.com

数字融合服务电话：4001118166　E-mail：zengzhi @ pmph.com

顾　问　高　川

主　编　蔡宝昌　张振凌

副主编　杨永祥　江　云　张燕群

编　委　张朔生　臧铁钢　陈　勇　毕　然
曹丽娟　冯　超　张爱华　胡中盛
牛金永　左文学　李　林　张金连
蔡宝昌　张振凌　杨永祥　江　云
张燕群　何　滨　王莉莉

审　校　李宝秦　许智英　边　珊

编写说明

中药必须通过加工炮制才能用于中医临床汤剂和成药的处方调配，中药加工炮制是我国独有的制药技术。目前我国通过 GMP 认证的中药饮片企业有两千余家，中药饮片生产已逐步由传统手工操作为主转向机械化和自动化生产。但是由于多种原因，我国中药饮片加工炮制机械还存在工艺简单、加工粗糙、效率不高、污染严重、自动化程度低等问题，不能完全适应饮片生产发展需求，亟待通过现代信息技术、智能控制技术等，对传统中药加工炮制设备进行信息化、智能化改造和提升，推动中药产业向规范化和标准化方向发展。本书的编写旨在对现有加工炮制机械设备进行系统梳理和性能比较，向中药饮片企业介绍和推广新型机械设备以及自动化联动生产线，分析其适用性和存在问题，指导该类设备的研制和发展方向，对提升中药饮片企业现代化生产水平，推动中药饮片产业朝着规范化、标准化、集约化和规模化发展，具有重要意义。

本书是由中国制药装备行业协会组织，首次与中医药高等院校合作编写的一部面向中药生产企业、制药设备企业、医药高等院校、中医医疗机构等单位使用的，专业性强、创新性强、实用性强、操作性强的专著。本书兼顾中药加工炮制设备制造的原理和生产工艺，重点围绕从中药材的产地加工、饮片炮制各工序，直到应用于临床前的饮片煎煮的设备，尽可能反映本领域最常用或者是最先进的设备。本书力求图文并茂，理论联系实际，客观、全面、系统地反映中药加工炮制设备的现状及发展趋势。为方便读者加深了解，部分加工炮制工序和设备配有图片。

参加本书编写的人员全部来自中药加工炮制设备制造、饮片生产、炮制教学研究开发的相关单位。本书编写过程中得到参编者所在学校、公司等多方面的支持，并参考了《中药炮制工程学》《中药炮制学》等教材的内容，在此一并表示感谢。由于时间和水平限制，可能存在不妥之处，敬请各位读者指正，以便修订完善。

编者

2022 年 6 月 1 日

目 录

第一章 概述

第一节 中药加工炮制设备的历史沿革 … 2

一、中药炮制机具 … 2

二、中药饮片机械 … 3

三、中药炮制成套设备 … 3

第二节 中药加工炮制设备的现状 … 4

一、基本工序炮制设备全覆盖 … 4

二、新技术大量应用于炮制设备的研发 … 6

三、智能化中药饮片炮制设备及信息控制系统的开发与应用 … 6

四、中药饮片产业全过程溯源系统的发展 … 6

第三节 中药加工炮制设备的研制开发 … 7

一、中药加工炮制设备的研制开发方向 … 7

二、中药加工炮制设备的研制开发方法 … 7

第四节 中药加工炮制设备的发展方向 … 8

一、深化中药加工炮制设备标准化建设 … 9

二、融合中药加工炮制设备与在线检测技术 … 9

三、推进中药加工炮制设备智能化与信息化 … 9

第二章 中药加工炮制技术

第一节 中药材的产地加工 … 12

一、中药材产地加工通则 … 12

二、常用的产地加工方法 … 13

第二节 中药饮片炮制 … 14
一、中药炮制原则 … 15
二、中药炮制方法 … 16

第三节 中药材产地加工和饮片炮制一体化 … 18
一、原则和要求 … 18
二、质量控制与生产管理 … 19

第三章 中药加工炮制设备设计原理

第一节 传热过程 … 22
一、传导传热 … 22
二、对流传热 … 22
三、热辐射 … 22
四、热量衡算 … 23

第二节 液压与气压传动 … 23
一、液压与气压传动的组成 … 23
二、液压与气压传动的特点 … 24

第三节 中药炮制热力学基础 … 25
一、中药受热炮制热力学模型的建立 … 25
二、中药炮制热力学的基本原理 … 26
三、中药炮制热力学的基本定律 … 28

第四节 中药净切制设备原理 … 29
一、净制设备原理 … 29
二、切制设备原理 … 30

第五节 中药加热炮制设备原理 … 31
一、干燥设备原理 … 31
二、炒制设备原理 … 32
三、蒸、煮制设备原理 … 33

第四章 中药材产地加工设备和联动线

第一节 产地加工设备 … 36
一、清洗设备 … 37
二、去皮设备 … 39
三、去核机 … 40

第二节 中药材产地加工和饮片切制一体化联动线 … 41
一、基于山楂的加工切制联动线 … 41
二、基于地黄的无硫加工联动线 … 42
三、基于山药的无硫趁鲜加工切制联动线 … 44
四、基于当归的加工和切制联动线 … 45
五、基于白芍的加工和切制联动线 … 46

第五章 净制设备

第一节 除杂设备 … 50
一、挑选机械 … 50
二、风选机械 … 52
三、筛选机械 … 54
四、磁选机械 … 57
五、水洗机械 … 58
六、干洗机械 … 62

第二节 去除非药用部位 … 63
一、去皮机 … 63
二、色选机 … 64

第三节 净制联动生产线 … 65
一、投料台 … 65
二、皮带式投料线 … 66
三、倾斜式传送带 … 67
四、振动筛 … 69
五、风力选别机 … 73

六、目视选别线 … 78
七、金属检测机 … 80
八、滚筒秤 … 81

第六章　软化设备

第一节　常压软化设备 … 84
一、常压浸泡设备 … 84
二、湿热软化设备 … 84

第二节　调压软化设备 … 85
一、气相置换浸润设备 … 85
二、卧式真空加温（加压）润药机 … 87
三、水蓄冷真空气相置换式润药机 … 88
四、立式真空加温润药机 … 91
五、回转式软化设备 … 92

第七章　切制设备

第一节　切制设备的原理 … 94
一、切制原理 … 94
二、切制机械与切制方法的分类 … 95
三、主要切制机械工作原理 … 96

第二节　常用切制设备 … 98
一、剁刀式切药机 … 98
二、转盘式切药机 … 101
三、金属履带往复式切药机 … 105
四、金属履带转盘式切药机 … 107
五、柔性带直线往复式切药机 … 109
六、高速万能截断机 … 112
七、旋料式切药机 … 114
八、多功能切药机 … 117
九、全自动切药机 … 118

第三节 刨片机 ··· 123

第四节 斜片机 ··· 126
一、输送链条式斜片机 ··· 126
二、模具式斜片机 ··· 130

第八章 干燥设备

第一节 烘烤热源 ··· 134
一、燃煤热风炉热源 ··· 134
二、燃油 / 燃气装置热源 ··· 134
三、蒸汽热源 ··· 135
四、电能热源 ··· 135
五、太阳能热源 ··· 136

第二节 静态烘烤设备 ··· 136
一、敞开式烘烤箱 ··· 136
二、静态热风循环烘烤设备 ··· 138
三、真空热辐射烘干设备 ··· 144

第三节 动态烘烤设备 ··· 146
一、网带式烘烤设备 ··· 147
二、隧道步进式烘烤设备 ··· 152
三、转筒式烘烤设备 ··· 155

第四节 中药材平衡脱水技术与设备的应用 ··· 158
一、平衡脱水烘干技术 ··· 158
二、平衡脱水设备应用 ··· 160

第九章 粉碎和筛分设备

第一节 概述 ··· 162
一、粉碎机的施力作用分类及选择 ··· 162
二、粉碎原则 ··· 163

三、粉碎方法 … 163
四、粉碎方式 … 164
五、粉碎流程 … 165

第二节 破碎设备 … 165
一、挤压式破碎机 … 165
二、颚式破碎机 … 167
三、滚刀式破碎机 … 169

第三节 磨粉设备 … 170
一、锤式粉碎机 … 171
二、冲击式粉碎机 … 172
三、振动磨 … 174
四、球磨机 … 175
五、高速回转球磨机 … 176
六、高速振动磨 … 177
七、乳钵研磨机 … 177
八、机械剪切式超微粉碎机 … 178
九、气流粉碎机 … 178

第四节 筛分设备 … 179
一、振动筛 … 180
二、旋动筛 … 181
三、双曲柄摇动筛 … 181
四、惯性式分级器 … 181

第十章 炒炙设备

第一节 炒药设备 … 184
一、平锅式炒药机 … 184
二、鼓式自控温炒药机 … 185
三、中药微机程控炒药机 … 187
四、智能红外线检测炒药机 … 188

第二节 电磁加热炒药设备 ··· 191
一、电磁炒药机 ··· 191
二、自动电磁炒药机 ··· 197
三、自动电磁炒药机流水线 ··· 204

第三节 炙制设备 ··· 205
一、炙药锅 ··· 205
二、鼓式炙药机 ··· 206

第十一章 煅制设备

第一节 煅药设备 ··· 210
一、中温煅药锅 ··· 210
二、反射式高温煅药炉 ··· 210
三、煅药锅 ··· 211

第二节 闷煅设备 ··· 212
一、闷煅炉 ··· 212
二、球形煅药炉 ··· 212

第三节 轨道式推车煅药炉 ··· 213

第十二章 蒸煮复制设备及生产线

第一节 常压蒸煮设备 ··· 216
一、可倾式蒸煮锅 ··· 216
二、常压蒸药箱 ··· 217
三、回转式蒸药机 ··· 218
四、卧式热压蒸药机 ··· 219
五、动态循环浸泡蒸煮设备 ··· 220
六、多功能提取罐 ··· 221
七、蒸汽夹层锅 ··· 222

第二节 智能化九蒸九晒一体成套设备 … 223

第三节 复制设备及生产线 … 229
一、浸泡单元 – 浸泡流水线 … 229
二、蒸煮单元 – 蒸煮流水线 … 231
三、切制单元 … 233
四、干燥单元 – 穿流式烘箱 … 233

第十三章 发芽发酵制霜设备

第一节 发芽设备 … 236
一、概述 … 236
二、发芽设备 … 236
三、呼吸式发芽罐 … 237

第二节 发酵设备 … 238
一、发酵法 … 238
二、发酵主要设备 … 238

第三节 去油制霜设备 … 239

第十四章 辅助设备

第一节 连续输送机 … 242

第二节 除尘设备 … 243
一、脉冲除尘器 … 244
二、水浴除尘机 … 247

第十五章 饮片生产的自动化和智能化

第一节 饮片生产的自动化和智能化控制 … 250
一、饮片生产设备控制 … 251

二、在线实时监测系统过程分析技术 … 254
三、机器人、计算机视觉系统技术的运用 … 255
四、饮片生产工厂生产大数据集成 … 255
五、信息化业务管理 … 255
六、中药全产业链智能工厂 … 256

第二节　饮片生产联动线的设计 … 257
一、饮片生产联动线设计规范 … 258
二、饮片生产联动线设计 … 261
三、饮片生产联动线信息管理 … 272
四、数字化中药饮片生产联动线基本特征 … 275

第三节　饮片生产联动线实例 … 276
一、花、草、叶类生产线 … 276
二、根茎类生产线 … 277
三、果实类生产线 … 279
四、块状类生产线 … 279

第十六章　中药饮片生产信息化管理系统

第一节　中药饮片生产管理系统 … 282
一、管理系统本体功能及特点 … 282
二、大数据分析平台 … 284

第二节　中药饮片质量可追溯系统 … 285
一、中药饮片生产追溯子系统 … 285
二、中药材种植 / 养殖追溯子系统 … 298
三、追溯信息查询模块 … 312

第十七章　中药饮片调剂和煎煮中心设备及系统

第一节　概述 … 314

第二节　中药饮片的自动化贮存设备 … 315

第三节 中药饮片调剂设备 … 319

第四节 中药快速调剂系统 … 320

第五节 中药饮片煎煮设备 … 321

第六节 中药汤剂包装设备及净水设备 … 324

第七节 中药煎煮中心智能管理软件 … 325

第十八章 中药加工炮制设备标准化

第一节 中药加工炮制设备标准化的现状及意义 … 328

一、标准与标准化的定义 … 328

二、中药加工炮制设备标准发展现状 … 328

三、中药加工炮制设备标准化的意义 … 330

第二节 中药加工炮制设备标准的分类和示例 … 330

一、标准制定和类型的划分 … 330

二、中药加工炮制设备标准化示例 … 332

第三节 中药加工炮制设备标准化发展趋势和应用 … 340

第一章
概述

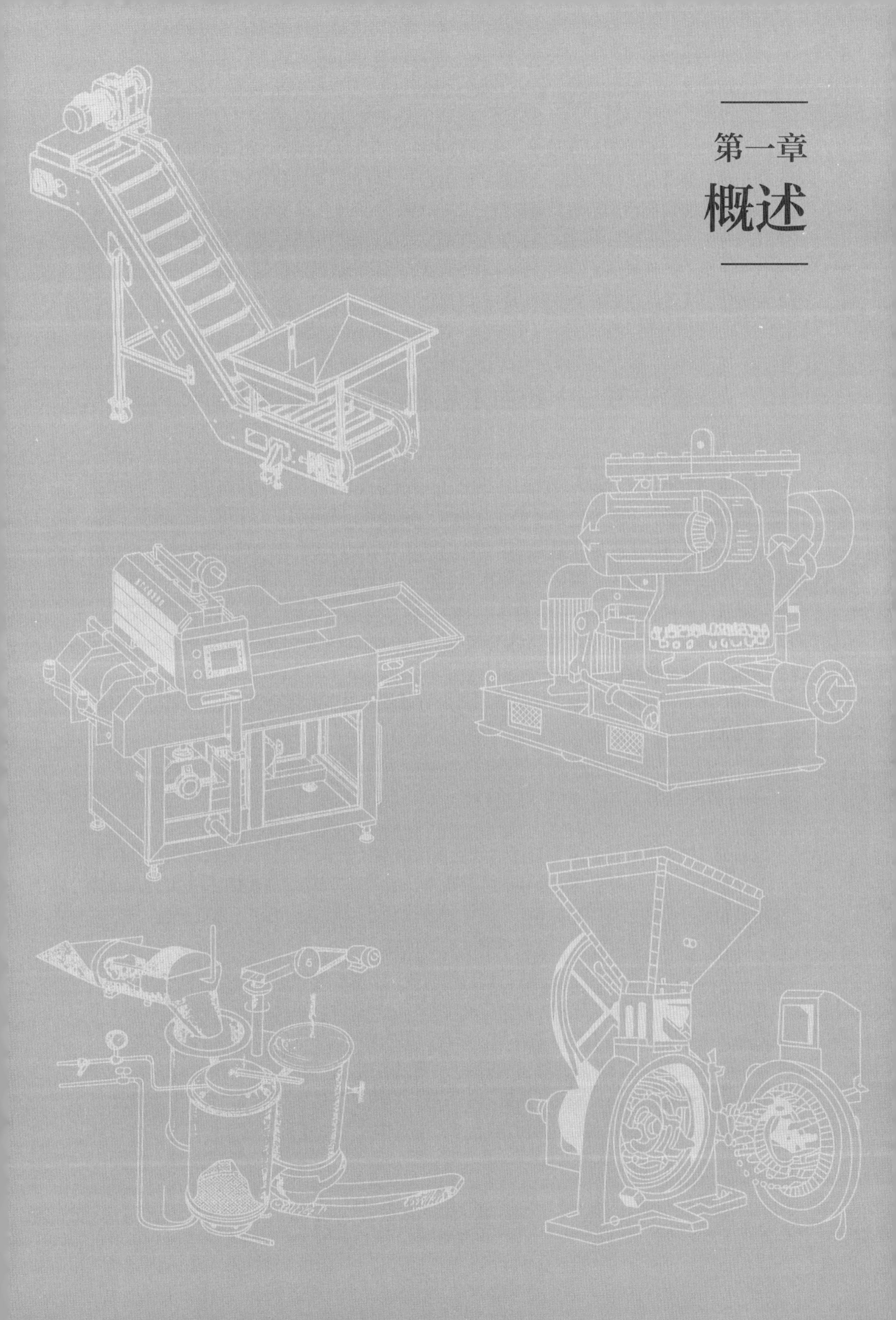

中药炮制就是按照中医药理论，根据药物自身性质以及调剂、制剂和临床应用的需要，将中药材制备成中药饮片的一项制药技术。中药炮制是我国独有的、具有传统特色的制药技术，是中医临床用药最显著的特色之一，其于2006年被批准成为首批国家级非物质文化遗产。中药炮制与中药饮片的质量有密切关系。作为中国中药产业三大支柱之一的中药饮片，是中医临床辨证施治必需的传统武器，也是中成药的重要原料，其独特的炮制理论和方法，无不体现着古老中医药的精深智慧。

第一节　中药加工炮制设备的历史沿革

中药炮制历史悠久，作为传统制药技术，在很长一段时间里，中药饮片的生产停留在作坊式的模式。饮片的炮制也多是药工凭借自身的经验，利用片刀、舂筒、药碾等工具，手工对中药材进行加工处理。中华人民共和国成立后，中医药行业得到了蓬勃的发展，随着中药饮片需求量的增大，国家开始重视中药饮片的质量和生产问题。从20世纪50年代开始，炮制机械设备开始出现在中药饮片的洗、润、切、炙等工序中。随着现代化饮片厂的建成，特别是随着近年来互联网技术及人工智能的发展，饮片炮制设备也开始向联动化、信息化、智能化方向发展。

纵观中药加工炮制设备的发展历史，可以将其划分为中药炮制机具、中药饮片机械、中药炮制成套设备3个阶段。

一、中药炮制机具

炮制机具的发展经历了从中药的发现到民国时期的漫长岁月。人们在发现中药的早期，药材经过洗净、捣碎、擘成小块、锉为粗末、煎煮等简单加工后服用，主要使用日常生活用具和部分生产工具，如剪子、刀子、斧子、刷子、簸箕、筛子、箩、瓷缸、铁锉、瓦盆、砂锅、竹编、苇篱等，这就是早期的炮制机具。

随着生产力水平的不断提高，中药的应用和医疗实践经验的积累，人们在对药材加工技术和医疗实践的基础上，探索、总结中药炮制方法和经验，逐渐形成了中药炮制理论体系，同时又推进了药材加工技术的发展，出现了更先进和专用的药材加工机具，如风车、筛子（中眼筛、紧眼筛、小紧眼筛）、镑刀、切药刀、刨刀、捣筒（铁、铜）、乳钵、铁碾船、石碾船、炒锅、煅锅、木甑、炖罐、铜盆等，形成了近代炮制机具。但其机械化水平仍然相对较低，不能形成规模化的加工能力，生产模式主要还是前店后厂、手工作坊式生产。

二、中药饮片机械

这一阶段的时间大致可以确定为中华人民共和国成立至2000年。中华人民共和国成立50多年来，中药产业大致经历了四个阶段：

一是中华人民共和国成立初期，对分散经营的药商进行公有制改造，统一炮制方法和要求，实行国家计划管理。

二是20世纪70年代提出“中药机械化”，1973年在河南周口、上海、天津、吉林长春投资建立了4家中药饮片机械厂。

三是20世纪80年代中医学的科学原理和地位得到充分肯定。1982年“发展现代医药和我国传统医药”被写入《中华人民共和国宪法》，1985年中央书记处做出“要把中医和西医摆在同等重要的地位”指示，提出“中药生产工业化”，1988年正式颁布《药品生产质量管理规范》（GMP）。

四是20世纪90年代提出“中药现代化”，使中药开发与生产逐步走上科学化、规范化、标准化和法制化的道路；确立了中药饮片作为“药品”的地位，饮片机械随之出现并得到快速发展，剁刀式切药机、转盘式切药机、转筒式洗药机、滚筒式炒药机等一批饮片机械基本实现了中药饮片机械化的目标。

中药饮片机械的出现与发展，在很大程度上解决了饮片规模化生产与传统炮制机具生产能力低之间的矛盾，为中药炮制的产业化和规模化做出了重要贡献，加速了中药饮片生产机械化的进程。专业化和规模化的饮片机械制造企业出现，形成了饮片生产与饮片机械制造产业链，为中药产业现代化奠定了基础。但是中药饮片机械在数量、功能上还远远不能满足中药炮制学与饮片工业发展的需要。如水洗、风选、筛选几乎代替不了全部的净制加工；采用水池或机器浸泡药材，很难达到“药透水净”“软硬适度”的润药技术要求；饮片的清炒、固体辅料炒和液体辅料炙药等仅由一种炒药机完成，火力、火候与炒制品质量仍然由人工凭经验控制与掌握等。

三、中药炮制成套设备

进入21世纪，中药加工炮制设备进入了起步与发展阶段。国家食品药品监督管理局于2004年发布《关于推进中药饮片等类别药品监督实施GMP工作的通知》（国食药监安〔2004〕514号），自2008年1月1日起，所有中药饮片生产企业必须在符合GMP的条件下生产。2003年，原国家经济贸易委员会批准成立中国制药机械行业标准化技术委员会，正式批准实施中药饮片机械行业标准16项，使饮片机械的标准化工作步入正常轨道。2008年8月31日，全国制药装备标准化技术委员会中药炮制机械分技术文员会成立。“九五”“十五”期间，中药炮制领域取得了一大批科研成果，为中药炮制机械的研究提供了理论依据。“中药材标准化饮片加工新工艺及成套设备开发”“水蓄冷高真空气相置换式润药机”项目分别于2002年、2005年列入科技部技术创新基金支持项目；“中药饮片炮制技术和相关设备研究”项目列入“十一五”国家科技支撑课题，中药炮制机械得到科技部的重视与支持。2003年以来，随着真空气相置换式润药机、自控温炒药机、液体辅料炙药机、炙药锅、高温煅药炉、中低温煅药锅等一批饮片“性状”炮制机械和自动化设备的应用，饮片炮制质量控制逐渐从以人工为主的方式，向机器替代人工方向发展，标志着饮片机械步入了炮制成套设备时期。

第二节 中药加工炮制设备的现状

中药加工炮制设备是在中药炮制原理指导下，结合具体炮制工艺和饮片生产特点，运用现代科技手段制造而成的机械设备。它是中药饮片工业中不可缺少的一部分，对中药饮片工业的技术提升和产业化起着举足轻重的作用。受中医药行业发展，国家政策的支持和推动，以及中药饮片生产企业实施GMP认证的强制要求等内外因素的影响，大量新技术被应用于中药加工炮制设备，极大地推动了中药饮片炮制设备的研制和开发。

一、基本工序炮制设备全覆盖

《中华人民共和国药典》(以下简称《中国药典》) 2020年版依据中药炮制工艺的全过程，将其分为净制、切制、炮炙和其他四大类，其中净制包括筛选、风选、水选等方法；切制除鲜切、干切外，均须进行软化处理，其方法有喷淋、抢水洗、润、漂等；炮炙包括炒、炙、制炭、煅、蒸、煮等；其他包括焯、制霜、水飞、发芽、发酵等。目前常用的炮制设备有60多种，基本覆盖了主要的炮制工序，满足了炮制生产从手工转向机械化的需求。同时还在炮制单元设备的基础上，通过融合装备制造技术，开发了中药饮片加工炮制联动线，实现分药材种类的自动解包、振动筛选、除尘、清洗、浸润、切片、干燥、粉碎和包装全过程的流水线生产，改变传统的人工物料转运和单机操作模式，极大提升了饮片炮制效率和设备运行的稳定性，初步实现了饮片的自动化生产。

中药炮制机械经历了炮制机具、饮片机械阶段，正迈入炮制机械阶段，在很大程度上还反映了饮片生产的工业化水平。目前主要中药炮制机械应用见表1-2-1。

表 1-2-1 中药炮制机械的应用

净制	风选	卧式风选机
		立式（吸风式）风选机
	水洗	循环水洗药机
		不锈钢制洗药水槽
	筛选	柔性支承斜面筛选机
		电机振动筛选机
		往复振动筛选机
	挑选	机械化挑选机
		不锈钢挑选台
	磁选	带式磁选机
		棒式磁选机
切制	软化	水浸式润药机
		气相置换式润药机
	往复式切制	柔性带往复式切药机
		金属履带往复式切药机
	旋转式切制	金属履带旋转式切药机
		旋料式切药机
碎制	破碎	颚式破碎机
		挤压式破碎机（压扁机）
	粉碎	球磨机
		锤式粉碎机
干燥	间隙烘干	封闭式烘干箱（热风循环烘干箱）
		敞开式烘干箱
		滚筒式烘焙机
	连续烘干	网带式烘干机
		转筒式烘干机
蒸煮	蒸药箱（电热、蒸汽、电汽两用）	
	可倾式蒸煮锅	
炒制	转筒式炒药机	
	转鼓式炒药机	
	自控温炒药机	
炙制	转鼓式炙药机	
	平转式炙药锅	
煅制	中低温煅药锅	
	反射式高温煅药炉	
中药炮制计算机信息化管理系统		
风选、筛选机组		
风选、筛选、机械化挑选机组		
切制、筛选、回切机组		
切制、筛选、回切、干燥机组		
自动化炒制机组		
自动化炙药机组		
风选、筛选半自动包装生产线		

二、新技术大量应用于炮制设备的研发

加工炮制设备的开发过程，就是融合多学科的新技术、新方法，解决炮制生产过程中“药透水尽”“炒炭存性”“杀酶保苷”等各种工艺和质量上的要求。近年来，随着国家整体科技水平的飞速发展，各种融合新技术的炮制设备也大量涌现。如新型循环水超声波药材清洗机，就是通过在水槽底部加装超声波发生器，对水槽内部的水及药材进行强烈振动，加之药材在移动过程中经高压喷头反复冲洗，可有效保证净度。又如真空气相置换式润药机，则是在真空技术的基础上配合可控的程序操作及有效的水分监控，满足润药要求的“药透水尽”，同时又使药材的有效成分损失降至最低。

三、智能化中药饮片炮制设备及信息控制系统的开发与应用

针对目前中药饮片加工设备自动化水平低、缺乏现代信息技术和控制技术的应用，无法实现生产过程监控、难以保证饮片质量的稳定性和可控性等问题，制药机械生产企业开发了一系列智能化中药饮片炮制设备，包括润药机、炒药机、炙药机、蒸煮锅、煅药炉等，实现了中药饮片生产过程的规范化、自动化和智能化，有效把控了中药饮片产品质量。

在此基础上，制药机械生产企业还开发了中药饮片生产信息化管理技术，采用计算机与自动化技术，融合组态技术、传感器技术和射频识别等物联网技术，创新设计智能化可控模块，并在线控制炮制工艺参数，采集质量检验数据，结合炮制工艺标准流程，从而实现中药炮制生产任务计划无纸化、炮制过程规范化、过程控制客观化、生产记录在线化以及生产过程可视化，并建立基于互联网的个性化、定制化和协调制造信息管理服务平台，全面提升中药饮片生产信息化管理水平。

四、中药饮片产业全过程溯源系统的发展

中药饮片生产流程较长，且在一定时期内还面临着质量标准和临床疗效相关性较弱等问题，因此要保证中药饮片的质量，除了对中药饮片生产全过程进行质量控制，还需要建立从中药材源头开始的全过程追溯体系，包含中药材种植、采收、产地加工、中药饮片加工炮制、中药饮片产品销售、中药饮片产品终端使用等各环节的追溯信息记录，追踪中药饮片产品在整个种植加工、生产、流通和使用阶段的流动情况，实现中药饮片产品品种、产地、采收时间、生产企业、生产批号等各环节间信息的追溯管理。近年来，随着物联网技术的高速发展，中药饮片生产全过程追溯体系的建立成为可能。物联网指的是利用各种信息传感设备，如射频识别装置、红外传感器、全球定位系统等，将物品与网络连接形成的可以互相通信的巨大网络。通过该技术可以有效地追踪中药材种植、采收、产地加工、中药饮片加工炮制、中药饮片产品销售、中药饮片产品终端使用等各环节，从而能够有效

地对中药饮片的质量进行把控。现在已经有相当数量的饮片企业建立了自己的全过程溯源系统，通过对中药饮片生产加工环节重要信息的记录、查询及溯源，实现中药饮片生产加工全流程的追踪和监管。

同时、炮制设备的生产和开发还不断向上、下游拓展，如车载式中药材产地加工设备、中药饮片自动调剂系统、流水式大批量自动化煎煮系统等。这些设备的开发和使用，甚至成为全过程溯源系统的一部分，极大提升了饮片的质量，保证了临床用药的安全和有效。

第三节　中药加工炮制设备的研制开发

一、中药加工炮制设备的研制开发方向

1．**进行炮制工程理论问题研究**　通过建立不同学科之间的联合，尤其是炮制学与机械工程、控制工程等学科的联合，解决炮制工程理论问题。例如：何谓“药透水尽”“软硬适度”“不伤水”？如何控制“热锅”“冒烟”？如何掌握“文火”“中火”“武火”？如何检验“红透”“松脆”“酥脆”？如何鉴别“焦”“黄”“炭”或“微黄”“深黄”？如何解决诸如“武火煅至红透”“文火炒至微黄”等传统中药炮制技术的工业化应用技术问题?

2．**大力发展饮片“性状”炮制机械**　使机械的种类与功能符合炮制方法，机械的性能满足炮制技术要求，实现饮片质量控制的客观化与自动化。

3．**发展自动化中药炮制机械**　根据药材形态和炮制工艺分类，研究设计自动化炮制生产线，实现饮片工业的现代化。

二、中药加工炮制设备的研制开发方法

以真空气相置换式润药机的研发为例，说明中药加工炮制设备的研制开发方法和过程。

1．**调查分析所研制开发炮制机械的相关情况**　动、植物药材几乎都含有蛋白质、淀粉、纤维素等大量亲水物质，是药材能够被水软化的必要条件。干燥药材的亲水物质遇水后能够吸收水分、增加柔软性、降低硬度。“七分润工，三分切工”，药材软化后，降低了脆性，便于切制。软化要求药透水尽，软硬适度，劈开无干心，切制无碎片。常用的软化方法有浸润、洗润、泡润、堆润、闷润、淋润等。软化装备过去主要用水泥池、真空压力式润药机等，存在的主要问题有：软化时间长，工作效率低，药材吸水量不易掌握，易伤水，导致药效损失。采用真空压力式润药机，在一定程度上提高了工作效率，但仍然无法

避免药效损失的问题。

2．确定研究开发方向　紧紧围绕药材适合切制的硬度要求，真正做到药透水尽，降低其含水量，节约后续干燥能耗，提高工作效率，是中药材软化加工的重要研究方向和发展趋势。要进行药材软化工艺技术的基础研究，建立药材的绝对硬度标准和相对硬度的测试方法，建立药材相对硬度与含水量的关系，药材含水量与“易切性”的关系，为软化工艺规范的制定和实施提供“量化”依据。

3．分析传统炮制方法和设备的特点

（1）洗润法：常用洗药机。润药快速、简便，但易伤水，不易润透。

（2）水池浸润：常用水槽（水泥或不锈钢槽）。易润透，易伤水，药效成分流失大，后续干燥困难。

（3）机器浸润：常用真空压力式润药机。易润透，相对水池浸润的工效高。但易伤水，药效成分流失大，后续干燥困难。

（4）淋润、堆润：以人工为主。易润透，不易伤水，药效成分流失少。但工效低，天热时易导致药材霉变。

4．进行相关试验，取得开发设备参数　进行常用中药软化试验，取得主要润药参数：如白芍、板蓝根、黄芪、甘草、黄芩、山药、枳壳、灵芝等，润药30分钟，温度不高于60℃；泽泻、莪术、槟榔、三七等，润药150～210分钟，含水量增加6%～12%。

5．充分利用现代科学技术和原理设计新设备　运用气体具有强力穿透性的特点和高真空技术，让水蒸气置换药材内的空气，使药材快速、均匀软化。

6．加工生产相关设备　采用气相置换法的药材软化设备主要是水蓄冷真空气相置换式润药机。润药箱设计成方形箱体，以利于提高药材装载容积率。润药箱负压达到 −0.095MPa 以上，随后注入水蒸气，适当时间后取出药材，完成气相置换法软化药材过程。润药机配套的蓄冷式真空气流除水装置用于除去真空气流中的水分，以确保润药过程所需真空度。该设备避免了药效成分的流失和污水排放，能够大幅度地降低药材的含水量，缩短软化时间，节约干燥能耗；软化均匀、透彻，可提高切片质量；便于建立润药工艺（真空度、时间等）、含水率、硬度与易切性的关系，为饮片工艺规范的制定和质量控制提供了技术保证。

第四节　中药加工炮制设备的发展方向

由于中药加工炮制设备的发展直接关系到饮片的生产效率和质量，政府主管部门、专家学者和行业从业人员一直重点关注此领域，并针对加工炮制设备的发展和面临的问题，从不同层面提出了建立中药机械标准化、培养复合型人才、加强产学研结合等建议，认为目前加工炮制设备应主要从以下几个方向重点发展：

一、深化中药加工炮制设备标准化建设

中药加工炮制设备标准化是饮片生产过程标准化的重要基础，也是饮片企业降低能耗与成本、生产优质产品的关键。虽然现有的炮制设备已基本满足各种炮制工序的需要，也有一定数量炮制机械的标准，但这些标准无论从深度和广度上都无法满足行业发展的需要，导致不同炮制设备企业生产的炮制设备性能参数差别巨大，由此产生了一系列问题，如中药饮片的炮制规范迟迟无法在全国范围内推广，不同企业积累的工艺参数无法进行汇总挖掘等。标准的缺失还导致炮制设备的升级改造和继续开发成本巨大。因此，要加强中药加工炮制设备的标准化研究，推进中药炮制加工设备国家标准的制定。

二、融合中药加工炮制设备与在线检测技术

中药饮片生产过程质量在线检测与控制是中药炮制和设备研究的前沿，是中药饮片生产进入现代化和标准化时代的象征。在线检测与控制技术是中药饮片质量控制与装备结合的桥梁。现行的中药饮片质量标准虽然日趋完善，但多数是采用离线方式对生产过程中的原材料、中间产物和最终产品进行分析，这些数据的提供往往滞后于生产过程，不能做到实时反馈，不适应未来中药饮片生产过程连续化和装备智能化的要求，也不能够确保产品质量的稳定性和可靠性。随着电子信息技术、生物技术、计算机技术等相关学科的不断发展及其与饮片质量控制的交叉结合，饮片质量控制工作中出现了许多行之有效的在线检测新方法，包括近红外光谱分析技术、电子鼻、电子舌、组织化学定位、荧光显微技术、计算机图像分析技术等，均有可能与传统炮制设备结合，满足在线检测及在线控制的需求。如在线近红外光谱分析技术，因其具有仪器较简单、分析速度快、非破坏性和样品制备量小、几乎适合各类样品（固体、液体、黏稠液体、涂层、粉末）分析、多组分多通道同时测定等特点，使其运用于饮片生产过程成为可能。因其能够在几秒钟内得到检测结果，与反馈控制技术及炮制机械联用后，可以实现生产过程的在线检测和控制。在国外，近红外光谱分析技术已成功应用于药品生产过程的在线检测。

三、推进中药加工炮制设备智能化与信息化

中药加工炮制设备虽然已有一定的智能化基础，但与中成药、食品等生产设备相比，尚有明显的差距，无法完全满足行业对相关设备的要求。2015 年李克强总理在政府工作报告中首次提出了“互联网 +”行动计划，随后国务院印发《中国制造 2025》，国家逐步推进工业化和信息化的“两化”深度融合，在制药行业亦将通过实施智慧制药、科技创新发展战略，打造“中国制药”品牌，加速推动我国成为世界制药强国。

在此大背景下，中药饮片的生产设备必然向智能化、信息化方向发展。为了达到这一要求，需要整个行业加速工程学与信息学在炮制设备中的融合应用。中药饮片的生产需要

多个环节、多种手段共同来完成，其中既涉及工程学知识，又需要信息学的助力。由于当前中药饮片生产设备的发展起步较晚，在自动化及信息化方面均处于起步阶段，仍有很多问题需要解决。想要在短期内取得一定的突破，尚需借鉴食品、化学药品等相关产业的实际经验。同时还要利用大数据及人工智能技术，加强中药饮片生产过程数据的挖掘、操作工人或专家等经验的提取，逐步摆脱饮片生产过程控制的主观性，使中药饮片企业由以经验为基础的生产模式转向智能化和标准化的生产模式，进一步推动中药加工炮制设备的发展。

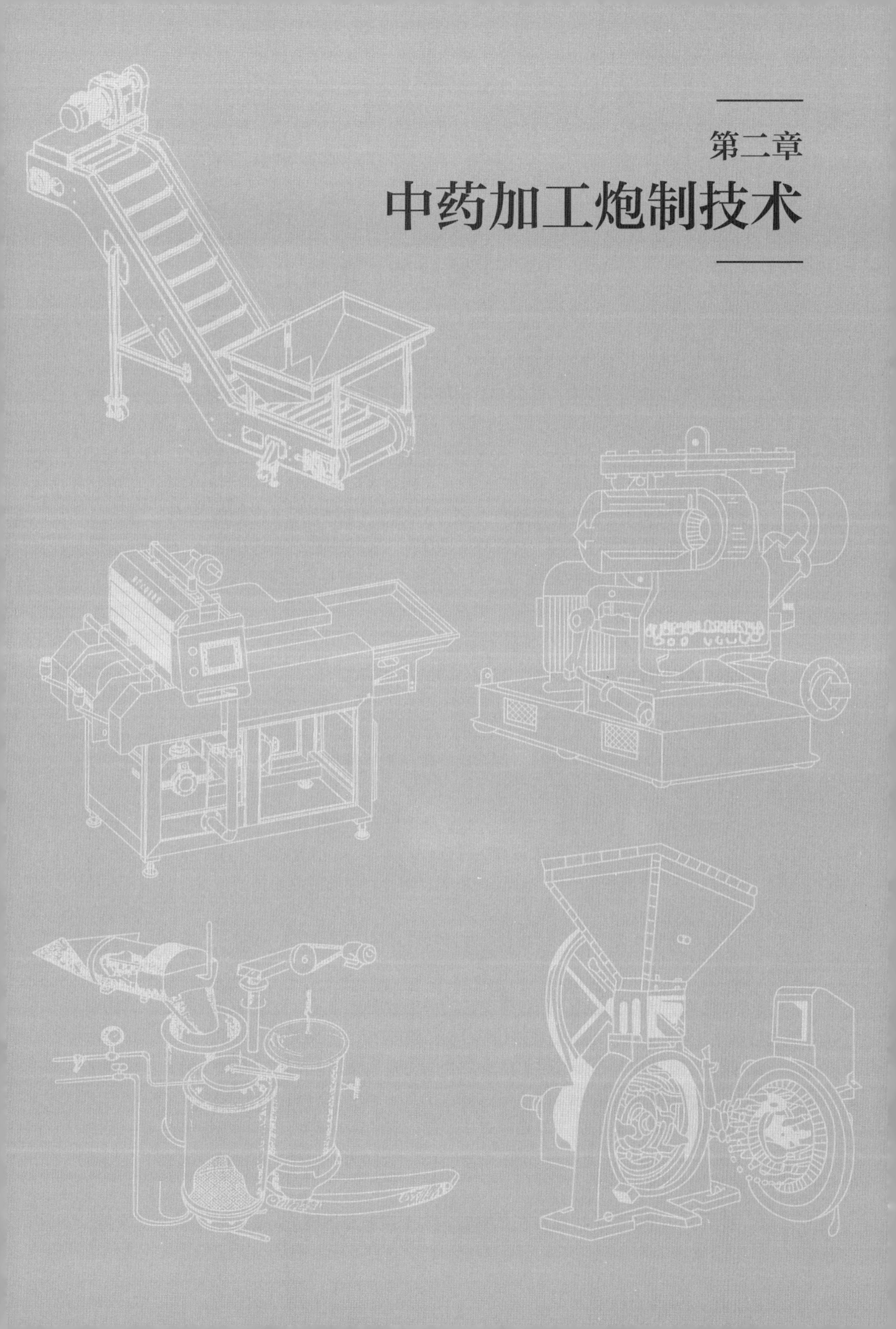

第二章

中药加工炮制技术

中药材来自植物、动物和矿物，不能直接入药，必须经过采集、加工炮制成为中药饮片后方能成为药品，用于临床调配汤剂和成药处方。

第一节 中药材的产地加工

中药材的产地加工是指采收药用植物、矿物与动物的药用部位，在产地进行的净选、切分、干燥等初步处理的活动。除少数要求鲜用外，绝大多数需要进行产地加工。其主要目的为：除去杂质和非药用部分，保持药材纯净；进行初步处理，如蒸、煮、熏、晒等，促使药材干燥，以符合商品的要求；通过整形和分等，筛选出不同规格或等级，便于按质论价；包装成件，便于储存和运输。

中药材的产地加工一般在基地进行，应与中药材产区的仓库设施配套、衔接，并纳入中药材物流基地的信息系统管理。应建立专业团队，提供中药材净选、切分、干燥与包装等服务，并具备相应的质量控制能力。根据每种中药材特性，制定加工工艺与操作规程，明确各关键工序的技术参数并进行文字记录。

一、中药材产地加工通则

（一）植物药类

植物类药材除少数如鲜生地黄、鲜石斛、鲜芦根等鲜用外，大多数药材在采收后需要根据不同药用部位进行适当加工。

1．根及根茎类 根及根茎类中药一般于采挖后去净地上茎叶、泥土和毛须等，迅速晒干、烘干或阴干；有的须先刮去或撞去外皮使色泽洁白，如桔梗等；质地坚硬或较粗的药材，需趁鲜切片或剖开后干燥，如天花粉等；富含黏液质或淀粉类的药材，需用开水稍烫或蒸后再干燥，如白及等。

2．皮类 皮类中药一般在采收后须修切成一定大小后晒干；或加工成单卷筒、双卷筒状，如厚朴等；或削去栓皮，如黄柏等。

3．叶类及全草类 这类中药含挥发油的种类较多，故采后宜置通风处阴干；有的则需先行捆扎，使之成一定的重量或体积后干燥，如薄荷。

4．花类 花类中药在加工时要注意花朵的完整和保持色泽的鲜艳，一般是直接晒干或烘干，并应注意控制烘晒时间。

5．果实类 果实类中药一般采后直接干燥；有的需经烘烤、烟熏等加工过程，如乌梅等；或经切割加工使之成一定形态，如枳实等；有的为了加速干燥，可在沸水中微烫后再捞出晒干，如木瓜等。

6．种子类 种子类中药通常在采收的果实干燥后取出种子，或直接采收种子干燥；

也有将果实直接干燥储存，用时取种子入药，如砂仁。

（二）动物药类

药用动物捕捉后进行产地加工的方法多种多样，一般要求加工处理必须及时得当，常用的方法有洗涤、净选、干燥、冷冻或加入适宜防腐剂等，其中干燥处理法最为常用。如蜈蚣在捕收烫死后，应及时选用与虫体长宽相近的竹签，将虫体撑直，然后曝晒使之干燥；若遇阴雨天，可用无烟炭火烘干，温度一般不宜超过 80℃，不仅能使蜈蚣虫体进一步干燥，增加色泽，而且还可杀灭附着在虫体表面及内部的虫卵，提高质量，并有利于贮藏。

（三）矿物药类

矿物类药材的产地加工主要是清除泥土和非药用部位，以保持其纯净度。

二、常用的产地加工方法

1．**洗涤** 主要是洗除药材表面的泥沙与污垢，多用于根及根茎类药材，如人参等。但直接晒干或阴干的药材多不洗。具有芳香气味的药材一般不用水淘洗，如薄荷、细辛等。

2．**除杂** 主要是清除药材中的杂质或非药用部分，同时初步分出等级，以便分别加工和干燥。如牛膝去芦头、须根，白芍刮去外皮等。

3．**修整** 修整是运用修剪、切削、整形等方法，去除非药用部位和不合规格的部分，或使药材整齐，利于捆扎、包装等。修整的工艺要根据药材的规格等级、质量要求来确定。有的应在干燥前完成，有的则在干燥后完成。较大的根及根茎类、茎木类和肉质的果实类药材大多趁鲜切块片，以利于干燥；而剪除残根、芽苞、切削或打磨表面使平滑等，则在干燥后完成。

4．**去皮壳** 主要用于果实种子类、根及根茎或皮类药材，以使其表面光洁，符合药用的品质标准，又易于干燥和贮藏。

5．**蒸、煮、烫** 含黏液质、淀粉或糖类成分多的药材，用一般方法不易干燥，须先经蒸、煮或烫的处理后干燥。加热时间的长短及采取的方法视其性质而定，如明党参煮至透心、红参蒸透、太子参置沸水中略烫等。药材经加热处理后，不仅容易干燥，还有利于进行其他加工，保证药效。

6．**熏硫** 为了使药材色泽洁白，防止霉烂，常在干燥前后用硫黄熏制，如光山药、白芷等。

7．**发汗** 将某些药材用微火烘至半干或微蒸煮后，堆置起来发热，使其内部水分外溢，质地变软、变色、增加香味或减少刺激性，有利于干燥，这种方法习称“发汗”。如厚朴、玄参等。

8．**切分** 应按照现行版《中国药典》规定，对应该在产地切分的待加工药材进行切分。切分后的中药材应分区存放，并做切分记录。

9．**干燥** 除去药材中的大量水分，可避免发霉、虫蛀以及有效成分的分解和破坏，利于贮藏。常用的干燥法有晒干、烘干、阴干、焙干、远红外加热干燥、微波干燥等。根据不同药材的性质应采取不同的干燥方法。

阴干应在阴凉通风处进行操作，必要时应采用人工风源。阴干过程中，待加工药材不应直接接触地面。日光烘干应在搭建的日光烘干房进行操作，不应露天晾晒。日光烘干房应配备通风设备。在日光烘干和阴干不能保证药材生产质量或不能满足生产需要的情况下，中药材干燥宜使用机械烘干。

干燥过程中和干燥后的待加工药材应使用洁净容器盛装，烘干作业后应严格清场。应根据待加工中药材性质选用适合的干燥工艺及时进行干燥，并做干燥记录。干燥后的中药材水分含量应符合现行版《中国药典》以及相关标准规定。

10．**分级** 分级是指对以上加工后的药材，按商品中药区分规格等级的加工方法。这是产地加工的最后一道工序。中药的规格等级是其品质的标志之一，也是商品“以质论价”的依据。中药采购人员必须熟知商品规格、等级标准，把住中药进入流通领域的第一道质量关。

需分级的中药材，应根据相关药材等级标准进行分级操作。分级后的药材应分区存放，并做分级记录。

需使用蒸、煮、烫以及发汗等特殊生产工艺进行产地加工的药材，其加工方法和技术参数应符合相应的加工要求。有毒性中药材的产地加工场所、设施以及设备等不应与其他中药材共用。有毒中药材的产地加工废弃物应经过处理并符合相关规定。

产地加工后的中药材质量应符合现行版《中国药典》规定。所用水源、器具应清洁、无毒、无污染，且器具不能与中药材发生有毒有害和降低其有效成分的反应。不应使用磷化铝熏蒸，亦不应滥用硫黄熏蒸。污水与非药用部分的处理应符合国家相关法规的规定。应结合中药材的特性与当地自然环境，选择科学、经济、环保、安全的加工设备、技术与方法。中药材干燥热能传递介质应洁净。由煤、柴等作为热源的烘干方式，烟气不应直接与中药材接触。不得在马路晾晒。有毒性中药材产地加工过程中应确保人员和药材安全。经净选、切分、干燥与分级的中药材，应当按相关标准及时进行包装。

第二节 中药饮片炮制

中药炮制是根据中医药理论，依照辨证施治用药的需要和药物自身性质，以及调剂、制剂的不同要求，将中药材加工成生、熟饮片的技术。中药炮制是我国独有的传统制药技术，是我国首批国家级非物质文化遗产。

中药来自天然，性味皆偏，且一药多效，作用复杂，须经加工炮制，降毒纠偏，调整药性，才能使之符合临床需要。药材凡经净制、切制或炮炙等处理后，均称为“饮片”。通过炮制降低或消除中药的毒性或副作用，缓和过偏药性，消减副作用；增强疗效，改变或调整性味、作用趋向以及对某部位的作用，便于调剂和制剂；洁净除杂，利于贮藏保管；矫味矫臭，利于服用；产生新疗效，制备新饮片。因此中药炮制的目的是保证中医临床应用的安全有效。

一、中药炮制原则

1．**相反为制**　是指用药性相反的辅料或某种炮制方法达到制约中药偏性或改变药性的目的。如用辛热升提的酒炮制苦寒沉降的大黄，使其药性转降为升。用辛热的吴茱萸炮制苦寒的黄连，可杀其大寒之性。用咸寒润燥的盐水炮制益智仁，可缓和其温燥之性。苦寒的生地黄蒸后变为甘温的熟地黄。

2．**相资为制**　是指用药性相似的辅料或某种炮制方法达到增强药效的目的。资，有资助之意。如用咸寒的盐水炮制苦寒的知母、黄柏，可增强滋阴降火作用。酒炙仙茅、阳起石，可增强温肾助阳作用。蜜炙百合可增强其润肺止咳的功效。蜜炙甘草可增强补中益气作用。

3．**相畏为制**　是指利用某种辅料炮制，以制约中药的毒副作用。如生姜能杀半夏、天南星毒（即半夏、天南星畏生姜），故用生姜炮制半夏、天南星。另外一些辅料，古代医药著作在论述配伍问题时虽未言及，但在炮制有毒中药时常用到这些辅料，因此也应列为“相畏为制”的内容。如用白矾、石灰、皂荚制半夏、天南星；蜂蜜、童便、黑大豆制川乌；豆腐、甘草制马钱子等。

4．**相恶为制**　是中药配伍中“相恶”内容在炮制中的延伸应用。“相恶”本指两种中药合用，一种中药能使另一种中药作用降低或功效丧失，一般属于配伍禁忌。但据此理论，炮制时可利用某种辅料或某种方法来减弱中药的烈性（即某种作用减弱，使之趋于平和），以免损伤正气。如麸炒枳实可缓和其破气作用；米泔水制苍术，可缓和苍术的燥性。辛香中药加热可减弱辛散之性，如煨木香无走散之性，惟觉香燥而守，能实大肠，止泻痢。醋制减低商陆、甘遂等中药峻下逐水的作用，免伤正气。

5．**相喜为制**　是指用某种辅料或中药来炮制，以改善中药的形、色、气味，提高患者的信任感和接受度，利于服用，发挥药效，增加商品价值。如海螵蛸、僵蚕、乳香、没药或其他有特殊不良气味的药物，往往为患者所厌恶，服后有恶心、呕吐、心烦等不良反应，用醋炙、酒制、漂洗、麸炒、炒黄等方法炮制，能起到矫臭矫味的效果，利于患者服用。

二、中药炮制方法

1．**净制** 即净选加工。可根据具体情况，分别使用挑选、筛选、风选、水选、剪、切、刮、削、剔除、酶法、剥离、挤压、燀、刷、擦、火燎、烫、撞、碾串等方法，以达到净度要求。药材必须净制后方可进行切制或炮炙等处理。

2．**切制** 切制时，除鲜切、干切外，均须进行软化处理，其方法有喷淋、抢水洗、浸泡、润、漂、蒸、煮等。亦可使用回转式减压浸润罐，气相置换式润药机等软化设备。软化处理应按药材的大小、粗细、质地等分别处理。分别规定温度、水量、时间等条件，应少泡多润，防止有效成分流失。切后应及时干燥，以保证质量。

切制品有片、段、块、丝等。其规格厚度通常为：片，极薄片0.5mm以下，薄片1～2mm，厚片2～4mm；段，短段5～10mm，长段10～15mm；块，8～12mm的方块；丝，细丝2～3mm，宽丝5～10mm。其他不宜切制者，一般应捣碎或碾碎使用。

3．**炮炙** 除另有规定外，常用的炮炙方法和要求如下：

（1）炒：炒制分单炒（清炒）和加辅料炒。需炒制者应为干燥品，且大小分档；炒时火力应均匀，不断翻动。应掌握加热温度、炒制时间及程度要求。

1）单炒（清炒）：取待炮炙品，置炒制容器内，用文火加热至规定程度时，取出，放凉。需炒焦者，一般用中火炒至表面焦褐色，断面焦黄色为度，取出，放凉；炒焦时易燃者，可喷淋清水少许，再炒干。

2）麸炒：先将炒制容器加热，至撒入麸皮即刻烟起，随即投入待炮炙品，迅速翻动，炒至表面呈黄色或深黄色时，取出，筛去麸皮，放凉。

除另有规定外，每100kg待炮炙品，用麸皮10～15kg。

3）砂炒：取洁净河沙置炒制容器内，用武火加热至滑利状态时，投入待炮炙品，不断翻动，炒至表面鼓起、酥脆或至规定的程度时，取出，筛去河沙，放凉。

除另有规定外，河沙以掩埋待炮炙品为度。

4）蛤粉炒：取碾细过筛后的净蛤粉，置锅内，用中火加热至翻动较滑利时，投入待炮炙品，翻炒至鼓起或成珠、内部疏松、外表呈黄色时，迅速取出，筛去蛤粉，放凉。

除另有规定外，每100kg待炮炙品，用蛤粉30～50kg。

5）滑石粉炒：取滑石粉置炒制容器内，用中火加热至灵活状态时，投入待炮炙品，翻炒至鼓起、酥脆、表面黄色或至规定程度时，迅速取出，筛去滑石粉，放凉。

除另有规定外，每100kg待炮炙品，用滑石粉40～50kg。

（2）炙：是将待炮炙品与液体辅料共同拌润，并炒至一定程度的方法。

1）酒炙：取待炮炙品，加黄酒拌匀，闷透，置炒制容器内，用文火炒至规定的程度时，取出，放凉。

酒炙时，除另有规定外，一般用黄酒。除另有规定外，每100kg待炮炙品，用黄酒10～20kg。

2）醋炙：取待炮炙品，加醋拌匀，闷透，置炒制容器内，炒至规定的程度时，取出，放凉。

醋炙时，用米醋。除另有规定外，每 100kg 待炮炙品，用米醋 20kg。

3）盐炙：取待炮炙品，加盐水拌匀，闷透，置炒制容器内，以文火加热，炒至规定的程度时，取出，放凉。

盐炙时，用食盐，应先加适量水溶解后，滤过，备用。除另有规定外，每 100kg 待炮炙品，用食盐 2kg。

4）姜炙：姜炙时，应先将生姜洗净，捣烂，加水适量，压榨取汁，姜渣再加水适量重复压榨一次，合并汁液，即为“姜汁”。姜汁与生姜的比例为 1∶1。

取待炮炙品，加姜汁拌匀，置锅内，用文火炒至姜汁被吸尽，或至规定的程度时，取出，晾干。

除另有规定外，每 100kg 待炮炙品用生姜 10kg。

5）蜜炙：蜜炙时，应先将炼蜜加适量沸水稀释后，加入待炮炙品中拌匀，闷透，置炒制容器内，用文火炒至规定程度时，取出，放凉。

蜜炙时，用炼蜜。除另有规定外，每 100kg 待炮炙品用炼蜜 25kg。

6）油炙：羊脂油炙时，先将羊脂油置锅内加热溶化后去渣，加入待炮炙品拌匀，用文火炒至油被吸尽，表面光亮时，摊开，放凉。

（3）制炭：制炭时应“存性”，并防止灰化，更要避免复燃。

1）炒炭：取待炮炙品，置热锅内，用武火炒至表面焦黑色、内部焦褐色或至规定程度时，喷淋清水少许，熄灭火星，取出，晾干。

2）煅炭：取待炮炙品，置煅锅内，密封，加热至所需程度，放凉，取出。

（4）煅：煅制时应注意煅透，使酥脆易碎。

1）明煅：取待炮炙品，砸成小块，置适宜的容器内，煨至酥脆或红透时，取出，放凉，粉碎。

含有结晶水的盐类药材，不要求煅红，但需使结晶水蒸发至尽，或全部形成蜂窝状的块状固体。

2）煅淬：将待炮炙品煅至红透时，立即投入规定的液体辅料中，淬酥（若不酥，可反复煅淬至酥），取出，干燥，打碎或研粉。

（5）蒸：取待炮炙品，大小分档，按各品种炮制项下的规定，加清水或液体辅料拌匀、润透，置适宜的蒸制容器内，用蒸汽加热至规定程度，取出，稍晾，拌回蒸液，再晾至六成干，切片或段，干燥。

（6）煮：取待炮炙品，大小分档，按各品种炮制项下的规定，加清水或规定的辅料共煮透，至切开内无白心时，取出，晾至六成干，切片，干燥。

（7）炖：取待炮炙品，按各品种炮制项下的规定，加入液体辅料，置适宜的容器内，密闭，隔水或用蒸汽加热炖透，或炖至辅料完全被吸尽时，放凉，取出，晾至六成干，切片，干燥。

蒸、煮、炖时，除另有规定外，一般每 100kg 待炮炙品，用水或规定的辅料 20～30kg。

（8）煨：取待炮炙品，用面皮或湿纸包裹，或用吸油纸均匀地隔层分放，进行加热处理；或将其与麸皮同置炒制容器内，用文火炒至规定程度取出，放凉。

除另有规定外，每100kg待炮炙品用麸皮50kg。

4．其他

（1）燀：取待炮制品投入沸水中，翻动片刻，捞出。有的种子类药材，燀至种皮由皱缩至舒展、易搓去时，捞出，放入冷水中，除去种皮，晒干。

（2）制霜（去油成霜）：除另有规定外，取待炮制品碾碎如泥，经微热，压榨除去大部分油脂，含油量符合要求后，取残渣研制成符合规定的松散粉末。

（3）水飞：取待炮制品，置容器内，加适量水共研成糊状，再加水，搅拌，倾出混悬液。残渣再按上法反复操作数次，合并混悬液，静置，分取沉淀，干燥，研散。

（4）发芽：取待炮制品，置容器内，加适量水浸泡后，取出，在适宜的湿度和温度下使其发芽至规定程度，晒干或低温干燥。注意避免带入油腻，以防烂芽。一般芽长不超过1cm。

（5）发酵：取待炮制品加规定的辅料拌匀后，制成一定形状，置适宜的湿度和温度条件下，使微生物生长至其中酶含量达到规定程度，晒干或低温干燥。注意发酵过程中如发现有黄曲霉菌，应禁用。

除上述方法之外，中药炮制尚有干馏、蒸晒等特殊方法，各地也有具体操作的不同。

第三节　中药材产地加工和饮片炮制一体化

中药材产地加工和饮片炮制一体化，是指在种植药材的产地，将药材产地采集加工与饮片的切制、炮炙有机结合，从而避免加工炮制的重复工序的创新加工炮制技术。其目的是减少药材中有效成分在切制、炮炙过程中的流失，减少中间的重复环节和储藏保管运输环节，减少人力资源和能源的消耗，保证饮片的真实溯源，提高饮片质量和供应的稳定性。

一、原则和要求

1．基本原则　中药材产地趁鲜切制与中药饮片的质量密切相关，应对其质量和工艺流程严格控制。中药材来源应符合标准；净选、切制和干燥应按照工艺流程加工；在切制、干燥、贮藏、运输过程中，应当采取措施控制污染，防止变质，避免交叉污染、混淆、差错。

2．人员要求　产地切制点应配备相应的管理和技术人员，管理和技术人员应具有3年以上中药材加工经验，具备鉴别中药材真伪优劣的能力。应由专人负责培训管理工作，培训的内容应包括中药专业知识、岗位技能和相关法规知识等。

3. **选址要求**　中药材产地趁鲜切制点应设置在中药材种植规模较大且相对集中的区域，符合环保要求；应远离污染源，整洁卫生；交通便利；厂区的地面、路面及运输等不应当对药材的加工造成污染。

4. **加工车间与设施要求**　车间与设施应按加工工艺流程合理布局，并设置与其加工规模相适应的净制、切制、干燥等操作间。车间地面、墙壁、天棚等内表面应平整，易于清洁，不易产生脱落物，不易滋生霉菌；应有防止昆虫或其他动物等进入的设施，灭鼠药、杀虫剂、烟熏剂等不得对设备、物料、产品造成污染。具备与加工规模相适应的硬化晾晒场（或与加工品种相适应的干燥设备或烘房），应有防止昆虫、鸟类或啮齿类动物等进入的设施。仓库内应当配备适当的设施，并采取有效措施，对温、湿度进行监控。

5. **设备要求**　应根据中药材的不同特性，选用能满足加工工艺要求的设备。与中药材和鲜切品直接接触的设备、工具、容器应易清洁、消毒，不易产生脱落物，不对中药材和鲜切品质量产生不良影响。

6. **包装与运输要求**　应选用能保证中药材贮存和运输期间质量的包装材料或容器。包装必须印有或者贴有标签，注明品名、规格、产地、生产企业及受托加工单位、产品批号、加工日期、执行标准。直接接触中药材的包装材料应至少符合食品包装材料标准。运输过程应采取有效、可靠的措施，保证中药材质量稳定。

7. **文件要求**　应具有相应的产地趁鲜切制产品质量标准和工艺文件以及包括人员管理、原料管理、加工过程管理、仓储管理等的制度文件。应当对中药材趁鲜切制加工和包装全过程的加工管理和质量控制情况进行记录，批记录应包括的内容有：中药材的名称、批号、投料量及投料记录；净制、切制、干燥工艺的设备编号；加工前的检查和核对记录；各工序的加工操作记录；清场记录等。

8. **加工管理要求**　对于协议委托加工，委托生产企业应当派出专人负责对受托加工企业进行监督。进入加工区的人员应更衣、洗手。清洗后的中药材不得直接接触地面。晾晒过程应有有效的防虫、防雨等防污染措施。应当使用流动的饮用水清洗中药材，用过的水不得用于清洗其他中药材。不同的中药材不得同时在同一容器中清洗、浸润。以中药材投料日期作为加工日期。应以同一批中药材在同一连续加工周期加工的一定数量相对均质的成品为一批。在同一操作间内同时进行不同品种、规格的中药饮片加工操作，应有防止交叉污染的隔离措施。

二、质量控制与生产管理

1. 生产企业对趁鲜切制的中药材质量和来源进行监督与控制。

2. 生产企业应制定加工工艺流程与技术要求，对鲜切品加工过程进行工艺验证。工艺流程技术包括净制、切制和干燥。对于协议委托加工，应由委托方制定管理文件，受托方执行管理文件。

3．生产企业应制定趁鲜切制的鲜制品检验标准，该标准应不低于同品种中药材、中药饮片的法定检验标准。对于协议委托加工，应由委托方制定鲜切品的检验标准，受托方按照检验标准检验放行。

4．生产企业应对每批中药饮片进行留样。中药饮片留样量至少应为2倍检验量。留样时间至少为放行后1年。

5．生产企业应对所加工的品种进行年度质量回顾分析，对影响产品质量的变更应当进行备案管理，应当保存所有变更的文件和记录。

中药材产地加工炮制一体化实际上分为产地趁鲜切制和产地加工炮制一体化两种技术。目前产地加工炮制一体化的研究多集中在产地趁鲜切制，但实际上很多有毒中药（如附子）是在产地直接加工炮制成为饮片的。2015年国家中医药行业科研专项“30种中药饮片产地加工与炮制生产一体化关键技术规范研究”已经支持30种中药进行产地加工炮制一体化研究，现行版《中国药典》已经收载了部分药材产地趁鲜加工方法。部分省（区、市）也相继出台了部分道地药材的产地加工炮制一体化饮片地方标准。随着技术的不断进步，中药材产地加工炮制一体化的研究更加深入，更多的中药可实现产地加工炮制一体化。

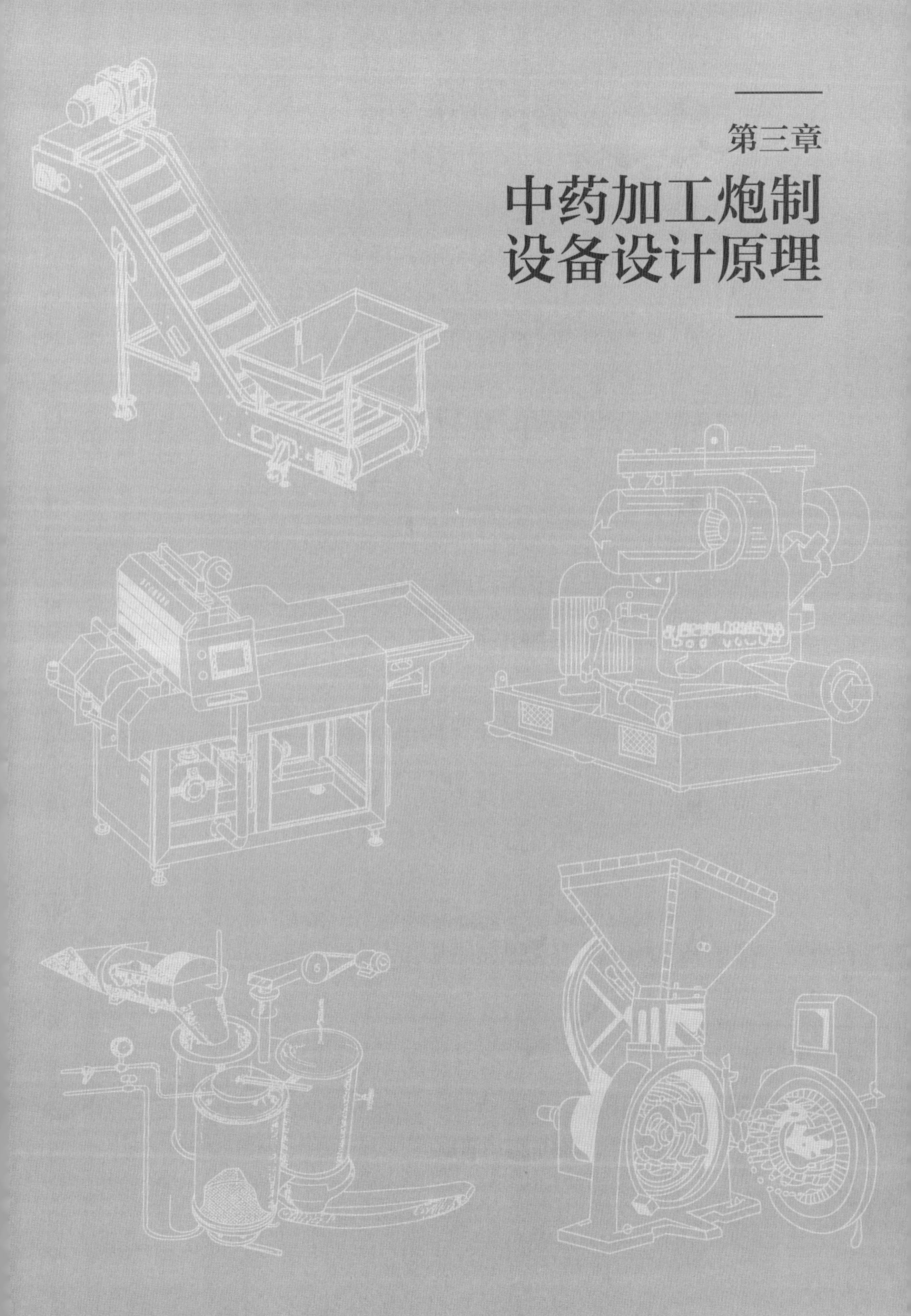

第三章

中药加工炮制设备设计原理

中医药历史悠久。在长期的实践中，古人总结出了一整套中药加工炮制方法。但受当时条件的限制，加工设备工艺落后，生产效率低，劳动强度大。随着科学技术的发展，人们不断地将科研成果应用到中药加工过程中，中药加工设备逐步机械化，并朝着自动化、联动化的方向发展。

第一节　传热过程

在中药炮制实践中，涉及的传热过程比较广泛，如蒸药、煮药、炒药、炙药、煅药、干燥等。传热的形式包括传导、对流和辐射。传热的目的：一是蒸发药物中的水分，如干燥过程；二是改变药物的药性，通过吸热、放热使药物的组分发生变化，达到减毒、增效等炮制目的，如蒸药、煮药、炒药、炙药等；三是改变药物的组织结构，使药物变得更加酥松，如煅药等。中药受热炮制是高能耗生产过程，合理、有效地使用热能，是中药炮制工程的一大课题。本节重点介绍传热过程的基础知识。

一、传导传热

固体或静止的流体中，由于温度不同而发生的热量由温度较高部分传至温度较低部分的过程，称为传导传热。其实质是温度较高部分的物质微粒（分子、原子、电子）具有较高的能量，因而热运动较剧烈。当它与相邻能量低的粒子相互碰撞时，促使低能量粒子剧烈运动，将热量传给后者，直至整个物体温度均匀。

二、对流传热

对流传热指流体中质点发生相对位移和混合而引起的热量传递。对流传热仅发生在流体中，与流体的流动状况相关。在对流传热的同时伴有流体间的导热现象，通常对流传热是指流体与固体壁面间的传热过程。

三、热辐射

在热辐射中，只要物体的温度不变，它向外界发射的由热量转变成的辐射能不变。辐射只能在液体和大多数固体的表面进行，当辐射能进入上述物体时被吸收并转变成热量。只有少数固体和气体才能让辐射深入其内部并有可能穿透。

热辐射与光辐射的本质完全相同，区别是波长不同。热辐射的波长范围理论上为 $0\sim\infty$，而有实际意义的是 $0.38\sim100\mu m$。

热辐射线和可见光一样，具有相同的传播规律，并服从反射、折射定律。在真空和大多数气体（惰性气体和对称双原子气体）中热射线可以完全透过，但在液体和大多数的固体中不行。所以，互相能“照见”的物体间才能进行热辐射（图 3-1-1）。

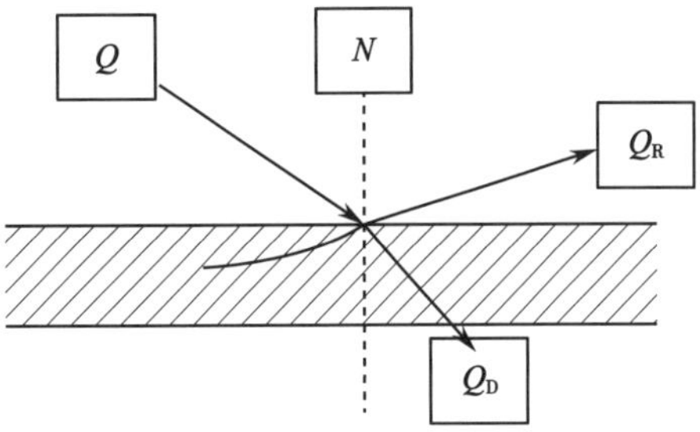

图 3-1-1　辐射能的反射、吸收和透过

Q 为总辐射；Q_R 为反射辐射；
Q_D 为透过辐射；N 为吸收辐射。

四、热量衡算

热负荷是生产上要求流体温度变化而吸收或放出的热量。换热器中冷、热两种流体进行热交换，若忽略热损失，则根据能量守恒原理，热流体放出的热量 Q_1 必等于冷流体吸收的热量 Q_2，即 $Q_1=Q_2$，此为热量衡算式。热量衡算式与传热速率方程式为换热器传热计算的基础。设计换热器时，根据热负荷要求，用传热速率方程式计算所需传热面积。

第二节　液压与气压传动

随着机电一体化的发展，液压与气压传动系统也普遍运用到中药加工炮制设备中。液压与气压传动实现传动和控制的方法基本相同，都是利用各种元件组成具有一定功能的基本控制回路，再将若干基本控制回路加以综合利用而构成能够完成特定任务的传动和控制系统，实现能量的转换、传递和控制。液压与气压传动都是借助于密封容积的变化，利用流体的压力能与机械能之间的转换来传递能量的；压力和流量是液压与气压传动中两个最重要的参数，其中压力取决于负载，流量决定执行元件的运动速度。液压系统以液体作为工作介质，而气动系统以气体作为工作介质。两种工作介质的不同在于：液体几乎不可压缩，气体却具有较大的可压缩性。液压与气压传动在基本工作原理、元件的工作机制以及回路的构成等方面极为相似。

一、液压与气压传动的组成

液压、气压传动系统除工作介质（液压油或压缩空气）外，一般由以下 4 部分组成。

1. 动力元件　液压泵或起源装置是为液压、气动系统提供一定流量的压力流体的装置，将原动输入的机械能转换为流体的压力能。

2. 执行元件　液压缸或气缸、液压马达或气马达是将流体压力能转换为机械能的装置，以克服负载阻力，驱动工作部件做功。实现直线运动的执行元件是液压缸或气缸，输出力和速度；实现旋转运动的是液压马达或气马达，输出转矩和转速。

3．**控制元件** 包括压力、流量、方向控制阀，它们是对液压、气压系统中流体的压力、流量和方向进行控制的装置，是进行信号转换、逻辑运算和放大等功能的信号控制元件，保证执行元件运动的各项要求。如溢流阀、节流阀、换向阀和逻辑元件。

4．**辅助元件** 辅助元件包括各种管件、油箱、过滤器、蓄能器、仪表、密封装置等。在系统中，它们起到连接、储油、过滤、储存压力能、测量压力和防止流体泄漏等作用。

二、液压与气压传动的特点

（一）液压传动的特点

1．优点 ①单位体积输出功率大。在同等的功率下，液压装置的体积小、重量轻。液压马达的体积和重量只有相同功率电机的12%左右。②液压装置工作比较平稳。由于重量轻、惯性小、反应快，液压装置易于实现快速启动、制动和频繁换向。③液压装置能在较大的范围内实现无级调速。④液压传动易于实现自动化。如将液压控制和电气、电子控制或气动控制结合起来，整个传动装置能实现很复杂的顺序动作，并能方便地实现远程控制。⑤液压装置易于实现过载保护。⑥由于液压元件已实现了标准化、系列化和通用化，液压系统的设计、制造和使用都比较方便。

2．缺点 ①油液的泄漏和可压缩性以及油管的弹性变形会影响运动的传递正确性，故不宜用于要求具有精确传动比的场合。②由于油液的黏度随温度而变化，从而影响运动的稳定性，故不宜在温度变化范围较大的场合下使用。③由于工作过程中有较多的能量损失（如管路压力损失、泄漏等），因此液压传动的效率不高，不宜用于远距离传动。

（二）气压传动的特点

1．优点 ①以空气作为工作介质，来源方便，使用后可以直接排入大气中，处理简单，不污染环境。空气流动损失小，压缩空气便于集中提供，可实现远距离传输与控制。②与液压传动相比，气压传动具有动作迅速、反应快等优点，液压油在管路中流动的速度一般为1～5m/s，而气体流速可以大于10m/s，甚至接近声速，在0.02～0.03秒即可达到所要求的工作压力及速度。③工作环境适应性强，特别是在易燃易爆、多尘埃、强辐射、振动等恶劣环境下工作时，要比液压、电子、电气控制优越。④结构简单、轻便，安装维护简单，压力等级低，使用安全可靠。气体传动维护简单、管路不易堵塞，且不存在介质变质、补充和更换等问题。空气具有可压缩性，使气动系统能够实现过载自动保护。

2．缺点 ①由于空气具有可压缩性，所以气缸的运动稳定性较差，动作速度易受负载变化的影响。②工作压力较低（一般为0.4～0.8MPa），系统输出力较小，传动效率较低。③气动系统具有较大的排气噪声。④工作介质空气本身没有润滑性，需要加油雾器进行润滑。

第三节　中药炮制热力学基础

中药加热炮制包括蒸、煮、炖、炒（炒黄、炒焦、炒炭）、炙（醋炙、蜜炙、酒炙、姜汁炙）、煅（煅淬）、干燥、浸润（气相置换软化）等过程。通过热能或热能与辅料对药物的作用使其产生性状变化，达到炮制所需的目的，是中药炮制的重要内容，几乎涉及中药“性质”炮制的全部内容。常采用火力、火候来描述热能的强弱和热的程度。

中药炮制热力学就是研究药物受热炮制过程的基础原理及其规律，研究火力、火候、时间及其相互关系，火力与火候对药物作用的基础原理及其必然规律的科学。本节运用一般热力学的基本原理，研究中药炮制过程与特点，形成和发展具有中医药特点的中药炮制热力学理论，进一步认识和揭示中药炮制的科学内涵，研究解决中药炮制工程的实际问题。

一、中药受热炮制热力学模型的建立

中药受热炮制虽然形式多样，设备各不相同，过程差异大，有蒸、煮、炖、炒、炙、煅之分，有使用液体辅料或固体辅料，也有不使用辅料的；有些过程只要几分钟，有些过程需要几小时或十几小时；炮制温度从几十到几百摄氏度（如煅至红透），但都离不开热的作用。因此，中药受热炮制都可以看成是由热源、受热体组成的二元炮制热力系统。热源通过装载容器将热能传递给药物、辅料，使药物发生性状变化（图 3-3-1）。

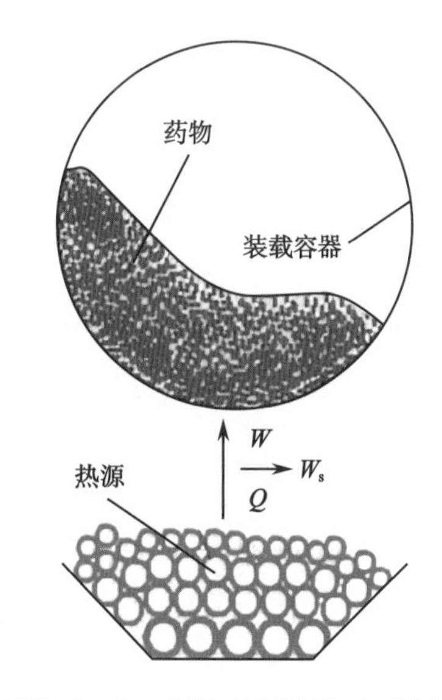

图 3-3-1　中药受热炮制热力学模型

1．热力学第一定律的应用　假设热源提供热能为 Q，根据热力学第一定律（能量守恒定律），得到炮制热力系统能量守恒公式（3-1）：

$$Q=W+W_s \quad 式（3-1）$$

式（3-1）中：W 为热源供给受热体的热能或设备输出的有效热能；W_s 为各种损耗热能，包括系统自身温度升高所需的热能。

在实际应用中不可避免地存在各种热能损失，尤其是设备自身温度升高而增加的热能、向环境散发的热能、排放物带出的热能等。炮制热力系统需要关注的是热源供给受热体的热能 W 和药物吸收的热能 H，并尽可能减少各种损耗的热能，提高药物吸收的热能。根据式（3-2）整理得到热源能够供给受热体的热能为：

$$W=\eta \cdot Q \quad 式（3-2）$$

式（3-2）中：η 为小于 1 的热效率系数，是与炮制设备的技术、质量水平有关的重要性能参数。

2．药物吸收热能的表达式 药物吸收热能的多少除了与热源供给药物的热能 W 有关外，还与热源与受热体的温差、药物的形态与质地、装载方式、辅料的使用、热源与装载容器、装载容器与药物的传热系数等有关。故：

$$H=\beta \cdot W \quad \text{式（3-3）}$$

式（3-3）中：H 为药物吸收的热能；β 为综合热传导系数。式（3-3）是用于计算药物吸收热能的基本表达式。

二、中药炮制热力学的基本原理

1．药物内能的组成 中药材是多组分物质的组合，中药受热炮制是一个较为复杂的物理化学过程。药物吸收的热能将转化为内能，一方面使其温度升高，同时散发部分热能至周围环境；另一方面伴随物质的蒸发、氧化、分解、聚合、炭化等物理和化学反应，使药物由一种状态变化到另一种不同于原始的状态。药物内能的变化不仅停留在分子级，还要深入分子内部。根据热力学第一定律，药物内能的表达式为：

$$H=H_0+H_t \quad \text{式（3-4）}$$

式（3-4）中：H_0 为药物各组分的反应能，吸热反应取“+”号，放热反应取“－”号；H_t 为药物温度升高增加的热能，吸热反应取“+”号，放热反应取“－”号。

由式（3-4）得知，中药受热炮制的药物内能等于药物的反应能与热能之和。在大多数情况下，药物吸收的热能转化为反应能和热能，表明炮制过程既有药物温度升高，又有药物的物质发生变化。若 $H_t=0$，则 $H=H_0$，表明药物吸收的热能全部转化为药物的反应能，药物温度不变，炮制过程为等温反应过程。若 $H_0=0$，则 $H=H_t$，表明药物吸收的热能全部转化为药物的热能，药物温度将升高，炮制过程中药物物质未进行任何反应，一旦热能释放，药物将恢复到原始状态。我们将这样的过程称为物理炮制过程，将物理炮制过程的最高温度称为该药物的惰性温度。

中药物受热炮制过程中的温度升高值可通过式（3-5）计算得到：

$$\Delta t=\frac{H_t}{c} \quad \text{式（3-5）}$$

式（3-5）中：Δt 为药物温度升高值；c 为药物的热熔。

2．中药炮制火力与火候 式（3-4）显示，药物吸收的热能转化为药物的反应能和热能，而药物的热能 H_t 是温度的函数，温度指示了药物受热炮制过程中“热”的程度和药物进行何种反应。传统意义上的火力通常是指火的大小、强弱，针对火的应用，火力又是指对受热物体的加热能力。根据热力学第二定律得知，热能传递始终是从高温物体向低温物体进行。温差推动了热能的传递，温差越大热能传递速度越快。火力的作用使药物温度升高，升温速度除了与火力的大小有关外，还与药物的摩尔质量、持续时间有关。

（1）火力密度：单位时间内作用于单位药物的热能，用 p 表示。

根据热能公式推导，得出火力密度的数学表达式：

$$p=\frac{\mathrm{d}t}{\mathrm{d}s} \qquad 式（3-6）$$

式（3-6）中：p 为火力密度，单位为℃ · min^{-1}；dt 为受热体或药物的温度变化值，温度升高取正值，温度降低取负值，单位为℃；ds 为单位时间，单位为 min。

式（3-6）给出了火力密度的另一种表达形式，即药物的温升速度。

（2）中药炮制火力：指火的大小、强弱，是使药物温度变化的能力。它可以用药物的温升速度予以量化、测量、控制。

中药炮制火力通常用文火、中火、武火表达其大小、强弱，也就是说炮制火力已经包含了大小、强弱的概念，因此火力应该被理解为火力密度。火力密度将传统的火力概念与药物的温升速度建立了联系，对于在工程应用中对火力的量化、测量、控制具有实际意义。

（3）中药炮制火候：火候是指炒药时锅的预热温度，炒制火力、时间以及药物形、色、气、味、质的变化。其包含了加热程度和药物性状的改变等多方面。

根据火力的定义，导出火候的计算公式：

$$\mathrm{d}t=p\cdot \mathrm{d}s \qquad 式（3-7）$$

火候是火力持续作用的结果，是药物在火力作用下达到的热的程度或温度。用手掌感知火候，用麦麸冒烟观察火候等经验测量锅壁热的程度的方法，是温度的一种测量方法。具有高火候的物体对低火候物体产生火力。

3．火力、火候与药物物质反应　在中药受热炮制过程中，药物自环境温度开始升高，在药物惰性温度以下，药物将不发生任何反应。当药物温度高于惰性温度，药物中的不同物质将在不同温度条件下进行不同的反应。若 $p<0$，药物温度降低释放的热能转化为反应能，是降温反应过程，直至反应停止；若 $p=0$，药物吸收的热能全部转化为反应能，出现等温反应过程，直至反应趋于平衡或完全；若 $p>0$，药物吸收的热能一部分转化为反应能，另一部分转化为热能，药物温度不断升高，呈现升温反应过程。在升温反应过程中，随温度升高，药物物质将按反应能级由低向高进行。

由此可见，在中药受热炮制过程中，火候决定了药物进行反应的性质，即何种物质参加了反应，或在该温度下某种物质进行了什么样的反应；火力提供了药物进行反应所需要的热能，并为下一步反应建立了新的火候。

中药受热炮制的火力通常用文火、中火、武火 3 种强度表示，文火的下限可以定义为 $p=0$，文火的上限、中火与武火的范围应在进一步研究的基础上做出界定，用 p 值大小表示。

4．中药受热炮制过程与药物状态变化　不同物质的反应温度及反应能是不同的。在炮制过程中，药物由一种状态变化到另一种不同于原始的状态，药物组成发生了变化，这种变化的结果表现为炮制要达到的药物状态（或性能、目的）。在药物的状态变化过程中，温度是指示剂，不同温度进行了不同的反应，提供的热能与热能作用时间决定了反应所进行的程度，温度与热能的协同作用使药物由一种状态变化到另一种状态（图 3-3-2）。

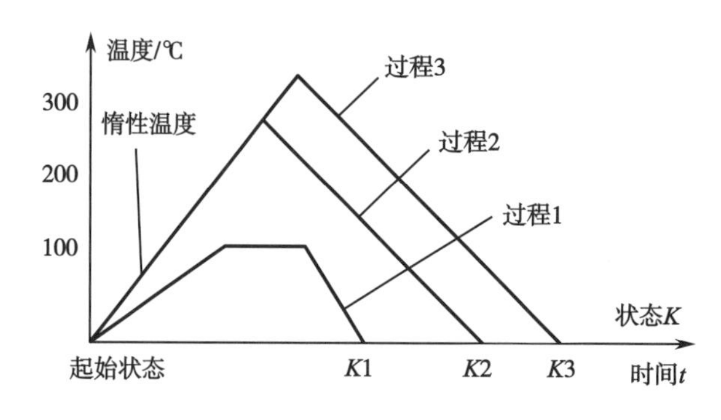

图 3-3-2　中药受热炮制过程与状态

图 3-3-2 中，纵坐标表示中药受热炮制的温度，横坐标表示炮制过程时间 t 和药物达到的状态 K。凡是炮制温度低于药物惰性温度的炮制过程，炮制后的药物状态将回到起始状态，炮制温度高于药物惰性温度的炮制过程，炮制后的药物状态不同于其起始状态。

5. 中药受热炮制与药物组分变化　对于多组分药物的热力系统来说，当 $p > 0$ 时，随温度的升高进行了不同药物组分的反应，而且反应可能是不完全的（取决于 p 的大小、该药物组分的数量与反应能、综合热传导系数等）。据此推断，多组分药物的受热反应可以分为 3 类。第一类：不参加反应，即反应前的物质 A 反应后仍然是物质 A。第二类：进行了完全反应，即反应前的物质 A 变成了反应后的物质 B，物质 A 不再存在。第三类：进行了不完全反应，即反应前的物质 A 的部分变成了物质 B，反应后成为 A+B 的混合物。若反应前有 m 种物质，反应中有 n（$n \leqslant m$）种物质参加了第一类和第二类反应，其余种物质参加了第三类反应，则反应后的药物组分可由式（3-8）表示：

$$M=2(m-n)+n=2m-n \qquad (m \geqslant n) \qquad \text{式（3-8）}$$

式（3-8）中：M 为反应后的药物组分；m 为反应前的药物组分；n 为反应中参加第一类和第二类反应的组分总和。

式（3-8）显示了药物受热反应组分变化原理：药物经过受热炮制后其组分将发生变化，其中一部分完全变化成与原组分不同的物质，另一部分的部分变化成与原组分不同的物质，其余组分不发生变化；药物反应后的组分大于等于反应前的组分。

三、中药炮制热力学的基本定律

1. 组分倍增定律　在中药受热炮制过程中，若药物吸收的热能小于药物组分进行反应所需的反应能，则该组分物质的反应是不完全的，该组分将变成两种组分，用表达式 A → A+B 表示。

中药受热炮制按照炮制程度，还可以分为“透”与“不透”的炮制，是炮制过程需要控制的重点内容。如“炒至适当程度出锅”“炒至微黄”“煅至红透”等，都需要对炮制过程进行不同的控制。从理论上分析，凡是“不透”的炮制过程，即 $H < H_0$，药物吸收的

热能不能满足药物组分进行反应所需的反应能，药物原组分的部分变成了新的组分。凡是“透”的炮制过程，即 $H \geqslant H_0$，药物吸收的热能能够满足药物组分进行反应所需的反应能，药物原组分完全变成了新的组分。药物组分倍增定律部分揭示了中药受热炮制后药物的内部变化规律，也揭示了“透”与“不透”炮制过程的本质区别。

2．**过程决定状态定律**　从中药受热炮制过程与状态变化得知，中药受热炮制过程的状态是火力、火候、时间的函数，在一定的火力、火候、时间范围内，火力与时间决定了火候，火候决定了药物组分进行反应的性质，药物组分反应的程度又取决于火力与时间。换而言之，不同的火候将有不同的药物组分进行反应，同一火候不同的火力或时间，药物组分反应的程度不同。即凡是“不透”的受热炮制过程，不同的炮制过程将得到不同的药物（状态）。要使药物达到同样的状态（有相同的组分），则炮制过程必须相同。

第四节　中药净切制设备原理

净制是中药炮制的重要组成部分。它是中药加工炮制的第一步，是保证中药饮片质量的环节。根据药材的杂质的性质，净制分为挑选、风选、筛选、水选等操作方法。

切制有利于药材有效成分的溶出，还有利于运输、贮存，方便调配和进一步加工处理。根据药材的性质的质地，通常分为药材切片、切段和切丝。根据切片的厚度分为极薄片（0.5～1mm）、薄片（1～2mm）和厚片（2～4mm）；根据切制方式不同分为圆片、斜片和直片。段分为长段（10～15mm）和短段（5～10mm）。丝包括宽丝（3～5mm）和窄丝（2～3mm）。有些含淀粉较多、煎煮易糊化的药材如茯苓、葛根则切制成不同规格的块。不同形状的药材会采用不同的切制设备。长条形药材一般采用往复式切药机、直切式切药机；块状药材一般采用转盘式切药机、离心旋料式切药机、中药智能切药机。多功能切药机可以用于切制上述两种药材，可切制斜片。一些质地坚硬的药材还用破碎机来破碎。

一、净制设备原理

中药饮片加工的净制，是指通过人工或其他方法剔除药材中的非药用部位，去除药材中泥沙、塑料绳、金属、灰屑等杂质和发霉变质药材，以及将药材分档利于后续工序加工的操作过程。

根据净制药材的性质，针对不同的杂质采用不同的净制设备。针对杂质与药材均为团块状且体积相差较大者或块状药材的分档，一般采用筛选机；对于种子类药材去除叶、花、果壳等杂质的，采用风选机；去除金属杂质，可采用金属剔除机。不能用上述方法去除的杂质，通常采用人工挑选。最后用水洗去附着在药材上的泥沙，或通过水选去除种子类药材中不饱满的种子。

1．**筛选机工作原理** 根据物料的大小选择不同的筛网。将要净制或分档的物料倒入筛床上，振动电机开启后，产生的振荡力使物料向前移动。在移动的过程中，比筛网孔径小的物料掉落下层，这样可以达到将药材与杂质分开的目的，或药材按大小分成不同的档级，便于后续加工。

2．**风选机工作原理** 进料斗中的物料在振动电机的作用下向前均匀移动，掉落在上料输送机中；上料输送机将物料提升至振动进料装置中。振动进料装置均匀向风选机送料。物料在掉落的过程中，在风机风力的作用下产生横向偏移，不同比重的物料偏移距离不同。比重大、重的物料在离风机近的出料口掉出，比重小、轻的物料从离风机远的出料口掉出，粉尘通过除尘装置收集。调节风机风量，就可以将种子类药材中的土块、石块、金属等重的杂质和叶、种壳、果梗等轻的杂质去除。

3．**滚筒干洗机工作原理** 在滚筒的导向板的共同作用下，物料向前滚动。在滚动的过程中产生摩擦和抖动，泥沙和土块与药材分离，向下掉落。通过滚筒上的小孔，离开滚筒掉入接灰小车中，药材从出料斗流出。操作过程中产生的扬尘通过风机由除尘出口吸出，通过旋风分离器收集。本机可连续作业，与其他工序联结成生产线。

4．**气泡清洗机工作原理** 物料随网链输送带进清水箱水中，旋涡气泵产生的纯净的高压空气在清洗槽的网链下产生强烈气水泡，形成水浪，对药材进行荡洗。泥沙下沉，与药材分离。药材随网带一起前行，当药材全部露出水面后，用水泵通过喷淋管对药材进行冲洗。通过双重清洗，更能保证药材清洗干净。输送网带采用可调节速度的变速电机，以适应不同的物料。清洗完成后，在洗药机的末端装有吹风装置，用于吹干药材表面的水，方便往下一道工序传送。

5．**金属剔除机工作原理** 在输送机的末端安装磁铁或电磁铁，药材在输送机上均匀地铺布。药材在输送面上掉落时，其中的金属被磁铁吸附，从而与药材分离，达到剔除药材中金属杂质的目的。

二、切制设备原理

切制可根据不同种类的物料衍生出较多种类的切制设备。根据条状根茎类、块状根茎类以及草类 3 种形式的中药材，设计了针对这 3 种形式的多种切制设备。切制一般是将药材切成薄片（1～2mm）、厚片（2～4mm）及段（＞4mm）。

1．**条状根茎类** 比如黄芪、党参之类的条状根茎类，目前使用较多的切制设备为往复式切药机、直切式切药机和转盘式切药机。切制之前将物料润制软化，然后根据现行版《中国药典》要求或者地方炮制规范，将物料进行切片切段处理。目前数控高速裁断往复式切药机非常适合此类品种的饮片切制加工，片形好，损耗小。其工作原理为：物料随输送带向前运动，被上下运动的刀片截切成片或段。刀片运动的速度不变，通过变频调速或机械调速，调节输送带的运动速度来调节片厚或段长。

2．块状根茎类　比如川芎、泽泻、半夏等球状块状根茎类，目前使用较多的切制设备为刨片机、智能切片机及离心旋料式切药机。物料润制软化后，投入设备进料口，切刀自动将物料切成所设置好的厚度范围的饮片。

3．草类中药材　草类中药材主要切段及条，如益母草、淫羊藿等。目前使用较多的设备为直切式切药机和数控直切式切药机。

第五节　中药加热炮制设备原理

干燥可减少药材中的水分，利于药材的保存和调配。其他主要的加热炮制方法有炒、炙、煅、蒸、煮、焯等方法。通过加热处理，使药材中化学成分发生变化，从而改善药性，减毒增效，杀酶保苷，使药材质地酥脆，有利于有效成分的溶出，还可矫臭矫味，改变药物的作用部位和趋势。

一、干燥设备原理

干燥和切制一样，是中药饮片加工至关重要的环节。中药饮片烘干设备，目前市场上常用的有箱式干燥机和带式干燥机，根据所利用的能源不同，又衍生出较多干燥方式的干燥设备。

1．箱式干燥机　箱式干燥机目前可分为两种：热风循环烘箱和热泵空气能烘房。热风循环烘箱的热源可采用蒸汽、电，甚至燃油、燃气等，最普遍的能源方式为蒸汽和电。干燥机通过蒸汽或电产生热量，热风经过循环风机在箱体内做动态循环，温度达到设定值以后，干燥源停止提供能源，等到温度低于一定数值以后，干燥源再次提供热源，周而复始地循环，直至物料达到烘干目的。热泵空气能烘房则常用于鲜货的烘干作业，因热泵除湿回收热功能的效果显著，常用于蔬菜瓜果以及趁鲜中药材烘干加工。

（1）热风循环烘箱干燥原理：空气经过热交换器与热源进行热交换，温度升高，相对湿度减少，流经物料带走水分。湿热空气通过排风调节阀的调节，部分排出风箱外，部分与新风汇合，在风箱循环，经过多次干燥循环后，完成物料干燥作业。

（2）热泵空气能烘房干燥原理：热泵低温蒸发器把流经的空气温度降至零点温度以下，使空气析出水分（冷凝水由排水管排出烘房外）。绝对温度降低，再利用热泵冷凝器加热空气，提高空气温度，降低相对湿度，产生高温低湿的干燥空气，干燥空气流经物料带走水分后再次回到蒸发器，形成干燥循环。经过多次干燥循环后，完成物料干燥作业。

2．带式干燥机　基于减少人工，连续生产作业及单品种大批量烘干的初衷，带式干燥机深受青睐。带式干燥机无须单调且耗力的转盘卸盘作业，只需将物料送至干燥机的上料输送带，物料经输送带送至干燥机布料机，配合匀料器将物料均匀平铺于带式干燥机的网带上，物料在带式干燥机箱体内缓缓前进，同时被里面的热风作业烘干。带式干燥机对于产能需求不同，可做单层和多层网带，基本上为奇数网带形式。

带式干燥机的工作原理：空气经过热交换器与热源进行热交换，温度升高，相对湿度减少，穿流经过物料带走水分，提高了干燥效率。湿热空气部分通过循环风机的输送，在干燥机内循环，部分通过排湿风机排出干燥机外。输送带将物料从进料口不断地向出料口输送，经多段干燥，物料水分达到工艺要求。输送带速度可无级调速，使物料干燥后水分符合工艺要求。

二、炒制设备原理

炒制是药物在适当温度与热能强度环境中，吸收热能而发生化学变化，达到饮片炮制所需性状的过程。药物发生化学变化的性质、速度取决于药物的性质、温度高低、热能强度大小；对于固体辅料炒制，可能还伴随着辅料与药物的结合、辅料对药物的催化作用等而改变饮片的性状。一定的温度与热能强度是满足饮片吸收热能、进行各种化学变化的基础，故炒制前炒制设备需要预热。饮片炒制吸收热能通常以接触式热传导为主，配合炒制过程的翻动、搅拌，以满足药物吸收热能的要求；一定的温度与热能强度条件下饮片药性变化迅速，故炒制完毕饮片需要快速脱离锅体。在固体辅料炒制中，辅料对增加热传导面积、增强热能传递能力的作用十分显著。

中药炒制过程中，药物受热分解的大致过程可以分为 4 个阶段（图 3-5-1）。

1．**水分蒸发或干燥阶段**　药物受热初期温度开始上升并伴随水分蒸发、逸散，药物的化学组成没有明显变化（但随着加热时间的延长，药物的化学反应因药物不同而有不同的变化），若温度达到 100℃而药物还没有完全脱水，药物的升温缓慢甚至出现恒温段。

2．**预炭化阶段**　药物开始受热分解，其中的化学组成发生明显的分解反应，比较不稳定的组分受热分解生成 CO_2、CO、H_2O 等物质。预炭化阶段的特征是需要外界供给热量，即药物的吸热分解阶段。

3．**炭化阶段**　温度继续升高，分解反应剧烈，伴随产生大量的热分解产物，生成的气体中，CO_2 和 CO 的量逐渐减少，而碳氢化合物则逐渐增多。这一阶段放出大量的反应热，也称为放热反应阶段。放热反应温度随加热速度和药物而异。

4．**煅烧阶段**　这个阶段借助外部的热量，除去残留在药物中的挥发物质，并开始燃烧，释放出大量燃烧热能，直至药物灰化。

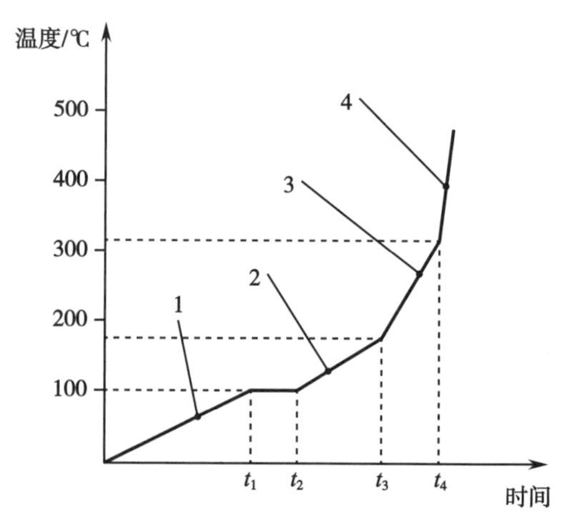

1. 干燥阶段；2. 预炭化阶段；3. 炭化阶段；4. 煅烧阶段

图 3-5-1　药物的受热分解 4 个阶段

以上4个阶段没有明显的界线，甚至相同药物的外表和内部都可能同时处于不同的热分解阶段。

中药饮片加热炮制过程实质上是各种化学成分热分解反应的综合表现。其中半纤维素最不稳定，在225~325℃分解，纤维素在较高温度（325~375℃）条件下分解，木质素则在250~500℃的较宽温度区域内逐渐分解。半纤维素和纤维素热分解后形成大量挥发性产物，木质素则主要形成木炭。

中药饮片的炒制就是根据药物自身的性质和炮制目的，对药物特定的热分解过程进行操作，如炒黄、炒焦、炒炭等。炒制过程大致可以确定为药物受热分解的2、3、4阶段。炒炭存性的实质即不能发生全部炭化。据此，可以确定炒制设备的热源、翻动以及控温等方面的设计。

三、蒸、煮制设备原理

蒸、煮制属于中药炮制中的水火共制法。水火共制不是通过“火”来直接加热药材，而是用“火”来加热水或辅料汁，通过热水（辅料汁）或蒸汽来加热药物。煮制是利用热水或辅料汁加热药物，蒸制是利用流通的蒸汽加热药物。在高温条件下可杀死药物虫卵，保存药物，如桑螵蛸；高温可使蛋白质变性，从而杀酶保苷，如黄芩、苦杏仁；高温条件下，可使一些药物的成分发生水解，从而改变药性，减毒增效。传统的方法产量低，劳动强度大。现已开发出数控蒸煮锅和蒸煮箱，使生产能力大大提高。

1．数控蒸煮锅 该设备既可用于药材的蒸制操作，也可用于药材的煮制操作。煮制时，将药材和水或辅料汁一起放在蒸煮锅内，开夹层蒸汽或其他加热方式，通过水或辅料汁来加热药物，达到炮制的目的。普通药材一般煮至辅料汁被药材吸尽，毒性药材一般煮至药材透心或一定的程度。蒸制时，药材放在壁上开有小孔的蒸笼内，将蒸笼放进蒸锅内，盖好锅盖（锅盖不密封）。从锅的底部开直通蒸汽或锅底加水（水不接触药材），通过加热锅底部的水产生蒸汽。热蒸汽向上运动通过蒸笼壁上的开孔进蒸笼，从药材中穿过与之发生热交换而加热药材，达到蒸制的目的。

2．蒸煮箱 将药材放入料盘中，料盘层层码放在推车，推入蒸煮箱中，关好门并密封锁死。打开蒸煮箱顶部排汽阀，再打开进汽阀。蒸汽从蒸煮箱底部进入，向上运动，将蒸煮箱中的空气从蒸煮箱顶部排汽阀逼出。蒸汽从料盘壁上的小孔进入药材内部，与药材发生热交换加热药材，达到蒸制的目的。

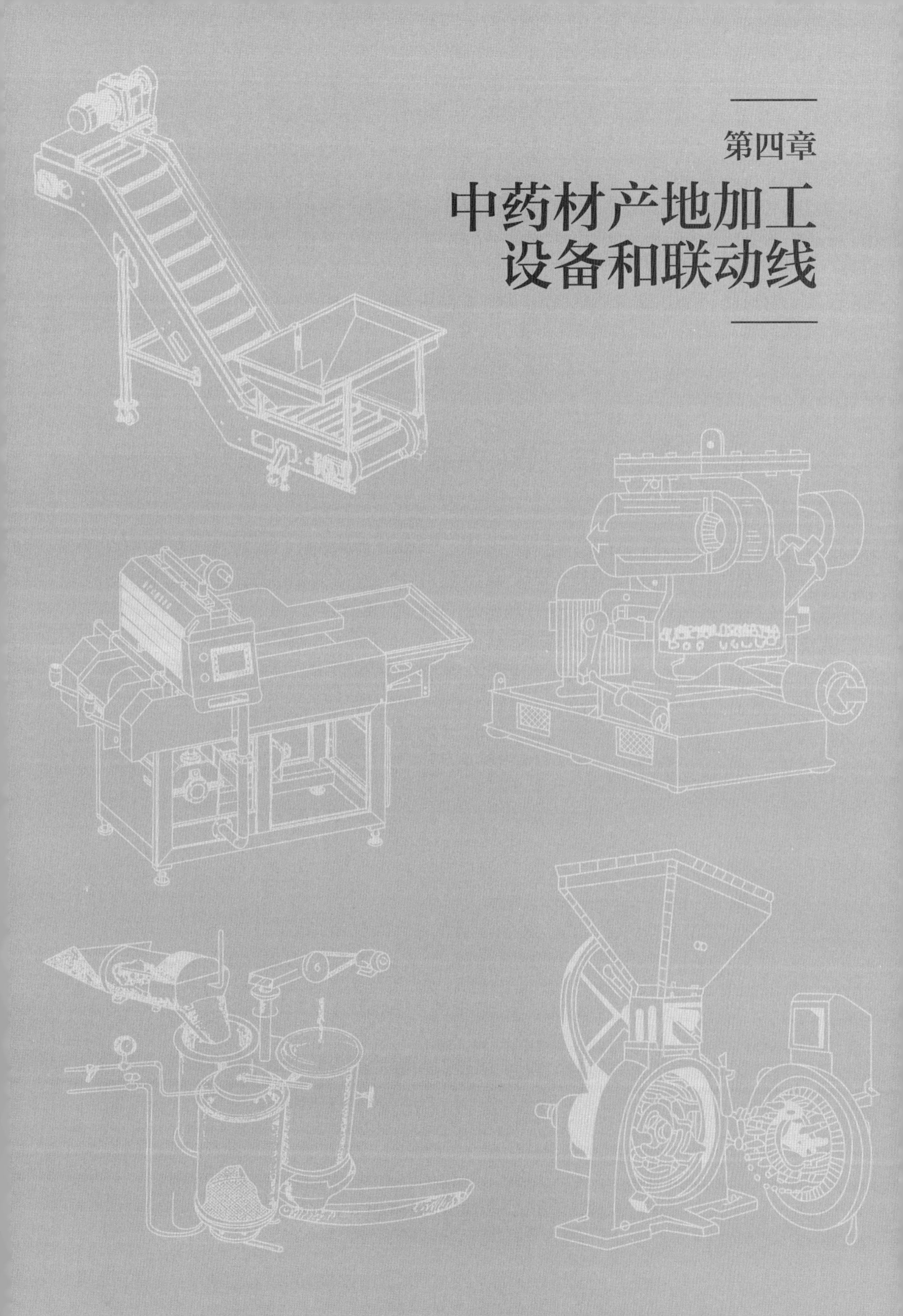

第四章

中药材产地加工设备和联动线

中药材产地加工，是根据中药材的性质和储运销售的要求，对中药材进行的产地加工（清洗除杂、刮皮抽心、趁鲜切制、日晒烘干、分级划等、分类包装等），又称为“中药材产地初加工”。因中草药采收后绝大多数尚呈鲜品，药材内部含水量高，若不及时加工处理，很容易霉烂变质，其药用的有效成分亦随之分解散失，严重影响药材质量和疗效。除少数要求鲜用或保持原状外，大部分药材必须在产地进行初加工。加工后的药材，既能保证药材质量，同时可防止霉烂腐败，便于贮藏和运输。另外，在初加工时按照药材和用药的需要，进行分级和其他技术处理，有利于药材的进一步加工炮制和充分发挥其药用功效。

第一节　产地加工设备

中药材产地初加工是指在中药材产地对地产中药材进行净制（清洗、除去非药用部位等）、软化、干燥等处理，是防止霉变虫蛀、便于储存运输、保障中药材质量的重要手段。

不同来源、不同种类的中药材产地加工方法不同（表 4-1-1）。

表 4-1-1　不同种类中药材产地加工方法

种类	产地初加工方法
种子类药材	（1）采收后直接烘干或晒干、脱粒、收集种子 （2）薏苡仁、决明子等需去种皮和果皮后烘干 （3）苦杏仁、酸枣仁等需击碎果核，取出种仁后烘干 （4）五味子、女贞子等需要蒸制以破坏药材易变质、变色的酶
花类药材	采收后应放置在通风处，摊开阴干或在低温条件下迅速烘干，以避免有效成分的散失，保持浓郁的香气
果实类药材	（1）采收后直接烘干或晒干即可 （2）果实大又不易干透的药材，如佛手、木瓜等应切开后烘干 （3）以果肉或果皮入药的药材，如瓜蒌、陈皮、山茱萸等应先去除瓤、核或剥取皮后烘干 （4）乌梅等药材需经烟熏、烘干加工
皮类药材	（1）采收后趁鲜切制成片或块，烘干或晒干 （2）牡丹皮、椿根皮、黄柏皮等在采收后趁鲜刮去外层栓皮后烘干 （3）肉桂、厚朴、杜仲等树皮类药材采后先用沸水略烫后加码叠放，使其“发汗”，待内皮层变成紫褐色时再蒸软刮去栓皮，然后切成丝、片或卷成筒后烘干
全草类药材	（1）采收后低温烘干或阴干 （2）含芳香挥发油类成分的药材，如薄荷、荆芥、广藿香等药材忌晒，宜低温烘干 （3）含水量较高的肉质叶类，如马齿苋、垂盆草等应先杀青后烘干

续表

种类	产地初加工方法
根茎类药材	（1）采收后须净制，除去非药用部位后进行大小分级，烘干或晒干，如甘草、黄芪、白芷、丹参、牛膝等 （2）肉质性、含水量较高的块根及鳞茎类药材，如天冬、百部等，用沸水稍烫，切片烘干或晒干 （3）粗大根茎类药材应趁鲜切片、块后烘干，如大黄、玄参等 （4）干燥后难以去皮的药材，应趁鲜刮去皮或放入沸水中略烫，再刮皮、洗净、烘干，如白芍、桔梗等 （5）含淀粉、浆汁足的药材应趁鲜蒸制，然后切片烘干或晒干，如天麻、地黄、玉竹、黄精、何首乌等

合适的中药材加工设备与工艺能提高有效成分的提取率和药用植物的利用率，可提高药物机体吸收率和生物利用度，也可提高生产效率并降低成本，有效控制批次质量、实现规模化生产。因此，加工设备与工艺流程的选择是中药加工的关键。

中药材初生产加工所需单体设备有采收机、筛选机、清洗机、漂烫机、去皮机、去核机、干燥设备等。围绕中药材产地初加工一体化的联动线已得到广泛应用，不断创新的加工设备和生产工艺相结合，将更好地推动中药材生产朝着现代化、连续化和规模化的方向发展。

一、清洗设备

（一）干洗设备

干洗设备可单独使用，也常作为水洗的前处理设备，常用设备类型包括振动筛药机、滚筒干洗机和风选干洗机。

1．振动筛药机　由筛网、振动机构组和支架组成（图 4-1-1）。物料投放到筛网上，筛网振动使其前进，同时振散振落物料表面和夹缝内的泥土，被筛网过滤至下层排出。物料通过筛网向前进入水洗工序。

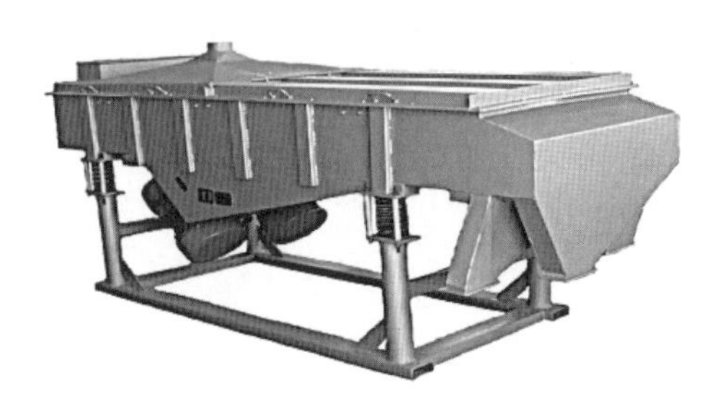

图 4-1-1　振动筛药机

2．滚筒干洗机　滚筒干洗机通过滚动使物料不断翻滚、摩擦，脱去物料中的泥沙等杂物，并将杂物从滚筒的栅格缝隙排出。筒体内装有螺旋导板，物料可以不间断地从进料端进入滚筒内被处理，从出料端均匀输出（图 4-1-2）。

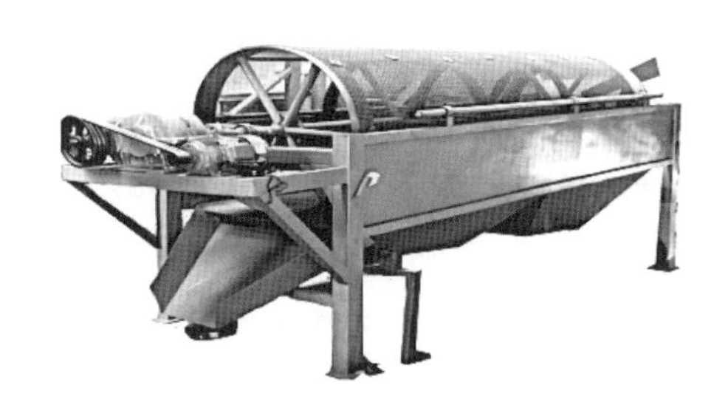

图 4-1-2　滚筒干洗机

3．**风选干洗机**　利用空气动力学原理，在可控正压气流和负压气流的共同作用下，将物料中的轻、小物质与重物质分离，轻物质通过轻物质出料输送机输出，重物质由重物质出料输送机输出（图 4-1-3）。

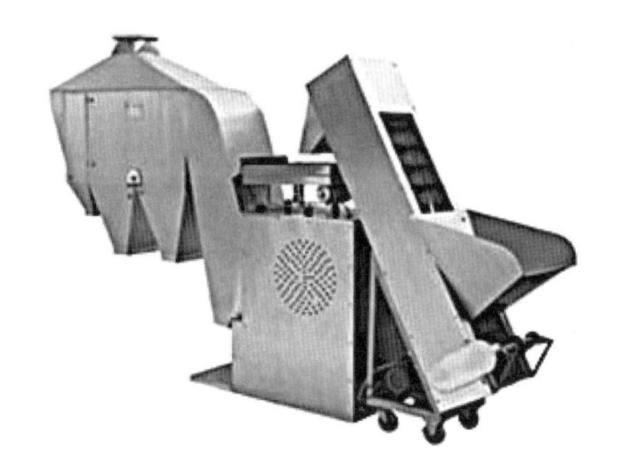

图 4-1-3　立式风选干洗机

（二）水洗设备

中药材水洗设备形式多样，按运转形式可分为带式清洗机和滚筒清洗机两大类。

1．**带式清洗机**　主要由输送带和清洗池组成（图 4-1-4）。物料通过上料机输送至清洗池，途中经上方的高压水喷头对物料喷淋清洗，去除部分污物。

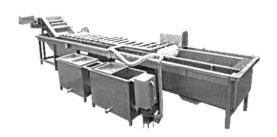

图 4-1-4　带式清洗机

清洗池装定量清水，没过链板和物料。物料进入清洗池浸泡，使物料夹缝内的泥土变软而容易脱落。清洗池侧面设有鼓风机，链板底部设有鼓泡盘管。鼓风机向盘管内鼓风，经盘管出风孔由下向上产生气泡，使链板以上的水产生翻滚，对物料进行清洗。链板上方设有高压水喷头，由上向下再次对物料进行清洗。

2．**滚筒清洗机**　由主体、滚筒、传动机构、喷淋系统等组成（图 4-1-5）。

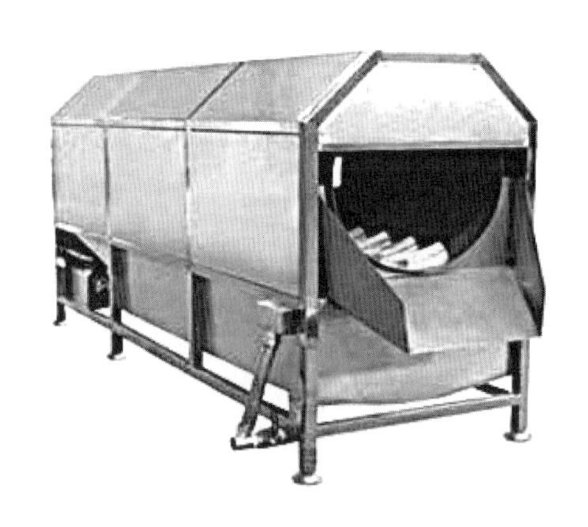

图 4-1-5　滚筒清洗机

物料由进料斗进入滚筒内，随滚筒的转动不断翻滚相互摩擦，物料表面的污垢和泥沙经喷淋水的冲洗脱落，经滚筒的筛网孔随喷淋水通过排水斗排出，洗净的物料则经出料口输出。

根茎类、枝叶类等药材多侧根（须）、枝杈，极易纠缠，致使藏匿在须枝之间的污泥被遮挡而不易清理，常规单一的清洗方式很难达到理想效果。因此，通过将带式清洗机和滚筒清洗机串联，形成初步干洗、喷淋、浸泡、冲刷、翻滚、摩擦多种清洗方式的组合，增加清洗设备的功能性和通用性（表 4-1-2）。

表 4-1-2　清洗设备适宜药材

清洗方法	操作方式	适用范围	适用药材
速洗法	以喷淋方式清洗药材，缩短物料与水接触时间，以免损失有效成分	适用于质地松软，水分易渗入及有效成分易溶于水的中药材及其饮片	丹参、木香、当归、石斛、防风、细辛、紫菀等
泡洗法	浸泡并振荡洗涤药材，多次清洗去除表面杂质和泥沙	适用于质地坚硬，有效成分不易溶于水且杂质不易清除的中药材及其饮片	白芍、党参、黄芪、白芷等
注意事项：上述清洗方法在保证药材洁净和易于后续加工的前提下，应注意掌握水洗时间、次数和用水量，尽量缩短药材与水接触的时间，以防止药材“伤水”和有效成分的流失			

二、去皮设备

去皮是指有些中药材的表皮（栓皮）属于非药用部位，或有效成分含量甚微、功效不同，应除去或分离，以便纯净药材或分别药用。

有些中药材在进行初加工时需要去皮处理。不同药材在形状、表皮特性等方面差别较大，中药材去皮机需要根据这些特性专门设计，按其加工原理可分为削皮和磨皮两种（表 4-1-3）。

表 4-1-3　去皮机适宜药材表

去皮种类	适用药材
磨皮	半夏、白芍、桔梗等
削皮	山药等（《中国药典》2015 年版）

1. 基于山药加工的去皮机　主要由操作面板、主体、底座、动力系统组成（图 4-1-6）。

（1）操作面板：矩形金属箱内部装有变频器和控制元件，前端面板处有显示屏和操作按钮，用来完成设备的开、关、设置等工作。

（2）主体：由外罩、进料口、出料口、顶盖、刀盘、送料辊、喷淋装置等组成。外罩上部设顶盖，可打开观察、检修送料辊组和刀盘。物料由进料口插入，送料辊有上、下两排，上排逆时针旋转，下排顺时针旋转（均从进口右侧观察），物料送入两排送料辊之间，滚动带动

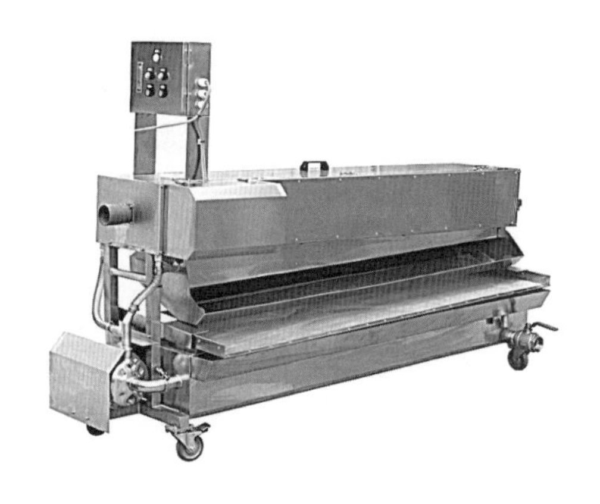

图 4-1-6　山药去皮机

物料向前输送。送料辊共有10组，均布在主体长度方向，保证输送的连续性。刀盘由圆形刀架和一对夹角180°的刀片组成，刀片可在刀架上调整位置，改变削皮厚度。物料输送时会从刀片中间通过，刀刃方向与山药前进方向相反，物料通过刀盘时被表面的刀片削去外皮。刀盘共9组，以不同角度排列在送料辊之间，360°对物料进行削皮。喷淋装置的喷头布置在刀盘中部上方，喷头中的压力水将削下的外皮冲掉。去皮完成后的山药由出料口送出。

（3）底座：底座由支腿、脚轮、污水箱组成。支腿由不锈钢方管焊接而成，支撑设备主体。进料口脚轮为固定轮，出料口脚轮为万向轮，方便设备移动，在开动机器前锁死。污水箱用于收集喷淋装置冲下来的污水和物料皮，内部有过滤网，过滤后的水可重复利用。

（4）动力系统：动力系统主要由电机减速机组、传动机构组成。电机带动主链轮与上排送料辊的从动轮连接，驱动上排送料辊逆时针旋转。上、下排送料辊设有啮合齿轮，当传动机构带动上排送料辊转动时，通过齿轮组带动下排送料辊反向转动，实现上、下排送料辊逆、顺时针转动。

2．基于半夏加工的去皮机 适用一些类似于半夏等需要去皮的中药材（图4-1-7，图4-1-8）。半夏去皮机采用旋转式加水磨皮原理，当半夏放入料筒后，机器的圆筒壁上喷出金刚砂，由电机带动拨料盘转动，使半夏离心旋转并不断翻动，与去皮室料筒的内砂壁接触摩擦去皮，同时自动淋水装置将磨下的皮及沙土等污物冲洗干净，经排水口随水流出，使用循环水设计，降低用水量。因半夏具有一定毒性，去皮后的废水排放前应经过专用管道统一收集、处理，达到国家污水综合排放标准，以防对环境造成污染。

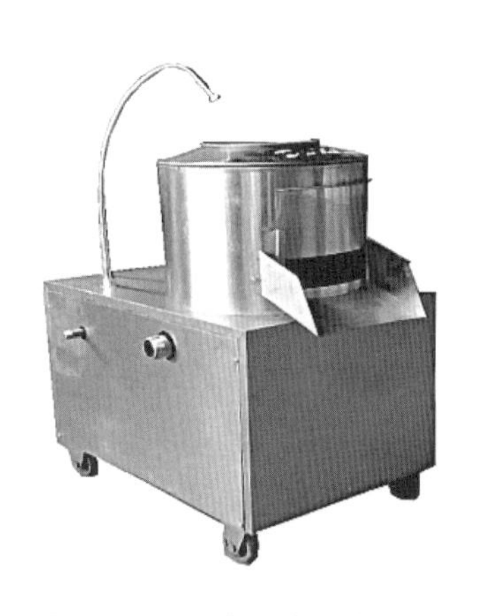

图4-1-7 小型半夏磨皮机

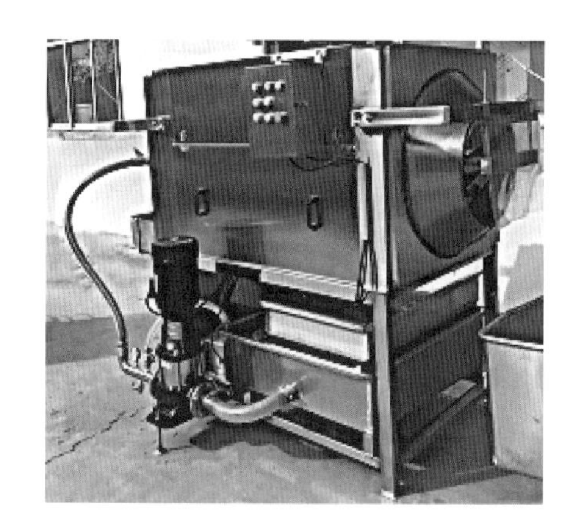

图4-1-8 大型半夏磨皮机

三、去核机

去核是指一些果实类药材需用果肉而不用核（或种子），其中有的核（或种子）属于非药用部位，有的是核与果肉药效不同或果核具有副作用，须除去或分别入药。常用的去核方法有风选、筛选、挑选、浸润、切割等，适用药材包括山楂、乌梅、山茱萸、诃子等。

对于需要去核的中药材，需要根据其特点专门设计去核机。山茱萸的特点是果核坚硬、核肉硬度相差比较大、核肉粘连性一般，为提高山茱萸去核的自动化程度和生产效率，出现了带式山茱萸自动去核机（图 4–1–9）。

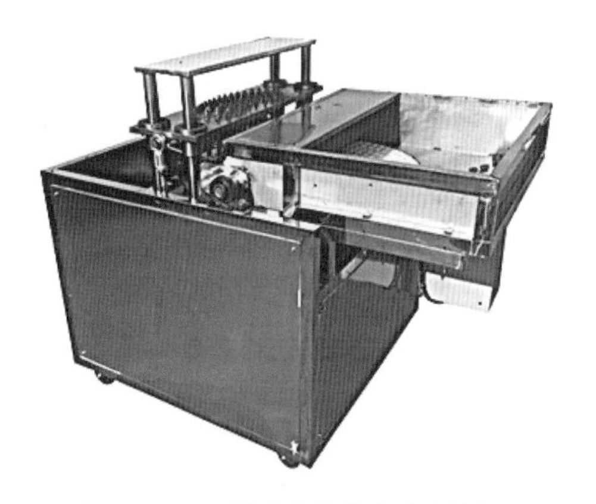

图 4–1–9　带式山茱萸自动去核机

山茱萸去核机主要包含送料、冲核和落料 3 部分。送料部分由振动支架和倾斜安装在振动支架上的整理板组成，完成自动给料；加工部分采用链条传送到去核工位，扶正模在上模的作用下自动完成轴线定位和夹紧，由冲针下行将果核冲下；随后冲针、上模上行返回，下模靠弹力分开，松开果肉，当链条运行到下料部位时，完成落料。模具上设计了扶正装置，充分利用体形特性，从机针去核的过程中精准定位，解决了去核加工中的自动化中传送、自动定位等难题。

第二节　中药材产地加工和饮片切制一体化联动线

中药材联动线生产是一种集中的加工方式，将中药材加工和饮片切制设备进行组合形成生产线，能够实现中药加工标准化、连续化、程序化。根据中药材不同的工艺要求，可进行不同设备的联动线组合进行中药材加工和饮片切制。

一、基于山楂的加工切制联动线

山楂加工联动线主要由清洗设备、山楂去核切片一体化设备和带式烘烤设备组成（图 4–2–1）。根据工艺流程、设备产能等配置合理的设备数量，各设备间配套带式输送设备，整体控制，实现连续式生产。

1. 联动线加工工艺流程　待加工的山楂果进入山楂清洗机清洗，清洗沥水后的山楂果通过传送和分流装置进入若干台山楂去核切片一体机，切制成环形无核山楂片后，由皮带传送至网带式烘烤设备内进行烘烤。

一般工艺流程为：

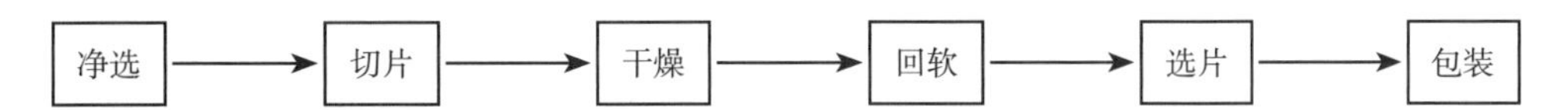

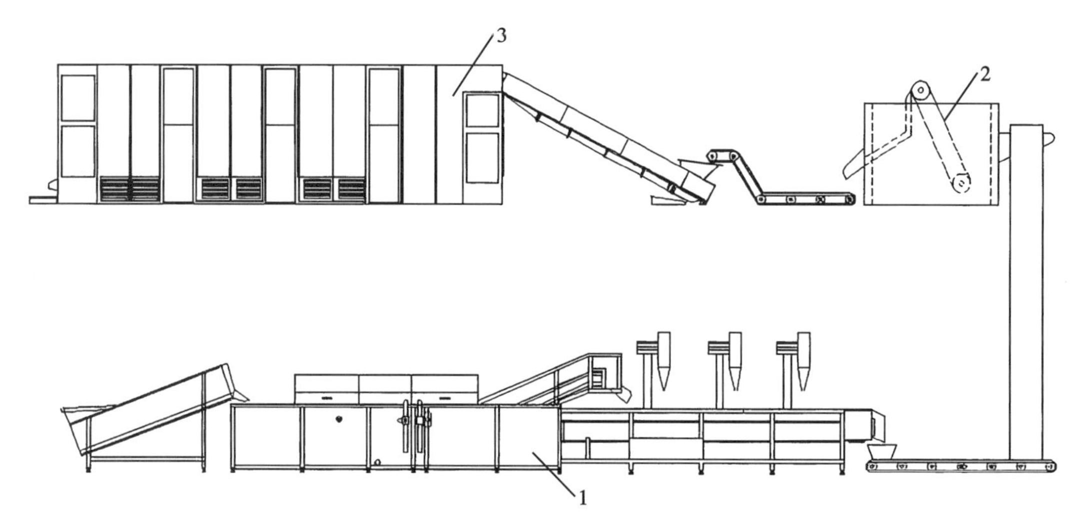

1. 山楂清洗机；2. 山楂去核切片机；3. 网带式烘烤设备

图 4-2-1　山楂联动线示意图

2. 联动线加工步骤

（1）清洗：清洗机分为清洗部分和沥水部分。清洗部分采用水浴式气泡清洗，通过气泡释放过程中产生的翻腾效果，使物料在水中发生不规则的强烈翻转运动，通过物料的运动有效分离被清洗物表面附着物。物料进入沥水段沥水后，通过轴流风扇对物料直供常温风进行表面风干。

（2）去核切片：将山楂的去核和切片整合在一组机器中，通过振动排列等装置对山楂进行有序定位并去核，去核后的山楂采用圆形锋利不锈钢刀片进行切圈。去核产生的带有少量果肉的山楂籽集中输送到专用清洗设备进行清洗，分离出山楂籽。

（3）烘烤：去核沥水后进入全自动网带烘干设备进行烘烤加工。环形山楂鲜片由输送带送至带式烘烤设备内，进行不间断的连续烘烤作业。

3. 联动线工艺细节

（1）新鲜山楂的含水率约为 80%，烘干目标含水率约为 12%。

（2）每 100kg 鲜山楂片，烘干后可得 22kg 干片，去籽率为 7.5%。

（3）除杂洗净山楂果后，去籽，入切片机进行切片，厚度 3mm 左右。

（4）每个批次的烘干时间约为 5 小时，烘烤温度 45～65℃，烘烤相对湿度为 20%～50%。

（5）烘干完成，封盖做回软处理后，再对干片进行挑选，剔除不合格的残片、碎片等，按要求分级包装，并保存于阴凉通风处。

二、基于地黄的无硫加工联动线

地黄的无硫加工联动线主要由地黄清洗机、步进式烘烤设备、带式输送设备和静态热风循环烤房组成（图 4-2-2）。地黄个体较大，加工时间长，联动线的各部分产能配置尤其重要。

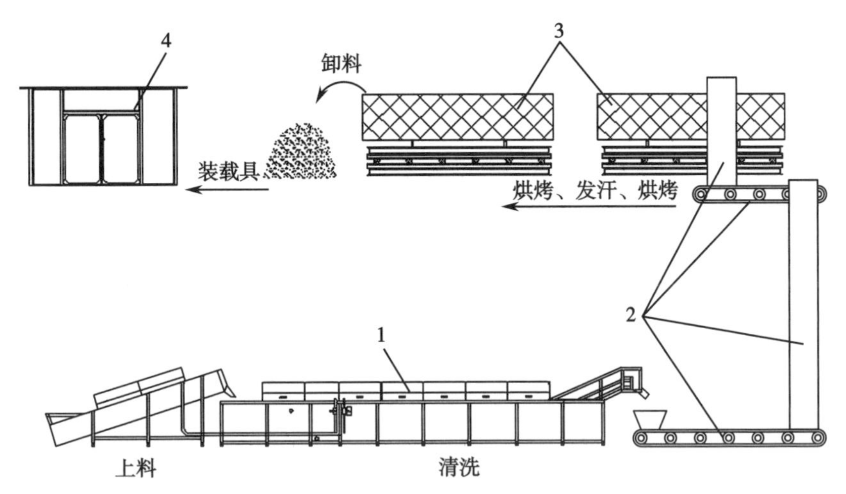

1. 带式清洗机；2. 输送带；3. 步进式烘烤设备；4. 静态烘烤设备

图 4-2-2 地黄联动线示意图

1．联动线加工工艺流程

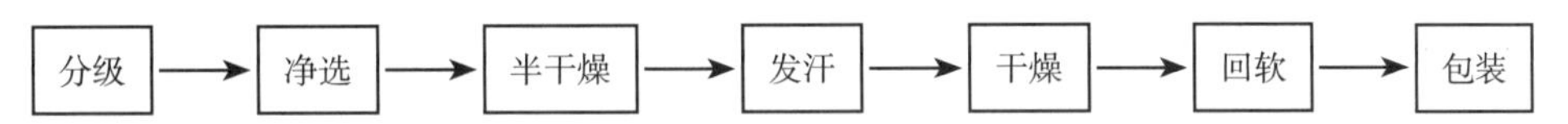

2．联动线加工步骤

（1）清洗：待加工物料进场后根据外径进行标准分级，同标准物料一同进行清洗加工。分级后的物料投入带式清洗机，经过预洗、浸泡、喷淋等步骤完成清洗。

（2）烘烤：清洗干净的物料经传送带输送至步进式烘烤设备，根据物料等级进行烘烤单元工艺曲线设定，启动设备。体积较小的物料可一次性完成烘烤，中间不需要发汗过程。体积大的物料在前部烘烤单元脱去 50%～60% 水分后，在中部烘烤单元利用温度差和湿度差进行发汗，后续烘烤单元继续烘烤。

（3）复烤：检验经过步进式烘烤设备烘烤后的物料，若有个别失水率不合格物料，可装入载具进入静态烤房复烤。

3．联动线工艺细节

（1）新鲜地黄的含水率约为 78%，烘干目标含水率约为 12%。

（2）每 100kg 鲜地黄，干燥后可得 25kg 干地黄。

（3）除杂洗净地黄后，分级，装料进入设备烘烤至失水率 40%～50% 时进行发汗。

（4）每个批次的烘干时间约为 52 小时，烘烤温度为 65℃，烘烤相对湿度为 20%～50%。

（5）烘烤完成后，封盖做回软处理后再对干料进行挑选，剔除不合格品，按要求分级包装，并保存于阴凉通风处。

三、基于山药的无硫趁鲜加工切制联动线

山药的无硫趁鲜烘烤联动线包括清洗机、去皮机、切片机和网带式烘烤设备，设备之间转运采用皮带输送机（图 4–2–3）。

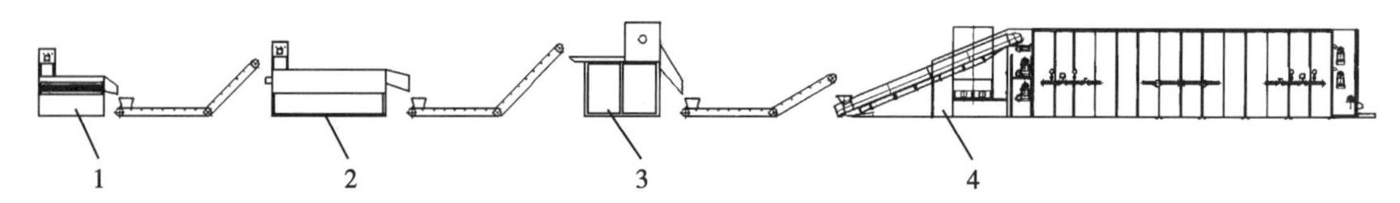

1. 毛刷清洗机；2. 山药去皮机；3. 山药切片机；4. 网带式烘烤设备

图 4–2–3　山药联动线示意图

1．联动线加工工艺流程

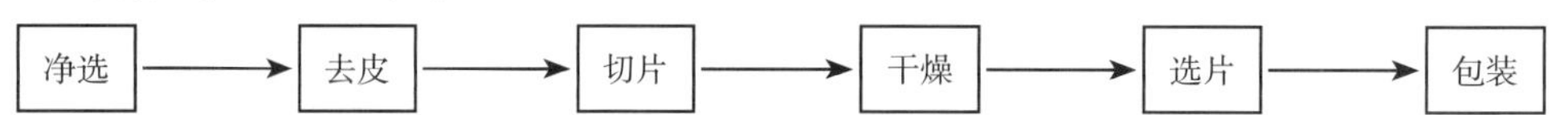

2．联动线加工步骤

（1）清洗：山药的清洗选用毛刷清洗机，由电机、减速机、毛刷辊、架体、电控系统等组成。当物料进入卧式旋转的毛刷辊之间，毛刷辊在电机的驱动下通过相对逆向滚动，带动物料不断翻转，实现物料 360° 旋转清洗。然后物料进入高压喷淋水段将污物冲洗干净，清洗后的漂浮物从溢流槽溢出。

（2）去皮：山药去皮需采用专用去皮机。将单只山药从入料口顺向输入，通过送料辊经 9 把环形去皮刀具去皮，完成去皮的山药从出料口传出。去皮厚度在 1 ~ 1.5mm 内可调节。

（3）切片：根据设计产能配置相应数量的切片机，对去皮后的山药进行切片。山药切片采用旋转式切片机，通过电机驱动刀盘旋转，根据产品需要将山药按设定厚度切制成斜片或直片。

（4）烘烤：切制后的山药片经过输送装置输送并在输送过程中进行简单沥水后，进入全自动网带式烘烤设备进行连续式无硫烘烤。通过设置合理的烘烤曲线，使鲜山药片在网带式设备中烘烤时定型、定色、脱水、物质转化等过程同步完成，无须借助回潮发汗等手段。

3．联动线工艺细节

（1）新鲜山药的含水率约为 87%，烘干目标含水率约为 11%。

（2）洗净山药后，去皮（去皮率 11%）、切片，厚度为 6mm 左右。

（3）每个批次的烘干时间约为 3.5 小时，烘烤温度为 75 ~ 80℃，烘烤相对湿度为 10% ~ 30%。

（4）每 100kg 鲜山药片，干燥后可得干片 13kg 左右。

（5）烘烤完成后，对干片进行挑选，剔除不合格的残片、碎片等，按要求分级包装，并保存于阴凉通风处。

四、基于当归的加工和切制联动线

当归清洗、切、烘干联动线包括清洗机、步进式烘烤设备、切片机、网带式烘烤设备和静态烘烤设备，物料在清洗设备和烘烤设备之间的转运采用周转料筐和皮带输送机（图 4-2-4）。

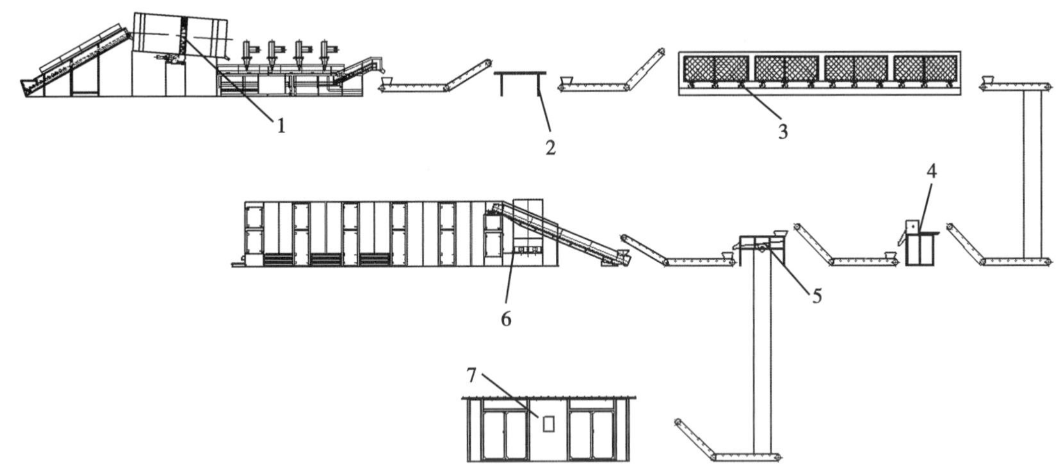

1. 滚筒清洗机；2. 拣选工作台；3. 步进式烘烤设备；4. 高速裁断往复式切药机；
5. 振动筛选机；6. 网带式烘烤设备；7. 静态烘烤设备

图 4-2-4 当归联动线示意图

1．联动线加工工艺流程

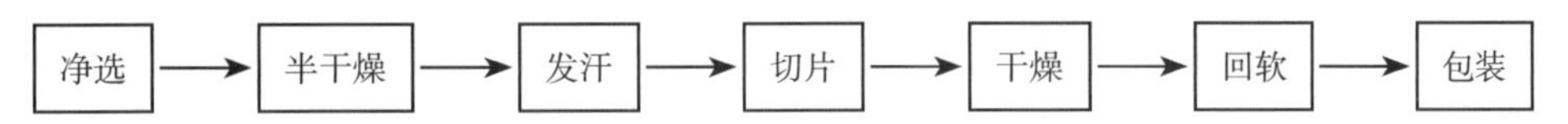

2．联动线加工步骤

（1）清洗：当归经振动筛选机去掉大部分泥土后进入滚筒清洗机进行清洗。当归清洗机包括清洗、漂洗、吹水三部分。设备启动后，物料加入上料斗内经高压喷淋后进入筒体翻滚螺旋推进，筒体内部上方有高压水多方位冲洗，使物料缝隙的泥沙软化甩出，再经清水冲洗干净，从出料端输出进行沥水，沥水部分采用常温强风，快速去除物料表面存水。

（2）烘烤：清洗后的当归在拣选台上进行拣选，将拣选好的当归按级别大小分别头尾交错有规律地装入周转筐中，批量进入步进式烘烤设备进行整体初烤，设置烘烤工艺参数，使当归在烘烤过程中失掉部分水分，并完成发汗过程。

（3）切片：完成初烤后的当归通过传送带送至当归切片机进行切片。当归切片机采用往复式切药机，设置好切片厚度后将当归切成薄片。往复式切药机由电机、变速机构、刀架、步进退料、可调刀架机械等组成，步进送料，连续切片。由于当归类药材质地较硬，应根据切片机工作状态定期换刀磨刀。

（4）复烤：当归类药材在切制过程中各部位自动分离，各部位切片大小差异很大，根据大小不同筛选分级后的当归片用网带式烘烤设备烘烤，碎末物料用烤盘在静态热风循环烘烤设备中烘烤。

3．联动线工艺细节

（1）新鲜当归的含水率约为78%，烘干目标含水率约为12%。

（2）每100kg鲜当归，干燥后可得25kg干当归。

（3）清洗后沥干水分，进入步进设备烘烤，烘烤至失水率30%时，进行发汗，待表面湿润，侧根变软时，周转至切片机切片。筛选之后，整片进入网带设备干燥，碎料进入静态烤房干燥，至水分达到12%。

（4）每个批次的烘干时间约为40小时，烘烤温度为35～45℃，烘烤相对湿度为30%～60%。

（5）烘烤完成后，封盖做回软处理、干料挑选，剔除不合格品，按要求分级包装，并保存于阴凉通风处。

五、基于白芍的加工和切制联动线

白芍加工联动线按加工顺序由清洗漂烫一体机、磨皮机、步进式烘烤设备组成，设备之间利用传送带输送物料（图4-2-5）。

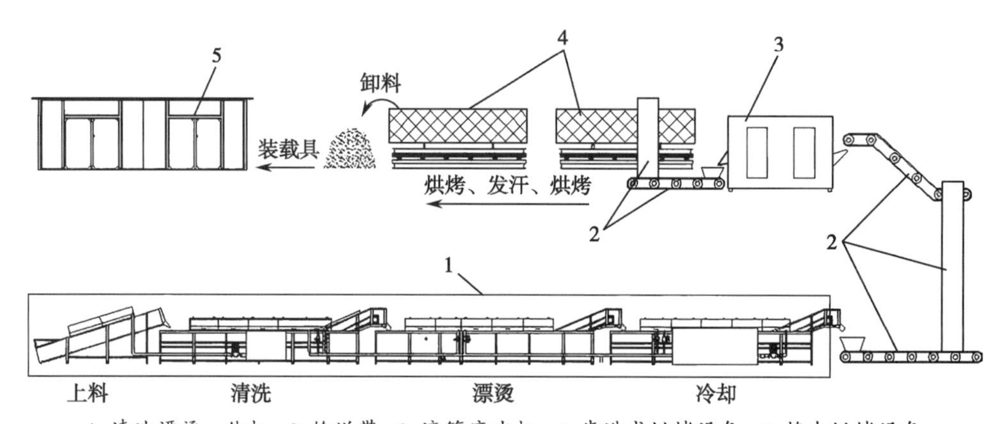

1. 清洗漂烫一体机；2. 输送带；3. 滚筒磨皮机；4. 步进式烘烤设备；5. 静态烘烤设备

图4-2-5 白芍联动线示意图

1．联动线加工工艺流程

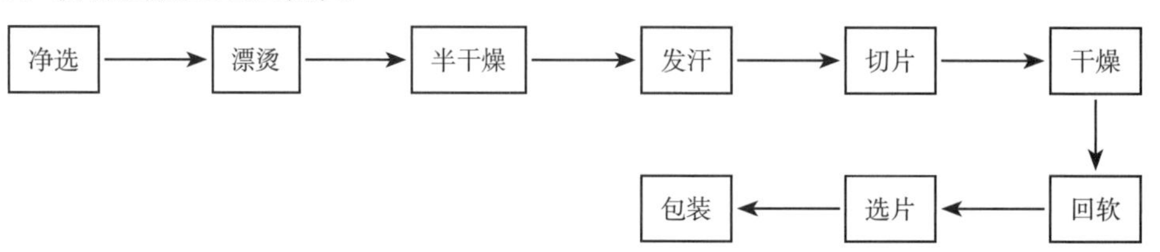

2．联动线加工步骤

（1）清洗漂烫：鲜白芍根据外径进行标准分级。分级后的物料投入清洗漂烫一体机。清洗漂烫一体机主要由上料机、清洗池、漂烫池、冷却池组成。物料经高压喷淋和鼓泡清洗后输送到漂烫池进行漂烫，漂烫完成的物料输送至冷却池使物料温度快速下降，利用温差效应使物料外皮更容易脱离，便于物料去皮。

（2）去皮：清洗漂烫完成后的白芍由输送带送至磨皮机去皮。通过筒身旋转，使物料与筒内细沙往复摩擦去掉表皮。去皮后的物料再进行一次冲洗，去掉表面残留的碎皮和沙粒。

（3）烘烤：脱皮后的白芍送入步进式烘烤设备进行烘烤。根据工艺曲线设置步进式烘烤设备各段参数，使白芍在烘烤过程中经过不同温区进行烘烤，去皮后的白芍易发霉、变质，需要在烘烤前段尽量加大热风量和排湿量，使白芍表面快速定型定色，烘烤中利用温湿度差异使白芍的发汗和烘烤过程同步进行，直至烘烤完成。

（4）复烤：检验经过步进式烘烤设备烘烤后的物料，若有个别失水率不合格物料，可装入载具进入静态烤房复烤。

3．联动线工艺细节

（1）新鲜白芍的含水率约为 55%，干燥的目标含水率约为 12%。

（2）每 100kg 鲜白芍，干燥后可得 40kg 干白芍。

（3）首先进入清洗漂烫一体机中净制，清洗掉表面泥沙并漂烫表皮，便于磨去表皮；磨皮后进入动态烘烤设备干燥至含水量 40%～45%，发汗至内外水分一致时进行二次烘烤。

（4）每个批次的烘干时间约为 36 小时，烘烤温度为 45～65℃，烘烤相对湿度为 20%～50%。

（5）烘烤完成后，封盖做回软处理，按要求分级包装，并保存于阴凉通风处。

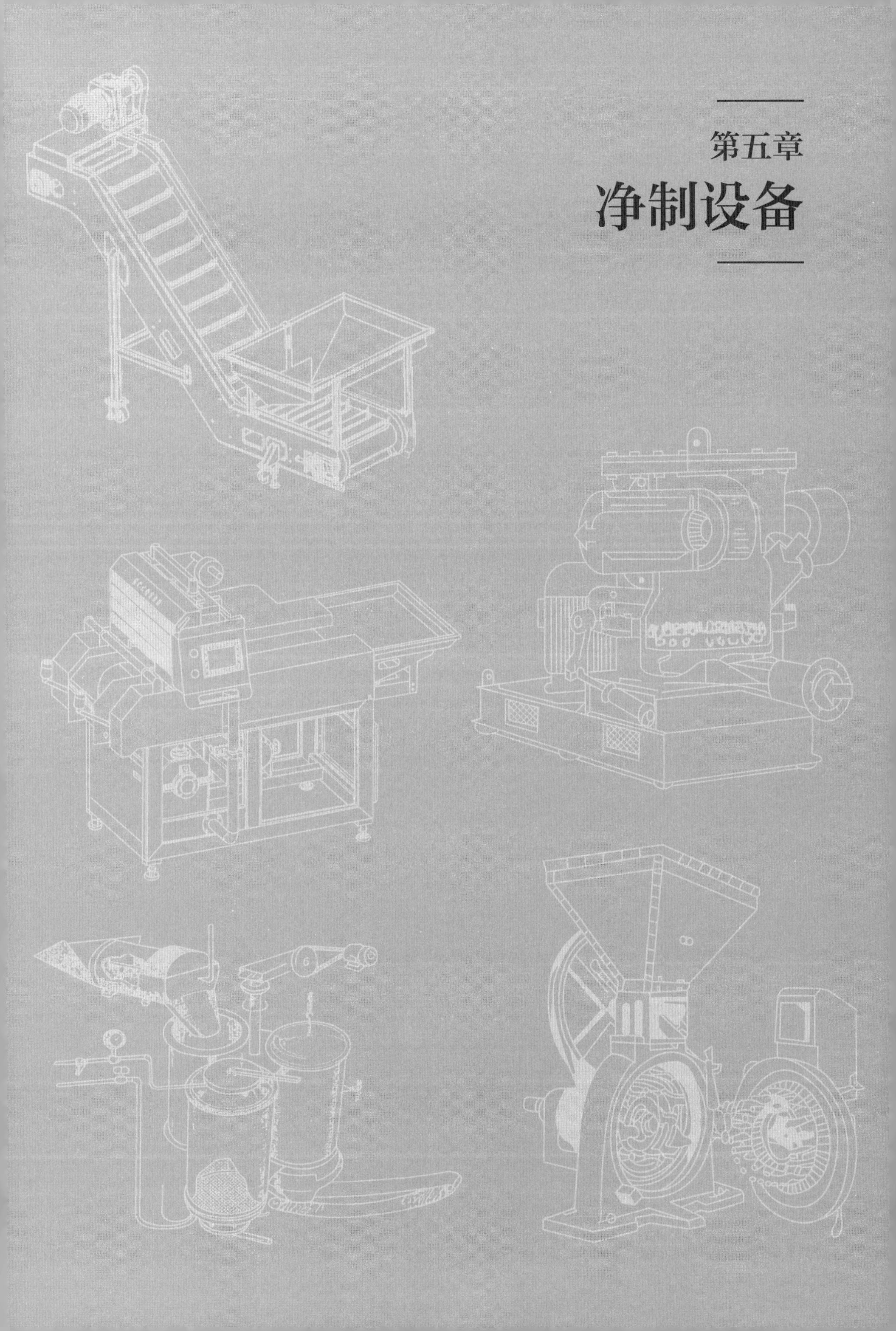

第五章

净制设备

药材必须净制后方可进行切制或炮炙等处理。净制即净选加工，是药材在切制、炮炙或调配、制剂前，选取规定的药用部分，除去非药用部位、杂质及霉变品、虫蛀品、灰屑等，使其达到药用净度标准的方法。常用除杂质设备包括挑选机、风选机（立式、卧式、吸风式等）、筛选机（柔性、往复式、振动式、摆杆式）、磁选机（棒式、带式）、水洗设备（转筒式、带式、高压喷淋、带毛刷喷淋）、干洗设备（圆筒、多角式）等；常用去除非药用部位设备有脱皮机、刮皮机等；此外还有色选机用于饮片的等级筛选。

第一节　除杂设备

一、挑选机械

1．挑选机

（1）用途和特点：本机是中药材（饮片）和农产品进行净选加工的重要设备之一。设备采用全不锈钢制作，为连续作业设备，具有自动上料、振动匀料、自动输送、磁选等功能。整机运转平稳、噪声低，配有照明装置，操作方便。

（2）结构和工作原理：本机由上料输送机、振动匀料器、照明装置、变频调速电机和输送带组成（图 5-1-1，图 5-1-2）。物料经上料输送机送入振动匀料器，经振动匀料器匀料后进入输送带，输送带的上方装有照明灯，药材与输送带静态同步向前输送，出料斗滚轴带有磁选功能将铁质排出，经站在机器两侧的人工挑选药材中的丝线、缠绕物等杂质。

上料输送机采用输送带传动，变速电机通过三角皮带带动输送带，在上料输送机的下半部装有进料斗，运转时物料随输送带提升。输送带为无毒的食品级，输送带的内侧装有导向条，输送带的两侧装有导向板，以避免漏料、卡料和胶带偏移等缺陷。

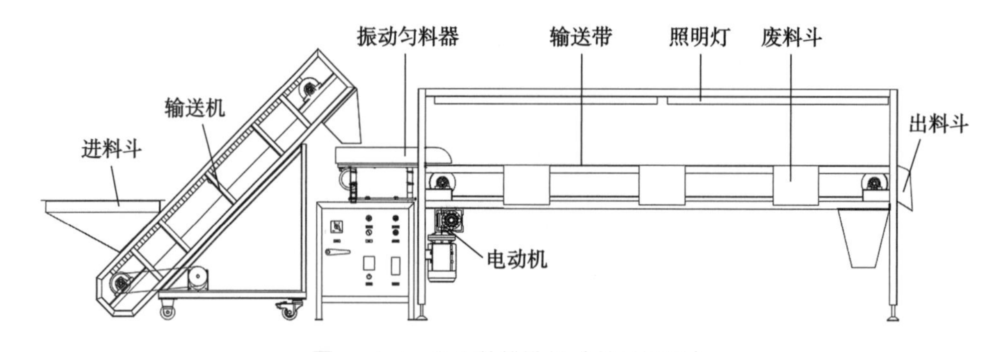

图 5-1-1　6 工位挑选机（单机适用）

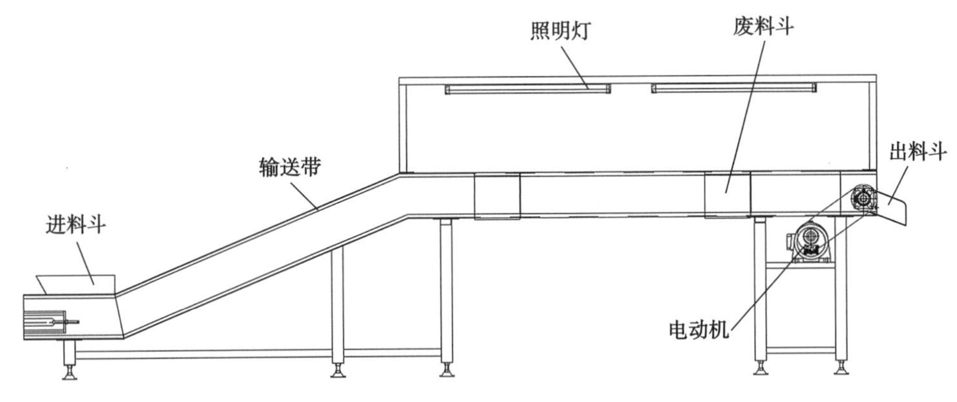

图 5-1-2　4 工位挑选机（生产线适用）

（3）技术参数（仅供参考）

1）工位人数：4～8 人。

2）皮带速度：2～5m/min（速度太慢达不到产量，速度太快工人拣选时容易出现眩晕）。

3）皮带宽度：600～800mm（皮带太宽工人手臂拣选不到皮带中间的杂质）。

2. 挑选台　挑选是一种建立在人工操作基础上的净选方法的统称。在需要去除的杂质缠绕夹杂在药材中，分离不同药用部位，或将药材按大小、粗细、软硬、颜色等不同档次分类挑选等情况下，一般的机械方法难以完成，这时需要进行人工挑选。人工挑选在挑选台上完成，挑选台的台面有平面、凹面、带冲孔网 3 种形式。凹面挑选台可防止药材撒落，带冲孔网挑选台可及时收集被拣出的物料，同时能够筛选出一定的杂质（图 5-1-3）。

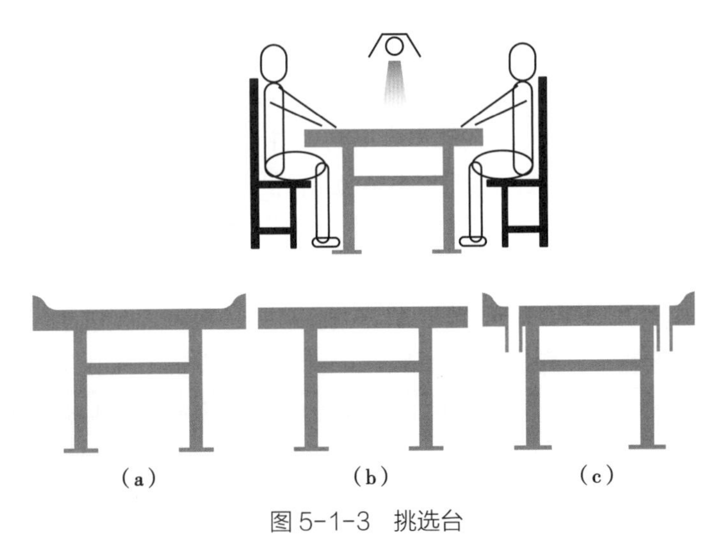

图 5-1-3　挑选台

（a）凹面挑选台；（b）平面挑选台；（c）带冲孔网挑选台。

二、风选机械

1. 立式风选机

（1）用途和特点：本机适合颗粒状、种子类药材或农副产品的选别，能将药物中的毛发等杂质和铁器、石块、泥沙等重物有效分离。该设备为连续作业使用，风选机和物料输送机组合使用，可实现自动化作业。风机电机由变频器控制，具有节能、数字化操作等优点。由于整机运转平稳、噪声小，故无须安装基础，便于日后移动。

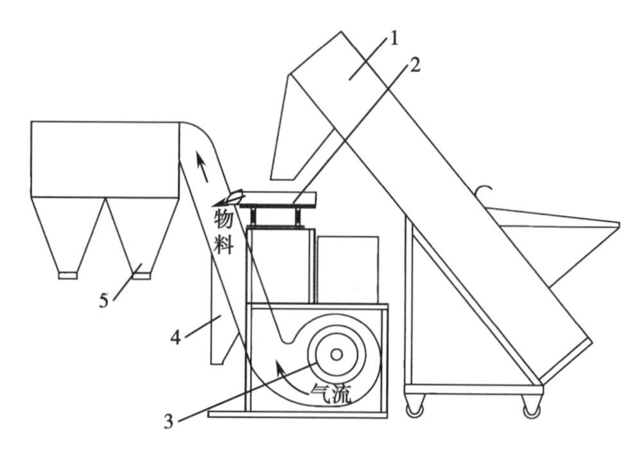

1. 输送机；2. 振动送料器；3. 变频离心风机；4. 重料出口；5. 风选出口

图 5-1-4　立式风选机

（2）结构和工作原理：本机由风选机和物料提升机组成（图 5-1-4）。风选机由振动送料器、电机、风机、立式风管、风选箱等组成。风机产生的气流经立式风管底部自下而上匀速进入风选箱，物料经振动送料器均匀地落在立式风管中部的开口处，比重大的物料在立式风管底部的下出料口排出，比重较小的物料随气流带入风选箱，经分级后在风选箱下侧的上出料口排出，风选箱两上出料口之间设有调节挡板，以人工方式调节两出料口的等级。风机叶轮转速在 100 ~ 900r/min 范围内无级可调，同时风机下出料口装有调节抽板，可改变进风口直径，用于调节进风量和风压。

物料输送机采用斗式胶带传动，变速电机通过三角皮带带动胶带及装在胶带上的小料斗，在输送机的下半部装有大料斗，大料斗的出口处装有出料调节门，用于控制出料数量。大料斗下侧的一块活动板与一凸轮机构相连，运转时活动板不断地摆动，防止物料阻塞，以便使物料顺利地从大料斗流向输送带上的小料斗。胶带采用无接口、无毒的食品用输送带，胶带的内侧装有导向条，胶带的两侧装有导向板，以避免漏料、卡料和胶带偏移等缺陷。

2. 卧式风选机

（1）用途和特点：本机适合颗粒状、种子类药材或农副产品的选别，能分离药物中的漂浮物、重物（杂质），同时将物料按不同比重分级。该设备为连续作业使用，风选机和物料输送机组合使用，实现自动化作业。风机电机由变频器控制，具有节能、数字化操作等优点。由于整机运转平稳、噪声小，故无须安装基础，便于日后移动。

（2）结构和工作原理：本机由风选机和物料输送机组成（图 5-1-5）。风选机由振动送料器、风机、风管和风选箱等组成。风机产生的气流经风管匀速进入风选箱，物料经振动送料器均匀地落在风管上，随气流带入风选箱，重物在出料口 a 排出，漂浮物在出料口

e 排出，其余物料按不同比重分别由 d、c、b 出料口排出，d、c、b 号出料口两侧均设有调节挡板，以人工方式调节各出料口的等级。风机叶轮转速在 100～900r/min 范围内无级可调。

物料输送机采用斗式胶带传动，变速电机通过三角皮带带动胶带及装在胶带上的小料斗，在输送机的下半部装有进料斗，进料斗的出口处装有出料调节门，用于控制出料数量。进料斗下侧的一块活动板与一凸轮机构相连，运转时活动板不断地摆动，防止物料阻塞，以便使物料顺利地从进料斗流向输送带上的小料斗。胶带采用无接口、无毒的食品用输送带，胶带的内侧装有导向条，胶带的两侧装有导向板，以避免漏料、卡料和胶带偏移等缺陷。

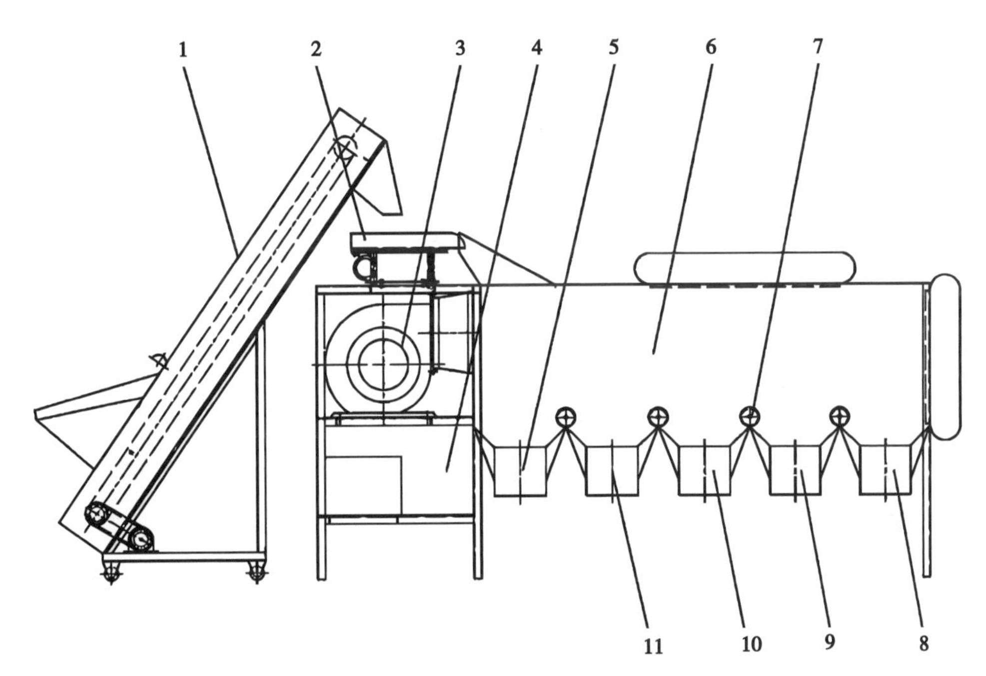

1. 输送机；2. 振动送料器；3. 变频风机；4. 电控箱；5. 出料口 a；6. 风选箱；7. 挡板调节手柄；8. 出料口 e；9. 出料口 d；10. 出料口 c；11. 出料口 b

图 5-1-5　卧式风选机

3．吸风式风选机

（1）用途和特点：本机是中药饮片和农产品加工的重要设备之一，适合于原料、半成品或成品的选别。可除去物料中的漂浮物、毛发、棉纱等轻质杂物。

本机为连续作业设备，风选机和物料输送机组合使用，可实现自动化作业。风机电机由变频器控制，具有节能、数字化操作的特点；杂物自动掉入除尘抽屉，不易产生灰尘。整机运转平稳，故无须安装基础，便于日后移动。对于有用物料和杂质重量区别较大的物料进行风选，效果更佳。

（2）结构和工作原理：本机由风选机和物料提升机组成（图5-1-6）。风选机由振动匀料器、风机箱和风选箱等组成。物料由提升机输送到物料振动匀料器，经振动匀料后均匀地落到风选箱，气流穿过物料，较轻的杂质随气流进入除尘布袋掉入除尘抽屉。经筛选后干净物料进入料筐，或输送带进入下一步作业。通过调节变频器频率来调节风机的转速，从而控制吸风量，风机转速无级可调。对不同的物料，选择不同的频率能有效分离杂物。

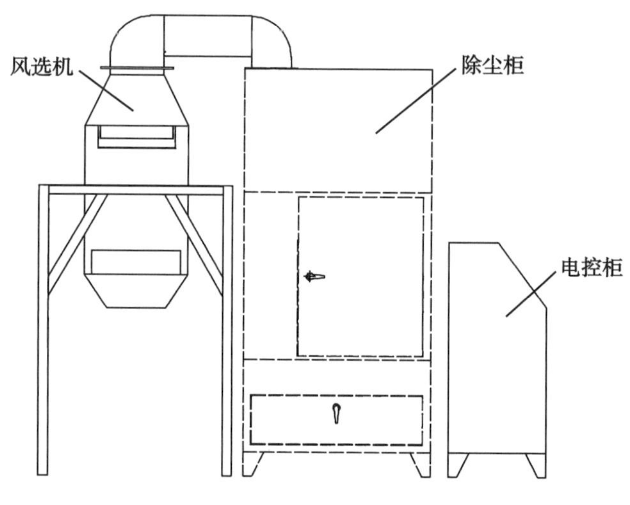

图5-1-6　吸风式风选机

4．简易风选机

（1）用途和特点：本机适合颗粒状、种子类药材或农副产品的选别，具有体积小、操作简单等特点。能分离药物中的漂浮物、重物（杂质），同时将物料按不同比重分级。

（2）结构和工作原理：简易风选机由进料斗、调风板、风选箱、风机、支撑架、出料口等所组成（图5-1-7）。由风机产生的气流经风管匀速进入风选箱，随气流带入风选箱，重物在出料口排出，漂浮物在出料口后面排出。

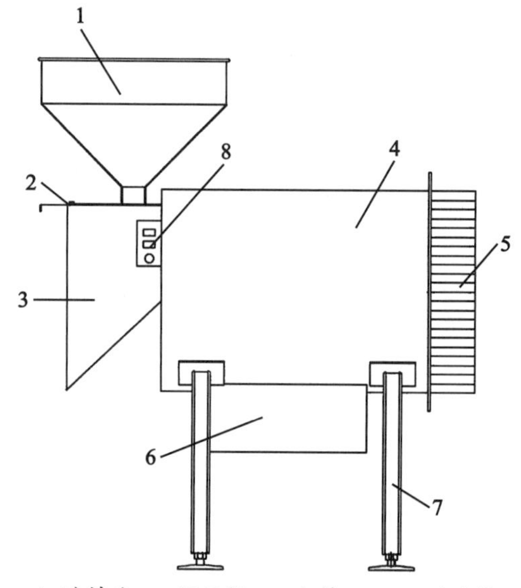

1. 进料斗；2. 调风板；3. 出料口1；4. 风选箱；5. 风机；6. 出料口2；7. 支撑架；8. 按钮开关

图5-1-7　简易风选机

三、筛选机械

1．柔性筛选机

（1）用途和特点：本机是中药饮片和农产品加工的重要设备之一。其适合于尺寸或形状有差异的固态物料分离，能分离片状和颗粒状物料，是中药饮片和农产品加工的过程分离设备。

（2）结构和工作原理：筛选机由机架、传动机构、床身、筛网、出料斗和柔性支承等组成（图 5-1-8）。由电机及传动机构带动床身做水平匀速圆周运动，使物料沿倾斜的筛网面自上向低处移动，经各层筛网分离达到分筛物料的工艺要求。由于床身四周采用柔性支承，筛床在做水平匀速圆周运动的同时，尚有上下抖动，避免物料被“卡”网孔而不能自拔。另外，床身的后侧装有弹性压紧门，用于调换不同网孔的筛网。回转主轴配有平衡装置，以平衡筛床在回转时产生的转动惯性，具有运转平稳、震动小、噪声低、免维护性好的特点。

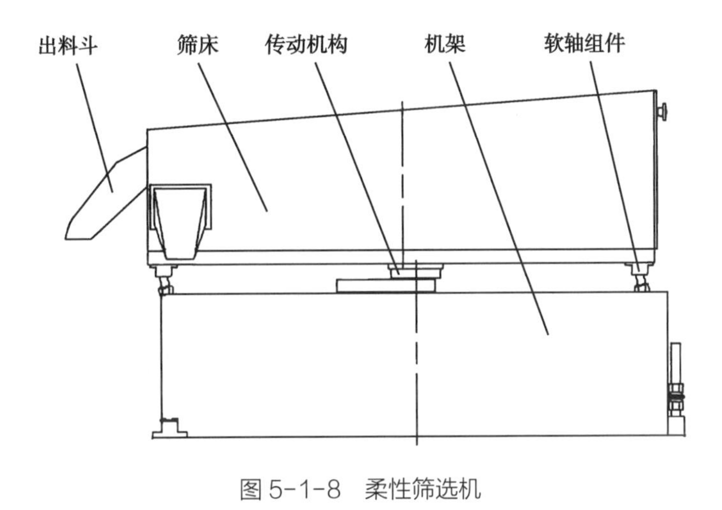

图 5-1-8　柔性筛选机

（3）技术说明：筛选机出口一般分为“一层两出口”“两层三出口”“三层四出口”。2020 年版《中国药典》所用药筛，选用国家标准的 R40/3 系列（表 5-1-1）。

表 5-1-1　2020 年版《中国药典》药筛筛号

序号	药筛筛号	筛孔内径（平均值）	标准目数
1	一号筛	2 000μm ± 70μm	10
2	二号筛	850μm ± 29μm	24
3	三号筛	355μm ± 13μm	50
4	四号筛	250μm ± 9.9μm	65
5	五号筛	180μm ± 7.6μm	80
6	六号筛	150μm ± 6.6μm	100
7	七号筛	125μm ± 5.8μm	120
8	八号筛	90μm ± 4.6μm	150
9	九号筛	75μm ± 4.1μm	200

2．往复式筛选机

（1）用途和特点：本机是中药饮片和农产品加工的重要设备之一。其适合于尺寸或形状有差异的固态物料分离，能分离片状和颗粒状物料，是中药饮片和农产品加工的过程分离设备。

（2）结构和工作原理：筛选机由机架、弹簧片、筛网、偏心机构和电机等组成（图5-1-9）。由电动机通过三角皮带连接一个凸轮机构，连杆带动筛网做直线往复式运动。在直线往复式运动中使物料沿倾斜的筛网面自上向低处移动，经各层筛网分离达到分筛物料的工艺要求。床身的后侧装有弹性压紧门，用于调换不同网孔的筛网。本设备具有运转平稳、震动小、噪声低、免维护性好的特点。

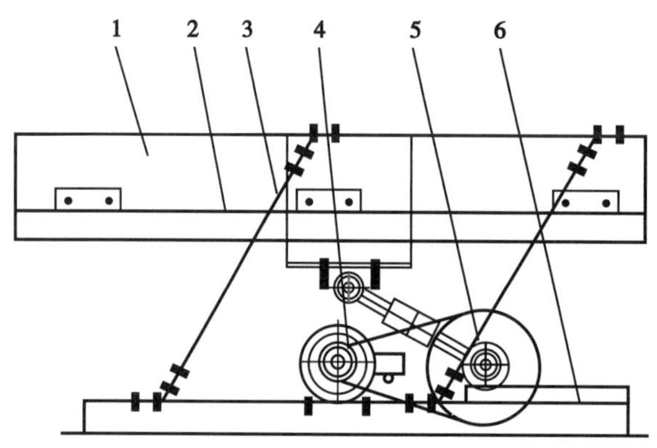

1. 料斗；2. 筛网；3. 弹簧片；4. 电机；5. 偏心机构；6. 机架

图5-1-9 SXZ型往复式振动筛工作原理

3．振动筛选机

（1）用途和特点：本机是中药饮片和农产品加工的重要设备之一。适合于尺寸或形状有差异的固态物料分离，能分离片状和颗粒状物料，是中药饮片和农产品加工的过程分离设备。本机不适合黏性物料的分离。

（2）结构和工作原理：筛选机由机架、振动机构、床身、筛网、出料斗和压簧支承等组成（图5-1-10）。由振动电机带动床身振动，使物料沿倾斜的筛网面自上向低处移动，经各层筛网分离达到分筛物料的工艺要求。床身的后侧装有弹性压紧门，用于调换不同网孔的筛网。本设备具有运转平稳、震动小、噪声低、免维护性好的特点。

4．摆杆筛选机

（1）用途和特点：摆杆筛选机适用于草类、根茎类、果实类分级去除泥沙等作业。其主要特点为生产效率高，去除泥沙杂质效果好。

（2）结构和工作原理：本机主要由筛槽、筛网、平衡架、摆杆、机架、传动组件等部件组成（图5-1-11）。机架由槽钢焊接而成，筛框是由不锈钢板焊接而成，通过偏心曲柄连杆连接平衡架；平衡架与低噪声摆杆连接筛槽一体，摆杆中心点固定于机架上，电动机

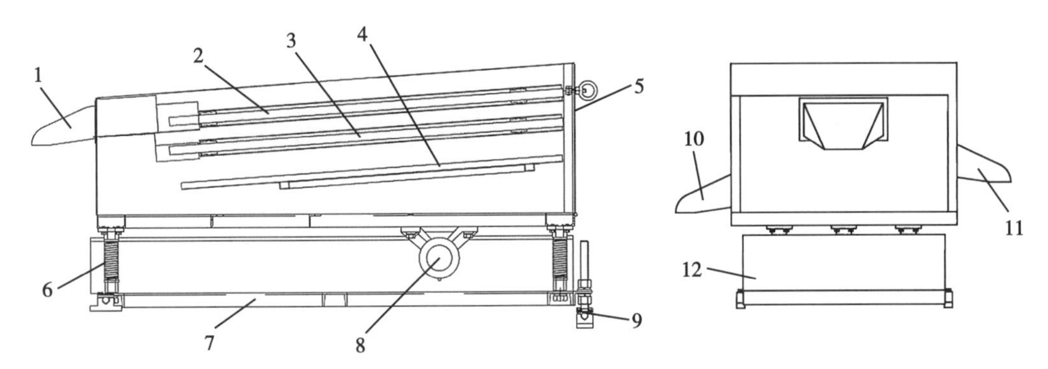

1. 上层出料口；2. 上层筛网；3. 二层筛网；4. 底层挡料板；5. 门；6. 压簧；7. 机架；8. 振动电机；9. 调节支撑脚；10. 底层出料口；11. 二层出料口；12. 封板

图 5-1-10　振动筛选机工作原理图

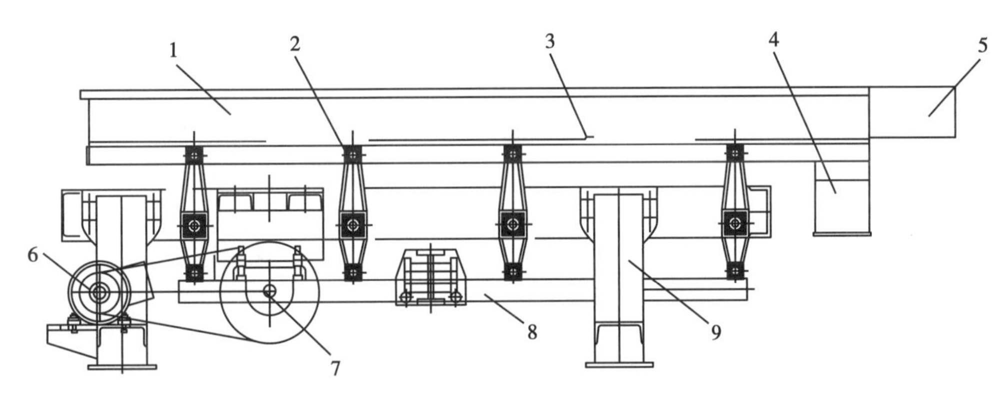

1. 筛槽；2. 摆杆；3. 筛网；4. 底层出料口；5. 上层出料口；6. 电动机；7. 传动机构；8. 平衡架；9. 机架

图 5-1-11　摆杆筛选机工作原理图

通过 V 形胶带二级减速使筛槽产生往复运动，从而达到筛选的目的。在筛选过程中，用户可根据制药工艺要求选择所需的转速，以获得最佳的加工品质。

四、磁选机械

1. 棒式磁选机　棒式磁选机实际上就是将磁力棒安装在挑选机或挑选台上，有多组安装或单独安装（图 5-1-12）。磁力棒由内部的磁芯和外部的包层组成，磁芯又包括圆柱磁铁块和导磁铁片（图 5-1-13）。其主要用于过滤原料里的铁屑；过滤各种细小粉末和液体、半液体中的含铁杂质和其他带磁性的物质，广泛应用于化工、食品、废品回收、炭黑等领域。

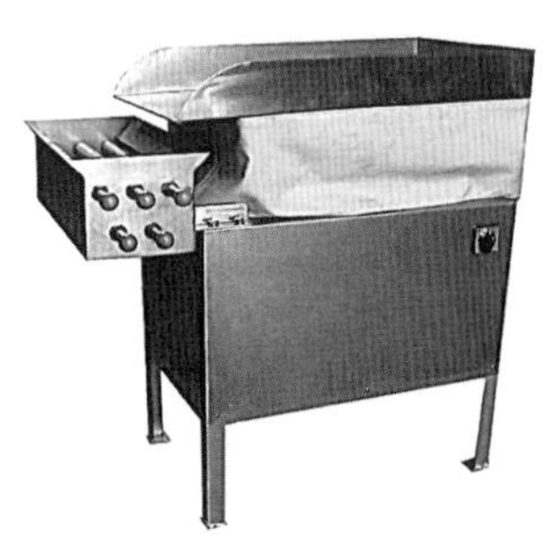

图 5-1-12 棒式磁选机

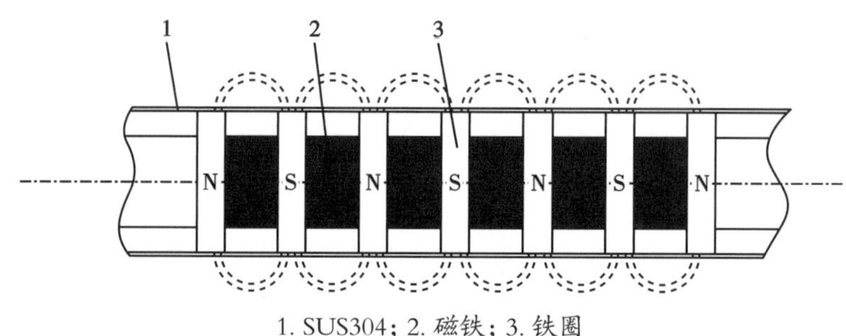

1. SUS304；2. 磁铁；3. 铁圈

图 5-1-13 磁棒结构图

2．带式磁选机

（1）用途和特点：本机采用不锈钢制作，为连续作业设备，具有输送物料并去除铁磁性杂质等功能，整机运转平稳、噪声低，操作方便。

（2）结构和工作原理：本机由振动上料装置、磁吸式输送装置两大部分组成。其中磁吸式输送装置由机架、脚轮、驱动电机、主动轴、从动磁选轴、输送带、防护罩、出料斗、除杂斗等组成（图 5-1-14）。

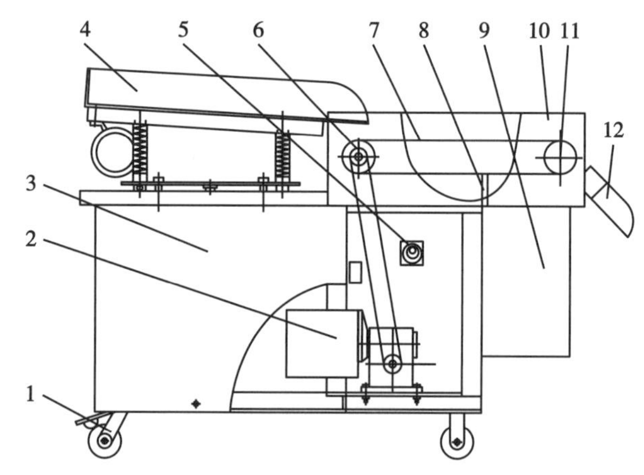

1. 脚轮；2. 驱动电机；3. 机架；4. 振动上料装置；5. 电源开关；6. 主动轴；7. 输送带；8. 毛刷；9. 除杂斗；10. 防护罩；11. 从动磁选轴；12. 出料斗

图 5-1-14 带式磁选机

物料经振动上料装置匀料后送入输送带，输送带下方的从动磁选轴在转动过程中将物料中的铁磁性杂质吸附在输送带上，物料在通过从动磁选轴的最高点后输出到出料斗，而此时杂质仍然吸附在输送带上，杂质转到从动磁选轴下方且远离磁场时才落入出料斗，未自动掉落的铁磁性杂质及灰尘等被清洁刷刷净落入除杂斗。

输送带系采用无接口、无毒的食品用输送带制造，胶带的内侧装有导向条，胶带的两侧装有导向罩，以避免输送过程中出现漏料、卡料等缺陷。

五、水洗机械

1．**洗药水池** 洗药水池可分为固定式和移动式。固定式洗药水池多为水泥砖搭建内部不锈钢包围，移动式洗药水池是由全不锈钢材质焊接钣金折弯而成（目前部分药厂为了工人操作方便，水池一侧做成开门型）（图 5-1-15）。

2．转筒式洗药机

（1）用途和特点：本机用于中药材、蔬菜、水果等农产品或类似物料的表面清洗，利用水喷淋和物料的翻滚摩擦除去物料表面的泥沙、毛皮、农药等杂物。本机不适合直径＜2mm的物料或结合性表面杂物的清洗。

（2）结构和工作原理：由电机、减速器、传动装置和滚筒组成机械传动系统，实现筒体沿水平轴线做慢速转动，筒体内的物料被筒体内的定向导流板从一端推向另一端，水箱的循环水经高压水泵增压后从喷淋水管喷出，利用水的冲刷力和物料翻滚的摩擦力，除去物料表面的杂物（图5-1-16）。

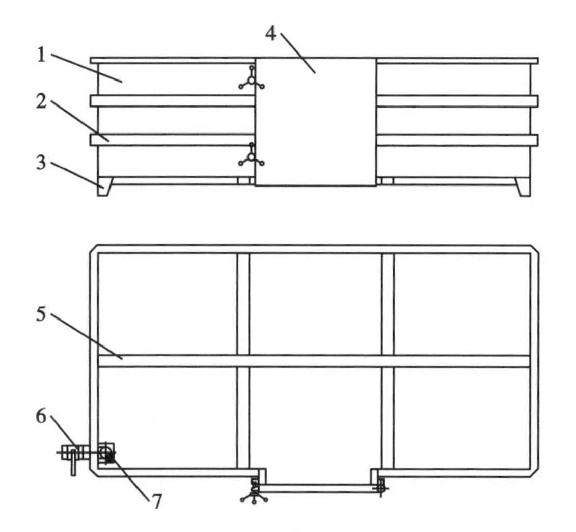

1. 侧板；2. 加强筋；3. 底脚；4. 门；5. 底部加强梁；6. 排水阀；7. 过滤网

图5-1-15 移动式开门洗药水池

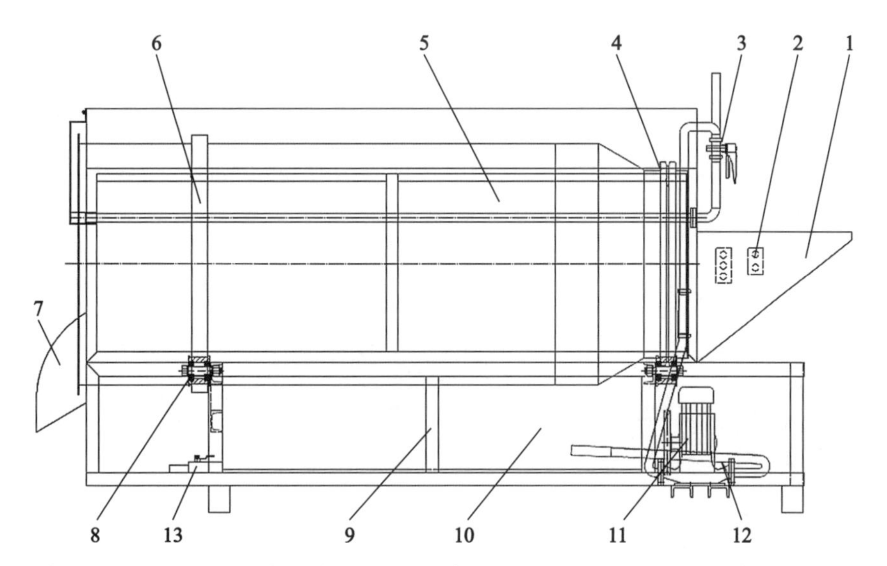

1. 进料斗；2. 按钮开关；3. 喷淋装置；4. 大皮带轮；5. 转筒；6. 滚圈；7. 出料斗；8. 拖轮装置；9. 机架；10. 水箱；11. 减速电机；12. 循环水泵；13. 排水阀

图5-1-16 转筒式洗药机工作原理图

本机配有高压水泵、水箱、喷淋水管，具有清洗水循环、喷淋、高压水冲洗等功能，大容量水箱、清洗水自循环、高压水冲洗的设计在提高物料清洗效果的同时，可节约宝贵的水资源，降低生产成本，提高工作效率。整机外观整洁、易于清洗，主要材料用SUS304不锈钢制作。

（3）技术说明（表 5-1-2）

表 5-1-2 转筒式洗药机技术说明

序号	技术参数	XST-600	XST-750	XST-900
1	水箱容量 /L	670	700	1 000
2	筒体尺寸 /mm	600×2 000	750×2 200	900×2 440
3	筒体转速 /（$r \cdot min^{-1}$）		5~10	
4	网板孔径 /mm		2~4	
5	最高水压 /MPa		0.15	
6	电机功率 /（$kW \cdot V^{-1}$）	0.75/380		1.5/380
7	配套水泵 /（$kW \cdot V^{-1}$）	0.75/380		1.5/380

3．带式洗药机

（1）高压鼓泡清洗机

1）用途和特点：本机用于中药材、蔬菜、水果等农产品或类似物料的表面清洗，利用水喷淋和鼓泡使物料翻滚摩擦，除去物料表面的泥沙、毛皮、农药等杂物；同时实现输送物料的功能。采用循环水清洗，可节约能源，降低成本。操作简便、清洗效果好。

2）结构和工作原理：本机由排水口、管道泵、输送链、吹干鼓风机、鼓风机、中转水池、进水口等部件组成（图 5-1-17）。清洗机整体材质选用不锈钢，框架稳固，采用不锈钢方管等焊接，无清洁死角。清洗过程中，保证无水泄漏到地面，储水箱的体积设计合理，满足生产需求。

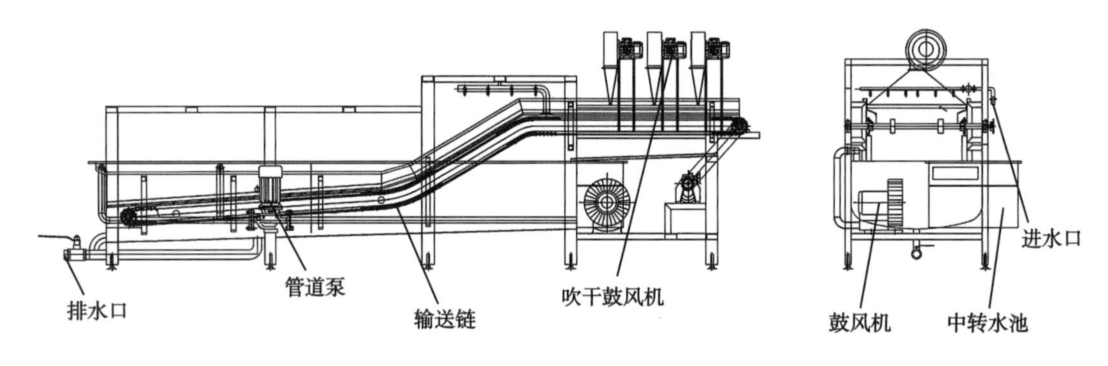

图 5-1-17 带式洗药机工作原理图

3）性能特点：物料放置于水箱内，驱动电机带动板链在箱体内运动。不锈钢板链输送带具有纠偏措施，输送速度变频可调。箱体内同时进行上喷淋水冲洗，下鼓泡把物料吹起并产生翻滚抖动，便于喷淋水对药材表面泥沙进行多方位清洗。水箱设计需方便清洁，清洁度符合 GMP 要求，清洗机前端采用循环水清洗，后端采用自来水清洗，循环水须能在储水箱中将漂浮杂物过滤，防止管路堵塞，后端清洗水直接进入循环水箱中，对前段进行清洗。

（2）高压喷淋清洗机

1）用途和特点：用于块状、短条根茎中药材清洗泥沙等杂质的连续清洗作业。高压喷淋清洗机的最大优势是药材清洗干净的同时，不会造成药材因长期浸泡而导致有效成分流失的现象，并且可采用喷淋清洗，设备可靠性高。

2）结构和工作原理：高压喷淋清洗机主要由不锈钢封罩、不锈钢输送带、循环水上喷淋管、循环水下喷淋管、清水上喷淋管、清水下喷淋管、不锈钢集水槽、双段水管道等组成。药材进入带式清洗机后，被错位放置的循环水上喷淋管、循环水下喷淋管喷淋，因水压冲力比较大，使药材在水幕中形成振动、翻滚、腾空等动作，双向水同时对药材清洗达到冲洗的效果，经过循环水后进入到清水冲洗状态以达到洗净的效果（图 5-1-18）。

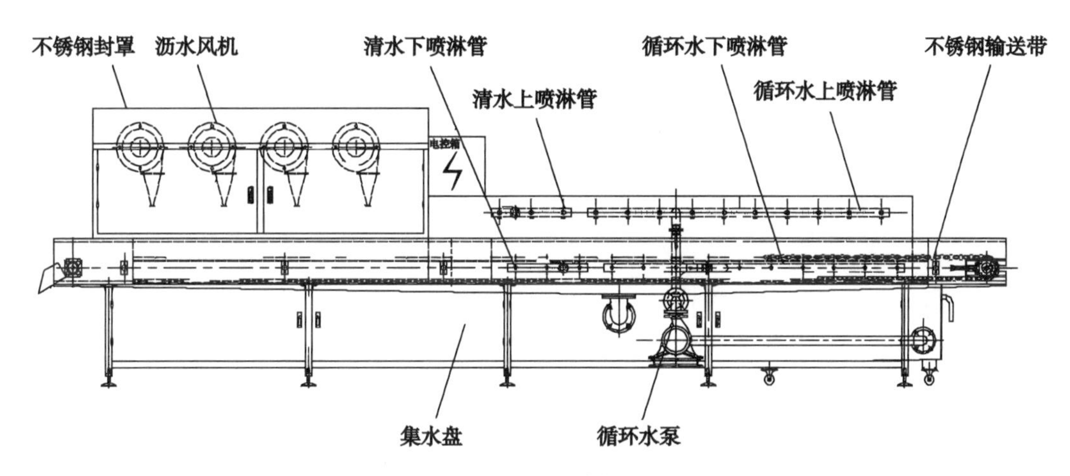

图 5-1-18　高压喷淋清洗机工作原理图

高压喷淋清洗机能够有效洗去药材表面的泥沙和灰尘，并且设有清洗过滤网和使用污水箱集尘的功能，在设备一侧设有污水集尘水箱，使用过程中关闭，避免造成生产过程中污染现象，集尘水自带回水和过滤功能，保证箱内水比较清澈。

4．毛刷清洗机

（1）用途和特点：用于清洗块状、根茎类中药材。本机采用优质毛刷，利用毛刷和物料、物料和物料之间的摩擦，配用水管喷淋来达到清洗的目的。具有外形美观、操作方便、效率高、能耗低、连续清洗、使用寿命长等特点。

（2）结构和工作原理：主要组成有减速机、链轮、链条、毛刷辊、喷淋管、出料斗、出料盖板、箱体、罩壳、脚轮、电器开关等（图 5-1-19）。

为了让物料提高清洗效果，毛刷分为正反方向旋转使物料翻滚，电机通过链轮、链条带动毛刷旋转，设备上方有 1 根喷淋管，接自来水。将物料直接倒入箱体，具体的量视清洗效果而定。（细小颗粒）杂物从毛刷和毛刷之间的缝隙掉入接水板，随水流出。洗完后，不停电机让毛刷继续转动，松开门板不锈钢活动手柄，打开盖板并拧紧手柄，物料自动出料。

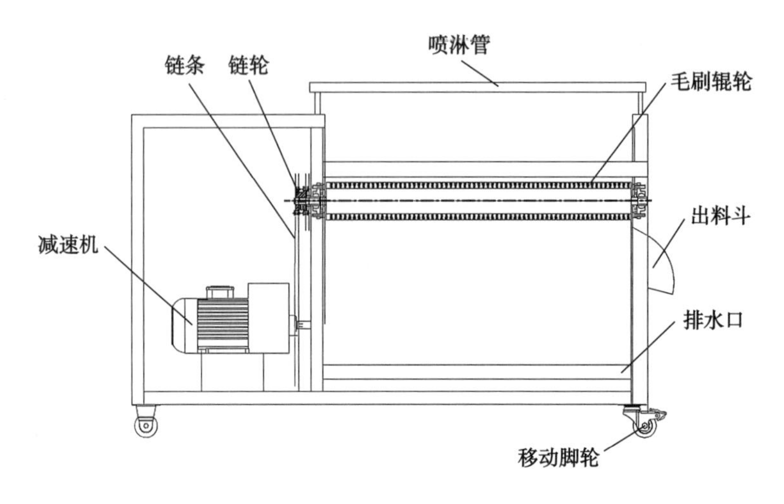

图 5-1-19 毛刷清洗机工作原理图

六、干洗机械

1．滚筒干洗机

（1）用途和特点：本机是中药饮片和农产品加工的重要设备之一。具有便于工艺操作和管理，外观整洁，易清洗，能够实现筛网更换等特点，尚有上方灰尘捕捉，下面泥沙收集等功能。不适合黏性物料的分离。

（2）结构和工作原理：滚筒干洗机由机架、滚筒、筛网、传动机构、进料斗、出料斗等组成（图 5-1-20）。由人工或辅助上料设备将物料送入进料斗，筒体内的物料在转动抛起的同时，被筒体内的定向导流板从一端推向另一端，利用物料的翻滚摩擦除去物料表面的泥沙及灰尘。扬尘由除尘系统有效处理。

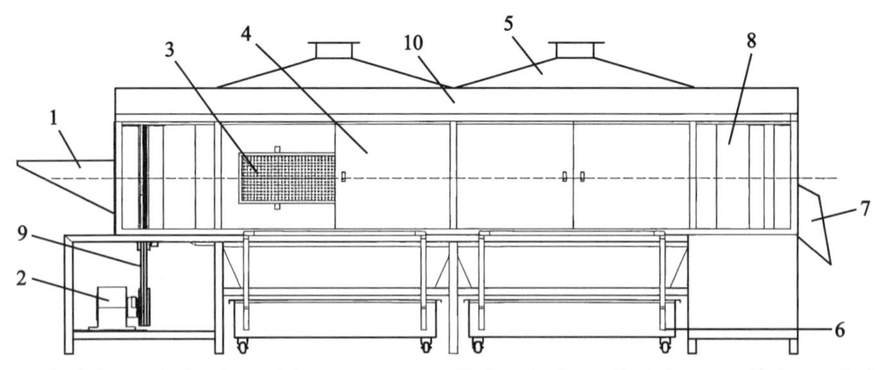

1. 进料斗；2. 减速电机；3. 筛网；4. 侧门；5. 集尘吸尘罩；6. 集尘车；7. 出料斗；8. 滚筒；9. 皮带；10. 机架

图 5-1-20 滚筒干洗机工作原理图

2．多角式干洗机

（1）用途和特点：本机是中药饮片和农产品加工的重要设备之一。具有便于工艺操作和管理，外观整洁，易清洗，筛网为整体可拆卸式等特点，尚具上方灰尘捕捉，下面泥沙收集等功能。不适合黏性物料的分离。

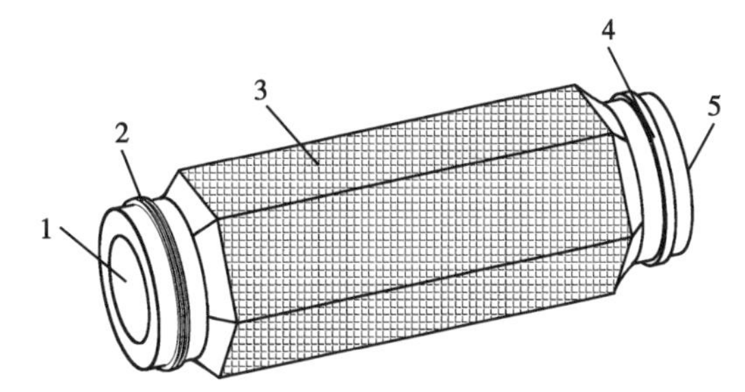

1. 进料口；2. 大皮带轮；3. 筛网；4. 滚轮；5. 出料口

图 5-1-21 多角式干洗机工作原理图

（2）结构和工作原理：多角式干洗机其机构大体与滚筒干洗机相同，由机架、多角式滚筒机构（多为六边形）、传动机构、进料口、出料口、除尘罩等组成（图5-1-21）。由人工或辅助上料设备将物料送入进料口，筒体内的物料在转动抛起的同时被筒体内的定向导流板从一端推向另一端，利用物料的翻滚摩擦除去物料表面的泥沙及灰尘。扬尘由除尘系统有效处理。

第二节 去除非药用部位

一、去皮机

1．杏仁桃仁脱皮机 本系列产品是针对杏仁而专业开发设计的湿法脱皮机，接触物料部分全部采用1Cr18Ni9Ti材料，脱皮橡胶圈采用优质橡胶硫化而成，磨耗为0.1～0.4mm，使用寿命是普通胶圈的3倍以上。药材脱皮前分别经冷热水浸泡，实施脱皮，脱皮后整粒不破碎，蛋白质不变性。

（1）基本结构及特点：采用自流式出料方式，有效减少整机振动，无损耗，皮仁自动分离（图5-2-1）。

（2）操作与调整

1）准备：将整机安装好后，首先将水源接入机盖顶端的淋水管上；将胶轮部位浇入60℃温水，以便润滑，接入380V的电源启动马达1分钟试车，看其胶轮转向，转向以人站在料斗一端面向胶轮时，胶轮沿振动筛向上转为工作状态，然后停车。将筛选后的花生米先在冷水中浸泡30分钟后，再在96℃以上的热水中浸泡30秒左右或用手试可将红皮搓动为止。蚕豆冷浸72小时，苦杏仁燀5分钟。

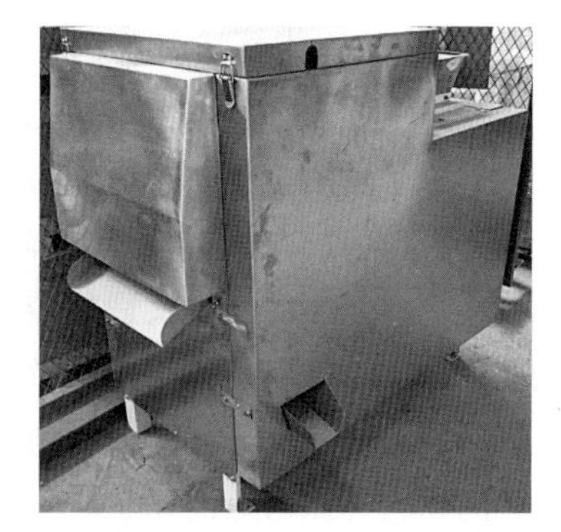

图 5-2-1 杏仁桃仁脱皮机

2）操作：开动机器，将泡好的原料倒入进料斗，机器便可自动进入脱皮状态。

3）调整：由于豆类大小不等，因此根据被加工物的大小，调整上托辊的卡紧环，使压料轮、调节轮、进料轮、甩皮轮和胶轮的轴向、径向间隙与被加工的花生、豆类大小相适应，间隙既不要太大，也不要太小，太大影响脱皮率，太小不仅影响机器寿命，更严重的是会使机器不能正常工作，最佳间隙应为3mm左右。

4）进料量的多少通过手轮实现，反转减少进料，正转增加进料量。

5）刀架与进料轮底边缘的理想距离应与被脱皮原料直径相等。

2．杜仲刮皮机 本机为清理树皮类中药材表皮的死皮、老皮，以及表面沟壑内部的灰尘清理而开发设计，使树皮类药材达到清洁要求，便于食用（图5-2-2）。例如：杜仲，厚朴，黄柏。

本机为连续作业设备，电动机与物料输送带配合铁丝毛刷高速旋转，打磨皮类药材表面杂质及陈化皮，刮皮均匀，适用范围广，工作效率高。由于整机运转平稳、噪声小，本机已实现自动化作业，无须安装基础。

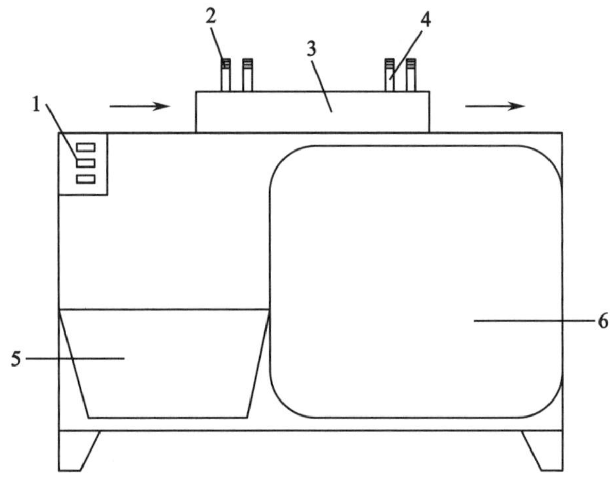

1. 电源开关；2. 钢刷调节装置；3. 树皮清洁仓；
4. 刮刀调节装置；5. 废料口；6. 防护罩

图5-2-2 杜仲刮皮机

二、色选机

1．原理 根据物料的颜色差异对物料进行分选，最新技术具有形选和大小选的功能，即根据形状、大小的差异进行分选。色选机（图5-2-3）的智能算法有单色算法，即根据三基色红、绿、蓝某一项的值进行色选；双色算法，即根据三基色的两种物料的比值进行设置。色选机还有自学习功能，告诉机器哪种颜色的物料是好的，哪种是坏的，定义后机器自动保留好的，剔除坏的。通过相机捕捉信号及机器的计算，发出指令到喷阀驱动部门，最后通过喷阀吹气，吹走坏的物料并保留好的物料。

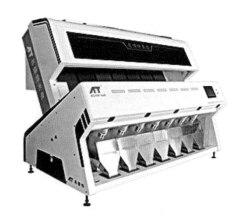

图5-2-3 色选机

2．挑选过程

（1）物料从顶部的集料斗进入机器，通过供料装置（振动器）的振动，将被选物料沿供料分配槽下落。

（2）物料通过滑槽上端振动器，顺滑槽加速下滑进入分选箱内。

（3）进入分选箱后，从图像处理传感器CCD和背景装置间穿过，在光源的作用下，CCD接受来自被选物料的合成光信号，使系统产生输出信号，并放大处理后传输至FPGA+ARM运算处理系统，然后由控制系统发出指令驱动喷射电磁阀动作，将其中的异色颗粒吹至出料斗的废料腔内流走。

（4）好的被选物料继续下落至接料斗的成品腔内流出，从而使被选物料达到精选的目的。

第三节　净制联动生产线

净制是中药材加工最常用的方法，主要目的是除去杂质及非药用部分。传统的净制方法主要是手工挑选，通过人工操作，除去泥土、沙石、灰屑等杂物及残留的地上茎基等非药用部分，分离选取药用部位，达到清洁、纯净的目的，以保证用药剂量的准确及安全有效。目前很多企业都是使用单机人工辅助进行一些加工，其生产效率低下，所需劳动力强度大，在一定程度上影响了中药材的大批量生产。净制联动生产线能较好地解决因原有的加工设备为单机人工辅助方式造成的劳动强度大、生产效率低下等问题，实现可连续式大批量的生产，整个净制过程实现半自动化。

净制联动生产线包括依次相连的投料台、皮带式投料线、倾斜式传送带A、振动筛、风力选别机、倾斜式传送带B、目视选别线、倾斜式传送带C、金属检测机和包装称重机等。投料台用于中药材及中药饮片的拆包投料作业；皮带式投料线完成中药材及饮片的初始投放运输过程；倾斜式传送带A把中药材及饮片运送到振动筛及风力选别机进行中药材物料中异物的筛选分离；倾斜式传送带B把经过初步筛选处理的中药材物料运送到目视选别线进行人工的进一步异物和不合格品的挑选；倾斜式传送带C将物料运送到金属检测机进行金属异物的筛选。该净制联动生产线主要适用于果实种子类、根及根茎类药材及饮片。图5-3-1展示了一条完整的净制联动生产线。

一、投料台

投料台的台面托板采用角铁焊接而成，上铺厚花纹钢板，机架采用优质钢方通焊接，三面护栏采用优质钢方通制作，配台梯采用优质钢方通焊接结构，中间用厚花纹钢板做台阶。

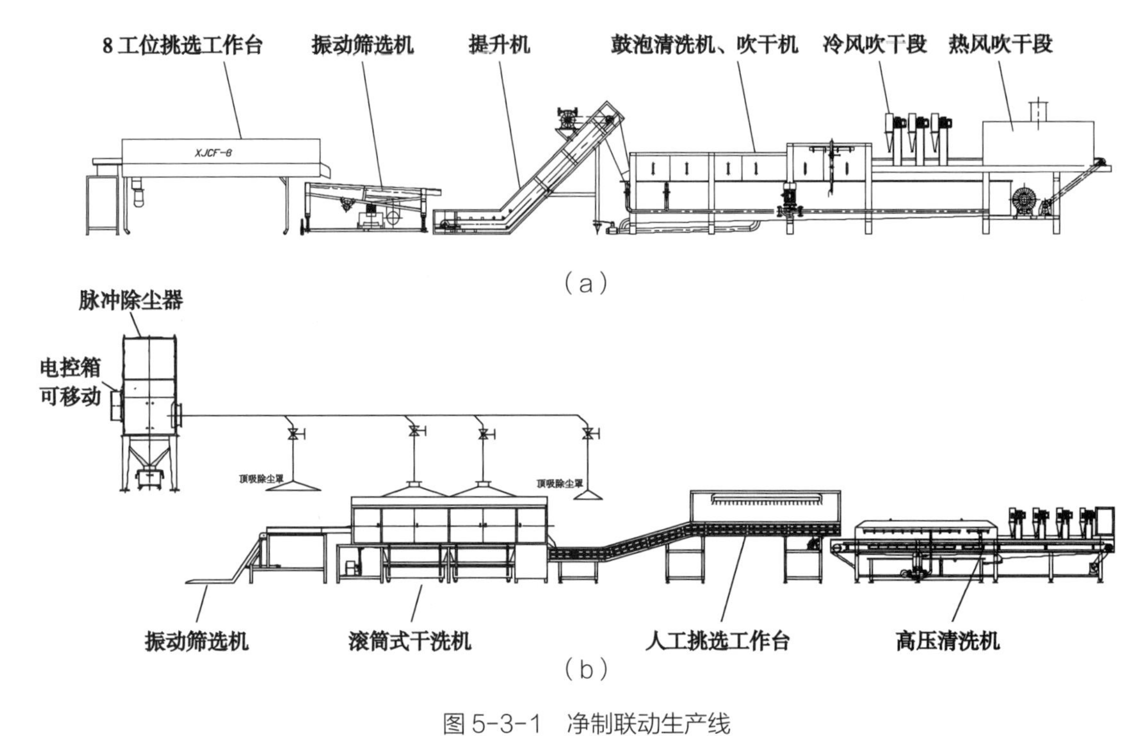

图5-3-1　净制联动生产线

（a）果实类净选线；（b）花草类净选线。

二、皮带式投料线

1. 主要设备构成

（1）动力部分包括驱动单元、传送单元和控制单元。

（2）输送部分采用PU无毒食品级防跑偏皮带，输送稳定。

（3）料斗材料为304不锈钢，机架采用方通焊接组成，结构稳固。

2. 主要参数

（1）最大承重：100kg。

（2）动力：马达功率0.25kW，减速机1∶150，规格：RNYM03-1430-150。

（3）输送速度：变频控制。

（4）机架：采用方通焊接而成，料斗材料为不锈钢。

3. 操作运行　运行前仔细检查设备有无异常，确认无误之后，由专业人员操作装配线电控箱。

（1）按下“启动”按钮，输送皮带运行，输送速度可由变频器调节控制，以达到生产速度。

（2）遇紧急情况，按下“停止”按钮，可使线体停止运行。待故障解除后，重新启动线体。

（3）每次使用完后要清理输送皮带及料斗。

4．维护保养

（1）每个月对转动的轴承位置进行检查，发现润滑油减少时要及时加油，保证设备的正常运转。

（2）每3个月对紧固件与连接螺丝进行检查，不能松动。

（3）每个月对机头减速箱进行检查。

1）出现有渗漏，应立即排查原因，是否为油封失效或加油多。

2）运行中噪声大伴随着振动出现，检查轴承是否已磨损或间隙超标准；安排人员更换。

3）减速箱有输入而输出无转动，检查蜗轮是否破损，通知供货商维修。

（4）马达维修与保养

1）每6个月安排专业人员对配线端鼻进行检查，以免松动而造成火灾。

2）运行中出现升温，若超过95℃，必须停机检查；从绕组、牵引负荷、电压排除原因。

3）每周对马达周围进行清扫，改善散热环境。

4）出现噪声或振动，检查轴承是否损坏，及时更换。

三、倾斜式传送带

（一）结构及用途

倾斜式传送带主要由电机、减速机、机架、挡边、输送带、进料斗、出料斗等部件组成。用于中药材的输送或加工工艺中，主要目的是输送和加工中药材（图5-3-2）。

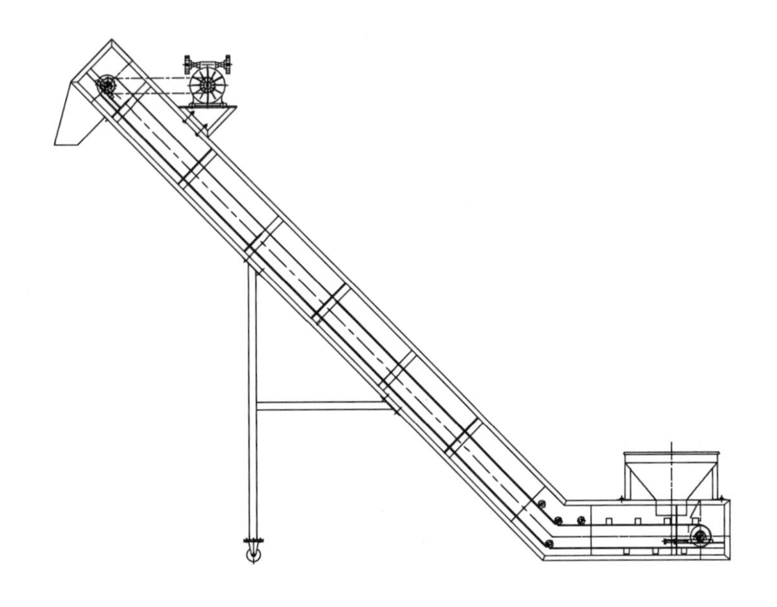

图5-3-2 倾斜式传送带整体外形图

1．**动力** 马达配牙箱一体机，定速，功率0.25kW，牙箱1∶30，规格：RNYM03-1220-30。

2．**皮带** 2mm厚进口白色无毒专用食品皮带，皮带上排列小护栏，一字型排列，间隔150mm，皮带两边裙边及反面梯形胶条用超声波粘贴，防止皮带跑偏，打皮带扣连接，两边导轨用铝型材制作。尺寸：450mm × 320mm。

3．**托板和盖** 亚光不锈钢内槽，顶部用透明PVC板做盖。

4．方通铁制支架，配带刹车脚轮。

5．**输送尺寸** 入口皮带裙顶高度500mm；出口皮带裙底2 200mm。

6．接灰尘小抽屉。

（二）操作运行

运行前仔细检查设备有无异常，确认无误之后，由专业人员操作装配线电控箱。

1．按下“启动”按钮，输送皮带运行。

2．遇紧急情况，按下“停止”按钮，可使线体停止运行。待故障解除后，重新启动线体。

3．每次使用完后要清理输送皮带及料斗。

（三）注意事项

1．事前准备和注意事项

（1）作业开始前应确认日常点检情况，开机时如有异常的噪声或异味时立即停机检修。

（2）任何情况下，打开传动马达装置盖子运转可能会发生意外的事故，所以不要打开盖子。

（3）进行设备内的检查时，在清扫作业的情况下应切断总电源。

2．运转中的注意事项

（1）注意确认电源电压是否满足使用要求。

（2）运转中严禁不接或摘掉接地线进行运转。

（3）发生意外的故障和危险时，应按紧急停止按钮。

（4）不要在运转过程中对驱动零件及传送链条等进行调整；操作时切勿将手伸入已运行的机器内部，避免切伤。

（5）在进行设备内的清扫时，输送带有安全隐患，应停止输送。

3．作业结束时的注意事项

（1）作业结束时停止装置，关掉电源开关。

（2）操作者须定期进行清扫、检查、整顿的管理，清除掉落在设备上的残渣。

（四）维护与保养

1．日常维护保养

（1）对输送带进行检查，看其有无跑偏、破损、拉长现象，及时调整及维修。

（2）检查设备有无异常声响，零部件有无松动、损坏。

（3）检查输送带滚筒转动是否灵活。

2．预防性维护保养

（1）检查各润滑部位是否处于良好润滑状态，根据需要涂加润滑脂（油）。

（2）检查设备各部件、电机等，更换损坏部件。

（3）每年对设备进行一次整体维护保养。

设备润滑、维护保养过程中应做好防止污染措施。生产过程中出现异常情况需要维修时，维修人员及维修工具不得对产品产生污染，对工作现场、产品进行合理保护，人员活动范围不能太大，尽量缩短维修时间。

四、振动筛

根据中药物料类型和性质、筛分目的，需选用不同的振动筛，根据运动轨迹、激振器、适用领域等，分为直线振动筛和圆形振动筛。

（一）直线振动筛

1．结构及原理

（1）结构：直线振动筛主要由筛箱、筛网、振动电机、电机台座、减振弹簧、支架组成（图 5-3-3）。

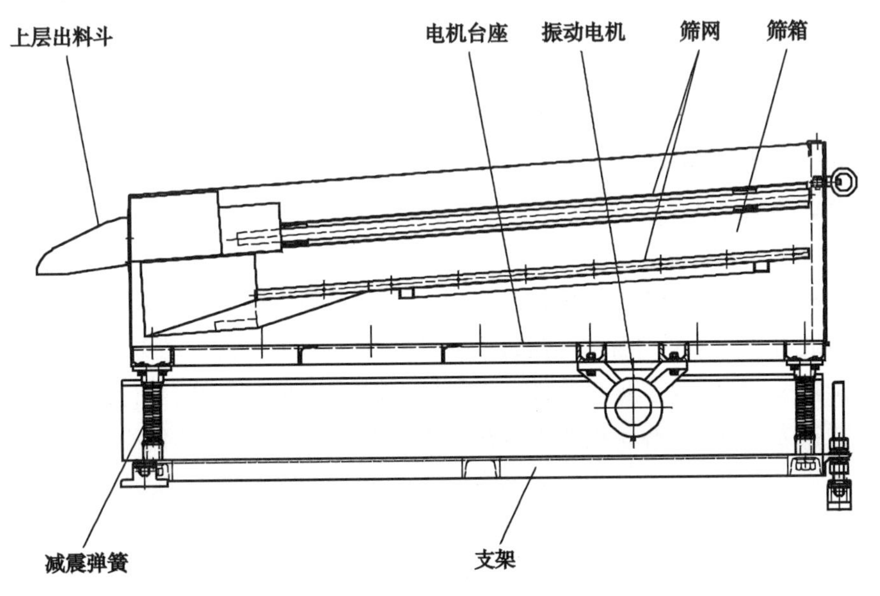

图 5-3-3　直线振动筛结构图

1）筛箱：由钢板焊制而成，具有一定的强度和刚度，是振动筛的主要组成部分。

2）筛网：为板孔网，整体刚度好，牢固可靠。

3）振动电机：由转子轴两端各安装一组可调偏心块，利用轴及偏心块高速旋转产生的离心力得到激振力。

4）电机台座：下振式（电机安装在筛箱下方）筛机的电机台座是可以移动的，使用前连接螺钉必须拧紧，特别是新筛机试用前3天必须反复紧固，以免松动造成事故。

5）减振弹簧：阻止振动传给地面同时支持筛箱的全部重量。安装时，弹簧必须垂直于地面。

6）支架：支架用于支撑筛箱。安装时支架必须垂直于地面，支架和筛体部分由压缩弹簧连接。

（2）工作原理：直线振动筛为双振动电机驱动。当两台电机做同步、反向旋转时，其偏心所产生的振动力在平行于电机轴线的方向相互抵消，在垂直于电机轴的方向叠为一合力，因此筛机的运动轨迹为一直线。两电机轴相对筛面在垂直方向有一倾角，在振动力和物料自重力的联合作用下，筛面上的物料做跳跃式运动，从而达到对物料进行筛选和分级的目的。

2．特点

（1）体积小，处理量大，结构简单，安装、维修方便。

（2）噪声小，耗能少，效率高，造价低。

（3）筛分精度高，无粉尘污染，密封良好，有利于环境保护。

（4）使用寿命长，可用于流水线生产中的自动化作业等。

3．适用范围　直线振动筛适用于10mm以下，0.74mm以上，含水量＜7%，无黏性物料的筛分。主要用于磨料、建材、化工、医药、冶金、树脂粉、陶瓷原料等行业的细颗粒，细、微粉物料的筛分。

4．安装及调试

（1）将机器置于平整、坚实的水平地面（混凝土或钢结构地面），穿入地脚螺栓（基础螺栓用户自备），紧固。

（2）将弹簧套在上、下座圈上（安放筛体），弹簧应完全进入弹簧座圈，保证垂直，不得扭歪。

（3）设备的振动部分不得与机外其他物体有任何硬性连接或接触。

（4）接通电源，按下“启动”按钮（本机可直接启动），使振动电机同步反方向旋转。此时筛机应按设定方向平稳振动，加入物料后，物料应随之向出料端行进。

（5）激振力的调整：振动电机的两端偏心块为可调试，调整两偏心体的夹角可改变其激振力的大小，筛机出厂前激振力已调到最佳状态，可直接使用，无须再作调整。

必要时，可按以下方法调整：打开电机两端防护罩，松开偏心块的紧定螺栓，将两端的可调偏心块作同方向转动，使其上的数值对位轴头上的刻线，此时即为所需激振力。调整完毕，将紧定螺栓旋紧。

5．使用与维护、保养

（1）筛机运转时，其振动部分不得与机外任何物体连接或接触（软性连接须在生产厂指导下使用）。

（2）物料喂进时，应在进料口的整个筛体宽度方向上喂入，以保证筛面上物料的均匀分布。物料下落时不得有大的冲击，以免损坏筛网。

（3）开、停机前，筛面上不得有存留物料。

（4）设备运行中如有异常声响，应立即关机检查，排除后方能开机。

（5）振动电机的维护保养见其使用说明书。

（6）各检修部位及故障排除方法见表 5-3-1。

表 5-3-1 简单故障的检查及排除

编号	故障现象	检查部位	排除方法
1	电机不转	电机电源线及开关	找出断路点，更换或修复
2	电机转动但筛体不振动或轻微振动	①电机偏心体；②筛体	①偏心体如在“零”激振力位置需调整；②将筛机与机外的刚性连接拆除
3	筛体左、右摆动（物料不走或速度降低）	①振动电机；②筛体	①两台电机应同时工作；②两台电机转向应相反；③拆除影响其振幅的机外连接物体

（二）三次元振动筛

1．结构及原理

（1）主要设备构成：动力部分采用立式振动电机，与物料接触部分为 304 不锈钢，内部结构无死角，以防物料聚集和污染（图 5-3-4）。

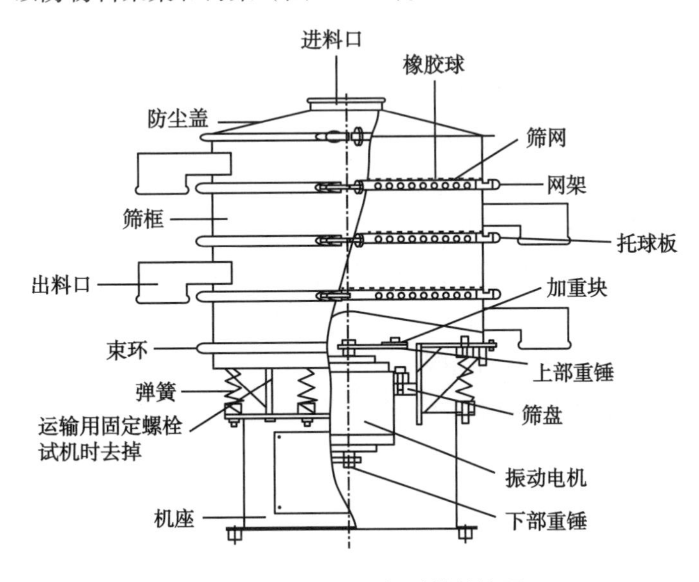

图 5-3-4 三次元振动筛结构图

（2）工作原理：采用最新立式振动电机，由该电机产生水平、垂直、倾斜的三次元振动，再把这种振动直接传递给筛面。改变电机上下偏振子的空间相位角，产生不同的激振力而改变物料的运动方向。偏振子调整的一般特征见表5-3-2。

表5-3-2 偏振子调整的一般特征

原料流动方向	重心夹角	特色效果	主要用途
	5°	原料系由中心直线流向圆周方向	概略分级，将易于筛分的原料作大量分级，粗粒的筛分
	15°	开始旋涡运动	用于一般筛分
	85°	最长的旋涡运动	精密分级，用于微粉高凝聚性及高含水率的原料分级
	100° 以上	原料向中央集中	特殊用途

2．设备特点

（1）防筛网堵塞技术先进，无弹跳球清网装置，更好地防筛网堵塞且无污染，确保筛分的连续性。

（2）采用品牌立式振动电机驱动，轻便且一年内免注油。

（3）多种筛网结构可满足不同筛分需求，有效延长筛网寿命。网孔不变形，可更好地保证筛分结果。

（4）多种筛分辅助配置，可满足不同需求，达到最佳筛分目的。

（5）快速拆装，快速更换筛网，操作简单，清洗方便。

（6）低噪声，全封闭，粉尘不飞扬，更环保。

3．操作运行 运转前仔细检查机身是否处在水平状态，机座是否固定妥当，粗网及细网是否铺平及有无破损，机身框架的束环螺丝是否锁紧，进料管与筛网间的距离是否足够，机身是否接触到其他物品，设备有无异常。确认无误之后，由专业人员操作装配线电控箱。

（1）按下“启动”按钮，筛机运行。

（2）遇紧急情况，按下“停止”按钮，可使筛机停止运行。待故障解除后，重新启动筛机。

（3）每次使用完后要清理振动筛网。

4．主要技术参数（表5-3-3）

表5-3-3 主要技术参数

型号	功率	筛面直径	有效筛分面积	层数
m	0.75kW	920mm	0.664 4m^2	1~3

5．维护与保养

（1）日常保养

1）启动前：检查粗网及细网有无破损，每一组束环是否紧锁。

2）启动时：注意有无异常杂音，电源是否稳定，振动有无异状。

3）使用后：每次使用完毕即清理干净。

（2）定期保养

1）定期检查粗、细网和弹簧有无疲劳及破损，机身各部位是否因振动而产生损坏。

2）电机运行2周左右，必须补充一次锂基润滑脂（ZL-3）。累计运行1 500小时，检查轴承，若损坏时立即更换。

五、风力选别机

风力选别机根据工作原理及筛分物品不同，主要涉及3种风选机。

（一）吸风式风选机

1．结构及原理

（1）结构：由收尘器、提升机、风选箱、振动匀料器等部件组成。主机由电器控制箱、异物落料斗、风机等部件组成（图5-3-5）。

（2）工作原理：物料倒入提升机料斗后，提升机将物料均匀地提升输送至上层振动送料盘上，送料盘出料尾端有风口调节板用于控制风力，羽毛、毛发、线头等比重较轻的异物被吸入收尘器，分别落入轻质异物收集箱进入除尘抽屉。正常的物料落入下层振动送料盘上并继续向前流动，在下层送料盘出料尾端也有风口调节板用于控制风力，向前流动的物料被吸入风室，比重较大的异物如石子等落入重质异物收集箱，风室。中等的物料碎末被吸入收尘器废料箱内。经吸轻去重后的优质物料进入后续加工。

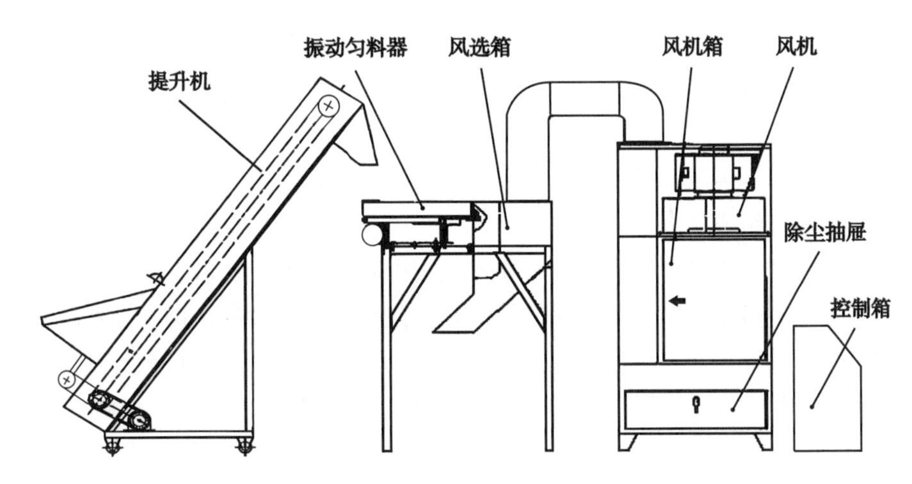

图5-3-5　风选机结构图

2．特点　该机设计先进，主要部件均为不锈钢材料制作（收尘器收集废料，采用普通钢材制作），具有外形美观大方、性能可靠、维修保养方便、生产效率高、价格合理的特点。使用该机需要具备 380V 三相交流电源。该机应在室内使用，温度高、湿度大时不宜开机作业。

3．安装和调试

（1）为保证该机的安全可靠运行，应将整机置于平整坚实的水泥地面上，使机器工作时不致移动。

（2）仔细检查风机管道联结法兰面是否密封，紧固件紧固是否可靠。

（3）机器使用前应调整提升机输送带的张紧螺母使输送带松紧适度，运转可靠。

（4）将机组可靠接地。

（5）提升机减速箱应加注润滑油。

4．维护与保养

（1）振动筛虽然无需润滑油，每年仍然需要大修一次，更换衬板，对两道筛面进行修整等。振动电机要拆下检查并给电机轴承换油，如果轴承损坏，则要更换。

（2）筛格应该经常取出，定期检查筛面是否破损或凹凸不平，筛孔是否堵塞等。

（3）经常检查密封条，发现磨损或有缺陷应该及时更换。

（4）每班检查筛格压紧装置，如有松动则应压紧。

（5）每班检查进料箱的连接是否松动，如果间隙变大，引起碰撞，会使设备破裂。

（6）每班检查筛体支撑装置，观察中空橡胶垫有无明显变形或脱胶现象，当橡胶垫破损或者过度压扁时，应同时更换 2 块中空橡胶垫。

（二）立式风选机

本机是中药饮片和农产品加工的重要设备之一。适合原料药、半成品或成品的选别，能将药物中的毛发等杂质和铁器、石块、泥沙等重物有效分离。本机为连续作业设备，风选机和物料输送机组合使用，实现自动化作业。风机电机由变频器控制，具有节能、数字化操作等优点。由于整机运转平稳、噪音小，故无需安装基础，便于日后移动。但本机不宜分离易飘浮的物料。

1．结构及原理

（1）结构：本机由风选机和物料提升机组成。风选机由振动送料器、电机、风机、立式风管和风选箱等组成。

（2）工作原理：风机产生的气流经立式风管由底部自下而上匀速进入风选箱，物料经振动送料器均匀地落在立式风管中部的开口处，比重大的物料在立式风管底部的下出料口排出，比重较小的物料随气流带入风选箱，经分级后在风选箱下侧的上出料口排出，风选箱两上出料口之间设有调节挡板，以人工方式调节两出料口的等级。风机叶轮转速可在 100～900r/min 范围内无级可调，同时，风机下出料口装有调节抽板，可改变进风口直径，用以调节进风量和风压。物料输送机采用斗式胶带传动，变速电机通过三角皮带带动胶带及装在胶带上的小料斗，在输送机的下半部装有大料斗，大料斗的出口处装有出料调节门，用以控制出料数量，大料斗下侧的一块活动板与一凸轮机构相连，运转时活动板不断地摆动，防止物料阻塞，以便使物料顺利地从大料斗流向输送带上的小料斗。胶带系采用无接口、无毒的食品用输送带，胶带的内侧装有导向条，胶带的两侧装有导向板，以避免漏料、卡料和胶带偏移等缺陷（图 5-3-6）。

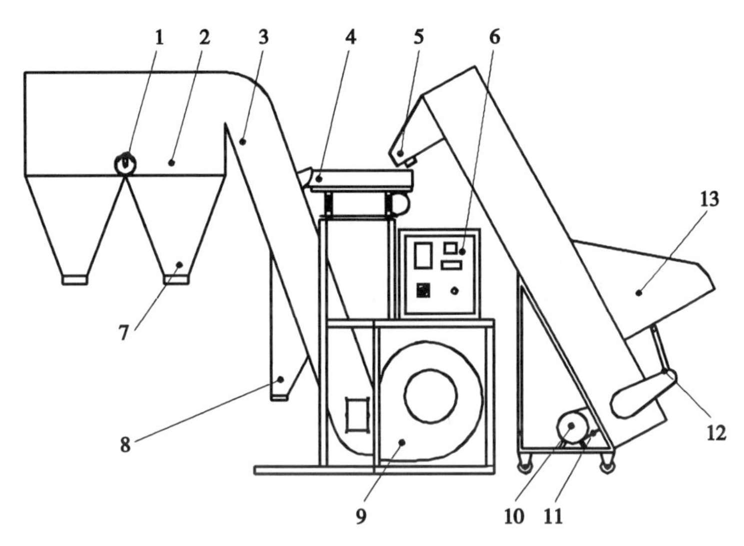

1. 摇臂；2. 风选箱；3. 立式风箱；4. 振动送料机构；5. 输送机出料斗；
6. 电器控制箱；7. 上出料口；8. 下出料口；9. 风机；10. 变速电机；
11. 三角皮带；12. 凸轮机构；13. 提送机大料斗

图 5-3-6 立式风选机结构简图

2．主要技术参数

（1）选别档数：3 档。

（2）变频器规格、型号：N2-202-M，功率 1 500W，电压 220V。

（3）风机转速：250 ~ 900r/min，无级可调。

（4）风机最大风量：5 000m^3/h。

（5）生产能力：180 ~ 400kg/h。

（6）提升减速电机规格：WB85-1：17-250W。

（7）风机规格、型号：DF3.5A，功率 1 100W，电压（3 相）220V。

（8）外形尺寸：2 400mm × 480mm × 1 940mm。

3．安装与调试

（1）风选机应放置在坚实平整的水泥地上，脚底垫实，整机处于水平状态。

（2）输送机与风选机可成“一”字形或“L”形排列，输送机出料斗对准风选机振动送料斗，把输送机上的着地螺钉顶住地面，以免输送机滑动。

（3）按附图 2 连接电源，注意输送机和风选机风机的转向（按图 5-3-6 位置，输送机电机的转向应为逆时针旋转，风机的转向应为顺时针旋转，若转向不对，调换电机的任意两根相线，应在试机时调换）。

（4）将电器控制箱和风选机、输送机可靠接地。

（5）试机：打开总电源开关，启动输送机（按下启动按钮后马上按停止按钮），观察电机转向和输送机运行情况，若有异常现象，应停机检查，正常后再运行。输送与振动同时开启，要注意振动器的振动方向，若物料在送料斗里打转不下去，调换振动电机的转向。

（6）变频器的参数出厂时已经调好，请参阅变频器使用说明书。

4．使用方法

（1）操作方法

1）风选机出料口分别放置料箱，打开总电源开关，按下风选机启动按钮。

2）启动输送机，上料，调节料斗抽板，使上料适度，使物料及时进入风选箱。一般情况下，振动器进料速度应大于输送机上料速度，避免物料在振动器上积压。

3）调节变频器旋钮以改变风机风量，使物料充分分离，调整挡板位置可改变两上出料口的出料数量。

4）一般情况下，风机进风量应调到最大位置，对于比重特别小的物料，在难以分等级时，可适当关小进风量。

5）操作完毕，清理输送机下的回料，待输送机上的物料输尽，先关闭输送机，待风选机上的物料全部落入料箱，再关闭风选机和总电源开关。

6）每批物料风选完毕，应记录变频器上的读数，以便下次作业。

（2）使用原理

1）除重法：除去物料中的铁器、石块、泥沙时，逐渐提高风速至物料从上出料口排出为止。

2）除轻法：除去物料中的毛发等杂质时，逐渐减小风速至物料不从上出料口排出为止。

5．维护与保养

（1）运行时，电动机的温度不得超过65℃，滚动轴承的温度不得超过70℃，若有异常现象应停机检查。

（2）机器长期搁置后首次使用或使用每隔6个月，应更换风机轴承处和输送机电机中的润滑油（脂）。

（3）严格遵守维护保养与检修制度，机器每年应进行一次保养。

（4）认真执行安全操作规程、加强安全教育，做好生产安全工作，防止意外事故发生。

（三）卧式风选机

本机是中药饮片和农产品加工的重要设备之一。适合于原料药、半成品或成品药的选别，能分离药物中的漂浮物、重物（杂质），同时将物料按不同比重分级。

本机为连续作业设备，风选机和物料输送机组合使用，实现自动化作业。风机电机由变频器控制，具有节能、数字化操作等优点。由于整机运转平稳、噪音小，故无需安装基础，便于日后移动。本机不宜分离易飘浮的物料。

1．结构及原理

（1）结构：风选机由震动送料器、风机、风管和风选箱等组成（图 5-3-7）。

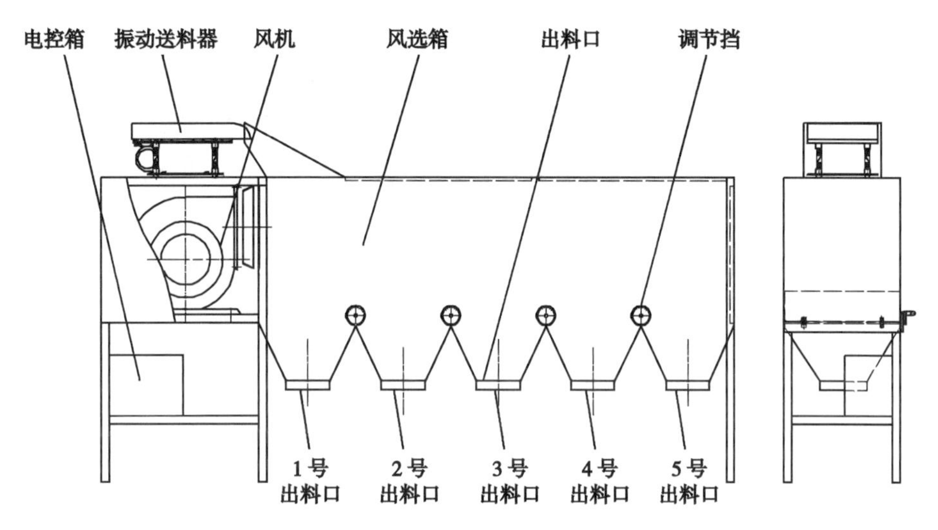

图 5-3-7 卧式风选机结构简图

（2）工作原理：风机产生的气流经风管匀速进入风选箱，物料经振动送料器均匀地落在风管上，随气流带入风选箱，重物在 1 号出料口排出，漂浮物在 5 号出料口排出，其余物料按不同比重分别由 2、3、4 号出料口排出，2、3、4 号出料口两侧均设有调节挡板，以人工方式调节各出料口的等级。风机叶轮转速可在 100 ~ 900r/min 范围内无级可调。

2．主要技术参数

（1）选别档数：5 档。

（2）变频器规格、型号：N2-202-M，功率 1 500W，电压 220V。

（3）风机转速：250 ~ 900r/min，无级可调。

（4）风机最大风量：6 000m^3/ h。

（5）生产能力：180 ~ 500kg /h。

（6）输送减速电机规格：WB85-1∶17-250W。

（7）风机规格：型号 DF3.5A，功率 1 100W，电压（3 相）220V。

（8）外形尺寸：3 200mm × 600mm × 1 700mm。

3．安装与调试

（1）风选机应放置在坚实平整的水泥地上，脚底垫实，整机处于水平状态。

（2）输送机与风选机可成“一”字形或“L”形排列，将输送机出料斗对准风选机震动送料斗。

（3）连接好电源，注意输送机和风选机电机的转向（若转向不对，调换电机的任意两根相线，应在试机时调换）。

（4）将电器控制箱和风选机、输送机可靠接地。

（5）试机：打开总电源开关，启动输送机（按下启动按钮后马上按停止按钮），观察电机转向和输送机运行情况，若有异常现象，应停机检查，正常后再运行。

（6）变频器的参数出厂时已经调好，若要了解其性能，请参阅变频器使用说明书。

4．使用方法

（1）风选机出料口放置料箱，打开总电源开关，按下风选机启动按钮。

（2）启动输送机，上料，调节料斗抽板，使上料适度，同时调节振动器旋扭，使物料及时进入风选箱。一般情况下，振动器进料速度应大于输送机上料速度，避免物料在振动器内积压。

（3）调节变频器旋钮以改变风机风量，使物料充分分离，调整调节板可改变相邻两出料口的出料数量。

（4）一般情况下，风机进风量应调到最大位置，对于比重特别小的物料，在难以分等级时，可适当关小进风量。

（5）操作完毕，清理输送机下的回料，待输送机上的物料输尽，先关闭输送机，待风选机上的物料全部落入料箱，再关闭风选机和总电源开关。

（6）每批物料风选完毕，应记录变频器上的读数，以便下次作业。

5．维护与保养

（1）运行时，电动机的温度不得超过 65℃，滚动轴承的温度不得超过 70℃，若有异常现象应停机检查。

（2）机器长期搁置后首次使用或使用每隔 6 个月，应更换风机轴承处和输送机电机中的润滑油（脂）。

（3）严格遵守维护保养与检修制度，机器每年应作一次保养。

（4）认真执行安全操作规程、加强安全教育，做好生产安全工作，防止意外事故发生。

六、目视选别线

（一）主要设备构成

RNYM03-1220-30 型目视选别线动力部分采用日本住友减速机，其优点是结构紧凑，使用寿命很长。输送部分采用 PU 无毒食品级防跑偏皮带，输送稳定。皮带托板为 304 不锈钢，机架采用 130mm × 35mm 工业铝材及 80mm × 40mm 方通连接，结构稳固。每条线体配有 3 盏 40W 的防爆日光灯照明，安全可靠（图 5-3-8）。

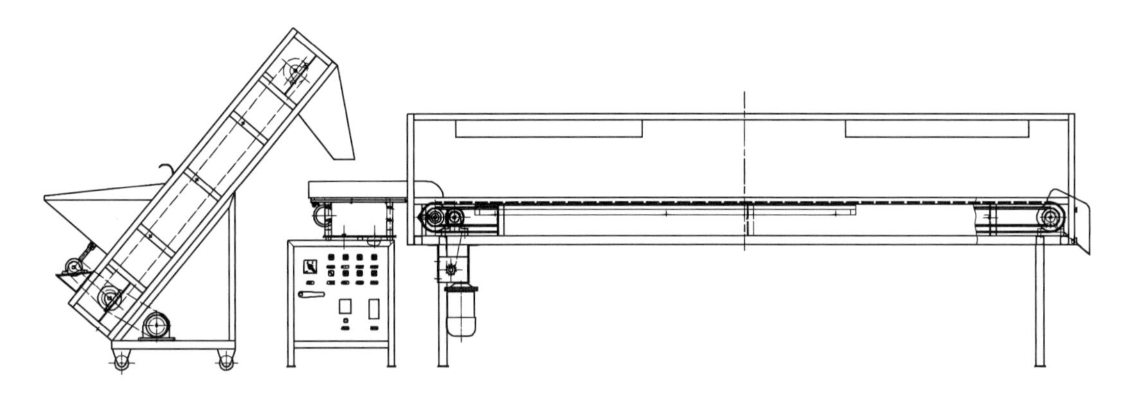

图 5-3-8　RNYM03-1220-30 目视选别线

（二）操作运行

运行前仔细检查设备有无异常，确认无误之后，由专业人员操作装配线电控箱。

1. 按下“启动”按钮，输送皮带运行。

2. 遇紧急情况，按下“停止”按钮，可使线体停止运行。待故障解除后，重新启动线体。

3. 每次使用完后要清理输送皮带及渣料斗。

（三）维护与保养

1. 每个月对转动的轴承位置进行检查，发现润滑油减少的要及时加油，保证设备正常运转。

2. 每个月检查机头减速箱：

（1）出现有渗漏，应立即对原因进行排查，是否为油封失效或加油多。

（2）运行中噪声大，伴随着振动出现，检查轴承是否已磨损或间隙超标准；安排人员更换。

（3）减速箱有输入而输出无转动，检查蜗轮是否破损，通知供货商维修。

3. 每 3 个月对紧固件与连接螺丝进行检查，不能松动。

4. 马达维修与保养。

（1）每 6 个月安排专业人员对配线端鼻进行检查，以免松动而造成火灾。

（2）运行中出现升温超过 95℃，必须停机检查；从绕组、牵引负荷、电压排除原因。

（3）每周对马达周围进行清扫，改善散热环境。

（4）出现噪声或振动，检查轴承是否损坏，及时更换。

5. 每 6 个月对电器及线路进行检查，日光灯架对灯管固定稳固。

七、金属检测机

（一）结构及原理

金属检测机同时使用 2 个频率的磁场检查在传送带流水线上传送的被检查品，当检测出设定值以上的金属信号时，输出金属混入的警报或输出由选择器发出的剔除指令信号（图 5-3-9）。

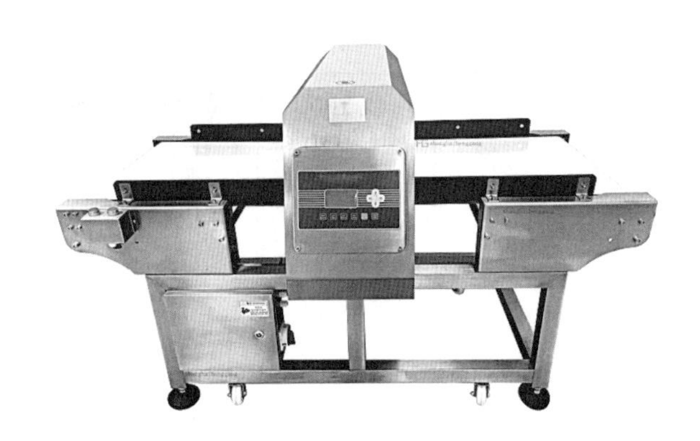

图 5-3-9　KD-8135A 型金属检测机

通过改变设定值，金属检测机也可以用于检测缺件。即：在检查含金属物的被检查品时，当检测出设定值以下的金属信号时，输出缺件警报或输出由选择器发出的剔除指令信号。

KD-8135A 型金属检测机的结构及功能见表 5-3-4。

表 5-3-4　KD-8135A 型金属检测机结构及功能

编号	结构名称	功能
1	显示部	处理来自探测头的检测信号，金属混入时显示，并对该设备进行整体控制。侧面有电源开关
2	探测头	用于检测金属。由检测被检查品通过的光电管和反射镜组成
3	传送带	用于传送被检查品的带式传送机
4	台架	支撑显示部、探测头、传送带
5	电源开关	用于打开和切断电源的开关。顺时针旋转则电源接通

（二）安装及调试

1．安装条件

（1）温度不低于 0℃及不超过 40℃的场所。

（2）相对湿度在 35%～85%，并且不结露的场所。

（3）无直射阳光照射，附近没有火炉及加热器等发热器具。

（4）电源和电压波动范围不超过 +10%、–15%。

（5）远离振动源，不易发生振动的场所。

（6）灰尘较少的场所。

（7）无挥发性的易燃物、腐蚀性气体及盐水的场所。

（8）不受空调的冷热风直吹的场所。

2．安装注意事项

（1）电源应自成系统，应与产生噪声的设备及其他装置（大型马达、包装机等）的供电系统分开，并且要与离电源较近的插座连接。

（2）不要多向配线。重物会压坏电线导致火灾或触电事故。如果电线损坏，应与最近的分店、分公司、销售部门或代理店联系。

（3）电源线应远离发热电器。拔下电源插头前应先将电源开关切断，并握住插头拔出。

（4）本设备与其他设备（前后段传送带等）相连（接通）时，有可能产生误操作。在这种情况下，不要与其他设备连接，并单独接地。

3．维护与保养

（1）作业前应进行必要检查。①有无与其他设备接触：确认没有和前置、后置传送带接触。②确认检测灵敏度：确认合格品样品传送，判定为【OK】；然后传送不合格样品，判定为【NG】。③剔除动作（仅与剔除器连接时）：确认能正确剔除合格样品和不合格样品。

（2）结束后清扫：拆下传送带，清扫传送带正、反两面。清扫整体设备，保持清洁。

（3）每周一次对传送带等部位进行检查。①传送带：拆下传送带，检查端面是否开裂。②马达、滚子、传送带：确认传送带运转状态，应无异声，无蠕动现象。

（4）清扫注意事项：①清扫时必须拔下电源插头。②应使用软塑料刷或布等清扫工具。切勿使用金属刷等。③使用中性洗涤剂清扫。切勿使用稀释剂及苯等有机溶剂。

八、滚筒秤

（一）功能

本设备（图 5-3-10）实现接料托盘的叉车上空托盘（左侧）、接药，自动称重、满托盘的叉车出料过程。

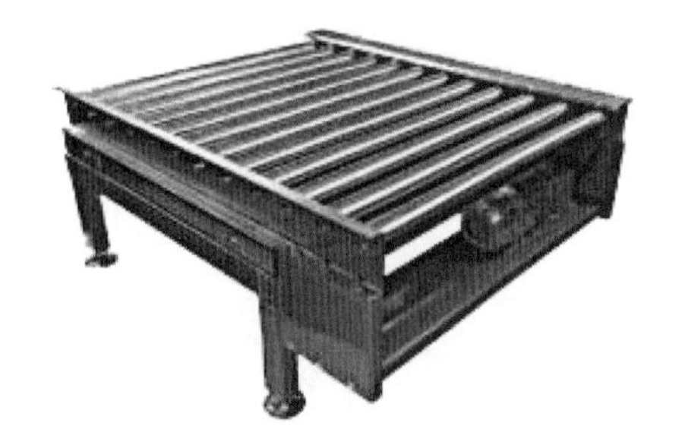

图 5-3-10 滚筒秤

（二）结构与参数

1．放空托盘段 采用双列无动力滚筒输送线，1 230mm（长）×1 120mm（宽）×180mm（高），滚筒采用 D60 无动力镀锌滚筒，长度 300mm，壁厚 2.0mm，两端内牙固定；滚筒固定侧板采用 4mm 铁板，滚筒高出侧板 10mm；喷粉处理；安装调整脚杯 4 个。

2．自动称重段 上部输送部采用双列无动力滚筒输送线，1 230mm（长）×1 120mm（宽）×180mm（高），滚筒采用 D60 无动力镀锌滚筒，长度 300mm，壁厚 2.0mm，两端内牙固定；滚筒固定侧板采用 4mm 铁板，滚筒高出侧板 10mm；喷粉处理。

3．底部称重段 称重传感器采用自制底架，中间镂空以方便清扫；底部安装有 4 个传感器。配交直流高精度多功能显示仪表，自带 RS232 接口，配上限报警，装红色报警灯 1 个。仪表可以安装在滚筒线侧面，也可以安装在距离 5m 的过道对面墙壁上。

4．**满载取料段** 采用双列无动力滚筒输送线，1 230mm（长）×1 120mm（宽）×180 m（高），滚筒采用 D60 无动力镀锌滚筒，长度 300mm，壁厚 2.0mm，两端内牙固定；滚筒固定侧板采用 4mm 铁板，滚筒高出侧板 10mm；喷粉处理，安装 M12 称重专用脚杯 4 个。

（三）**操作与运行**

1．叉车把空托盘叉入，放到左侧的“放空托盘段”。

2．人工推空托盘到“自动称重段”，并将电子秤归零，打开金属检测机出口。

3．药材沿着金属检测机出口流入“自动称重段”的托盘内；到达设定重量报警，亮红灯提示操作者。人工再次调整药材重量后，重量数据通过 RS232 接口进入计算机信息系统。

4．装满药材的托盘被人工推到“满载取料段”。

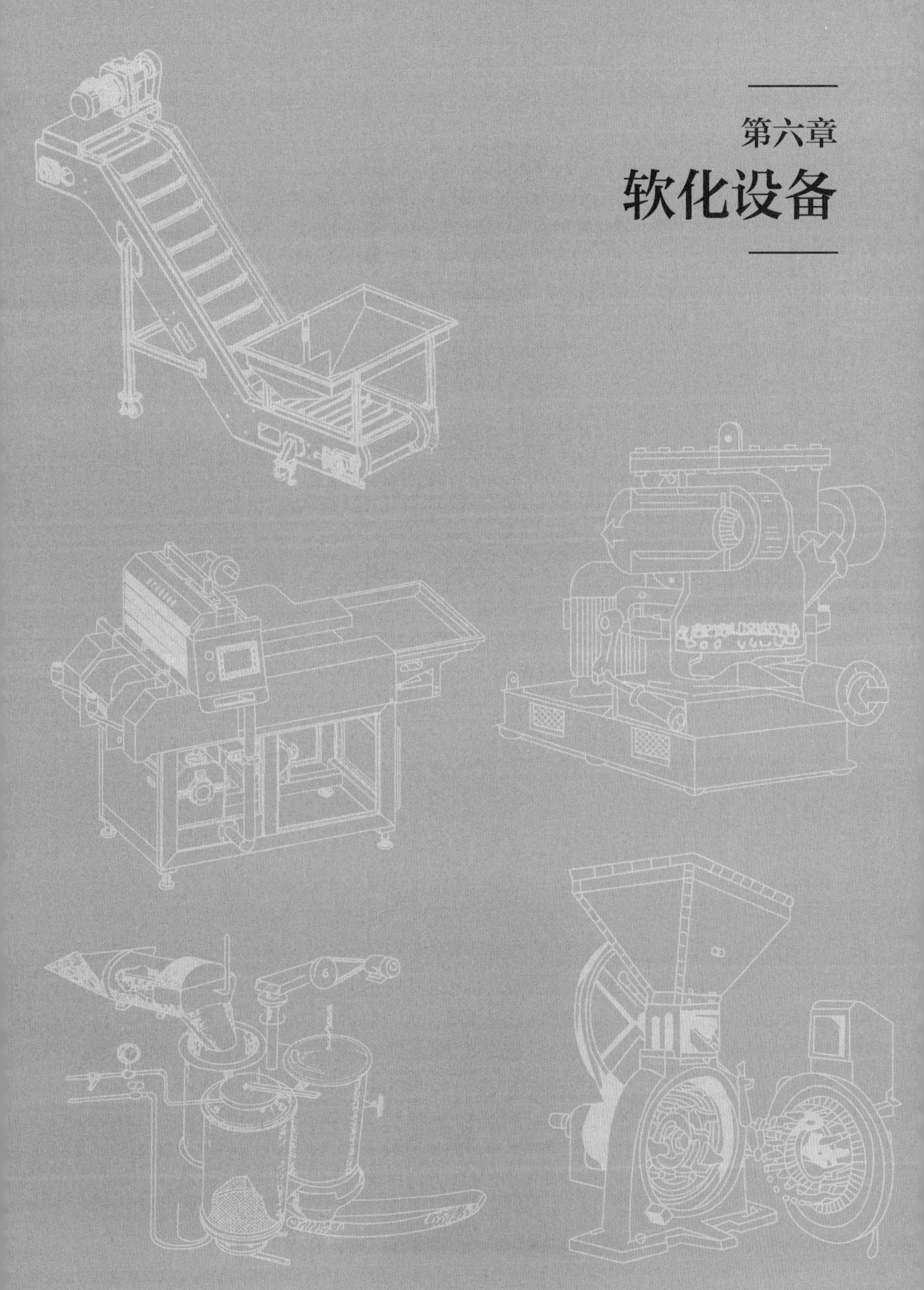

第六章

软化设备

中药材软化是使干燥药材吸收水分达到切制要求而采取的处理过程。药材软化的技术要求是“软硬适度”“药透水尽”“避免伤水”。传统自然浸润方法多采用洗药池、泡药池，将净制后的药材经过淋、洗、泡配合润法，使药材外部的水分徐徐渗透到组织内部，达到内外湿度一致。湿热软化法多采用铜锅、蒸笼蒸煮药材，使其软化。采用传统软化方法时药材软化程度主要凭药工经验判断，生产效率低，易使有效成分流失，切制过程中易出现异形片且污水排放量大。目前，饮片企业多采用高真空气相置换式润药机、卧式真空（加压）加温润药机、减压冷浸软化机、药材蒸煮箱等软化设备，通过智能化的可控操作确保被软化药材必要的含水率，并确保润药能达到“药透水尽”，在软化药材的同时，又使药材的有效成分损失降至最低。

第一节　常压软化设备

传统自然浸润方法多在饮片厂建有洗、泡药池，把净制去杂后的药材经过淋、洗、泡后配合润法，使药材外部的水分徐徐渗透到其组织内部，达到内外湿度一致。湿热软化法就是用铜锅、铁锅、蒸笼蒸煮药材，含水率仅凭药工的经验与观察，不易控制，可高达30%~50%或以上，不仅容易使药效成分流失，影响切制饮片的片形，还增加后续饮片干燥的能耗，且兼有大量的污水排放。

一、常压浸泡设备

常用各种规格的泡药池。

二、湿热软化设备

目前有网带式润药机用于药材软化。

1. 特点　对中药材和农副产品进行软化加工，便于后续切制加工，具有药材含水率低，软化效果好，速度快，避免有效成分流失等优点。

2. 结构和工作原理　网带式润药机主要由上料输送、网链润药传输带、加热加温润药盘等主要零部件组成（图 6-1-1）。

工作原理：由外部输入的压力蒸汽经管道输送到各个加温润药盘，共 18 个，分 3 层排列，压力蒸汽将水盘内的水加热沸腾产生无压力湿润蒸汽，缓缓上升。物料经由上料输送缓慢进入第一层润药传输带，由于采用的是网带式传输，缓缓上升的温润蒸汽透过网带对物料进行加热温润，经过 1m/min 左右的传输速度到达第二层网链传输带，在第一层物料进入第二层的过程，即对物料完成翻身、重新摊铺。

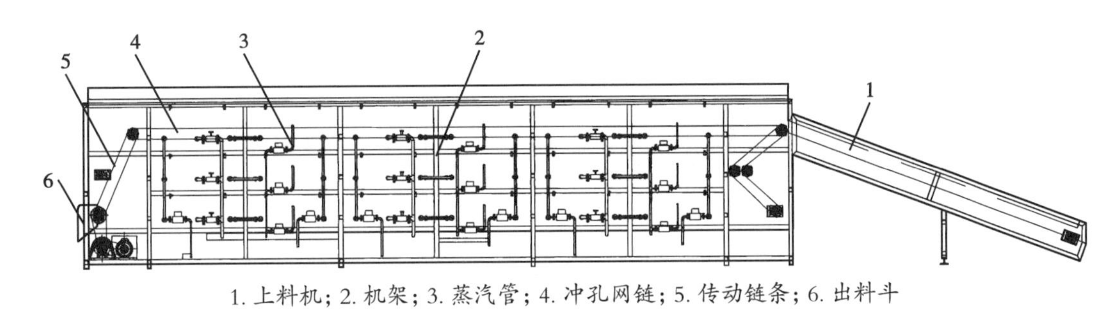

1. 上料机；2. 机架；3. 蒸汽管；4. 冲孔网链；5. 传动链条；6. 出料斗

图 6-1-1　网带式润药机工作原理图

物料经两次翻身、三次网带传输的蒸汽润药过程，在低含水量的情况下达到快速软化的效果，符合 GMP 要求。

第二节　调压软化设备

气相置换式润药技术和设备已经在中药材软化处理的应用方面取得了重要进展。其运用气体具有强力穿透性的特点和高真空技术，让水蒸气置换药材内的空气，使药材快速、均匀软化，采用适当的润药工艺（如调整真空度、时间、润药次数等参数），使药材在低含水量的情况下软硬适度，切开无干心，切制无碎片。如白芍、板蓝根、黄芪、甘草、黄芩、山药、枳壳、灵芝等药材，采用真空气相置换润药，润药时间一般在 30 分钟左右，润药温度不高于 60℃，含水量增加 6%～12%（根据需要控制）。即使是通常较难润透的泽泻、莪术、槟榔、三七等药材，润药时间也不超过 150 分钟。

目前，大生产中及新建的中药饮片厂，除了继承、改造传统加工方法外，已引入了一些先进、合理的药材软化设备，如高真空气相置换润药机、卧式真空（加压）加温润药机、减压冷浸软化机、药材蒸煮箱等。通过工业化、可控操作确保软化药材必要的含水率，使润药能达到“药透水尽”，在软化药材的同时又使药材的有效成分损失降为最低。

一、气相置换浸润设备

1．RQXL 型（真空）气相置换式润药机

（1）结构：润药箱体为四方形带有新型快开门密封结构的箱体。药材置于带孔的方框内，叠合后由轨道送入箱体。封门后，开机抽真空、真空度控制、充蒸汽、关机等过程可控并自动完成（图 6-2-1）。

（2）工作原理：由于气体具有极强的穿透性，对处于高真空状态的药材，通入低压蒸汽，药材便充分吸收水分，快速、均匀软化。

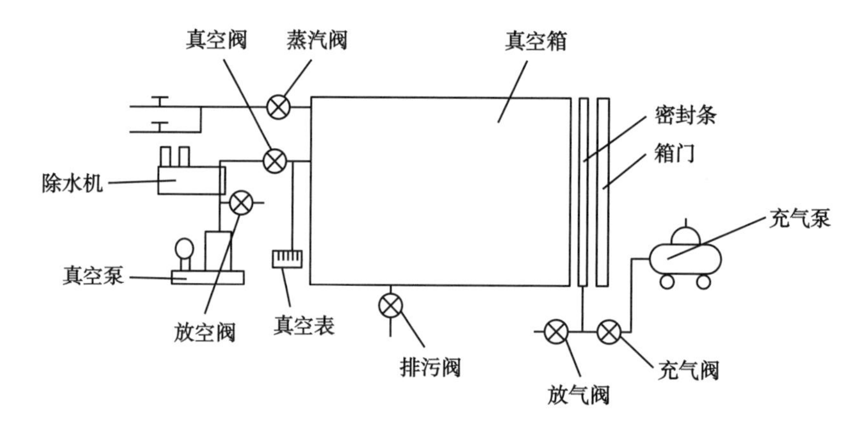

图 6-2-1 RQXL 型（真空）气相置换式润药机

2．润药与切制试验

（1）试验润切药材：赤芍、黄芩、泽泻、莪术、枳壳、板蓝根、三七、灵芝、槟榔、白术、山药 11 种药材。

（2）试验方法：每种药材取试样 0.5kg，润药前先测出其原药含水率，经不同方式润药后测出各自药材润药后含水率。表 6-2-1 列出了 7 种药材的试验数据。

表 6-2-1 药材真空气相置换润药次数与含水率关系

序号	药材	原药材含水率 /%	首次润药含水率 [1]/%	二次润药含水率 [2]/%	三次润药含水率 /%	四次润药含水率 /%	五次润药含水率 /%	二次润药后切 1.5mm 试样含碎屑率 [3]/%
1	赤芍	7.8	16.3	20.5	23.5	27.8	31.4	5.75
2	泽泻	5	9	13	13.5	15	16	3.70
3	板蓝根	3.7	7	12	16.4	28	38	5.86
4	灵芝 2mm 片	13.2	28.2	33.6	34.3	39.5	39.6	2.46

注：[1] 指药材经抽真空达到一定真空度后，充入蒸汽，直到箱内压力慢慢达到规定压力，开箱检测药材含水率。

[2] 指经首次润药后，再次抽真空、充蒸汽，保持润药 10 分钟后开箱，检测药材含水率。

[3] 碎屑率 = 试样碎屑重 / 试样总重。碎屑系将试样经 3.5mm 方孔筛网筛出的碎末。

由表 6-2-1 可见，随着润药次数的增加，药材含水率同步增加。除泽泻芯部富含粉质需要润药 1.5 ~ 2 小时外，其余各药一般只要润 1 ~ 2 次就易切制。用往复式切药机可顺利切制 1.5mm 薄片。

槟榔、三七、白术、山药、莪术等质地较致密的药材，常需要较长的润药时间（2～3小时）。由表6-2-2可见，一般经2～3次优化润药，药材含水率提高到20%左右，可顺利切制2～3mm的饮片，产生碎片很少。

表6-2-2　药材真空气相置换润药次数与含水率关系

序号	药材	原药含水率/%	一次优化润药含水率/%	二次优化润药含水率/%	三次优化润药含水率/%	切2～3mm试样碎屑率/%
1	槟榔	5.9	8	15.2	19.5	6.17
2	三七	8.7	14	20	22.5	2
3	白术	9.8	12.9	15	21	1
4	山药	14	20	21.5	22.4	2.6

注：优化润药是指润药时间、真空度等工艺参数等，在试验的基础上制订的最优化方案。

3．真空气相置换式润药机的优点

（1）对药材含水率、润药时间、次数、切制效果等可通过试验，制订出最佳的工艺操作方案，并实现自动化操作，便于实行饮片炮制工艺规范化。

（2）润药时间可缩短，尤其对一些较难润的中药如槟榔、三七、山药、泽泻等药材，可大大节省润药时间，提高劳动生产率。

（3）采用真空气相置换润药方法，有利于减少或避免药材中有效成分的损失，保证饮片质量，避免污水排放。

（4）润药时可根据药材切制需要控制含水率，不使其过高，以利于节省后续饮片干燥时的能耗。

二、卧式真空加温（加压）润药机

1．原理　设备工作时，将药材装载于圆柱筒体内，关上密封门抽真空，当筒体内减压至-0.07MPa（表压）时，注水浸润适当时间，放水、取出药材，完成水浸泡法药材软化过程。由于是减压注水润药，其过程比水池浸润、洗润更加快捷。为了进一步提高减压注水润药的工作效率，该机还能进行加压、加温润药。其方法是在注水浸润的同时通入蒸汽进行适当加温，或利用蒸汽压力对筒体进行适当加压。该机采用的水环式真空泵，其极限真空度受限于水的饱和蒸汽压，一般为-0.07MPa，不适合采用气相置换法软化药材。

2．构造　该机是用一直径100cm、长200cm的铁筒制成，一头固封，一头是可开闭的密封盖，横卧在固定架上。铁筒内底部铺有多孔钢板，便于排水和通蒸汽；筒内铁板上装有滚轴，便于药物进出。筒底部接蒸汽管，上部接真空管，并装有真空表和温度计。药材通常由料筐、料车装载（图 6-2-2）。

3．**操作** 将净选的药材冲洗后，用盛器或整捆堆放在筒内，盖紧。启动真空泵，当筒内减压至 -87kPa（650mmHg）时，放入蒸汽至筒内温度升高到预定要求（一般为 60℃左右）时，关闭真空泵和蒸汽，闷润 10～20 分钟即可放出切片。主要适用于整捆或长条形药材，如夜交藤、忍冬藤、木通、鸡血藤、甘草等。

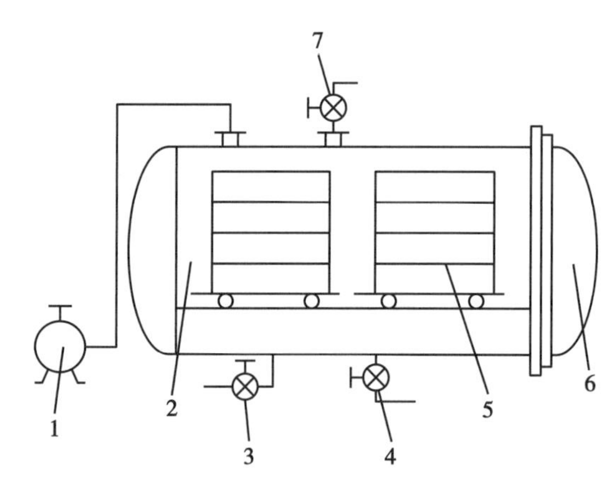

1. 真空泵；2. 润药箱；3. 进水阀；4. 排水阀；5. 料筐；6. 快开门；7. 蒸汽阀

图 6-2-2 卧式真空润药机

三、水蓄冷真空气相置换式润药机

1．**结构** RQXL 型（水蓄冷）真空气相置换式润药机（图 6-2-3）是国内先进的润药设备。其外形为一长方体，分为前后两部分，前部为可密封的润药箱体，箱体容积可按需要制成 2～6m^3 的容积，端部有带铰链的气压密封门装置，将需润的药材放在带通气孔的层叠料筐中，层叠的料筐置于底部开通的手推小车上，手推小车则立于运输平板车的导轨上；润药箱内有同样的小车导轨，装料时，只要将运输平板车的导轨与润药箱内的小车导轨对齐，将手推小车连同车上层叠料筐一起推入润药箱，然后封闭润药箱门。润药箱底

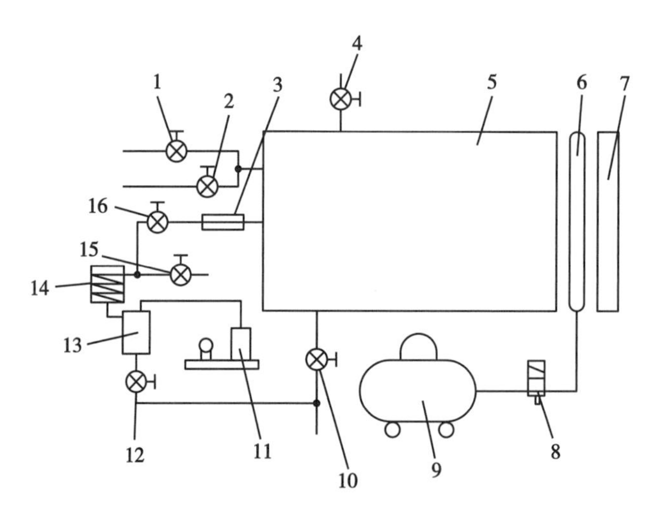

1. 蒸汽阀；2. 进水阀；3. 压力指示器；4. 安全阀；5. 真空润药箱；6. 密封条；7. 箱门；8. 充放气电磁阀；9. 空气压缩泵；10. 排污阀；11. 真空泵；12. 出水阀；13. 集水箱；14. 冷凝设备；15. 放空阀；16. 真空阀

图 6-2-3 水蓄冷真空气相置换式润药机

部除小车导轨外，还有一根两侧带孔的蒸汽引入管以及排水（污）孔。箱顶有蒸汽压力表，减压阀及安全阀，保证箱体工作压力为常压，抽真空时箱内负压允许达 -0.1MPa。润药机的另一头则为润药箱体的真空泵、空气压缩泵、水蓄冷空气除湿装置、蒸汽引入管接头及各管道的电子及气压控制阀，外侧面配置有仪表控制盘，可显示润药箱内的真空度、温度、时间，显示所设定的操作时间以及各操纵开关。

2．原理　采用气相置换法软化药材，润药箱内几乎为真空，注入的蒸汽必定全部占据药材内部原先被空气占据的空间，使药材与水的接触面积达到最大值。任何残留的空气都会影响药材与水的接触，因此较高的真空度是进行气相置换法软化药材的前提条件。不同的药材具有不同的真空度，一般为≤ -0.07MPa，理论上真空度越高则气相置换润药效果越好。润药箱一般是方形箱体，其负压可达到 -0.095MPa 以上，注入蒸汽，适当时间后取出药材，完成气相置换法药材软化过程。润药机配套的水蓄冷除湿装置用于除去真空气流中的水分，以确保润药过程所需的真空度（图 6-2-4）。

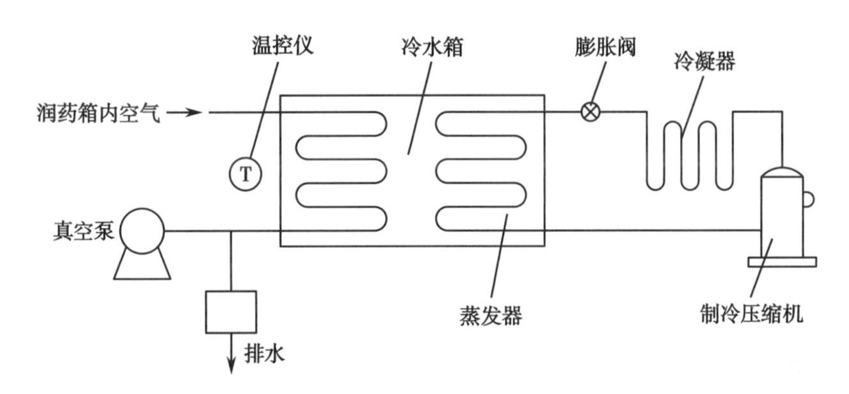

图 6-2-4　水蓄冷除湿装置工作原理图

（1）二次负压现象：采用气相置换法软化药材，不断地注入蒸汽会使润药箱体内压力不断增大，当箱体内的压力增大到 0.09MPa（表压）时，通常需要切断蒸汽供应，此时润药箱仍然处于密闭状态，药材吸收水分致使润药箱内再次产生负压的现象。于是在实际应用中就会出现抽真空→充蒸汽→二次负压→充蒸汽→三次负压……的润药过程，控制这一过程的时间，或在蒸汽管路上安装蒸汽流量计控制蒸汽用量，实现给药材定量加水的目的。

气相置换润药的特点是蒸汽完全占据了药材内部的空隙，药材组织完全暴露在“水分”环境中，水分无须借助于药材组织的渗透，而是通过药材内部空隙的扩散、漂移到达药材组织，因此具有快速与均匀的特点。由于蒸汽的密度远远小于液态水，通过控制润药时间很容易控制药材含水率。

气态水液化成液态水才能被药材吸收，液化过程是蒸汽的一个放热过程，气相置换润药过程还是药材的一个吸热过程，一定量的药材吸水越多、吸热越多、升温越高，故不适合热敏性药材的软化。在实际应用中必须根据药材的性能，按照“软硬适度”的润药要求确定药材含水率来控制蒸汽用量，可以避免药材升温过高而影响药效。

（2）抢水润药：当润药箱达到高真空后注入液态水，在药效成分还未溶解到水中时，立即排放润药箱的水，药材内部的空隙必定被液态水占据，经过适当时间使药材吸水、软化。抢水润药的润透性、均匀性取决于真空度，真空度越高则液态水的占据率就高，任何残留在药材内部的空气都会隔离水与药材组织的接触。与气相置换润药相比，抢水润药的含水率不易控制，但可以避免药材过高的温升和“伤水”，其含水率低于水浸泡法。

（3）汽水复合润药：在气相置换润药过程中，当出现二次、三次负压现象时，同时观察润药箱内温度，温度达到一定数值时，对药材进行喷水或直接注入液态水，补充气相置换润药水分的不足，以达到软硬适度的润药要求，同时还可以降低药材的温度。

（4）热润法或蒸润法润药：当润药箱达到高真空后持续注入水蒸气，使药材吸水、吸热达到软硬适度的润药要求。这种方法与传统蒸法的不同之处在于，药材在真空状态下注入水蒸气，减少了水蒸气与空气的交换过程，其最终目的是软硬适度而非蒸透。

润药机在连续使用时，由于润药箱内免不了存在积水、残余水汽，加上药材自身含有的水汽，在抽真空时就会将大量水分吸入真空泵内，凝结的水分就混在真空泵的润滑油池内，润滑油内水分超过一定限度会大大影响真空泵工作能力，以致达不到一定的真空度。为此，必须重新换润滑油。这样很麻烦且会浪费很多时间。水蓄冷除湿装置能很好地解决这一问题。制冷压缩机将制冷量提供给冷水箱，使冷水箱保持5℃左右的温度，真空泵从润药箱内抽出来的湿空气，使其经过一冷凝盘管后再引入真空泵，冷凝盘管则浸在冷水机的恒温冷水槽中，盘管内的湿空气经换热后到达露点，使湿空气中的水分不断凝露在出口中积聚并被排出，经过处理的湿空气到达出口时已是含湿量很低的“干”空气，能确保真空泵的正常工作。

3．操作

（1）进料：先将内推车上放在外推车上，固定，把药材装入专用的放料箱中，再放置于内推车上，打开箱门，用外推车推至箱体门口，推入内推车，锁闭箱门。

（2）参数设定：调节抽真空时间开关，设定在20～30分钟；调节软化时间开关，设定在10～60分钟，并根据不同药材的软化要求确定其软化（润药）时间；调节压力开关，控制器压力设定在0.005～0.01MPa。按下“启动”按钮，软化（润药）过程便可自动完成。

（3）开机：按下“启动”按钮。并自动完成以下过程：门密封、抽真空、充蒸汽、药浸润、结束报警。

（4）停机取药：按下“停止”按钮，关闭真空泵开关、蜂鸣器，切断电源，等待3~5分钟，打开润药箱的门，用外推车把内推车从润药箱内拉出，并挂上待验状态标志。如需多次润药，则重复上述“标准操作过程”的步骤。

注意运行时，务必确认机门是否紧闭，否则密封条将有可能承受不住密封压力而破裂，以致设备不能正常运转。正常运行时，如真空仪表的指针未指向高真空度端，请检查箱门的密封是否良好或蒸汽阀、出水阀、放空阀是否处于关闭状态，出现故障应及时排除。本机的密封机构适合高真空密封，箱体不得承受内压力或用水来浸润药材。开关箱门时应轻轻开合，避免箱门撞击变形和密封圈破损。润药过程中严禁开启箱门。保持真空泵的干燥、清洁。设备外壳必须可靠接地，避免发生意外事故。

四、立式真空加温润药机

1．**结构**　主要由润药筒、转动装置、蒸汽管等组成（图 6-2-5）。其中润药筒是润软药材的容器，用 3mm 不锈钢卷成，上下盖与筒体用法兰连接；筒口直孔活板，可沥水和开合。另有上、下密封盖，装在固定的支架上用液压机构开闭，上盖接真空筒，并装有真空表和温度计；下盖接蒸汽管。润药筒共 3～4 只，呈“品”字形或“田”字形等距离排列，通过中心轴转动，几只筒轮流操作：接装洗净药材→减压蒸汽闷润→润软后放出切片，依次循环。转动装置中心轴系直径为 30cm 的无缝钢管，上端装有减速器，定时使几只润药筒转动定位。采用 W_3 型真空泵 1 台（或用 E_5B-60 型水冲泵），用于润药筒的减压，要求在 2 分钟内使筒内达到 -93kPa（700mmHg）以上。使用锅炉饱和蒸汽，锅炉容量为 500～1 000kg 即可。

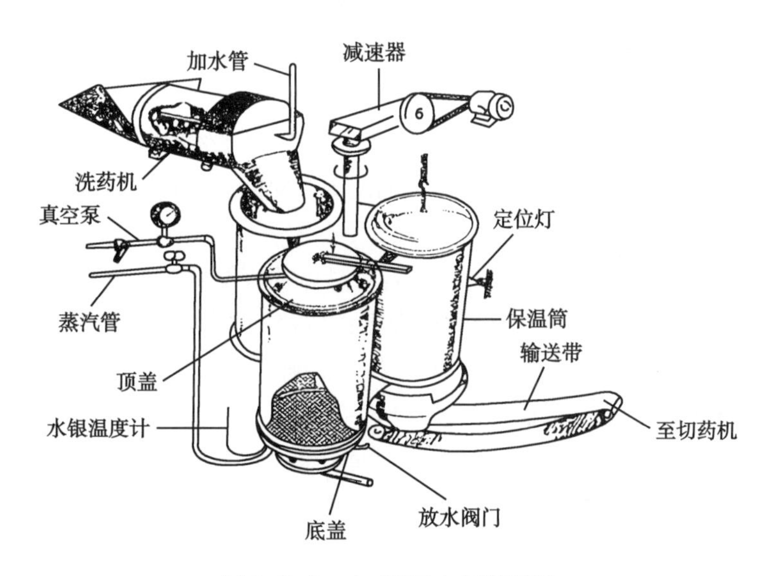

图 6-2-5　立式真空加温润药机

2．**原理**　同卧式真空加温（加压）润药机。

3．**操作**　药材经洗药机洗净后，自动投入圆柱形筒内；待水沥干后，密封上下两端筒盖；然后打开真空泵，使筒内真空度上升至 83kPa 以上（即不到 1 个大气压）；约 4 分钟后，开始通入蒸汽，这时筒内真空度逐步下降，温度逐步上升到规定的范围（可自行调节），此时真空泵自动关闭；保温 15～20 分钟后，关闭蒸汽（时间可根据药物性能掌握）；然后由输送带将药材输送到切药机上，进行切片。

真空温润是在低压蒸汽下浸润药材，浸润时间短，水溶性成分流失少，吸水迅速均匀，便于操作。可减轻劳动强度，缩短生产周期，省工节时，提高劳动生产率；同时改善了操作环境和生产条件。

五、回转式软化设备

回转式软化设备又称回转式全浸润罐。

1．**结构** 由主罐体、左右支座、自动控制装置、电机及减速装置组成。辅助设备有真空泵、空气压缩机等。主罐体为中间圆柱、两头圆锥体组合而成，全部用0Cr19Ni9不锈钢材料制造，长径比约为1∶1。罐体为夹层结构，内通热蒸汽或热水可对罐体内物料实现加温，罐体两头的圆锥体有利于罐体在回转的过程中罐内物料定时分流及合流，使物料充分得到浸润液的浸润。主罐体的圆柱体圆柱表面中间固定两个水平方向的横轴，罐体可以绕着此横轴作慢速正反回转。主罐体的加料和排料采用一口两用的快开门机构，门的开启与关闭采用气动操作。左、右支座作为回转主罐体的机架，还配有自动控制操作面板及电机传动减速装置。主罐体的双向运转采取两级传动，即电动机－减速器－罐体主轴。它们分别用标准套筒滚子链条和V形带传动。在传动环节中装有制动器，可以使主罐体停在任何位置上，以方便加料、排料、安装和维护。罐体的启动、报警、转向、自动、手动及空压机和真空泵都设置于配套的控制柜中，便于操作。

2．**原理** 由浸润罐体、真空系统、加压系统和控制系统组成，并配有自动定量供水装置及自动加热保温装置，通过控制生产中的压力、时间、水量、温度等参数，实现中药材浸润。

3．**操作** 将净药材加入主罐体，封盖后对罐体抽真空减压，达－0.07MPa后静置30分钟，开启进水阀，向罐体注入定量的浸润水，按每间隔5分钟慢速旋转一周（约1分钟），旋转数周，再对罐体加压或加温，将主机转到自动状态，经50分钟后出料。注入药材的水量需先行试验，以保证做到“药透水尽”。

该机通过试验可确定正确的加水量，达到润药“少泡多润，药透水尽”的目的，减少中药材浸泡带来的损失。其能在动态情况下，满足多种中药的加压、减压、加温及常压浸润等工艺要求，改善了操作环境和生产条件。

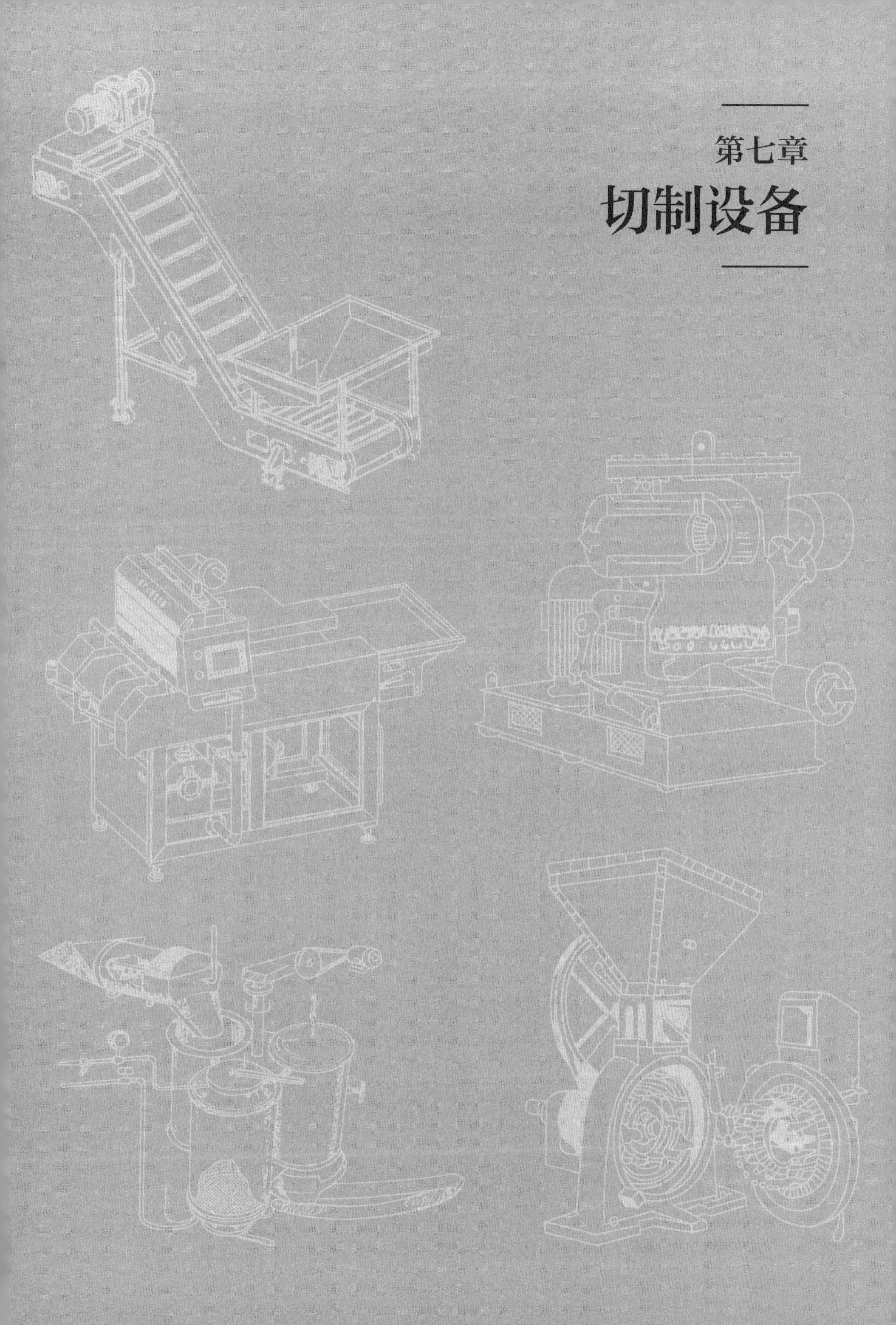

第七章
切制设备

中药饮片切制是指将净制后的中药材经过软化处理，使其软硬适度，根据药材的性质（包括药材类型、成分、质地、外部形态、内部组织结构等）、炮制目的和对饮片的外观要求等，进一步采用手工切制或机器切制的方法将中药材切制成饮片的过程。常用的切制设备有剁刀式切药机、转盘式切药机、全自动切药机、刨片机、输送链条式斜片机、模具式斜片机等。

第一节 切制设备的原理

一、切制原理

切制是使药材形态发生变化的一种加工形式。刀具具有锋利的刀刃，其硬度远远高于药材，刀具接触药材并施加压力，刀刃克服药材组织的结合力（即切制阻力），使物料一分为二。

刀具的两个面所构成的刀刃角为 θ，切片厚度用 δ 表示，在理想切制状态下（即刀刃自接触药材至药材被完全被切开，药材与刀刃只有一个方向的自由度，且药材的质地是均匀的），切片的效果及切制难易程度除了与药材自身的质地有关外，还与刀刃角 θ、切片厚度 δ、药材软化程度有密切关系。在相同材质及同一软化程度的情况下，刀刃角 θ 越小[图 7-1-1（a），（b）]，切片所形成的折弯半径小，与刀具斜面产生的摩擦力就越小，切片不易破碎，切制阻力也小，药材容易被切制。切片厚度 δ 越小[图 7-1-1（a）]，切片的变形能力相对较大，切制阻力小，药材也容易被切制；反之，刀刃角 θ 与切片厚度 δ 越大[图 7-1-1（c）]，切片的变形能力小，切片容易破裂，切制阻力大，药材不易被切制。

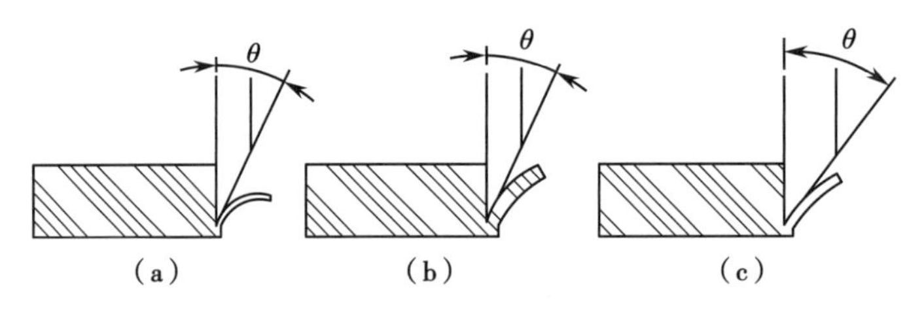

图 7-1-1 切制角度与切片厚度

（a）切薄片；（b）切厚片；（c）较大刀刃角切制。

采用机器切制药材，由于机器的结构、刀具与切制面的摩擦、药材进给方式、刀具运动轨迹的不同等，实际切制的破碎率要高于理想切制的破碎率。药材在切制前通常需要进行软化处理，其目的是提高其柔软性，增强抗弯曲能力，减少切片破碎率。另外在机器切制过程中，为了保持药材相对固定，通常需要施加外力，外力越大越容易将药材压碎，药材过度软化或软化不足也容易将药材压碎或切碎。药材软化要求中的“软硬适度”是以适合切制为前提的，首先，应根据药材的质地和刀具的耐磨性选择刀刃角 θ，再根据切片厚度和片形完整性要求确定药材的软硬程度，其次是制定药材的软化技术要求，掌握好药材的软硬程度率。

二、切制机械与切制方法的分类

1．**切制机械分类**（表 7-1-1） 按药材与刀具的相对运动关系，切制机械可以分为刀具运动和药材运动两种形式；按药材或刀具的运动轨迹，又可以分为往复式（摆动往复、直线往复）和旋转式（刀具旋转、物料旋转）两种；按药材的进给方式，还可以分为柔性带切药机和金属履带切药机等。

表 7-1-1　主要切药机的类型

类型	名称	结构特征
柔性带切药机	柔性带直线往复式切药机	柔性带、刀具直线往复式、切垫式
	高速万能截断机	柔性带、刀具直线往复式、切垫式
金属履带切药机	金属履带往复式切药机	金属履带、刀具摆动往复式、切口式
	金属履带旋转式切药机	金属履带、刀具旋转式、切口式
旋料式切药机	旋料式切药机	物料旋转式、切口式

2．**切制方法的分类**　主要有切口式和切垫式。

（1）切口式（图 7-1-2）：输送带一般为金属履带，输送带一端进料，另一端为出料口即切口，药材被两条具有一定夹角、同向运动的输送带压紧并输送至切口处，刀具在切口外侧作往复或旋转运动切制药材。

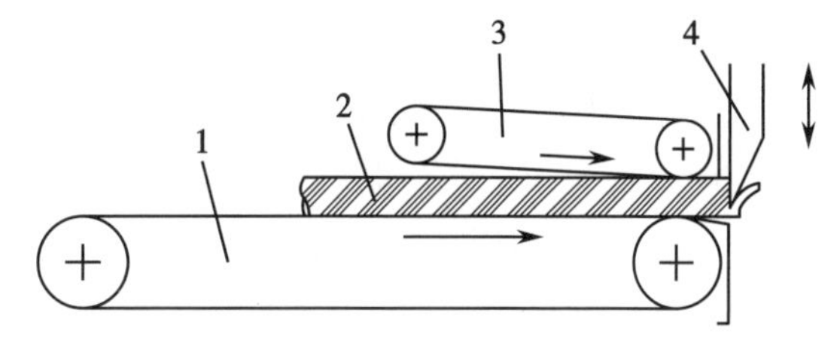

1. 金属履带；2. 物料；3. 压紧装置；4. 切刀

图 7-1-2　切口式

切口式切药机的刀具需要越过切口才能切断药材，刀刃与切口构成剪切口，故称为切口式。刀具平面与切口需要保持一定的间隙才能保证机器正常运行，切制时药材的一端被压紧在切口处，另一端相对自由，作用在药材上的切制力与托力呈不对称状态，较短小的药材在切制时易产生移动，影响切制片形。药材进给需要均衡，进给不足的药材在切口处不能被压紧，也会影响切制片形。

（2）切垫式（图 7-1-3）：输送带一般为柔性带，由无毒橡胶材料制成，输送带一端进料，另一端装有压料机构，压料机构由加压装置、刀门、压料滚轴等组成，加压装置使压料滚轴与刀门始终以恒定的压力压紧药材，刀门与输送带之间形成药材通道，通道高度可随药材数量的增减而变化，输送带和具有与输送带相同线速度的压料滚轴将药材压紧并送至药材通道，刀具在刀门外侧的药材通道处做往复运动切制药材。

切垫式切药机的刀具的切制力通过药材直接作用在输送带上，故称为切垫式。切制时药材的一端被压紧在药材通道上，另一端仍然被衬托在输送带上，作用在药材上的切制力与托力呈对称状态，适合切制药材的范围较广。

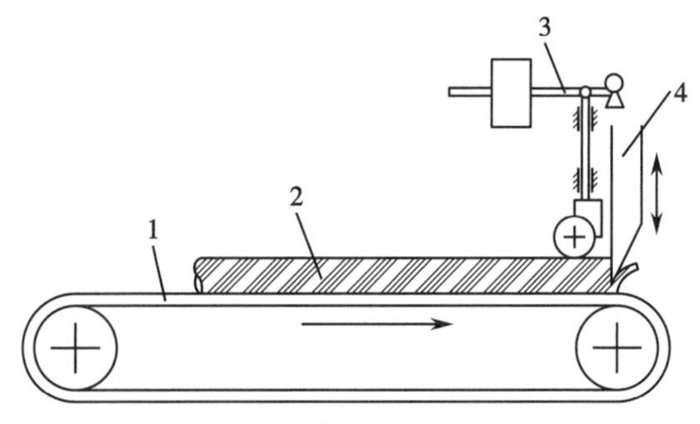

1. 输送带；2. 物料；3. 压料机构；4. 切刀

图 7-1-3 切垫式

三、主要切制机械工作原理

1．金属履带往复式切药机 是一种摆动往复（刀具沿某一中心做往复摆动）切口式切制机械（图 7-1-4）。电机通过皮带减速驱动主轴，主轴中间的曲柄连杆机构带动刀架与刀具做上下往复摆动，主轴端部的曲柄连杆机构带动超越离合器的外圈做往复摆动，超越离合器的内圈与主输送带轴连接，主输送带轴再通过一对齿轮带动副输送带轴，主、副输送带具有一定夹角以便将药材压紧输送至切口处，由上下往复运动的刀具切制药材。超越离合器的特点是外圈往一侧摆动使内外圈啮合，带动内圈一起转动，外圈往另一侧摆动则内外圈分离，内圈停止转动。这样通过主轴上两曲柄连杆机构的协调运行，可使刀具向上运行时，输送带推进药材；刀具向下运行时，输送带停止前进以便切制。超越离合器上的换向开关可以变换外圈摆动时内圈转动的方向，实现进料与退料。带动超越离合器的曲柄连杆机构装有调节丝杆，用于调节外圈摆动幅度和内圈转动角度，以便调节输送带前进距离即切制尺寸。

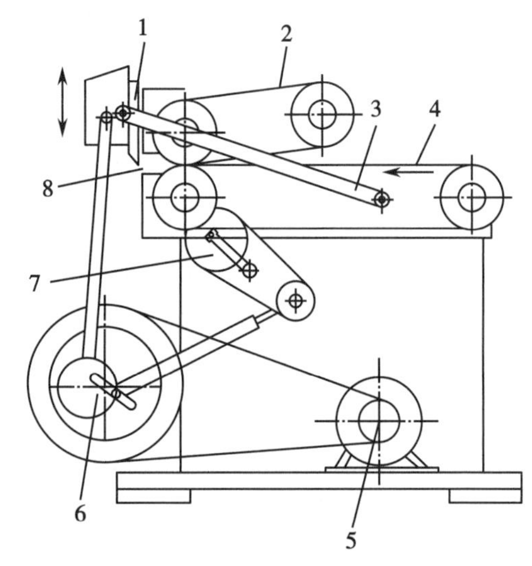

1. 切刀；2. 副输送带；3. 刀架连杆；4. 主输送带；5. 电机；6. 曲柄连杆机构；7. 超越离合器；8. 切口

图 7-1-4 金属履带往复式切药机

2．金属履带旋转式切药机 又称转盘式切药机，是一种刀具旋转切口式切制机械（图 7-1-5）。电机通过皮带驱动刀盘与刀具做旋转运动，同时再驱动蜗轮减速器带动主输送带轴，主输送带轴再通过一对齿轮带动副输送带轴，主、副输送带具有一定夹角以便将药材压紧输送至切口处，由旋转刀具切制药材。刀盘上一般装有 2～3 把刀具，刀具凸出刀盘的高度即切片厚度。刀盘旋转一周可以切制 2～3 次，故切制速度较快，但由于是连

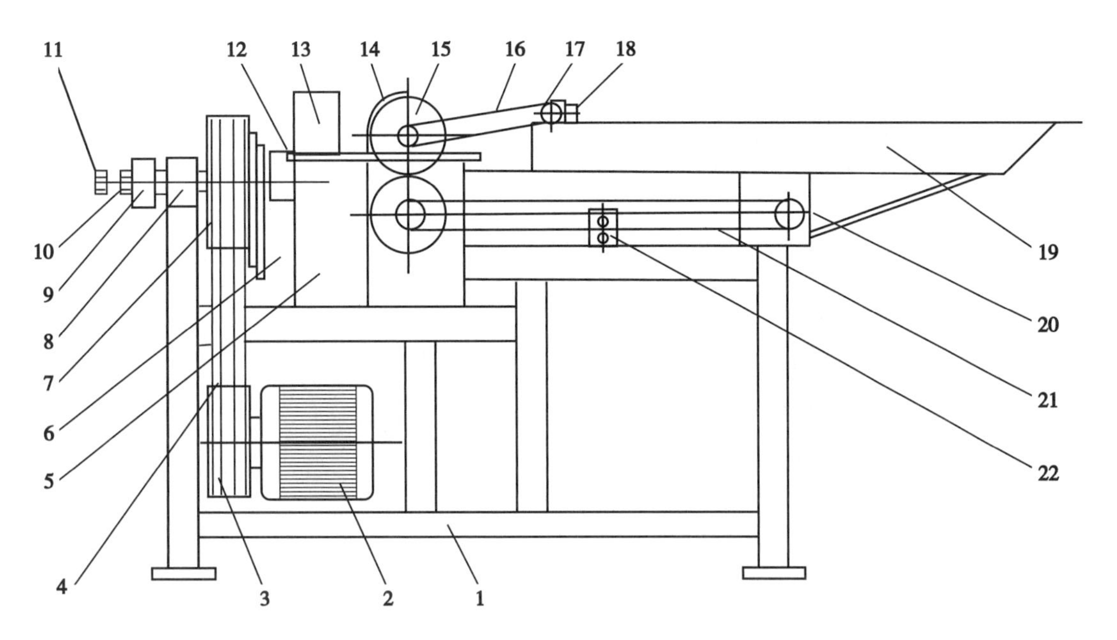

1. 机架；2. 电动机；3. 小带轮；4. 三角胶带；5. 减速箱；6. 被动轴；7. 刀盘驱动机；8. 主动轴轴承；9. 调节螺母；10. 小螺母；11. 顶头螺母；12. 变速手柄；13. 刀盘防护罩；14. 齿轮防护罩；15. 传动齿轮；16. 上输送链；17. 上输送链紧固螺母；18. 上输送链调节螺钉；19. 料盘；20. 下输送链调节螺钉；21. 下输送链；22. 电器按钮开关

图 7-1-5　金属履带转盘式切药机

续送料，而刀盘则是断续切制，因此无法避免药材与刀盘的挤压与摩擦，易产生药屑与不规则切片。

3. 柔性带往复式切药机（图 7-1-6）是一种切垫式柔性带直线往复式切制机械。电机通过皮带减速驱动主轴，主轴中间的曲柄 - 滑块机构带动刀架与刀具做上下直线往复运动，主轴端部的曲柄连杆机构带动棘轮机构，棘轮机构通过变速箱与输送带转轴连接，同时还带动压料机构的压料滚轴旋转。由输送带与压料滚轴将药材输送至药材通道，刀具向上运行时，输送带推进药材，刀具向下运行时，输送带停止前进以便切制药材，刀具切入输送带的深度以切断药材为度。变速箱用于控制和调整药材被推进的距离，也即切制药材的尺寸。

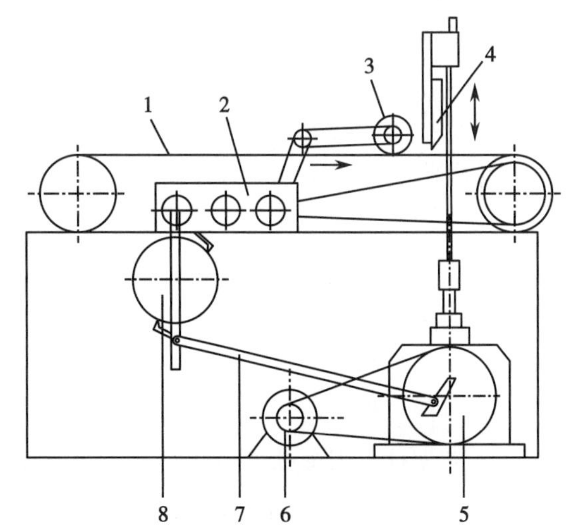

1. 输送带；2. 变速箱；3. 压料滚轴；4. 切刀；5. 主轴箱；6. 电机；7. 连杆；8. 棘轮机构

图 7-1-6　柔性带往复式切药机

4．旋料式切药机（图 7-1-7）是一种物料旋转切口式切制机械。转盘可直接由电机驱动，转盘上对称安装 3 ~ 4 个推料块，外圈位于转盘平面上并与转盘平面保持一极小间隙，外圈的 3/4 部分（即固定外圈）与机架固定连接，另 1/4 部分（即活动外圈）可相对于固定外圈转动，转盘旋转时推料块与切刀构成剪切口。药材从转盘中心投入，在离心力作用下被抛向外圈内壁，推料块迫使药材沿外圈内壁做圆周运动，当药材转过切刀就被切去一片，继续旋转直至被切完为止，切片厚度通过调节活动外圈的径向距离实现。

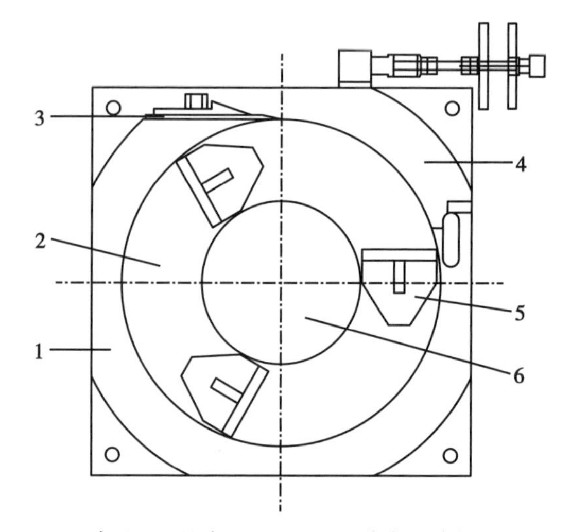

1. 外圈；2. 转盘；3. 切刀；4. 厚度调节机构；5. 推料块；6. 投料口

图 7-1-7　旋料式切药机

第二节　常用切制设备

一、剁刀式切药机

剁刀式切药机自研制成功后，经过了多次革新改进，目前生产的切片机设计科学，结构合理。其机体全部采用钢结构，输送带是最新设计的全不锈钢坦克链，坚固耐用，清洗方便，不易打滑，不易生锈咬死，输送能力强。摩擦活动关节全部采用滚动轴承，磨损小，噪声低，料盘采用 2mm 厚的 304 不锈钢制成，美观卫生。整机具有操作省力简便、切制片形好、产量高等特点。广泛用于各种中药提取厂前处理，中药饮片厂、医院、食品厂等地切制软硬性根、茎、藤类纤维性药材，也可切制海带、烟草等。符合 GMP 要求。

（一）结构及原理

该设备主要由主体机架、刀架体、输送链传动、驱动机构、料盘、外框罩等组成（图 7-2-1，图 7-2-2）。

1．**主体机架**　由不锈钢型材焊接制作而成，具有足够的刚度与强度，美观大方。

2．**刀架体**　刀架体的上下运动，电动机与小带轮同轴，通过 V 带，带动与大带轮同轴的偏心机构（包括曲轴、曲轴套筒）转动，在顶杆的带动下，使刀架体与切刀连续性地往复上下运动，达到切制目的。

3．**输送链传动**　偏心机构旋转时，通过偏心滑槽与连杆的作用，带动摩擦轮间歇性转动，摩擦轮轴再通过三级齿轮的传动，将动力传至下输送辊轮轴、上压料辊轮轴，使

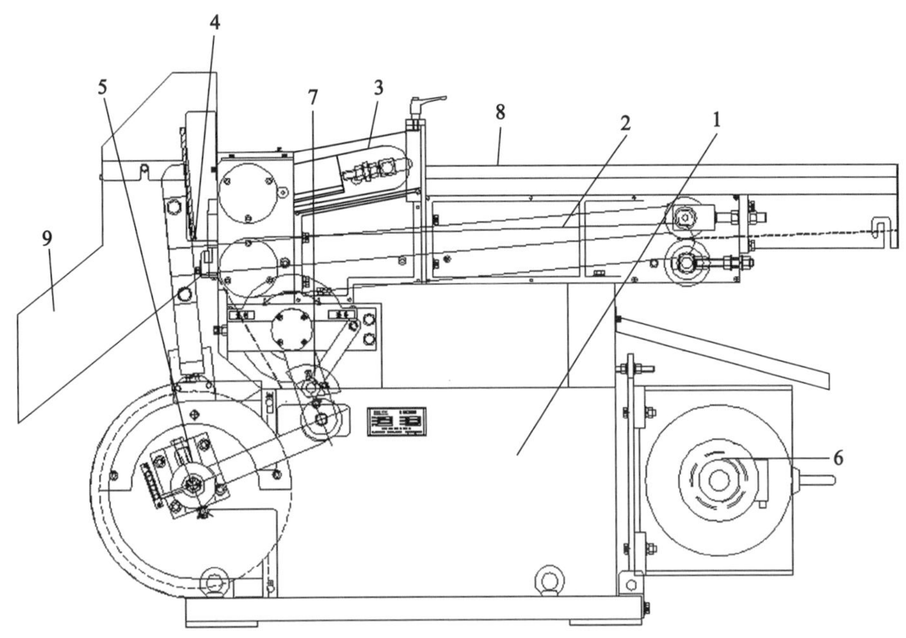

1. 机架；2. 输送结构；3. 压送结构；4. 切刀结构；5. 曲轴结构；6. 驱动电机；
7. 摩擦轮进退料结构；8. 料盘；9. 出料口

图 7-2-1　剁刀式切药机结构图

上、下输送链同步相向运动，从而将处于上、下输送链间的物料送至刀门。刀架体与切刀连续性地往复上下运动，同时需切制药材随输送链被送出刀门，从而实现切制的目的。

其中，摩擦轮与摩擦块有进、退两档。其传动是通过摩擦轮内斜面与摩擦块外斜面的接触摩擦与分离来实现的。当进料时，拨杆处于后方位置；当推料时，拨杆处于前方位置。

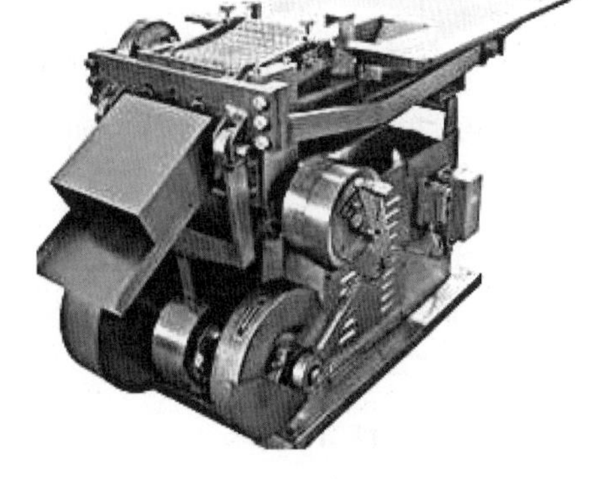

图 7-2-2　剁刀式切药机实物图

4．驱动结构　电机驱动带轮，带轮与刀架体相连，同时另一端配置飞轮，使动平衡稳定。

5．料盘　用于暂存物料，方便人工上料，整洁大方，无死角，方便清场。

6．外框罩　防护传动结构，保护人工安全，防止卡料漏料，方便清场。

（二）主要技术参数

剁刀式切药机的技术参数见表 7-2-1。

表 7-2-1 剁刀式切药机技术参数

型号	参考生产能力 /（kg · h^{-1}）	切刀频率 /（n · min^{-1}）	截断长度 / mm	整机功率 / kW	外形尺寸（长 × 宽 × 高）/ mm	整机重量 / kg
100	25 ~ 300	325	1 ~ 35	2.2	1 856 × 710 × 1 120	500
200	50 ~ 600	0 ~ 360	1 ~ 35（无级可调）	3	1 856 × 854 × 1 126	700
300	100 ~ 1 000			4	1 856 × 954 × 1 126	1 000
500	200 ~ 1 200		1 ~ 30（无级可调）	7.5	1 856 × 1 140 × 1 196	1 400

（三）操作及保养

1. 使用前对整机进行检查，零部件是否齐全，刀片是否锋利，常用螺丝是否有遗失或松动，自行紧固配齐。

2. 检查刀片与出料口定刀间的间隙，调整拉杆调节螺丝，使刀片与出料口定刀的间隙尽量小，但又不致相互摩擦。

3. 开机检查机器的空载启动性是否良好。观察曲轴的转向是否与标记箭头相一致，否则改变电机的转向。

4. 松开偏心锁紧螺母即可调节偏心距，可调偏心距 0 ~ 60mm。偏心距小，切片薄；偏心距大，切片厚。当调节到刻度尺上所示的指数与所需饮片的厚度吻合时，即可旋紧偏心锁紧螺母。

5. 需要改变输送链走向时，只需改变摩擦块上的手柄位置。换向时不需停机。

6. 在生产过程中，加料需加足、均匀，若遇超负荷应立即停车，并倒车退料。输送链的松紧用后调节螺杆调节。

7. 操作完工后，应清洗机器，保持清洁卫生。

8. 整机每年保养一次，更换各轴承内的润滑脂。

（四）其他事项

1. 本机定位后，应使机器良好接地，防止振动强烈引起绝缘板破坏后漏电。安装好接地装置，进线必须安装熔断器。

2. 工作时不得将手伸进刀门内，以防发生意外。

（五）常见故障及排除方法

剁刀式切药机常见故障及排除方法见表 7-2-2。

表 7-2-2 常见故障及排除方法

故障的现象及原因	排除方法
物料切不断	
原因：a. 刀片刃口不锋利	a. 更换刀片
b. 拉杆调节螺丝松动使切刀前移	b. 旋紧拉杆螺母，保证切刀与定刀间隙
输送链不动	
原因：a. 摩擦块与摩擦轮不接触	a. 更换摩擦块
b. 手柄弹簧失去弹性	b. 更换弹簧
c. 连杆断裂	c. 更换连杆
d. 齿轮磨损严重，间隙过大	d. 更换齿轮
输送链条与刀口顶撞弯曲或有异响	
原因：链条槽内或齿轴上的杂质未清除干净	a. 清除链条槽内杂质
	b. 更换弯曲链条销轴
	c. 修磨刀门入口圆弧处圆角
摩擦轮主轴弯曲和齿面弯曲	
原因：a. 紧固件松动	a. 旋紧螺丝、更换零件
b. 加料时超负荷	b. 减少并均匀地加料
曲轴轴承发热或转不动	
原因：a. 两侧刀架撑杆调节不均匀	a. 调节拉杆调节螺丝，使两侧拉杆对称均匀
b. 曲轴缺少润滑油	b. 轴承内注入润滑油
摩擦轮工作时有异声	
原因：a. 摩擦轮或摩擦块磨损过大	a. 更换摩擦轮或摩擦块
b. 刹车片与摩擦轮间隙过大	b. 调节刹车片螺杆，使刹车片与摩擦轮底部充分接触

二、转盘式切药机

转盘式切药机自研制成功后，经过多次技术创新改进，目前生产的切片机设计科学，结构合理。其机架全部采用方钢结构，输送带是最新设计的全不锈钢铸造坦克链，坚固耐用，清洗方便，不易打滑，不易生锈咬死，输送防滑能力强。输送采用防尘滚动轴承，磨损小，噪声低；刀盘采用不锈钢材料精密加工制成，使刀片安装更加精准；刀盘采用2mm 厚的 304 不锈钢板制成，美观卫生。

特点：连续作业、自适应进料量、切口平整、片形好，蜗轮蜗杆传动可靠，切刀调整方便、工作效率高。设备外形美观、噪声低、易操作、易维护，符合 GMP 要求。

用途：主要用于切制根、茎、叶、果皮为片、段、丝。

（一）结构及原理

该设备主要由主体机架、刀盘传动机构、进料输送的传动结构、料盘、外框罩等组成（图 7–2–3）。

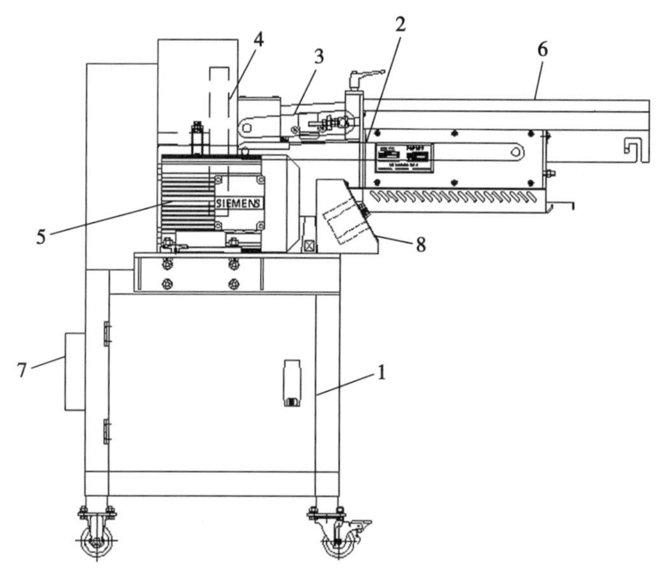

1. 机架；2. 输送机构；3. 压送机构；4. 刀盘机构；5. 驱动电机；6. 料盘；7. 出料口；8. 控制面板

图 7–2–3 转盘式切药机结构图

1．**主体机架** 由不锈钢型材焊接制作而成，具有足够的刚度与强度，美观大方。

2．**刀盘传动机构** 电动机与小带轮同轴，通过 V 带，带动与大带轮同轴的刀盘机构（包括刀盘轴、刀盘、切刀）转动，4 片或 2 片切刀均匀安装于刀盘，在刀盘匀速旋转的同时达到切制目的。

3．**进料输送的传动结构** 刀盘机构旋转的同时，通过刀盘轴的联轴联动作用，带动蜗杆蜗轮连续性转动，再通过蜗轮轴的传动，将动力传至下输送辊轮轴、上压料辊轮轴的齿轮组，使上、下输送链同步相向运动，从而将处于上、下输送链间的物料送至刀门达到进料目的。刀盘与切刀连续性地进行圆周运动，同时需切物料随输送链被送出刀门，从而实现切制的目的。

刀盘可安装 4 片刀或 2 片刀，当需要切制厚片、段或特殊规格安装 2 片刀时，用补刀板补偿安装拆下的 2 片刀位置，并使其内表面与刀盘内面平齐，以防止刮擦物料。切制速度与进料速度变频可调。

4．**料盘** 用于暂存物料，方便人工上料，整洁大方，无死角，方便清场。

5．**外框罩** 防护传动结构，保护人工安全，防止卡料漏料，方便清场。

（二）技术参数

转盘式切药机的主要技术参数见表 7-2-3。

表 7-2-3 主要技术参数

生产能力 /（kg · h^{-1}）	调速方式	进料尺寸 / mm	切片厚度 / mm	功率 / 电压 /（kW/V）	外形尺寸（长 × 宽 × 高）/mm	整机重量 / kg
100 ~ 300	变频	82 × 35	2 ~ 10	3/380	1 181 × 1 080 × 1 054	300

（三）操作及保养

1. 使用前对整机进行检查，检查零部件是否齐全，刀片是否锋利，常用螺丝是否有遗失或松动，自行紧固配齐。检查清理输送链上、刀门处杂物（图 7-2-4）。

图 7-2-4 压料输送打开状态

2. 检查刀片与出料口定刀间的间隙，调整刀片固定螺栓，使刀片与出料口定刀的间隙尽量小，但又不至于相互摩擦（图 7-2-5）。

（1）刀盘间距的调整：松开刀盘锁紧螺母，即可调节刀盘与刀门间距，间距可调至 0 ~ 10mm（顺时针为锁紧，逆时针为松）（图 7-2-6）。

（2）切刀间隙调整：松开切刀固定螺栓，移动刀片可调节刀片与定刀、刀盘的间隙（注：刀片超出刀盘内面垂直距离≤ 10mm）（图 7-2-7）。

（3）调节原则：当刀盘与刀门间距小，刀片与刀盘间隙小时，切片薄；当刀盘与刀门间距大，刀片与刀盘间隙大时，切片厚。

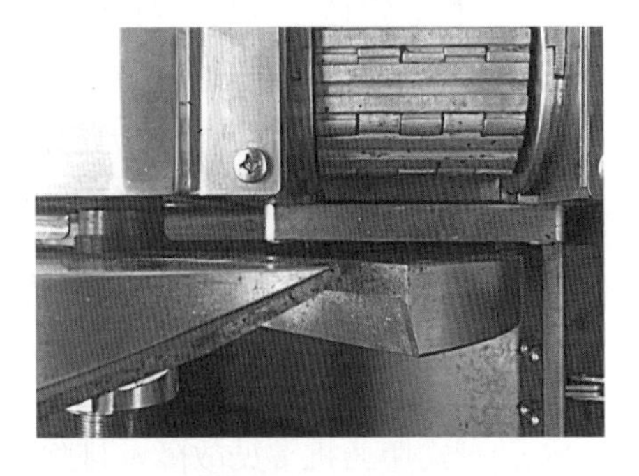

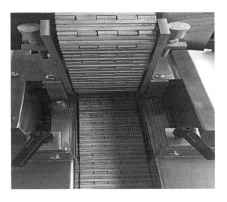

图 7-2-5 刀盘间距

图 7-2-6 刀盘锁紧螺母位置

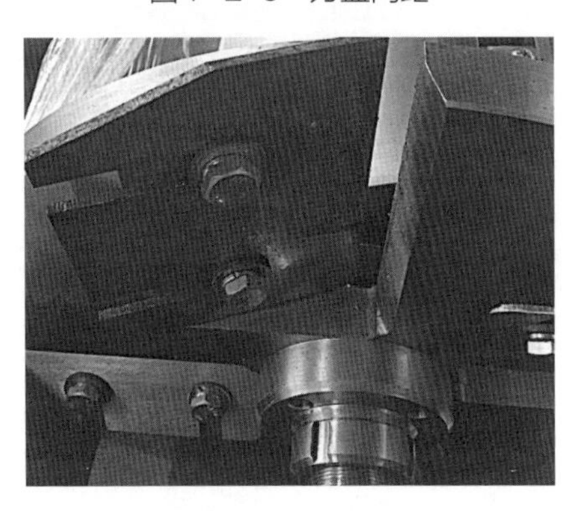

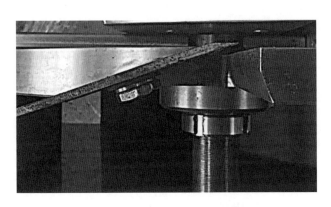

图 7-2-7 切刀间隙

3．开机检查机器的空载启动性是否良好。观察刀盘或电机的工作转向是否与标记箭头相一致，否则改变电机的转向（注：开机应先反转运行，即开关处于反转状态，图7-2-8）。

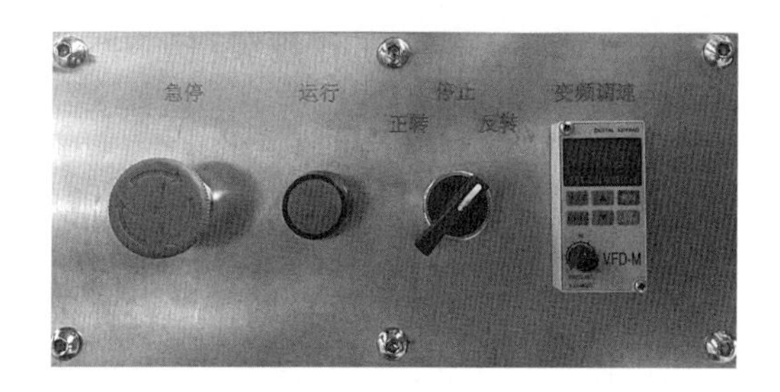

图7-2-8　控制面板

（1）需要改变输送链走向时，需将正反转旋钮旋到中间停止位置（图7-2-8），待电机停止再旋至正转或反转位置，以防止损坏电机及电气元件。

（2）开机前及使用阶段，检查左侧齿轮组及右侧蜗轮蜗杆处油脂情况，及时补充油脂或润滑油。主轴座及蜗杆座内轴承加油周期按每使用48小时加油一次，加油量以缝隙挤出废油脂为宜。

（3）在生产过程中，加料需加足、均匀，若遇超负荷应立即停车，并执行退料操作。输送链的松紧用后调节螺杆调节。

（4）操作完工后，应清洗机器，保持清洁卫生。

（5）整机每年保养一次，更换各轴承内的润滑脂。

（四）其他事项

1．机器定位后，应良好接地，防止振动强烈引起绝缘板破坏后漏电。安装好接地装置，进线前端必须安装熔断器。

2．工作时不得将手伸进刀门内，以防发生意外。

3．工作时不得打开刀盘罩，以防切刀造成人身伤害。

4．安全用电。在维护保养机器前，必须关闭电控箱内总电源。

（五）常见故障及排除方法

转盘式切药机常见故障及排除方法见表7-2-4。

表7-2-4　常见故障及排除方法

故障的现象及原因	排除方法
物料切不断	
原因：a. 刀片刃口不锋利	a. 磨刀或更换刀片
b. 切刀与定刀间隙过大	b. 松开切刀固定螺栓，重新调整切刀与定刀间隙
输送链不动	
原因：a. 输送链条断裂	a. 重新结合输送链条
b. 蜗杆或蜗轮损坏	b. 更换蜗杆或蜗轮
c. 齿轮磨损严重，间隙过大	c. 更换齿轮

续表

故障的现象及原因	排除方法
输送链条与刀口顶撞弯曲或有异响	
原因：链条槽内或齿轴上的杂质未清除干净	a. 清除链条槽内杂质
	b. 更换弯曲链条销轴
	c. 修磨刀门入口圆弧处圆角
电机无法启动	
原因：a. 无供电或电压低或欠相位	a. 检查供电源情况，测量电压及相位
b. 加料时超负荷	b. 待启动后加料或减少并均匀地加料
c. 检查电器元件是否损坏	c. 更换或维修损坏的电器元件
刀盘轴承发热或转不动	
原因：a. 两组刀盘轴承座位移	a. 重新定位安装两组刀盘轴承座
b. 轴承缺少润滑油	b. 轴承内注入润滑油
c. 轴承损坏	c. 更换轴承

三、金属履带往复式切药机

（一）结构及原理

主要由切刀机构、药材输送机构、机架及电动机、V 形带传动机构等组成（图 7-2-9）。切刀机构为一曲柄 – 摇杆机构：曲柄为装在机身左下方大飞轮轴上的曲轴臂；连杆为连接曲轴臂与刀架体之间的叉架杆；摇杆则是以机架为旋转中心的刀架撑杆，并与刀杆体叉架杆铰接。切刀就装在刀架体上，随着曲柄曲轴的转动，连杆（叉架杆）就带动摇杆（刀架撑杆）做上下弧形摆动。切刀与固定在机体上出料口间的间隙应调整在 0.5mm 以上，此间隙值的调整由两边刀架撑杆的撑杆调节螺丝实现。切刀下方紧挨出料口处装设有一条用硬橡胶制成的“砧板”，物料将在此处被切断。药材输送机构由料盘、上输送链、下输送链及输送链步进机构组成。两输送链轴端装有一对互相啮合的转动齿轮，转动齿轮由与五星轮同轴的间歇运动小齿轮带动。大飞轮端面装有偏心调节机构，形成与飞轮转动中心有一定偏心距的曲柄，此曲柄与步进机构连杆、五星轮组成间歇进给的另一个曲柄 – 摇杆步进机构。五星轮（图 7-2-10）为一可变向的超越离合器。其上有“进”“退”“停”三操控档位，五星轮内的滚柱间歇受挤压、放松带动五星轮轴间歇转动。飞轮每旋转一圈，步进机构的曲柄也旋转一圈，并通过连杆推动摇杆使五星轮作一次摆动，五星轮轴小齿轮带动输送链作一定移距的步进运动，通过调节偏心调节机构的偏心距调节步进距离，以达到控制切片厚度的目的。上、下两条输送链的松紧度各由上、下输送链调节螺丝进行调节。待切药材排放在用 304 或 1Cr18Ni9 不锈钢制成的料盘上，靠人工将药材送入输送链入口，上、下输送链呈张口喇叭形，将药材压送向出料口，经出料口后由切刀切制，切刀下切时，输送链不运动，待切刀上行时，输送链做药材送进运动，送进量的大小根据所需切制药材的片厚或段长确定，通过调节步进机构的曲柄偏心量实现。切片机机座底部放置电动机，由电动机上小V形带轮通过V形带带动大飞轮上的大V形带轮，使整机协调运动，被切割过的药材通过出料斗引出。

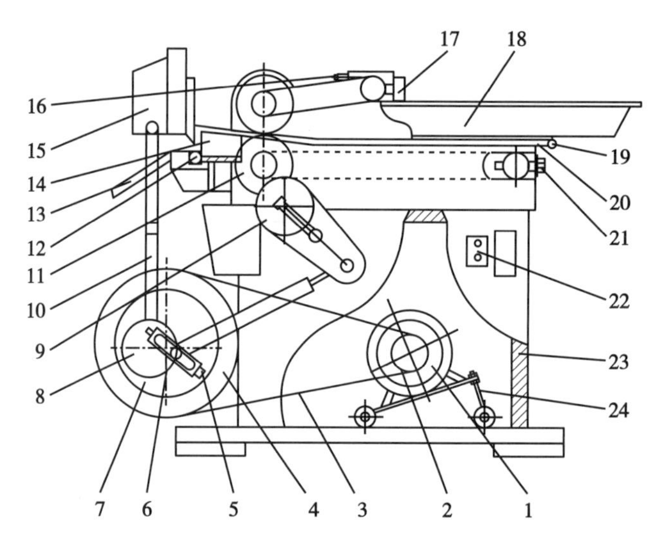

1. 电动机；2. 小带轮；3. 三角胶带；4. 大带轮；5. 偏心调节螺丝；6. 偏心调节螺母；7. 甩心盘；8. 偏心轮；9. 五星轮；10. 支架杆；11. 转动齿轮；12. 砧板；13. 出料斗；14. 出料口；15. 刀架体；16. 上输送链紧固螺丝；17. 上输送链调节螺丝；18. 料盘；19. 撑杆调节螺丝；20. 刀架撑杆；21. 下输送链调节螺丝；22. 按钮开关；23. 机壳；24. 电动机底板调节螺丝

图 7-2-9　QYJI-200 金属履带往复式切药机结构

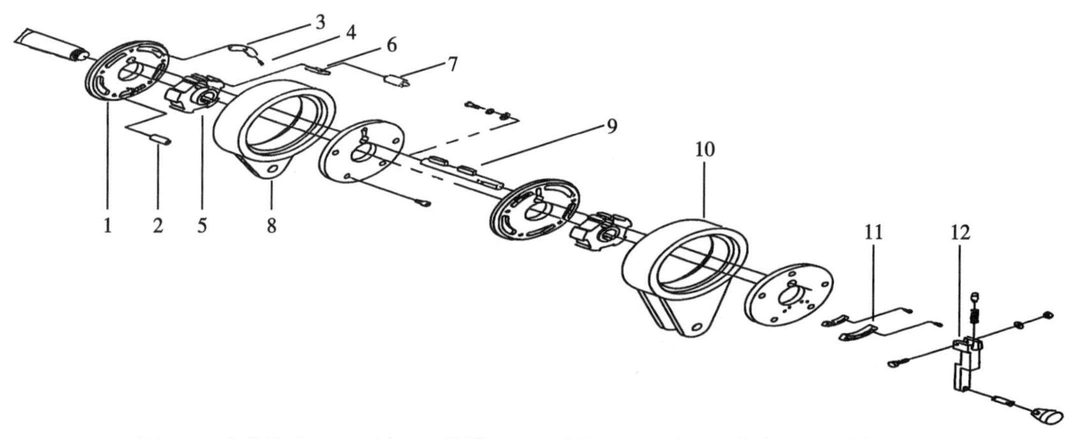

1. 侧板；2. 连接柱头，3. 腰块；4. 弹簧；5. 五星轮；6. 钢片；7. 滚珠；8. 五量轮固定环；9. 换挡杆；10. 五星轮运动环；11. 手柄靠座；12. 换挡手柄

图 7-2-10　五星轮（超越离合器）总装图

（二）操作

将软化好的药材整齐、均匀地排放在料斗上，再由人工将药材推送至输送链的入口，药材将被上、下作对滚运动的链辊压紧，由输送链把物料步进输送向刀口，对药材进行截切。切出药材的厚薄由步进机构上的曲柄具有的偏心量决定，将偏心量减小则切片厚度变小，反之则片厚增大。切药中途若需停顿或欲退出刀门内的物料时，可选停机，然后将五星轮上的手柄拨至“退”档，启动机器可将未切物料退出刀门。若将五星轮手柄拨至“停”档，则仅有切刀上下往复运动，输送链则不运动。生产中加料需加足，铺排应均匀，若遇超负荷应立即停车。

（三）特点

1．结构刚度大，配用电机功率大，切制力强。

2．主要适用于截切全草、根茎、皮类、叶类药材，不适用于颗粒状、果实类药材的切制。

3．由于本机的切刀运动轨迹是弧形，药材切片形状也带弧形，要求切片薄且平直者不适用。

4．每次送料时，要求使物料均匀充满出料口，加料不足易导致切制的片形差。由于药材的一对输送辊链与切刀刀口之间存在一段距离，药材切到最后，这段距离内的药材就无法切制。

5．由于输送链节之间、输送链与挡板之间存在缝隙，药材容易嵌塞其中，易造成堵塞，输送药材不畅，甚至引起机器超负荷、漏料。此时应停机，将五星轮上手柄位置拨至“退”档，再开机退出物料，进一步清理输送链各部位。

四、金属履带转盘式切药机

原名为转盘式切药机。

（一）结构及原理

整机由切刀结构、上输送链与下输送链组成的送料装置、动力与变速箱及机架、料盘组成（图 7-2-11）。

1．**切刀机构**　切刀机构是由动刀盘及定刀口（出料口）组成的剪切药材的装置。定刀口即矩形的出料口与上、下输送链出口相接；切刀为一旋转圆盘，其上在 180° 方向装有 2 把直刀，刀刃凸出刀盘压板表面一定距离，这一距离即切片厚度。根据所需饮片厚度调整刀盘压板与刀口的距离。调整方法是先松开转盘空心轴后的锁紧螺母，再松开顶头螺钉，然后旋转调节螺母，使刀口与刀盘压板产生相对位移。若使调节螺母做顺时针旋转，则刀盘压板向前，刀口与压板距离变小，切出饮片厚度变薄。达到所需距离时，拧紧顶头螺钉，再将锁紧螺母拧紧，如果调节螺母做逆时针旋转时，则刀盘压板往后退，刀口与压

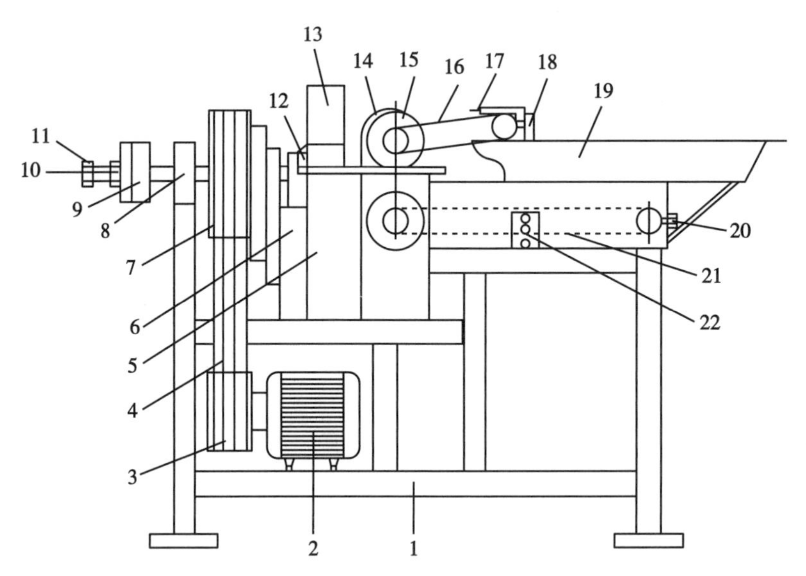

1. 机架；2. 电动机；3. 小带轮；4. 三角胶带；5. 减速箱；6. 被动轴；7. 切刀盘驱动机构；8. 主动轴轴承；9. 调节螺母；10. 小螺母；11. 顶头螺钉；12. 变速手柄；13. 刀盘防护罩；14. 齿轮防护罩；15. 传动齿轮；16. 上输送链；17. 上输送链紧固螺母；18. 上输送链调节螺钉；19. 进料盘；20. 下输送链调节螺钉；21. 下输送链；22. 电器按钮开关

图 7-2-11 QYJ2-200 型转盘式切药机结构简图

板距离增大，切出饮片的片厚也增加。间距调整好后，调节螺母应向顺时针方向稍微转动一下，将螺纹间隙消除，最后将顶头螺钉及锁紧螺母拧紧。

2．输送链 下输送链由装在机架轴承上的前后链轴支承为水平位置，链条用不锈钢或碳钢铸成，不易生锈或打滑，输送能力强。链条松紧由下输送链调节螺钉调节。上输送链由前后两根链轮轴支承，但稍作倾斜使与下输送链组成喇叭口状。上输送链的松紧也由后面的调节螺钉调节。位于前面的两根链轮轴一端装有一对相互啮合的齿轮，使上、下输送链等速运动。在输送链后有进料盘与之相接，将料盘上的物料布排均匀，再以人工送料入输送链。

3．动力传送变速系统 动力传送变速箱安装在机架的右侧。由电动机通过 V 形带带动刀盘驱动机构使刀盘转动，刀盘轴上还装有宝塔变速箱，通过 V 形带带动，位于切药机右侧。电动机通过 V 形带驱动刀盘驱动机构，使刀盘旋转，刀盘轴上还装有宝塔 V 形带轮，可选择两档速度，以 V 形带驱动减速箱上的输入宝塔 V 形带轮。变速箱由齿轮－蜗杆二级变速器组成。先经滑移齿轮实现一级变速后，再经蜗杆蜗轮进行二级变速，动力由蜗轮轴输出。下输送链的前链轮轴右端与蜗轮轴同轴，左端装有的齿轮与上输送链轮轴上装有的齿轮互相啮合，使上、下输送链同步将待切物料压送入切刀口。

（二）操作

根据需切饮片的片厚，调整好转盘上刀盘压板与刀口的距离、刀口与刀门出口的距离，应调整在 0.5 ~ 1mm，然后调整变速箱手柄到相应切片厚度位置。经过润制软化的药材均匀地排放在进料盘上，由人工将药材推送至输送链的入口，药材被上、下输送链压送进入刀门，刀门相当于定刀口，转盘刀相当于动刀，药材被输送链推出顶着刀盘压板，动刀截切得到预先调节好的一定片厚的饮片。

根据切制药材的不同，调整时应注意以下几点：

1．切制丹参、当归、川贝母、毛香附等药材时，刀面与刀盘压板表面的间隙如为 1mm，减速箱变速手柄亦应拨到 1mm 档，二者必须相符，否则会出现片形不符要求或因超负荷停机，长期过载易损坏电动机。

2．切制半夏、槟榔、延胡索等表面较光滑的药材时，输送链的进给度应超过刀盘口与压板间的距离。如要求切片厚度为 3mm，则变速手柄应拨至 4 ~ 6mm，这样可减少斧头片的出现。

3．切制全草类、茎秆类药材，可将盘面退到底，不使药材接触磨损台面，以减少摩擦发热及切削阻力，减少盘面磨损。

操作中若遇堵料、停机等情况，应停机后倒车退出物料，对刀门、输送链等部位进行清理，检查原因，排除故障后再开机。例如，可检查刀口是否锋利，动刀与刀门间距是否过大或超过 1mm，或刀门是否磨损过度，皮带是否松动、未张紧等，这些原因都可能引起堵料及停机。

（三）特点

1．该切药机的切制原理为动、定刀间的剪切，配用电机功率大，故产量高。

2．适用于切制全草、根茎、颗粒及果实类药材。

3．由于通过输送链连续送料，切刀每转 2 次进行断续切制，因此无法避免物料与刀盘压板的挤压及摩擦，会产生药屑与不规则片，同时，还会造成无谓的电机能耗及刀盘的发热与磨损。

五、柔性带直线往复式切药机

柔性带直线往复式切药机一改以往剁刀式及剪切式切割药材原理，采用切刀做上下往复运动，物料由食品级橡胶带或聚氨酯带输送入刀口，切刀直接在输送带上切料，模仿在砧板上切料的原理切制药材。

（一）结构及原理

该机由切刀做上下往复运动的刀架机构、输送带及同步压送机构、步进送料变速机构及机架传动系统等组成（图 7-2-12）。

1．**刀架机构**　刀架机构为一双柱刀架，双柱在机身导套上可以上下运动，刀架上有装刀杆，其上装有切刀、压刀杆。刀架机构双柱的下方与曲轴箱上左右两个上下运动滑块

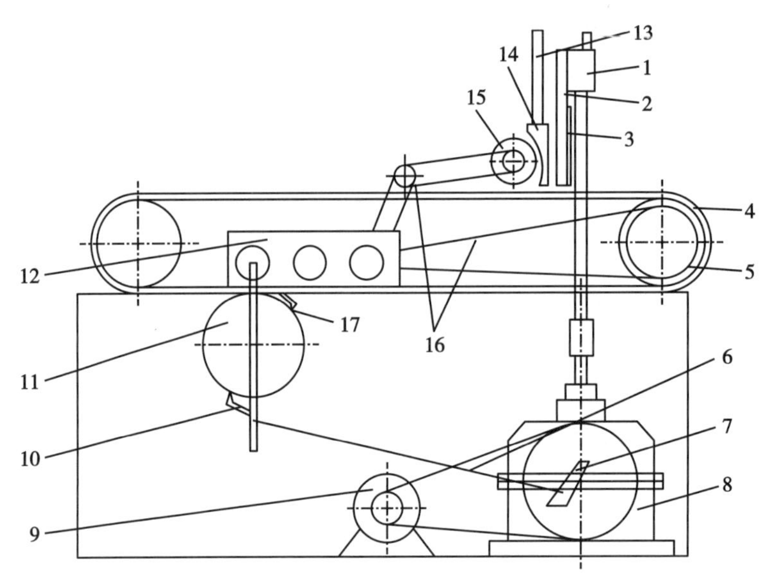

1. 刀架机构；2. 装刀杆；3. 切刀；4. 输送带；5. 输送带轮；6. 连杆；7. 偏心块；8. 曲轴箱；9. 电动机；10. 驱动爪；11. 棘轮；12. 齿轮箱；13. 压送机构；14. L形铝块；15. 小滚轮；16. 链条；17. 止动爪

图 7-2-12 柔性带直线往复式切药机结构简图

连接，以提供刀架的上、下运动。

2．输送带及压送机构 输送带支承在前后 2 个输送带轮上，输送带轮装在机架轴承上，靠近刀架的输送带轮为主动轮，做间歇运动，动力由齿轮箱输出轴通过链条传动提供。压送机构紧靠在刀架机构的后面，是一个带双柱的横梁，横梁上装有带齿的压料小滚轮、引导药材的 L 形铝块，双柱可以在机架的导套上下滑动，压料小滚轮由齿轮箱输出轴通过链条提供间歇转动。压料机构附加一定的配重以保持对药材一定的压送力，整个压料机构由一杠杆手柄操纵其升抬位置。

3．步进送料变速机构 在切药机的左侧装有一个步进送料变速齿轮箱，内有 3 根齿轮轴，9 只齿轮，左、右两轴上装有可用手柄操作的滑移齿轮，每个手柄有 3 个位置，不同的手柄位置可以搭配出 7 种不同的传动比。变速箱左边轴为动力输入轴，轴上装有棘轮、驱动爪和止动爪，变速箱的动力来自刀架机构下的曲轴箱，其左侧伸出一装有大 V 形皮带轮的传动轴，大 V 形皮带轮上装有一偏心调节机构（图 7-2-13）。它与变速箱上的棘轮摆动轴和连杆组成一“曲柄－摇杆”机构。改变偏心调节螺杆上滑块的偏心距即可调节曲柄－摇杆机构中曲柄的长短（即偏心的大小），也就调节了摇杆（即棘轮摆动轴）的摆动角度。变速箱右边的输出轴通过变速的间歇转动转角，输出轴上装有 2 个链轮，一个带动输送带前面的主动轮做间歇转动，从而使其上的输送带做步进运动。另一个链轮则带动压送机构上的压料滚轮一端的链轮，使压料滚轮与输送带做同步的间歇运动，将物料推向刀门供切制。

由于变速箱为有级调速，通过对变速箱调速改变输送距离来控制饮片的厚度，切制的饮片厚度与变速箱有一定关联。通过改变偏心螺杆上滑块的偏心量可以改变曲柄–摇杆机构中摇杆的摆角（即驱动棘轮每次能拨过的齿数）也可以调节切片厚度。棘轮机构中摆杆上装的驱动爪可推动棘轮做间歇转动，在机架上还装有止动爪，可以防止摆杆回摆时因摩擦带动棘轮反向转动。

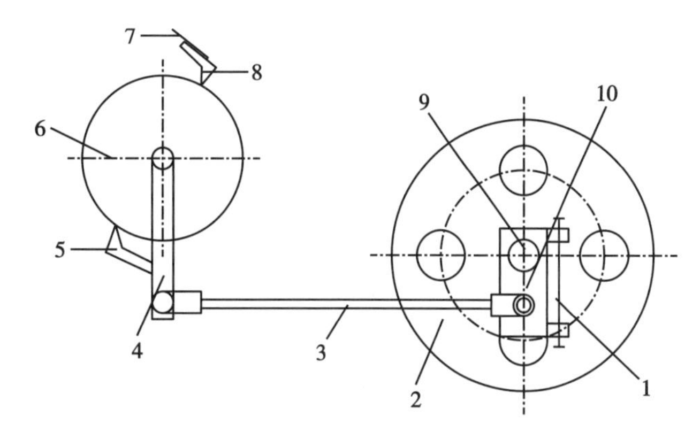

1. 偏心调节机构；2.V 形皮带轮；3. 连杆；4. 棘轮摆杆；5. 驱动爪；6. 棘轮；7. 压板；8. 止动爪；9. 皮带轮中心；10. 偏心块

图 7-2-13　偏心调节示意图

4．机架、动力及曲轴箱　机架由槽钢焊成一整体构架，具有足够的强度与刚度，在底座上装有电动机，通过 V 形带带动曲轴箱外的大带轮，曲轴箱内为曲柄–滑块机构。曲轴为机构中的曲柄，箱内连杆一头与之铰接，另一头与箱体左右两侧做上下运动的导杆（滑块）相连。伸出箱外的左右两导杆，再与刀架机构上的双柱连接在一起，带动切刀做上下往复运动。切刀的上下运动与输送带的进给运动应相互配合，这在机器装配时已调整好，即切刀下切时送料进给运动停止，切刀退出时，输送带才进给。

机架以全不锈钢制成，除切刀外，其余与药材接触的金属部件如装料盘、导向罩、出料口等均用 304 或 1Cr18Ni9 不锈钢制成。

（二）操作

1．装料与切片长度　将已经软化的药材整齐、均匀地排布在装料盘上，装料厚度宜在 5cm 以下，如料层较松可稍超出 5cm，经压送机构压出的料层厚度应保持在 4cm 以下，以保证不超过刀片升起高度。待切物料由输送带及压送机构自动压送进入刀口切制，切片厚度可通过调节变速箱的左、右手柄位置搭配及调节偏心螺杆上滑块的偏心量以达到要求。变速箱上的“截断长度–齿轮档位配位表”所载的切片厚度是指棘轮转动 1 个齿时的数据，当调节偏心块调节机构的偏心量（曲柄–摇杆机构的曲柄长度），使摇杆每摆动一次能拨过 2 个齿时，表列切片厚度应乘 2，同样如能调节到棘轮拨过 3 个齿则表列值乘 3，以此类推可获得应有的切片厚度。推动棘轮齿数最大不超过 10 个齿。

2．切刀安装与调整　切刀切入输送带深度应调整准确。切入过浅则药材切不断，切入过深则易伤及输送带，影响输送带的使用寿命。切刀深度应针对不同物料仔细调试，以能切断药材又不伤及输送带为度。此外，装刀的刀刃与输送带平齐与否以及刀刃的锋利程度也与切药机能否正常工作有密切关系。

3．精制饮片切制　该机切制的最薄片为 0.7mm，最大长度为 60mm。由于采用齿轮–棘轮机构进行步进式输送药材，送料尺寸十分精确，误差可以控制在切制尺寸的

10% 以内，能切制尺寸统一、片形整齐的精制饮片。将已经软化的药材整齐均匀地排布在输送带上，药材的长度方向与切刀面需垂直（否则易出现斜切现象），除草类、叶类药材外，料层厚度不宜过高，一般为药材当量直径的 2 倍左右。为避免高速切制时切片与切刀粘连，在切刀下落时被切碎，可适当放慢切刀的速度。

4．**颗粒饮片切制** 将已经软化的药材堆放在输送带上，在理想情况下，经一次切制成片状饮片，经二次切制成条状饮片，再经三次切制便成为颗粒饮片。但在实际切制时药材不可能排布得非常整齐、均匀，因此经第三次切制的饮片需要筛选后进行再次切制，直到全部过筛为止。通常情况下，颗粒饮片的尺寸是指平均尺寸，颗粒饮片的最大和最小尺寸由筛网孔的大小决定，切药机的切制尺寸宜适当大于颗粒饮片的平均尺寸，一般为 10%~20%，这样可以减少切制的碎末，提高生产效率。

（三）特点

1．该机可切药材种类较多，如根茎、草叶、块根、果实类药材都可以切制。切药为“切刀 + 砧板”方式，切刀直落在输送带上，切制片形平整，切口平整光洁，切制碎末较其他切制方法少 5%~8%。

2．切刀运动与输送带运动得到较好配合，不会产生切刀下切时物料还在运动的情况，采用齿轮 – 棘轮机构进行步进式输送药材，故切片尺寸准确、片形好、成品得率高。

3．输送带替代输送链，物料输送面平整光滑，避免了药材嵌塞、漏料等缺陷。

4．该机的电动机安装有变频调速器，因此电机转速可以无级调速，用户可以根据药材的物理性能、切片厚度、产量调节合适的切制速度。但若调至最高工作频率时，截切药材的片厚（长度）应限制在 6mm 以下，切制料段长度越长，切刀的工作频率（电机转速）应越低。

5．机器运转时，应注意防止物料漏入下侧输送带上，应及时清理，尤其对一些黏性的药料，如粘在输送带内侧不及时清理，会带到前面的主动输送带轮表面上，引起砧切面抬高而切伤输送带。

6．该机可配用切制颗粒饮片的专用成形刀具，可切制出 4~12mm 见方的颗粒饮片。

六、高速万能截断机

高速万能截断机是在直线往复式切药机的基础上改进而成，具有易清洗、不漏料、噪声小等特点。

（一）结构及原理

整机由上下往复运动的切刀机构、输送带及同步压送机构、送料曲柄 – 摇杆机构及机架与传动系统组成（图 7–2–14）。

1．**切刀机构** 该机切刀机构为双导柱，刀架用一对连架杆固定在机身的上、下两个

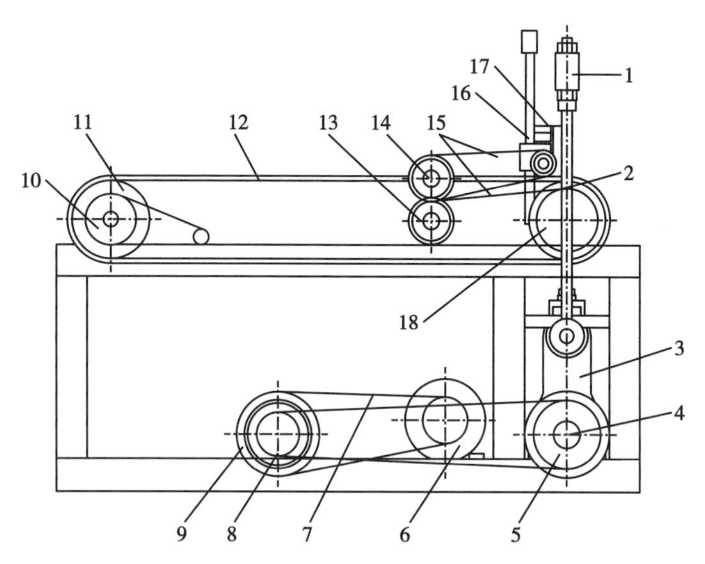

1. 切刀机构；2. 连架杆；3. 连杆；4. 曲轴；5. 大带轮；6. 电机；7. V形带；8. 从动小带轮；9. 从动大带轮；10. 反向逆止器；11. 后输送带轮；12. 输送带；13. 齿轮；14. 中链轮；15. 链条；16. 导向杆；17. 压送滚轮；18. 前输送带轮

图 7-2-14　QGW 高速万能截断机结构简图

导套间做上下滑动，刀架上有装刀钩头，便于刀片定位并用压刀板将其固定在刀架上。刀架机构的双导柱连架杆下端与下方的两个连杆以铰链连接。连杆再和曲轴、曲柄组成切刀的曲柄 - 滑块机构。当曲轴旋转时，带动其上的偏心轮（曲轴）转动，连杆就带动滑块（刀架的双柱）上下做往复运动。曲轴中间另装有配重块，以平衡曲轴的偏心力，减少机器的振动与噪声。

2. 输送带及同步压送机构　输送带的前后输送带轮安装在机架滚动轴承座上，靠近切刀机构处的带轮为主动轮，轮轴一端装有链轮。输送带的步进机构为曲柄 - 摇杆机构。机构的曲柄为装在曲轴上的偏心调节块，偏心调节块铰链中心与曲轴旋转中心形成一定的偏心距，该偏心距即为机构的曲柄。连杆是一个被折弯的两头带铰链的刚性杆件，摇杆为一单向转动的逆止器。当偏心调节块绕着曲轴中心旋转时，连杆就带动逆止器做上、下一定幅度的摆动，调节偏心块的偏心量（即机构的曲柄长短），可以调节逆止器的摆动角度，进而可控制输送带的进给量。在偏心块的偏心调节丝杆处固定有标尺，按此示值即可切出相应厚（长）度的饮片（图 7-2-15）。

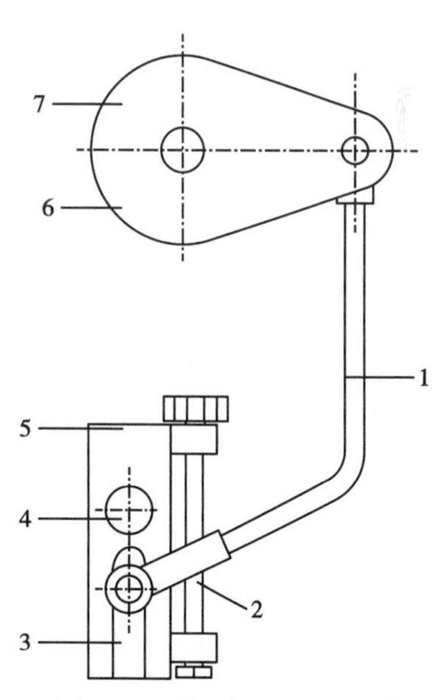

1. 连杆；2. 调节丝杆；3. 偏心调节块；4. 曲轴；5. 偏心块；6. 逆止器；7. 前输送带轮

图 7-2-15　送料步进机构偏心调节示意图

为了防止逆止器在向下摆动的空行程中可能出现

的由于摩擦作用带动主动带轮反转，在输送带的后带轮轴上还装有另一个反向逆止器，它可以确保输送带只能向一个方向运动，不能反向运动。紧挨在切刀机构后面的压送机构也是一个带双柱的横梁，横梁上装有带齿的压送滚轮，引导药材的L形铝块，双柱可以在机架的导套上下滑动，压送滚轮与输送带做同步间歇运动，以便可靠地将待切药材送向切刀口。为使输送带带速与压送滚轮的线速度保持一致，从输送带轮通过两级链传动并一对齿轮传动，再传至压送滚轮。压送机构加有一定的配重，使压送滚轮对待切药材施加一定压力，能可靠地压送药材。压送机构上方配置一杠杆手柄，可以方便地提升压送滚轮以便喂进药材。

3．**机架、动力及传动系统** 机架由槽钢及角钢焊接成一整体构架，整机具有足够的强度与刚度。在底座上装有电动机，电动机上的小V形带轮通过V形带带动中间轴上的大V形带轮，实现一级减速；再从中间轴另一头上的小V形带轮带动曲轴一端的大V形带轮进行二次减速。曲轴转动通过曲柄－滑块机构使切刀机构做上下往复运动。曲轴另一端的曲柄－摇杆机构则通过逆止器带动输送带及压送滚轮做同步间歇运动。机器设计装配中应保证在切刀下切时输送带停止运动，只有待切刀上移后输送带方做进给运动。

机架料斗及侧板可用304或1Cr18Ni9不锈钢制成。为了清理及清洗机器方便，输送滚轮带作为整体，与机器的其他部分用一个整体料斗分隔，这样可用水冲洗输送带，避免水进入电机等传动部分，而且所切制物料也不会漏到机身其他部位，全部可以承接在整体料斗中，清理维护方便，物料损耗减少。也可用于带水物料的切制，例如水产品的切制。

（二）操作

该机的操作方法与直线往复式切药机基本相同，不同的是物料步进输送装置。该物料步进输送装置采用曲柄－摇杆机构和逆止器，通过偏心调节块的位置即逆止器摆动角度调节切制尺寸。

（三）特点

该机除具有与直线往复式切药机相同的特点外，还具有以下特点：

1．切制尺寸无级可调，以适应各种切制尺寸的需要。

2．采用逆止器作步进送料机构，机器噪声比直线往复式切药机低5dB以上。

3．该机有一个整体料斗，使输送切制部分与机器其他部分隔开，物料不易落入传动部位，使机器更容易清理，甚至可以用水冲洗，而且减少了药物的切制损失，更符合GMP要求。

七、旋料式切药机

（一）结构及原理

上述切药机在药材切制过程中都是切刀运动，物料不动待切，旋料式切药机一改上述切制原理，切刀固定不动，物料相对切刀做切向圆周运动，模仿人手持水果用刀削片的原理。本机整机由进料斗、切片机构、出料斗及机架、动力传动系统组成（图 7-2-16）。

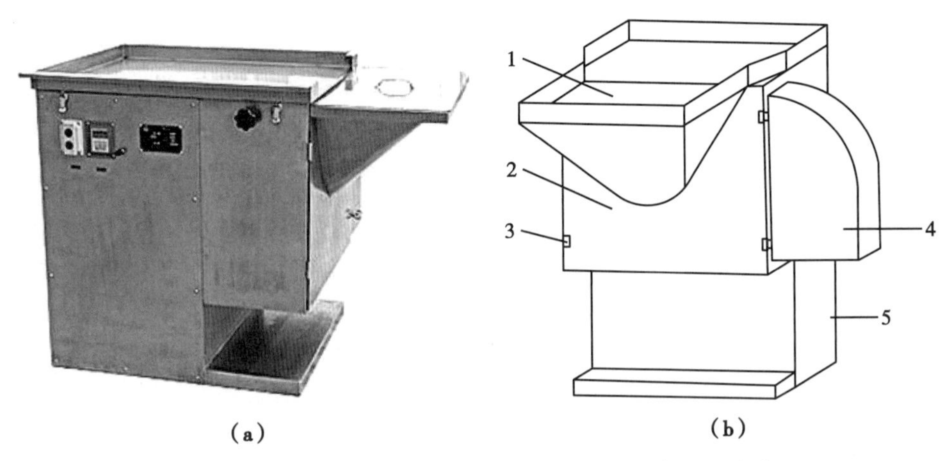

1. 进料斗；2. 料斗前盖门；3. 料斗盖扣；4. 出料口；5. 机架

图 7-2-16　旋料式切药机实物及外形结构图

（a）旋料式切药机实物；（b）旋料式切药机外形结构图。

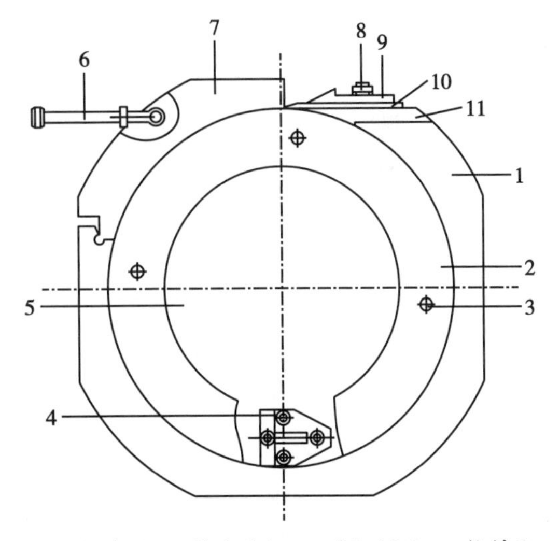

1. 固定外圈；2. 转盘盖板；3. 盖板螺母；4. 推料块；5. 转盘；6. 活动外圈调节螺栓；7. 活动外圈；8. 压紧螺母；9. 压刀块；10. 刀片；11. 外圈镶块

图 7-2-17　旋料式切药机构结构原理图

1. 切片机构　切片机由定子外圈、转盘及推料块组成（图 7-2-17）。定子外圈为一内圆外方的机匣，用不锈钢材料制成，被固定在机体上，上面装有外圈镶块、切刀片、压刀块及压紧螺母，刀片处于内圆的切线方向，刀刃处于内圆柱母线上。与刀刃相对装有活动外圈。活动外圈约占整个定子外圈的 1/4。一头以铰链与定子外圈铰接，另一头与刀刃靠平，活动外圈中间连接有调节螺栓，其把手伸出在机壳外，旋转调节螺栓可使活动外圈绕着铰链转动，可以控制切口的大小，从而调节物料切片厚度。

切片机的转盘为一圆盘，其上装有四周均布的 2～4 块推料块，推料块为角铁状，一面与圆盘面以螺钉固定，另一面则与圆盘面垂直，旋转时起推料作用。此面顶端开着的螺纹孔用于固定转盘盖板，推料块竖直高度加转盘盖板的厚度与定子端面齐平。盖板为中空圆环，中空部分为切片机入料口，转盘高速旋转时，进入转盘的物料受自身离心力作用将贴向四周定子内圆柱壁上，转盘上的推料块将物料推向定子上的切刀口，物料就被“削”去一片。被切下的片状物料飞出定子外进入出料口。根据需要，切片机构的刀盘轴线可做成水平状的卧式旋料式切药机，也可做成刀盘转轴为竖直的立式旋转式切片机。刀盘及推料块全部用304或1Cr18Ni9不锈钢制成。

2．进出料斗、机架及动力传动装置 在刀盘端面、盖板中空处，进料斗的投料口由此伸入。进料斗与料斗前盖门做成一体，旁侧有门铰接及盖扣，只有在停机需清理维护机器或需要换刀时，才能打开前盖门。机身右侧装有出料口，切成的饮片由此出料口导出，出料口两侧也各装有门铰接及锁扣，以便于清理、维护。进、出料斗及导向板均用304或1Cr18Ni9不锈钢制成。机架用角钢及槽钢焊接而成，整体强度及刚度好。在机座上有电动机底座，其上安装电动机，电动机轴通过联轴器与切片机构的转盘相连。在机身出料斗反面一侧面板上装有控制按钮，电表及切片厚度调节旋钮。

（二）操作

将经过软化的块、段状药材逐渐喂入进料斗，经投料口进入转盘中心，进入盘中的物料被转盘高速带动，物料自身质量产生的离心力把物料甩向四壁，在转盘上推料块的推动下，物料被推向定子上的刀口，被切下的切片顺着刀刃口的切向飞向出料口。

在大量切制某种药材前，应先行试切，先开动机器，待切药机转盘达到稳定转速时，调节切片厚度旋钮，切出的片厚达到要求后，即可进行正式切制。

有的被切药材具有较大的黏性，机器切制中会发出异常响声，只要在进料口加入少量清水即可顺利切制。切忌投入棉纱、布料、石块、铁器等杂物，它们将会引起切刀损坏或机器卡死。

（三）特点

1．该机切药原理为旋片式切削，切片厚度调节方便可靠，物料产生的离心力、切制力与物料自身质量成正比，故具有自适应性，单机产量高。

2．整机由于动力传动方式简单，结构紧凑，设备占地面积小，结构部件少，运转稳定，操作方便，故障少，易清洗及保养，免维护性好。

3．该机适用于切制根茎、果实、大粒种子及块状物料，如川芎、泽泻、半夏、延胡索、生（熟）地黄、玄参、生姜、白芍等药材，生产率高。

4．该机切制物料的部位具有随机性，环状或块状物料尽管切片厚度可以保持均匀一致，但初始切片的面积较小，随着被旋切表面的增大，切片面积会增大，因而切片的大小不太均匀。

八、多功能切药机

多功能切药机属于小型中药切片机，整机体积小、重量轻，便于搬动及携带，多用于切制少量药材或贵重药材，一些中药房常配置小型多功能切药机。中药材被加工后，尤其是先经切碎混合后，难以鉴别其质量及真伪，有所谓“膏丸丹散，神仙难辨”之说。面对目前的中药市场极不规范，假药、劣药横行的现状，中药房配置这类小型多功能切药机，可以现货经鉴别现场切片、加工，顾客可以购得放心饮片。

（一）结构及原理

切制原理与转盘式切药机一样，只是将转盘及切刀轴线由卧式改为立式，没有转盘式切药机的输送装置，改为手工输送切片，一般在转盘上呈 180° 方向上装有 2 把切刀，进药的输送口一般设有多种形式，如竖直进药口、不同倾斜角度进药口、方管或圆管状进药口等。为安全起见，防止手送药时误将手指送入下面的转盘刀口伤手，该机还配备有各个与输药口形状相对应的送药压手柄，以便将药材料头全部切净。药材的切片厚度改变可调节切刀与刀下的刀盘压板之间的距离，刀盘压板连有调整螺杆，其手柄伸出在台面上方，与之相配的螺旋副则固定在机架上，旋转调整螺杆手柄即可方便地改变切片厚度。切制后的饮片从切刀盘下方落到下面的接料斗内。切药机的电动机功率通常较小，不超过 1kW，一般多小于 0.5kW，可以根据需要使用单相 220V 或三相 380V 的电源（图 7-2-18）。

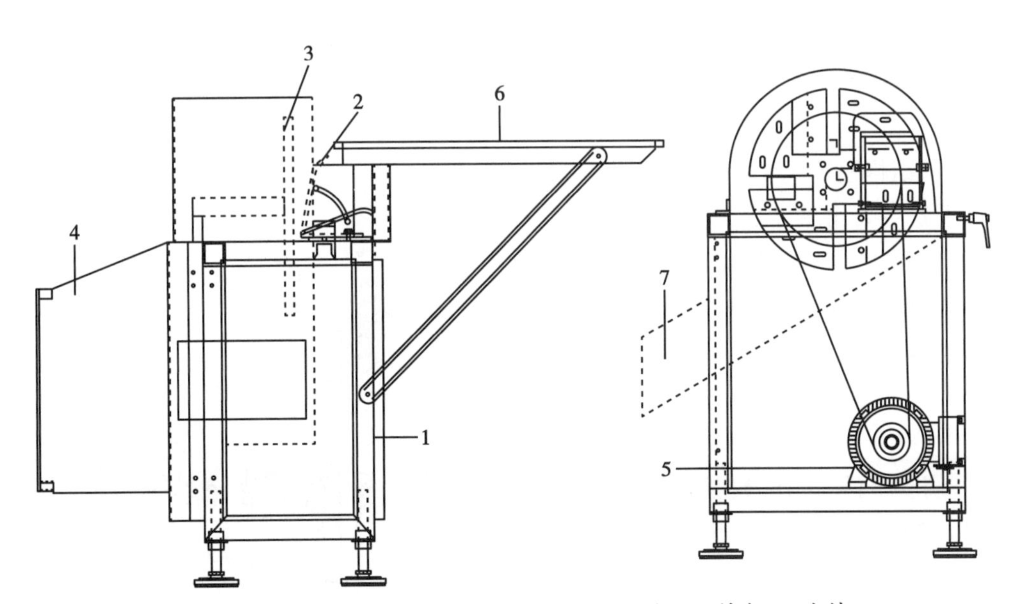

1. 机架；2. 进料架；3. 刀盘结构；4. 控制柜；5. 电机；6. 料盘；7. 出料口

图 7-2-18 多功能切药机结构示意图

（二）操作

小型的多功能切药机操作简单，接通电源后，打开电动机开关使刀盘旋转，根据要求可先对软化的药材进行试切，有的切片机调节杆上还有切片厚度参考刻度可供借鉴。开始时可先行试切，试切成功后，根据不同切片片形要求如直片、斜片（瓜子片、柳叶片）等，将药材送入不同的进药口。进药时最好使药材充满入药管，切出的片形较整齐，药材送入料口后，应用推料手柄继续推送药材，直到料头全部切完。

（三）特点

1．机器尺寸紧凑、重量轻、结构简单、容易操作。可切制各种茎秆、块根、果实类药材。

2．切药机不同的进药口可以切制瓜子片、柳叶片、正片等不同形状的斜片。

3．电机功率小、产量小，适于药房等地制作代客加工饮片。

4．切药机是最早模拟手工切制而设计出来的切药机械。剁刀式切药机一般是切药刀上下运动，将药材切段或片。

九、全自动切药机

全自动切药机可用于所有叶、皮、根、藤、草、花类和大部分果实、种子类药材或农副产品的切制加工，可切制 0.7～60mm 的片、段、条等一般饮片和 0.7～60mm 的多角形颗粒饮片。该机用特制的输送带，连续作业，自动适应进料量，适合切制颗粒和精制饮片，切制饮片损耗率≤ 3%，饮片切口平整、片形好；压料机构采用自适应压料，切片准确度及操作安全性比普通切药机高，整机完全不漏料，易清洗，易操作，易维护，不污染物料，符合 GMP 要求。

（一）结构及原理

该设备主要由主体机架、切制组件、伺服送料组件、压料结构、伺服控制系统、料盘和外框罩等组成（图 7-2-19）。

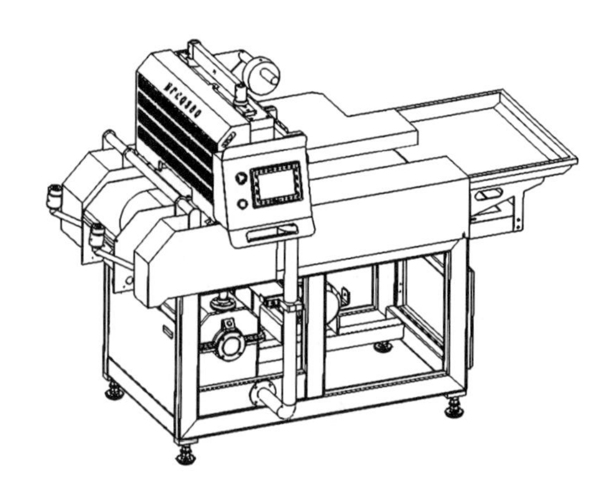

图 7-2-19　全自动切药机外观图

1．**主体机架**　由不锈钢型材焊接制作而成，具有足够的刚度与强度，美观大方。

2．**切制组件**　由电机驱动带轮减速后驱动曲轴箱，通过 2 根连轴驱动，连轴与顶部刀架固定，刀架在直线导轨的导向下，达到上下运动的目的。

3．**伺服送料组件及压料结构**　通过伺服电机驱动皮带和压料结构，通过接近开关的信号，切刀每切制一次，伺服电机就驱动送料一次，在两者的衔接下达到定额连续切制的目的。切制过程中，在压料结构的作用下，切制中的物料不会移位，保证了片形的一致性。

4．伺服控制系统　通过可编程逻辑控制器（PLC）控制送料结构和压料结构，保证了送料长度的准确性和一致性，设置触摸屏控制界面，设置切制速度和切制长度，适应不同的工艺要求。

5．料盘　用于暂存物料，方便人工上料，整洁大方，无死角，方便清场。

6．外框罩　防护传动结构，保护人工安全，防止卡料漏料，方便清场。

（二）安装与调试

1．安装　将设备置于坚实、平整的水泥地面，四角垫上橡皮块，如地面不平，可以调整地脚螺栓使机器平稳着地。

2．取刀　打开前门，用手转动皮带轮，让切刀处于最高位置，用扳手拧开压刀螺母，取下刀片。

3．装刀　用手转动皮带轮，让切刀处于最低位置，将刀悬挂于刀架梁的两个刀架杆上，并拧紧切刀锁紧螺栓。在刀片安装后、试切之前，手动转动皮带轮将刀运行至尼龙垫板并保持一定的间隙，以防止机器运转时打刀现象。

4．调整切刀深度　准备一张白纸放于切刀刃口下，用手转动曲轴箱带轮将刀片运转至最低点，分别松开刀架梁两端上下 M24 螺母，调整切刀刃口至切到白纸为准，直至切断或产生压痕为准，锁紧两端的 M24 螺母。在机器运转后若发现切不断物料，则再把刀架梁两端下部并列的 M24 螺母向下微调，并把上下螺母锁紧，以此方法调整切刀深度（图 7-2-20）。切刀切勿调整过深，以免切坏输送带。

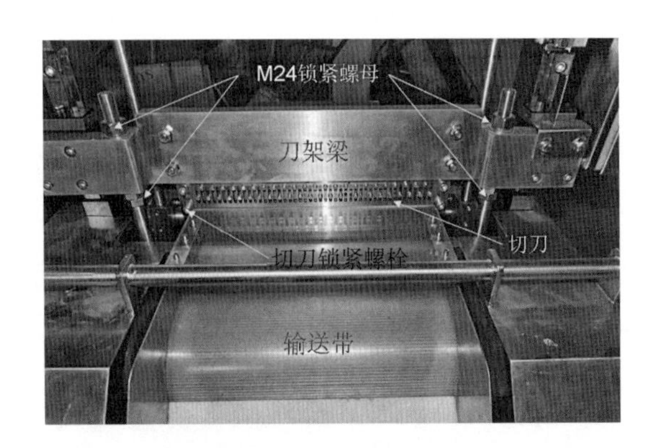

图 7-2-20　全自动切药机切刀

5．连接电源　电源进线直接入三相 380V 交流电源（注意：请一定要接好地线）。

6．接地　将电器控制箱和机身可靠接地。

7．试车　清理机器周围杂物，特别是输送带上的物品，并确认已取下切刀，用手转动皮带轮数周，无异常情况后启动电机，查看带轮转向是否与标示方向一致（转向不对时调换电机的任意两根相线），正常试车运行数分钟后即可关机。

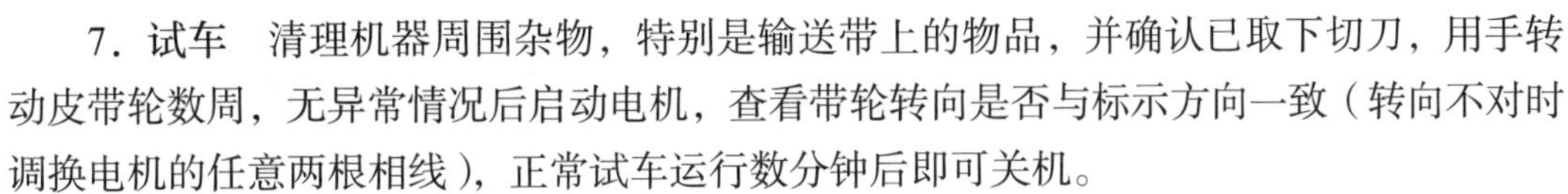

（三）触摸屏使用方法

全自动切药机操作人员采用人机界面，通过 PLC 对切药过程进行精准的定长控制，长度设置的最小分度值为0.1mm，切刀频次最大300次/min。系统上电后只要设置需要切制的定长和切刀频次，按“自动状态启”即可实现整机启动，按“自动状态停”实现整机停。具体操作为：

1．开机及画面

（1）上电显示的初始画面（图7-2-21）。

（2）按“进入”按钮，跳出登录框（图7-2-22）。

（3）输入正确的用户名和密码，按“确认”按钮，进入主画面（图7-2-23）。

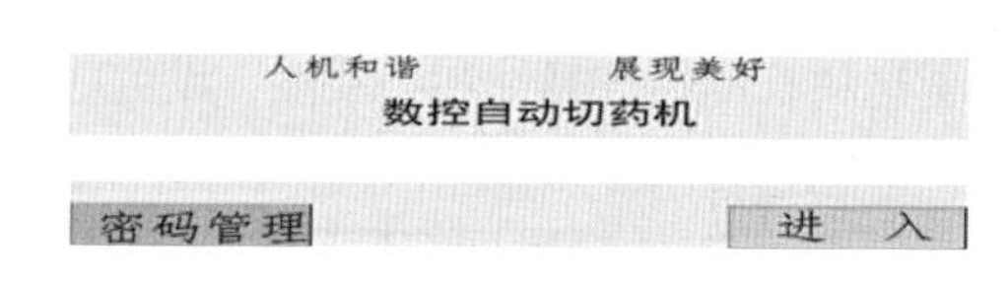

图7-2-21　初始界面图

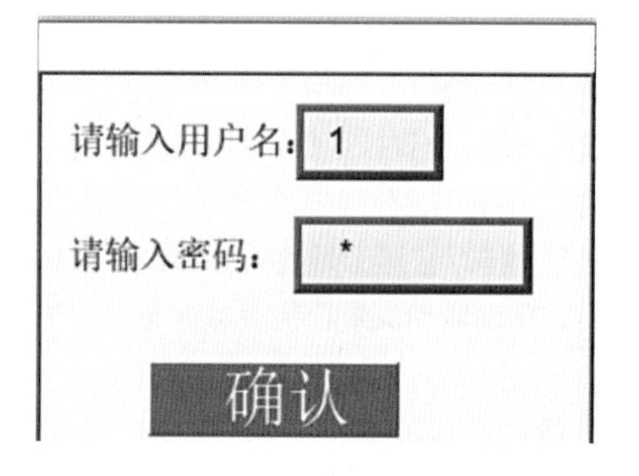

图7-2-22　登录界面图

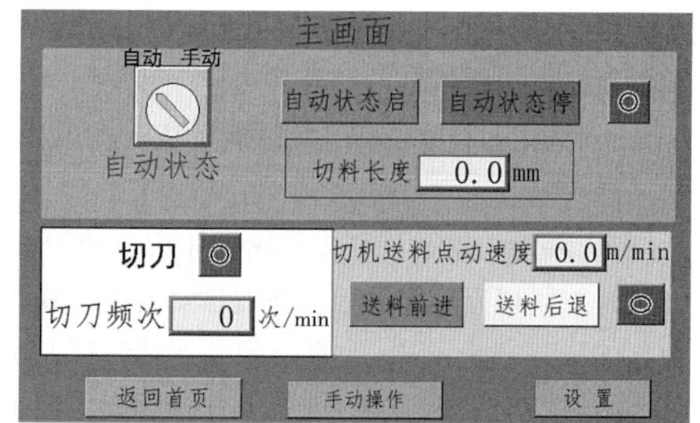

图7-2-23　主面画图

（4）在主画面中按“手动操作”和“设置”按钮后进入下一画面（图7-2-24，图7-2-25）。

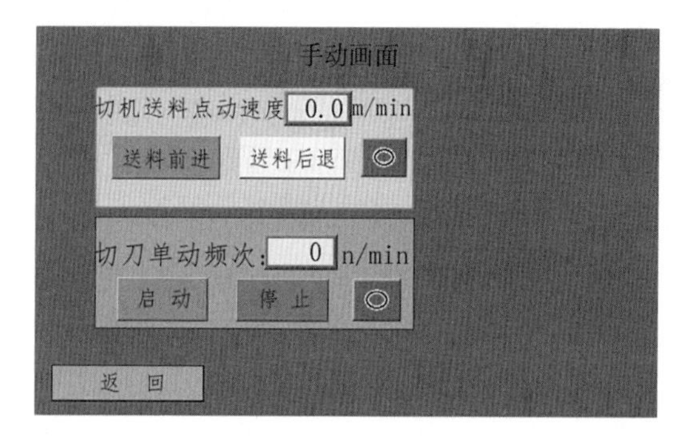

图7-2-24　手动画面

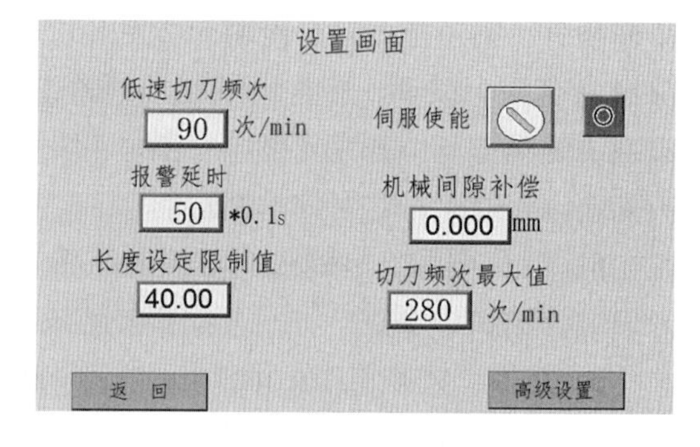

图7-2-25　设置画面

2．**手动模式**　在主画面中拨动“手动自动切换”按钮至“手动”工作状态，即可对设备进行切刀单独启停和送料机构的点动进退控制（图7-2-26，图7-2-27）。

图中频次和点动速度设置值只对应手动状态；在图7-2-26中，设置好切刀的频次

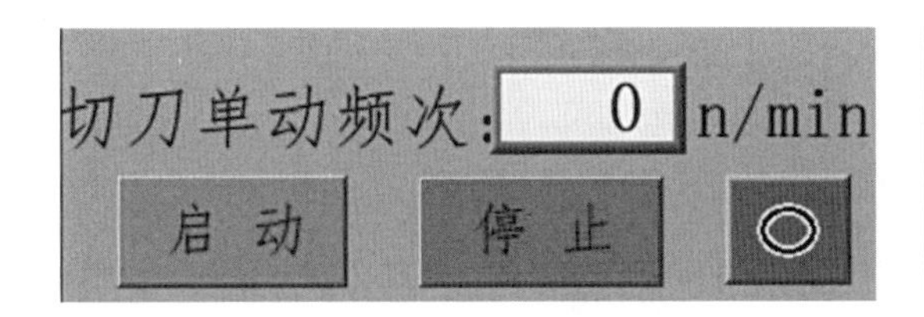

图 7-2-26 切刀单动频次

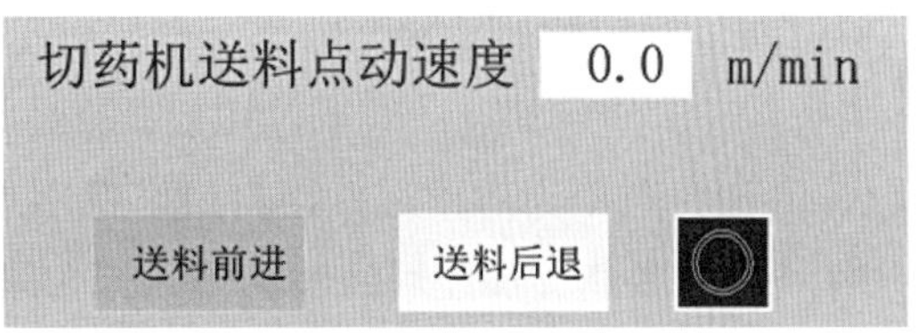

图 7-2-27 切机送料点动速度

值，按“启动”和“停止”键，切刀电机即会根据设置的频次值单独运转和停止；在图 7-2-27 中，设置好点动速度值，按“送料前进”和“送料后退”送料装置即会进行相应的运动，送料速度最大不超过 8m/min。

3. **自动模式** 在主画面中拨动“手动自动切换”按钮至“自动”工作状态，即可对设备进行自动切药的启停控制。启动前先设置好切料长度和切刀频次，物料的长短决定切刀频次的最大值，如所设长度无法在所设频次下完成，系统会发出如图 7-2-28 的系统提示，此时只要减小切刀频次设置值至不出现提示即可。

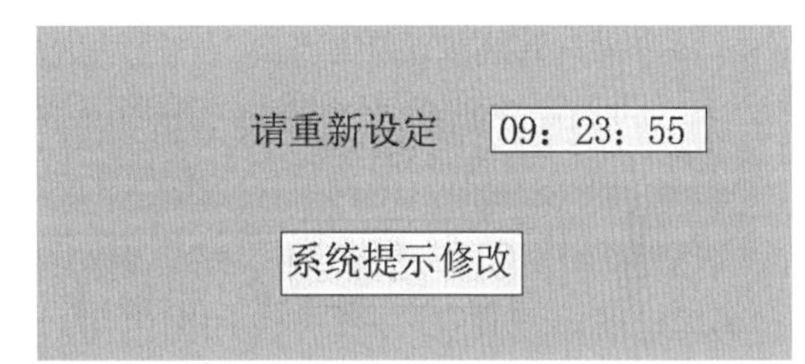

图 7-2-28 切药机自动系统提示

自动状态下只要设置定长控制的切料长度和切刀频次即可，送料速度系统会根据定长和频次自动计算。第一次按“启动”键时设备处于低速预启动状态，此时运转指示灯闪烁，当操作人员认为准备工作已完成，可再按一次“启动”按钮，设备进入正常设置速度工作，此时运转指示灯常亮。

4. **参数设置** 如图 7-2-26 参数设置页面中“低速切刀频次”为预启动时速度，“长度设定限制值”和“切刀频次最大值”为正常生产时的限制值，此页面参数为日常管理用参数。

5. **报警** 当变频器或伺服驱动器发生故障时，画面会弹出提示信息（图 7-2-29）。此时需打开控制箱查看变频器或驱动器的实际故障代码，找出故障原因并解决。

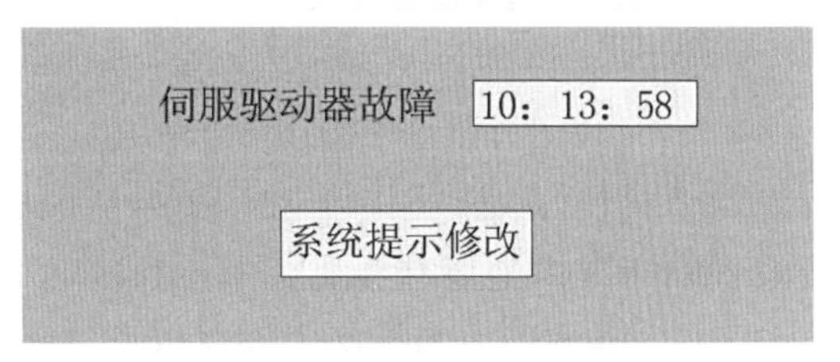

图 7-2-29 提示信息

6. **用户管理** 初始密码（示例）见表 7-2-5。

表 7-2-5 初始密码表（示例）

用户名	1	2	3	4	5	6	7
密码	111111	222222	333333	444444	555555	666666	777777
权限	员工	员工	员工	班长	班长	主任	主任

（四）使用注意事项

1．正常使用每隔一天或停用后首次使用，需对全部运动部位加润滑油（脂），加油量以不滴油为限（为防止污染物料，可选用食用油作润滑剂）。刀架梁两端的直线滑轨每周加注一次锂基脂，加注后及时清理溢流出来的废油。

2．物料中不得有金属或石块等硬物，以免损坏切刀和输送带。

3．运转时应及时清理输送带下侧物料，以免黏性物料带至前后辊轮造成输送带膨胀断裂，同时导致输送带左右偏移。

4．运转时有时可能会出现输送带不走或切制尺寸偏小，一般是输送带打滑，请张紧输送带（在输送带不打滑的情况下，建议输送带不要张得太紧）。

5．出于安全考虑，机器用毕应拆卸刀片，每次装刀后需先用手旋转皮带轮一周，以确认刀片切入的深度是否合适。

6．为提高生产效率，根据实际情况建议每使用 1 天磨刀 1 次，并需确保刀刃的直线度。

7．输送带运行一段时间后会出现跑偏现象，应及时调整，否则输送带容易损坏，影响使用寿命。调整方法如图 7–2–30 所示：用 M12 扳手松开后辊筒两端轴承座锁紧螺母，然后调整左、右两侧的后辊筒轴承座拉紧螺杆，顺时针旋转表示拉紧输送带，输送带向相反方向移动，逆时针旋转表示松开输送带，输送带向此侧移动；根据输送带的松紧度情况，选择拉紧或调松某一侧拉杆。

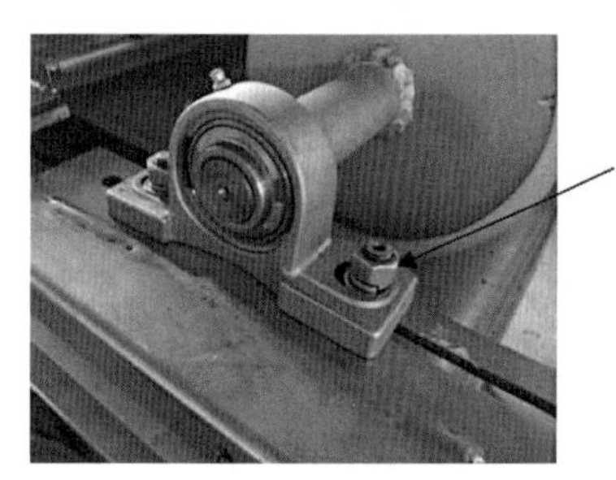

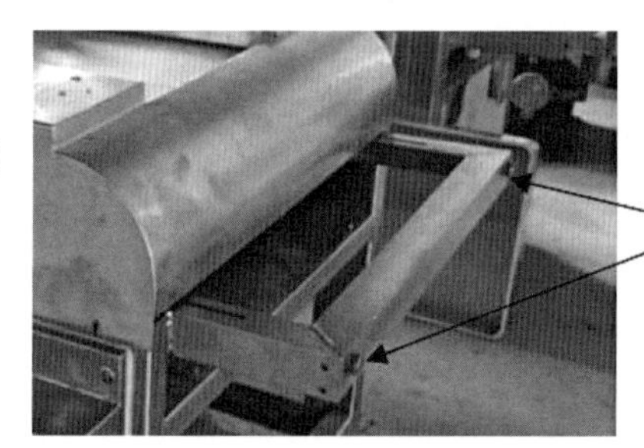

图 7-2-30　输送带位置调整

（五）维护与保养

1．应指定专人对使用中的设备进行巡视，发现异常情况及时停机检查。

2．使用中切勿将物料漏入机身内侧，以免影响传动系统工作。

3．每次使用后及时清理残物，特别是传动部件不得有被黏附的物料。

4．应定时对活动部件进行检查，若发现磨损或间隙增大时须及时调换零部件。

5．每班补充一次各润滑部位油脂。

（六）常见故障及排除方法

故障的现象及原因	排除方法
工作时切刀晃动 原因：压刀螺母未压紧或切刀不够锋利	重新装刀或磨刀
切制物料的尺寸大于或小于设定尺寸 原因：a. 一般是输送带打滑 b. 输送带传动系统打滑 c. 送料过多，中间层药材位移不够	a. 应张紧输送带 b. 及时调整拉紧传动同步带 c. 适当增加砝码重量，可提高尺寸的一致性
机器正常运行时自动停机（变频调速） 原因：电压偏低或不稳	应切断总电源，待电压稳定后重新开机即可恢复正常运转

第三节　刨片机

刨片机用于软、硬、韧性块根类，或颗粒状的刨片。亦可切制条状茎类的斜片，如天麻、三七、半夏、大黄、玛卡、当归等药材。刨片机具有采用气缸适度调压压紧力，避免物料损伤；配置自动喷水装置，切口平整、片形好；不停机切刀调整、工作效率高；附配斜片模，一机多用；设备外形美观、噪声低、易操作、易清理维护等特点，符合 GMP 要求。

（一）工作原理及结构

手工间歇进料，在气缸压紧物料的同时刀架旋转将物料刨成片状；当气缸压至最底部，切制完成时，气缸自动上升，刀盘随电机刹车立即停止完成一个切制循环。电机采用离合－刹车一体式设计，并通过变频调速适应不同切制需求。通过不停机即可调节压刀手轮来改变刀片与刀盘的间距，以此设定切片厚度。对于黏度大、纤维性强、脆性的物料可启用喷水装置，根据物料性状调节进汽压力（图 7-3-1）。

（二）主要技术参数

刨片机的主要技术参数见表 7-3-1。

表 7-3-1　刨片机的主要技术参数

生产能力 /（$kg \cdot h^{-1}$）	调速方式	进料尺寸 / mm	切片厚度 / mm	功率 / 电压（kW/V）	外形尺寸（长 × 宽 × 高）/mm	整机重量 / kg
100～500	变频	285×145	0.5～8	4/380	1 720×1 340×2 150	500

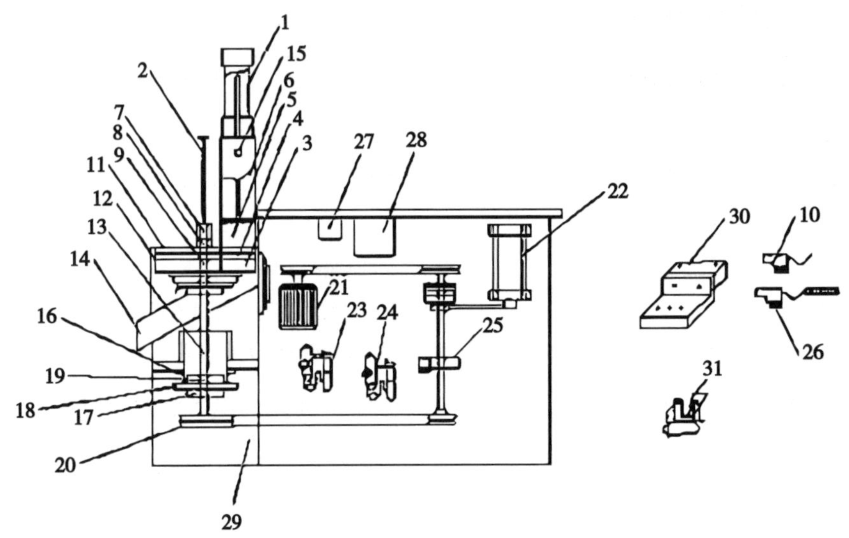

1. 送料气缸；2. 浮盘调节丝杆；3. 刀架；4. 刀片；5. 进料口；6. 气动送料道；7. 固定螺帽；8. 活动顶杆轴承；9. 轴承；10. 喷雾水枪；11. 转盘顶盖；12. 浮盘；13. 主轴；14. 出料口；15. 操作气开关；16. 调节座；17. 主轴可调轴承座；18. 下固定螺帽；19. 轴承；20. 皮带盘；21. 电机；22. 联合器气缸；23. 送料调节压力总成；24. 刹车调节压力总成；25. 刹车总成；26. 清洁气枪；27. 调频开关；28. 调频器；29. 皮带；30. 切制瓜子片模具；31. 空气压缩泵

图 7-3-1 刨片机结构示意图

（三）安装与调试

1．机器安装 将设备置于坚实、平整的地面，调整地脚螺栓使机器平稳着地。使用前应检查刀片是否锋利，刀口是否与出口相平行，各紧固件的螺栓是否有松动。

注意：试切之前，手动转动皮带轮将刀运行至尼龙垫板并保持一定的间隙，以防止机器运转时出现打刀或者刮擦现象。

2．调物料厚薄 用扳手顺时针拧松锁紧座，顺时针旋转手轮，三角螺纹螺杆旋转带动顶杆顶住刀盘座，此时刀盘座与刀盘同时向下移动，刀架保持不动；每转动一周，刀盘向下移动 3mm，即切片厚度为 3mm；向下移动范围为 0.5～8mm；逆时针转动手轮，刀盘向上移动；调节完毕后，用扳手拧紧锁紧座。

注意：向上调时，注意避免刀盘与压料口摩擦。

3．连接电源 电源进线直接入三相 380V 交流电源。

4．接地 将电器控制箱和机身可靠接地。

5．试车 清理机器周围杂物，特别是料盘上的物品，用手转动皮带轮数周，无异常情况后关闭各门板，启动主机，查看带轮转向是否与标示方向一致（转向不对时应调换电机的任意两根相线），正常试车运行数分钟后即可关机。

（四）使用方法

1．使用前应检查刀片是否锋利，刀口是否与出口相平行，各紧固件的螺栓是否有松动。启动机器，检查电机转向是否正确，机器运转是否正常。

2．调整刀片与刀盘上平面的距离，将间隙调至所需切片厚度。上述工作完成后，即可进行正常生产。在生产过程中加料要加足均匀，太少片形差，太多易超负荷而引起故障。若发现机器超负荷或听不到正常声响时，应立即停机并取出物料。

3．完工后，清理机器。不得用水直接冲洗电器设备，以免破坏绝缘，损坏机器。若发现电机皮带松动，可调节安装在电机底板上的螺栓，即可使皮带张紧。

刀片刃磨角一般以 20° 为宜，若切较硬药物，刀片刃角调至 25° ，可提高切片的质量。

4．刀片磨损后，可拆下刀片的固定螺栓，刀片磨好后可再使用。

5．该机气动压料机构可根据切制药材的硬度来调节气压的大小，硬、韧性的物料需要压力可调大些，松、脆性的物料需要压力可调小些，根据气动三联件的压力表显示调节旋钮达到所需压力，一般压力范围在 0.4 ~ 0.5MPa 为宜。

6．面板操作说明（图 7-3-2）

（1）总开关：采用旋钮式开关，打开时左侧指示灯亮，空压机开启；关闭时左侧指示灯灭，空压机关闭。

（2）喷水开关：采用旋钮式开关，打开时左侧指示灯亮，关闭时左侧指示灯灭，确保打开时压缩空气压力 ≥ 2.9MPa 及水箱内有水；喷水有利于切片表面光滑，降低刀片表面温度，饮片碎片率低。

（3）斜片 - 刨片：当旋到“刨片”时，按下“切刀开”按钮，表示气缸以及刀盘电机开始工作，进入刨片切制状态；气缸推至最底部时行程开关作用，气缸上升、刀盘电机停止工作，完成一个刨片切制流程。当旋到“斜片”时，按下“切刀开”按钮，刀盘电机开始连续工作，进入斜片切制状态。

（4）切刀开：表示斜片和刨片切制过程均需开启此按钮。

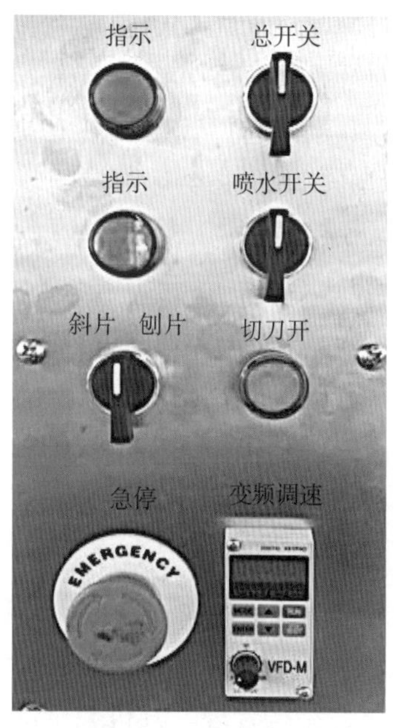

图 7-3-2　面板外观图

（5）急停：紧急状况下操作或需要整机停止时按下此钮。

（6）变频调速：使切刀电机改变转速，即根据切制物料不同改变刀盘转速。

（五）使用注意事项

1．正常使用每周或停用后首次使用，需对全部运动部位加润滑油或脂，加油量以不滴油为限。整机每半年保养一次。物料中不得有金属或石块等硬物，以免损坏切刀和输送带。

2．运转时应及时清理压料板下粘连的物料，以免压料不均匀。

3．运转时应及时清理出料口，防止堵塞影响出料。

4．出于安全考虑，机器用毕应拆卸刀片，每次装刀后需先用手旋转皮带轮一周，以确认是否合适。

（六）维护与保养

1. 应指定专人对使用中的设备进行巡视，发现异常情况及时停机检查。
2. 使用中切勿将物料漏入机身内侧，以免影响传动系统工作。
3. 每次使用后及时清理残物，特别是传动部件不得有被黏附的物料。
4. 应定时对活动部件进行检查，若发现磨损或松动时，须及时调换零部件或紧固。

（七）常见故障及排除方法

故障的现象及原因	排除方法
工作时切刀晃动 原因：压刀螺母未压紧或切刀不够锋利	重新装刀或磨刀
切制物料的尺寸大于或小于设定尺寸 原因：气缸压力过大或过小	应及时调整供气压力，一般为 0.4 ~ 0.5MPa
气缸不动作 原因：压力不够，接头漏气	a. 检查压缩机是否工作以及压力是否达到要求 b. 检查各管理连接情况，接头连接是否松脱，及时修复
导向杆晃动过大 原因：磨损严重	应及时更换衬套

第四节　斜片机

斜切饮片机械设备自研制成功后，经过多次技术创新改进，目前生产的切片机设计科学，结构合理。其机架全部采用方钢结构，输送带是最新设计的全不锈钢铸造坦克链，坚固耐用，清洗方便，不易打滑，不易生锈咬死，输送防滑能力强。输送采用防尘滚动轴承，磨损小，噪声低；刀盘采用不锈钢材料精密加工制成，对于刀片安装更加精准；盘采用 2mm 厚的 304 不锈钢板制成，美观卫生。斜片机具有连续作业、自适应进料量、切口平整、片形好，蜗轮蜗杆传动可靠，切刀调整方便、工作效率高，设备外形美观、噪声低、易操作、易维护等特点，符合 GMP 要求。主要用于切制根、茎、叶、果皮为片、段、丝。

一、输送链条式斜片机

（一）结构及原理

1．**结构**　本机传动装置由 2 部分组成：刀盘传动机构和进料输送传动机构。

（1）刀盘传动机构：电动机与小带轮同轴，通过 V 形带带动与大带轮同轴的刀盘机构（包括刀盘轴、刀盘、切刀）转动，4 片或 2 片切刀均匀安装于刀盘，在刀盘匀速旋转的同时达到切制目的。

（2）进料输送传动机构：刀盘机构旋转的同时，通过刀盘轴的联轴联动作用，带动蜗杆蜗轮连续性转动，再通过蜗轮轴的传动，将动力传至下输送辊轮轴、上压料辊轮轴的链轮组，使上、下输送链同步相向运动，从而将处于上、下输送链间的物料压送至刀门，达到进料目的。刀盘平面与进料输送带平面呈 45° 夹角。

综上所述，一方面刀盘与切刀连续性地做圆周运动，同时需切物料随输送链被送出压料口，从而实现切制的目的。其中，刀盘可安装 4 片或 2 片切刀，当需要切制厚片、段或特殊规格而安装 2 片刀时，将补刀板补偿安装拆下的 2 片刀位置，并使其内表面与刀盘内面平齐，以防止刮擦物料。另外，切制速度与进料速度通过变频可调。

2．工作原理　倾斜 45° 的不锈钢挤压式输送链将物料连续送至刀门，在刀盘旋转的同时将输送来的物料切成斜片状（瓜子片）或斜段状；通过变频调速电机的变速来调节切片速度，通过调节动刀片与刀盘的间距来改变切片厚度；动刀片与定刀联合剪切作用达到切断目的（图 7-4-1）。

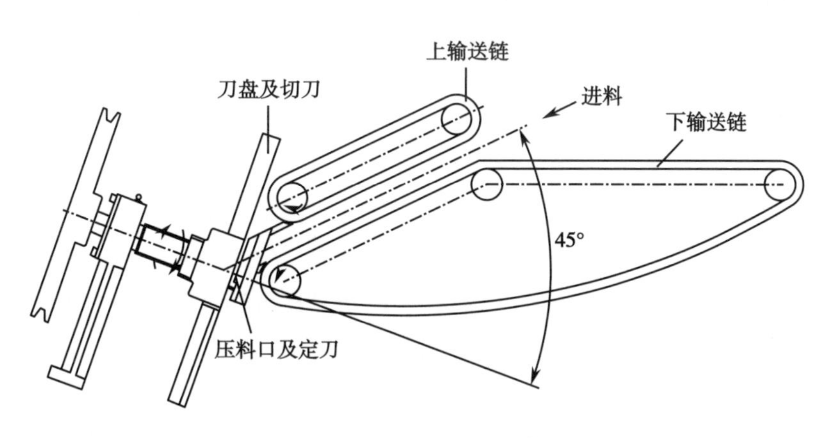

图 7-4-1　切片原理图

（二）主要技术参数

输送链条式斜片机的主要技术参数见表 7-4-1。

表 7-4-1　输送链条式斜片机技术参数

生产力 /（kg · h^{-1}）	调速方式	进料尺寸 / mm	切片厚度 / mm	功率 / 电压（kW/V）	外形尺寸（长 × 宽 × 高）/mm	整机重量 / kg
100 ~ 300	变频	82 × 30	2 ~ 10	3/380	1 398 × 1 098 × 1 134	300

（三）操作及保养

1．使用前对整机进行检查，零部件是否齐全，刀片是否锋利，常用螺丝是否有遗失或松动，自行紧固配齐。检查清理输送链上及刀门处杂物（图 7–4–2）。

2．检查刀片与出料口定刀间的间隙，调整刀片固定螺栓，使刀片与出料口定刀的间隙尽量小，但又不至于相互摩擦（图 7–4–3）。

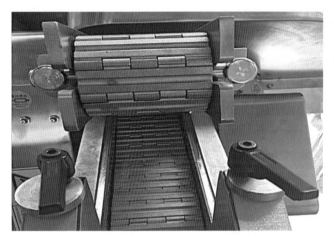

图 7-4-2 压料输送打开状态

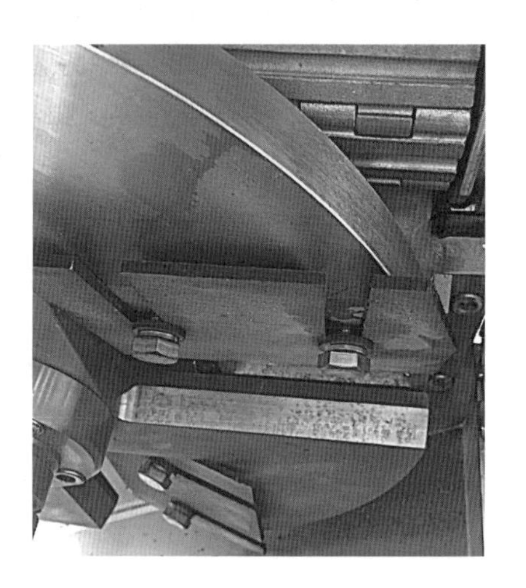

图 7-4-3 刀间距

（1）刀盘间距的调整：松开刀盘锁紧螺母，即可调节刀盘与刀门间距，间距可调 0 ~ 10mm（顺时针为锁紧，逆时针为松）（图 7–4–4）。

（2）切刀间隙调整：松开切刀固定螺栓，移动刀片可调节刀片与定刀、刀盘的间隙（注：刀片超出刀盘内面垂直距离≤ 10mm）（图 7–4–5）。

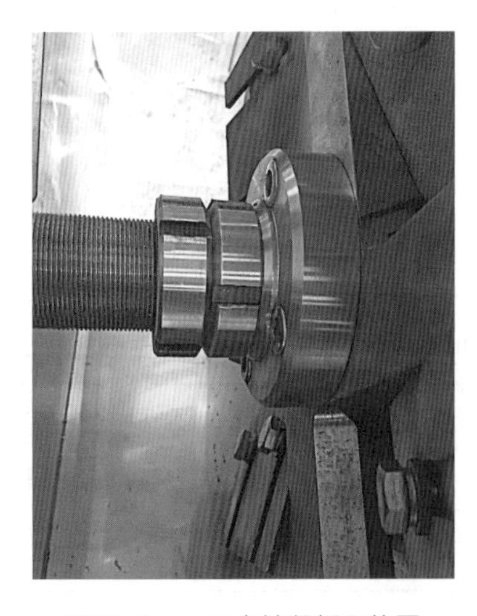

图 7-4-4 刀盘锁紧螺母位置

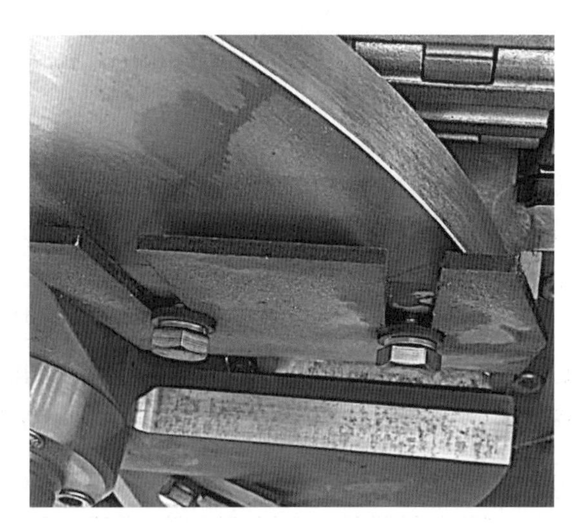

图 7-4-5 切刀间隙

（3）调节原则：当刀盘与刀门间距小，刀片与刀盘间隙小时，切片薄；当刀盘与刀门间距大，刀片与刀盘间隙大时，切片厚。

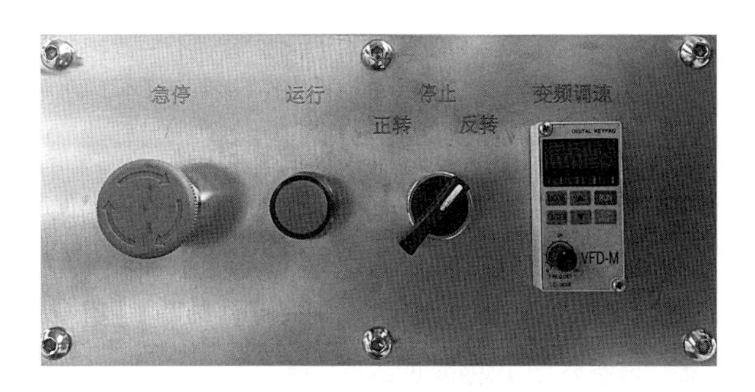

图 7-4-6　工作面板

3．开机　检查机器的空载启动性是否良好。观察刀盘或电机的工作转向是否与标记箭头相一致，否则改变电机的转向（注：开机应先反转运行，即开关处于“反转”状态，如图 7-4-6 所示）。

（1）需要改变输送链走向时，需将“正转”“反转”旋钮旋到中间“停止”位置（图 7-4-6），待电机停止再旋至“正转”或“反转”位置，以防止损坏电机及电气元件。

（2）开机前及使用阶段，检查左侧齿轮组及右侧蜗轮蜗杆处油脂情况，及时补充油脂或润滑油。主轴座及蜗杆座内轴承加油周期按每使用 48 小时加油一次，加油量以缝隙挤出废油脂为宜。

（3）在生产过程中，加料需加足、均匀，若遇超负荷应立即停车，并执行退料操作。输送链的松紧用后调节螺杆调节。

（4）操作完工后应清洗机器，保持清洁卫生。

（5）整机每年保养一次，更换各轴承内的润滑脂。

（四）其他事项

1．本机定位后，应使机器良好接地，防止振动强烈引起绝缘板破坏后漏电。安装好接地装置，进线前端必须安装熔断器。

2．工作时不得将手伸进刀门内，以防发生意外。

3．工作时不得打开刀盘罩，以防切刀造成人身伤害。

4．应注意安全用电。在维护保养机器前，必须关闭电控箱内的总电源。

（五）常见故障及排除方法

输送链条式斜片机常见故障及排除方法见表 7-4-2。

表 7-4-2　输送链条式斜片机常见故障及排除方法

故障的现象及原因	排除方法
物料切不断 原因：a. 刀片刃口不锋利 b. 切刀与定刀间隙过大	 a. 磨刀或更换刀片 b. 松开切刀固定螺栓，重新调整切刀与定刀间隙

续表

故障的现象及原因	排除方法
输送链不动	
原因：a. 输送链条断裂	a. 重新结合输送链条
b. 蜗杆或蜗轮损坏	b. 更换蜗杆或蜗轮
c. 齿轮磨损严重，间隙过大	c. 更换齿轮
输送链条与刀口顶撞弯曲或有异响	
原因：链条槽内或齿轴上的杂质未清除干净	a. 清除链条槽内杂质
	b. 更换弯曲链条销轴
	c. 修磨刀门入口圆弧处圆角
电机无法启动	
原因：a. 无供电或电压低或欠相位	a. 检查供电源情况，测量电压及相位
b. 加料时超负荷	b. 待启动后加料或减少并均匀地加料
c. 检查电器元件是否损坏	c. 更换或维修损坏的电器元件
刀盘轴承发热或转不动	
原因：a. 两组刀盘轴承座位移	a. 重新定位安装两组刀盘轴承座
b. 轴承缺少润滑油	b. 轴承内注入润滑油
c. 轴承损坏	c. 更换轴承

二、模具式斜片机

（一）结构及工作原理

模具式斜片机自研制成功后，经过多次技术创新改进，目前生产的切片机设计科学，结构合理。主要用于切制根茎叶、果皮的片、段、丝。其机架全部采用方钢结构，输送带是最新设计的全不锈钢铸造坦克链，坚固耐用，清洗方便，不易打滑，不易生锈咬死，输送防滑能力强。输送采用防尘滚动轴承，磨损小，噪声低；刀盘料采用不锈钢材料精密加工制成，刀片安装更加精准；刀盘采用2mm厚的304不锈钢板制成，美观卫生。

模具式斜片机具有连续作业、自适应进料量、切口平整、片形好，蜗轮蜗杆传动可靠，切刀调整方便、工作效率高，设备外形美观、噪声低、易操作、易维护等特点，符合GMP要求。

工作原理：倾斜60°的不锈钢挤压式输送链将物料连续送至刀门，在刀盘旋转的同时将输送来的物料切成斜片状（瓜子片）或斜段状；通过变频调速电机的变速来调节切片速度，通过调节动刀片与刀盘的间距来改变切片厚度；动刀片与定刀联合剪切作用达到切断目的。

（二）主要技术参数

1．型号 QXP-120。

2．切片厚度 0.8～5.0mm，0.8～10.0mm。

3．生产能力 50～300kg/h。

4．能源电压 220V，380V。

5．配备功率 3kW。

6．整机重量 200kg。

7．适用范围 根茎类、果实类。

8．切片种类 瓜子片、马蹄片、柳叶片、直片及刨片。

9．配备工具 专用扳手 /1 把、刀片 /4 片。

10．外形尺寸 1 400mm × 785mm × 1 065mm。

11．其他配件另计。

（三）操作

1．检查电机倒顺开关操作是否灵活（斜片机无须倒转）。

2．开机前，站在开关一侧，先检查进料口内有无杂物的掉入，观察机器运转是否正常。

3．切制前仔细检查药材，防止混入金属、石块等杂物，以免损坏刀具和设备。

4．整机安放平稳，操作时不允许戴手套，要扎紧袖口和衣口，送料时不要紧靠模具和刀盘，以免造成事故。

5．试机时，旋转倒顺开关空转两分钟，一切正常后，试切少量药材，检查所切药材的尺寸和厚薄程度是否符合要求，合格后可批量加工。

6．入料过多容易引起堵机，容易烧坏电机上配备的两个电容器（两相电），所以当引起入料困难时，随时停机，把未切的药材取出来，重新送料加工。

7．本机使用前安放平稳，试切正常后方可使用。

8．使用中发现异常，立即停机检查。故障解除后，才能使用。

（四）饮片的切制

1．药材切制厚度调整：首先要校正刀盘与模具底口距离（根据所切药材厚薄而定），然后再把刀盘后面的并帽用专用扳手固定，最后再用锤子并紧。（注：切记每次开机前都要检查刀盘是否并紧，否则开机后刀盘会碰到磨具或轴承架，刀盘每转一圈为 2mm，依次定厚薄）。

2．每次切药前首先定好药片的厚度，并紧刀盘，然后再上刀，刀刃必须对准磨具底口。留一线距离，两边一致。否则所切药片厚度不一致。

3．切薄片时，靠近刀具与磨具的底口，装上四把刀校对以后即刻切药。

4．切厚片时，先松开固定螺杆，将刀盘后退离模具一定距离，然后再用同样方式并紧刀盘，装上刀片即可。如需厚度增加，用两个闭口堵住刀盘对应的两个刀口，用另外两个相对应的刀口切。切药时如果药材从刀盘口不出料，就需要在刀后面垫高一些，否则就会堵机，更容易损坏设备。

5. 斜片的长度可以根据客户的要求调节，切长片时，把模具两头的螺丝帽松开，把中间的铁板往上调到适当的位置，把两头固定；切短片时，把中间的铁板往下落到药片尺寸位置，固定好即可。

6. 如切制药材出现问题，首先检查刀片是否安装正确，或检查刀口是否磨损，然后把刀片卸下修磨直至与刀盘相平磨出棱角。

7. 更换刀片时，要把皮带拿掉，打开下料斗盖，用开口扳手把刀盘上刀片丝松开，抽出刀片更换即可。

（五）注意事项

1. 刀盘平面要经常清除污垢，可喷水或油（根据中药材性质），以免影响切片厚度及质量。

2. 电机注意防潮，机器不用时切断电源。

3. 机器配备两根工作带，只允许一根三角带工作。

4. 操作时要注意安全，头发、衣角不要被带进皮带轮内，否则会造成不必要的伤害。

5. 每次切制工作完成后，要清理设备，以防和下次药物相混。

6. 操作员一定要熟悉机械性能、操作技术，才能使用。

7. 本机器为重型机器，未成年人切勿随意靠近。

（六）常见故障及排除方法

模具式斜片机常见的故障及排除方法见表 7-4-3。

表 7-4-3 常见故障及排除方法

故障的现象及原因	排除方法
物料切不断	
原因：a. 刀片刃口不锋利	a. 磨刀或更换刀片
b. 切刀与定刀间隙过大	b. 松开切刀固定螺栓，重新调整切刀与定刀间隙
电机无法启动	
原因：a. 无供电或电压低或欠相位	a. 检查供电源情况，测量电压及相位
b. 加料时超负荷	b. 待启动后加料或减少并均匀地加料
c. 检查电器元件是否损坏	c. 更换或维修损坏的电器元件
刀盘轴承发热或转不动	
原因：a. 两个刀盘轴承座位移	a. 重新定位安装两组刀盘轴承座
b. 轴承缺少润滑油	b. 轴承内注入润滑油
c. 轴承损坏	c. 更换轴承

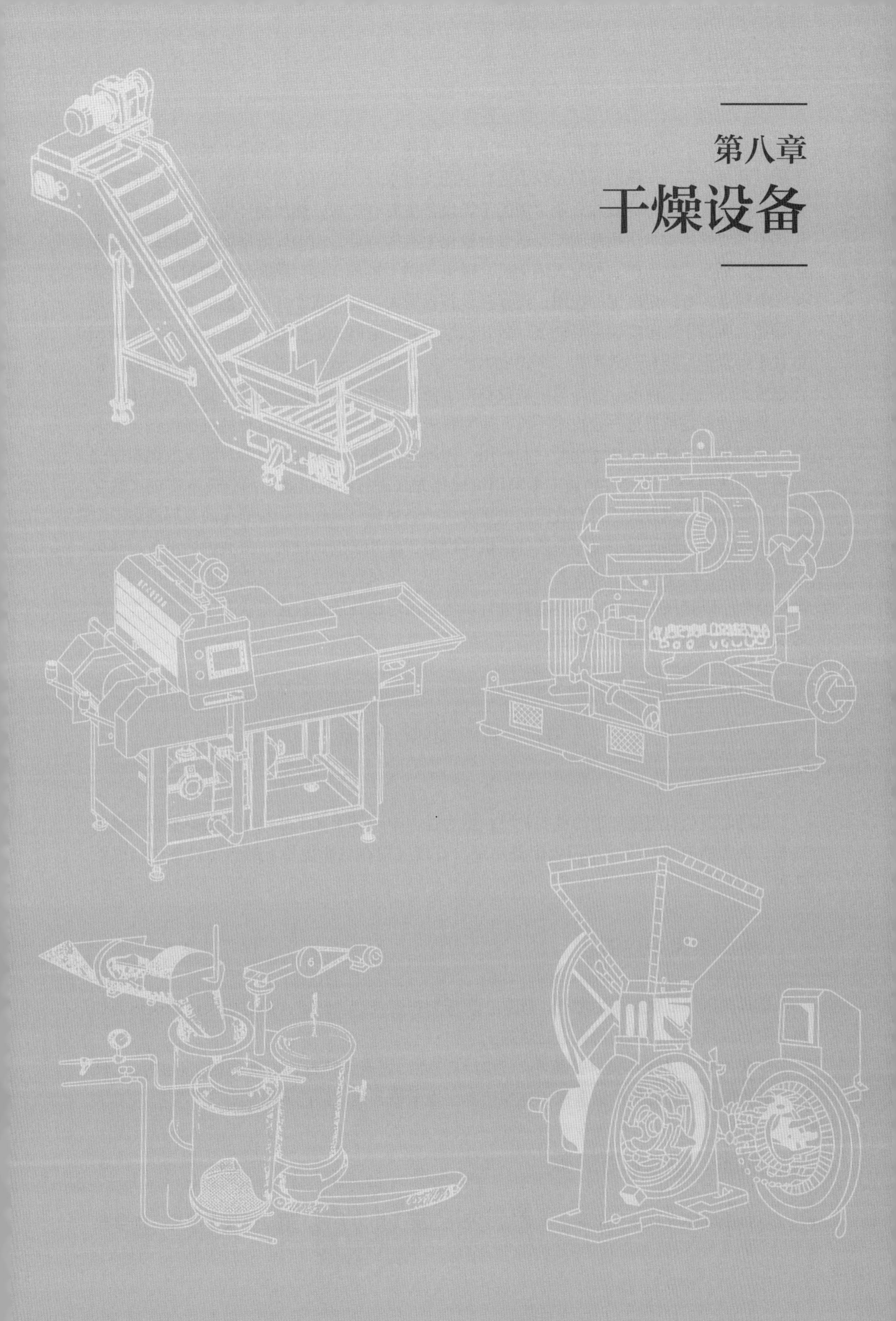

第八章

干燥设备

中药饮片干燥通常是指将热能作用于含水饮片，使其部分或全部除去水分，从而获得干燥饮片的过程。干燥的目的是除去药材中的大量水分，避免发霉、变色、虫蛀等质量变异现象发生。目前中药饮片企业常用的干燥设备主要有烘房、热风循环烘箱等，具有易操作、不受气候影响、适用范围广、适合批量化生产等特点，但干燥效率低、能耗高、劳动强度大。翻板式烘干机、网带式烘干机、隧道式烘干机等，具有温度比较均匀、适合连续生产等优点，有一定范围的应用；但存在设备投资大、使用成本高、不易清洗、达到一定干燥能力所需干燥温度偏高等缺点。敞开式烘干箱、滚筒式烘焙机、转筒式烘干机等新型饮片干燥设备，具有热效率高、干燥成本低、易于清洗、适合低温与连续干燥等特点，正在逐步推广应用。微波、红外等干燥设备由于使用成本高等原因，未能得到广泛应用。

烘烤设备是指通过一定技术手段，使物料失水及发生物质转化过程的机械设备。大多数中药材都需要通过烘烤才能储存和应用，传统生产方式主要依靠晾晒、阴干或燃料燃烧加热等方式进行。现代烘烤加工多采用机械化方式进行物料烘烤，部分设备实现了数字化、智能化的控制方式。目前我国的烘烤设备已经呈现出多样化、智能化的发展趋势。

烘烤设备按能源类型可分为紫外线烘烤设备、红外线烘烤设备、微波烘烤设备、热风烘烤设备等，其中热风烘烤设备的应用最为广泛。热风烘烤设备通过消耗能源产生的热量加热空气，以热风为介质，加热物料进行烘烤。烘烤设备依物料运行状态还可分为静态烘烤设备和动态烘烤设备两大类。

第一节　烘烤热源

烘烤是中药材炮制加工的重要阶段，烘烤过程中药材所含水分汽化时需要吸收大量的热量，因此所有烘烤设备都需要配备热源。直接应用在烘烤设备上的热源设备包括以下几种：

一、燃煤热风炉热源

燃煤热风炉以煤炭作为燃料，煤炭在燃煤炉中燃烧产生热量，通过燃煤炉的换热器加热空气形成热风，作用到物料进行烘烤。

燃煤加热设备成本低、投资小、相对热值大、煤炭价格低，广泛应用于烘烤加工领域。随着国家对环境保护的重视，燃煤热源已逐渐被其他清洁能源取代。

二、燃油 / 燃气装置热源

以可燃气体或液体（柴油、天然气、液化气等）作为燃料，通过燃烧器燃烧，加热换热器提供热风。油、气能源热值高，加热设备采用直燃方式，可连续性提供能源。油、气能源价格相对较高，使用方式、场地规划和地域供应对其应用影响较大，在环保方面基本不受限制。

三、蒸汽热源

利用蒸汽换热器将蒸汽热量转化成热风对物料进行烘烤，在药材加工领域被广泛应用。蒸汽的来源一般为自配蒸汽锅炉或市政蒸汽。蒸汽锅炉包括燃煤锅炉和燃气锅炉，蒸汽热源适用于规模化连续性生产。

四、电能热源

电能属于清洁能源，在药材加工领域作为热源已被广泛应用。应用的方式多样，主要包括：

1．**电阻发热** 通过电阻发热管发热，直接将电能转化为热能对物料进行加工。电阻发热具有设备结构简单、温度控制精度高、运行稳定、故障率低等特点，规模使用受供电变压器的容量限制。

2．**空气能热泵** 空气能热泵通过“逆卡诺”工作原理，将空气中的热量输送到设备中进行烘烤。空气能热泵在适宜环境下其电能利用能效比为 2.0～3.5，极限条件下可以达到 4.0 以上，节能优势明显。空气能热泵的前期投入成本和维修维护成本较高，受环境温度影响较大。其在烘烤领域应用可分为闭式除湿热泵和复合式热泵。

（1）闭式除湿热泵：属于空气能热泵在烘烤上的特色应用。空气能热泵的吸热蒸发器直接安装在烤房中回收热量，湿热水汽冷凝成水，释放汽化潜热后以液态水方式排出。闭式除湿热泵不受环境温度影响，可回收烘烤过程中带走的高价值挥发性物质。除湿热泵的工作效率受实时工况影响较大，综合能效比较低。除湿热泵前期升温速率相对偏低，不能满足某些物料烘烤工艺对前期相对高温的需要。

（2）复合式热泵：是开闭一体复合式热源热泵。通过智能控制系统实现开式热泵和闭式除湿的自由切换，配有电阻加热管辅助升温。复合式热泵工作时根据实时工况的不同，选择合适的运行方式，既可以彰显开式空气能热泵和闭式除湿热泵的优点，又可以避免单独使用时的弊端，在应用中优势明显。复合式热泵制造成本较高、控制逻辑复杂、操作专业程度高。

电能作为药材烘烤加工热源还有其他一些应用方式，如微波加热、电磁加热等，其效率偏低且成本较高，仅应用在一些特殊产品方面。

五、太阳能热源

太阳能是一种无直接能源成本的清洁能源。晾晒是最早应用于药材制干的方式，至今仍在广泛应用。太阳能在烘烤设备上应用时需要通过集热器收集热量，通过换热方式供到烘烤设备中。太阳能的分散性大、热值较低，晴天中午垂直投射于 1m² 面积上的太阳能在 1kW 左右。太阳能技术直接作为烘烤设备的主要热源需要大面积的集热器，占地面积大、投资费用高，受纬度、天气及时间段的影响大，效率相较其他热源低很多。一般将太阳能作为烘烤设备的辅助热源使用。

第二节　静态烘烤设备

静态烘烤设备是指烘烤过程中待烤的物料和设备在相对静止状态下依靠热源提供的能量进行烘烤的设备。静态烘烤设备根据热能使用方式不同，分为敞开式、热风循环式、真空干燥式烘烤设备。

一、敞开式烘烤箱

敞开式烘烤箱是将热风从底部由下而上穿过物料后直接排到设备外的单向热风烘烤设备（图 8-2-1）。常用热源类型包括燃油型、燃气型、蒸汽型、电热管型、空气能热泵、电磁加热等。

1. 结构及原理　敞开式烘烤箱由烘烤箱、热源、鼓风机和控制模块组成（图 8-2-2）。烘烤箱中间是冲孔板或金属网等可通风的烘板，烘板下方是热风通道。

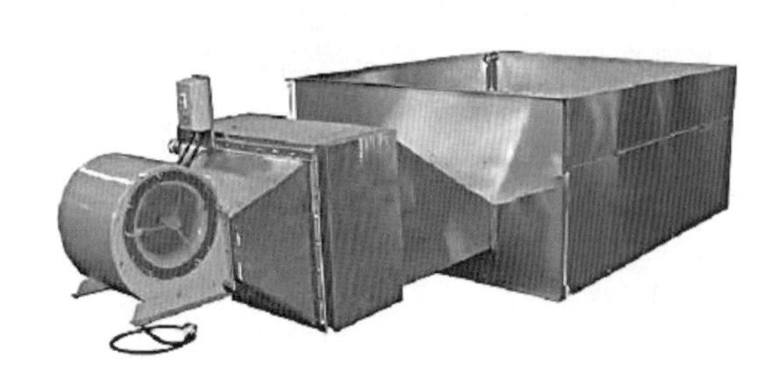

图 8-2-1　敞开式烘烤箱实物图

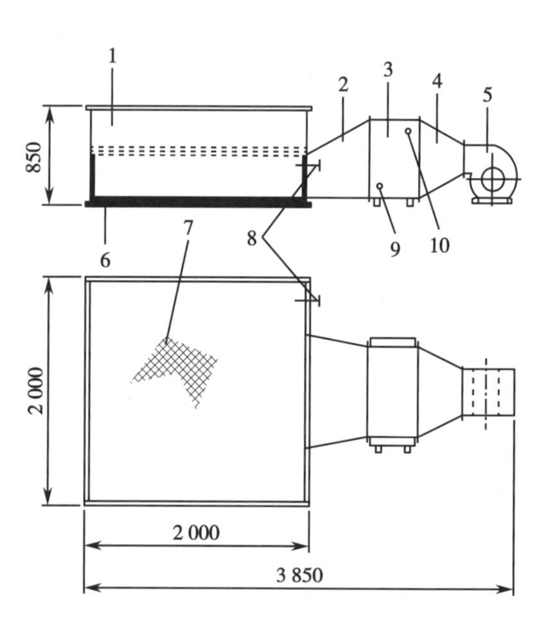

1. 烘烤箱；2. 风道连接管一；3. 蒸汽换热器；4. 风道连接管二；5. 变频风机；6. 保温层；7. 烘板；8. 温度探头；9. 冷凝水出口；10. 蒸汽进口

图 8-2-2　HCZ-4B 型烘烤箱结构示意图

将烘烤物料放置在烘板上，鼓风机将加热后的空气通过热风通道进入烘烤箱，带有微正压的热风自下而上穿过物料，与物料进行热交换的空气将物料脱水后，湿气直接通过烘烤箱上的敞口排到设备外。在一个烘烤周期内，热风不断穿过物料后向上排出直至物料烘烤完成。

2．设备基本参数（表 8-2-1）

表 8-2-1 设备基本参数

型号	HCZ-4B	外形尺寸（长 × 宽 × 高）	3 850mm × 200mm × 85mm
风机型号	DF3.5A 变频	功率 / 电压	1.5kW/380V
使用温度	室温~ 90℃	有效烘烤面积	4m^2

3．控制方式和操作方法 将待烤物料装入烘烤箱内，均匀铺放。通过控制界面设置加热温度、风机频率、时间等参数。定时翻动使物料干燥均匀并缩短烘烤时间，烘烤完成后将物料铲出。

（1）控制界面（图 8-2-3）

实际温度：表示设备内测量温度探头探测到的实际温度。

设定温度：表示设备当前段数所设定的温度。

当前频率：表示设备当前段数所设定的风机频率。

总设定时间：表示烘烤曲线各段时间总和。

当前段数：表示当前烘烤时间段。

已用时间：表示设备自启动开始累计的烘烤时间。

启动：开机启动（用户需要设定烘烤时间、温度、相对湿度）。

停止：停止设备。

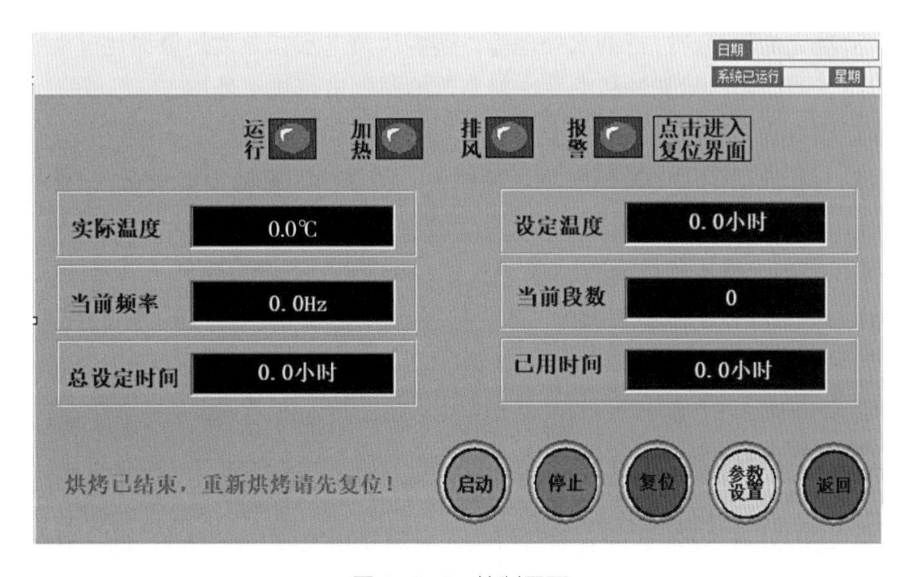

图 8-2-3 控制界面

复位：对烘烤时间复位，但不改变用户设置的烘烤参数。

参数设置：进入参数设置页面。

返回：返回上级菜单。

（2）控制操作：在参数控制界面（图 8-2-4）中设定每个烘烤时段的时间、温度、频率后，开机启动。

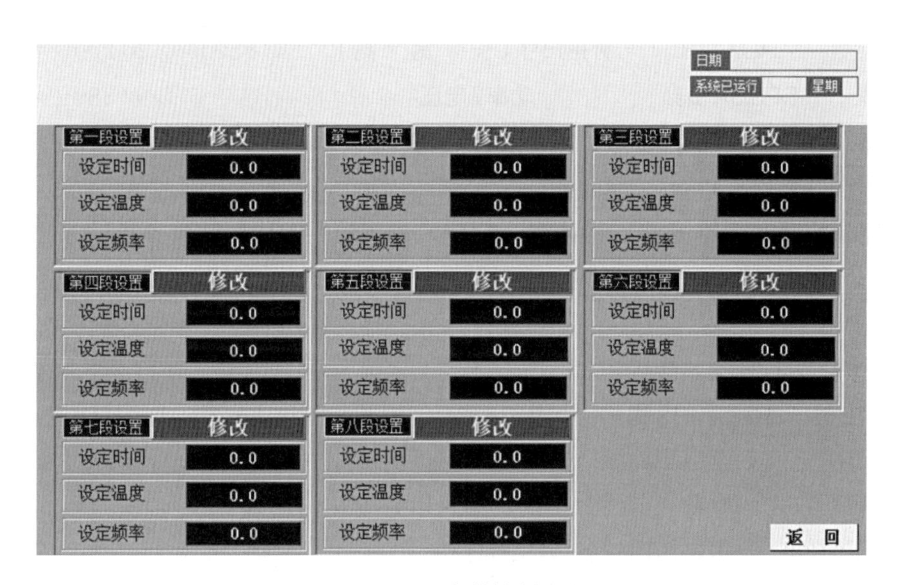

图 8-2-4　参数控制界面

（3）使用注意事项

1）装料时应将物料均匀堆放，根据物料透风率和含水率调整装载量，避免物料过多热风无法穿透或负载过大升温速度过慢导致发霉变质。

2）刚清洗完的物料应进行沥水处理等，避免风道进水，导致热量损耗过大。

3）设备长时间停机后和开机前，应对蒸汽换热器进行排水处理。

4）注意用电安全和蒸汽使用安全，避免发生触电和烫伤事故。

4．优缺点和应用范围　敞开式烘烤箱作为一种烘烤药材的小型设备，结构简单，操作方便，占用空间小，可以在制造时根据需要配置多种热源。物料在烘烤过程中，热风单向穿透后直接排出，造成热量浪费。烘烤时无法对烘烤湿度进行控制。烘烤加工时需要人工装卸物料，烘烤过程中需翻动物料，人工成本较高。此类设备多用于中药材的二次复烤或润洗后的自由水烘干。

二、静态热风循环烘烤设备

静态热风循环烘烤设备是目前中药材烘烤领域使用较多、应用较广的一种烘烤设备，形式种类多样，几乎所有类型的热源在此类设备上都有应用。通过循环风机使热风在烘箱内强制循环是热风循环设备的显著特点。热风的循环方式可分为层流水平风和垂直穿透风两种。静态热风循环烘烤设备分为单体烤房和连体烤房，设备容量从几十千克到上百吨，可满足不同规模的生产需求。

1．GRD90 型烘烤设备（图 8-2-5）是一种使用电加热为热源的垂直穿流单循环热风烘烤设备，适合多种中药材的烘烤加工，通用性强。

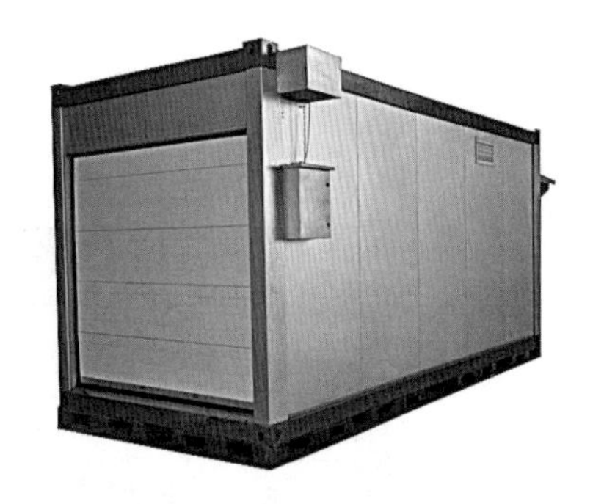

图 8-2-5　GRD90 型烘烤设备

（1）结构及原理：GRD90 型烘烤设备主要由房体、烤具、循环加热系统、新风系统、排湿系统和智能控制系统组成（图 8-2-6）。烤房内的空气经电加热管产生热风，循环风机通过热风循环带走物料内部的水分，风机的循环风将空气中的湿气排除。通过温度传感器检测热风温度来控制电加热管的通断电，湿度传感器检测烤房内湿度来控制排湿风机的启停，进行强制排湿。

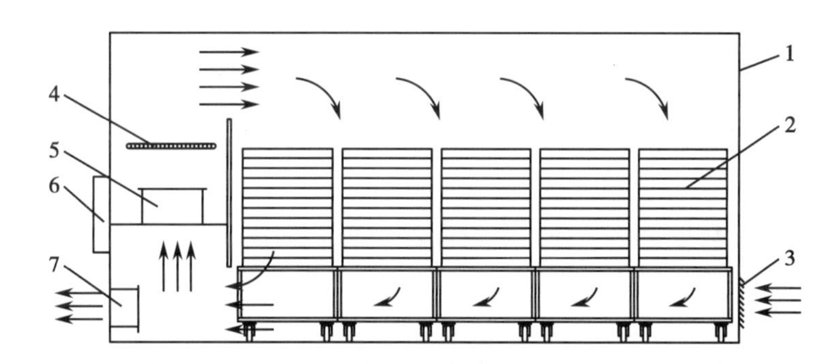

1. 保温房体；2. 烤具和物料；3. 新风口；4. 电加热管；5. 循环风机；6. 控制箱；7. 排湿风机

图 8-2-6　GRD90 型烘烤设备结构示意图

（2）设备基本参数（表 8-2-2）

表 8-2-2　设备基本参数

型号	GRD90	外形尺寸（长 × 宽 × 高）	6.05m × 2.1m × 2.2m
热源类型	电加热	额定功率 / 电压	31.5kW/380V
使用温度	环境温度~ 85℃	有效烘烤面积	90m²

（3）控制方式和操作方法：设备的控制系统采用嵌入式一体化计算机为载体的全自动控制技术，全程控制脱水的温度与湿度；并配置人性化中文操作界面。

控制面板（图 8-2-7）显示内容包括当前温度、当前湿度、设定时间、上温度、下温度、上湿度、下湿度、已运行时间、当前段数、运行指示灯、循环风机正反转指示灯、加热开关指示灯、排湿风机正反转指示灯、报警指示灯、启动停止按钮、复位按钮、参数设置按钮等。

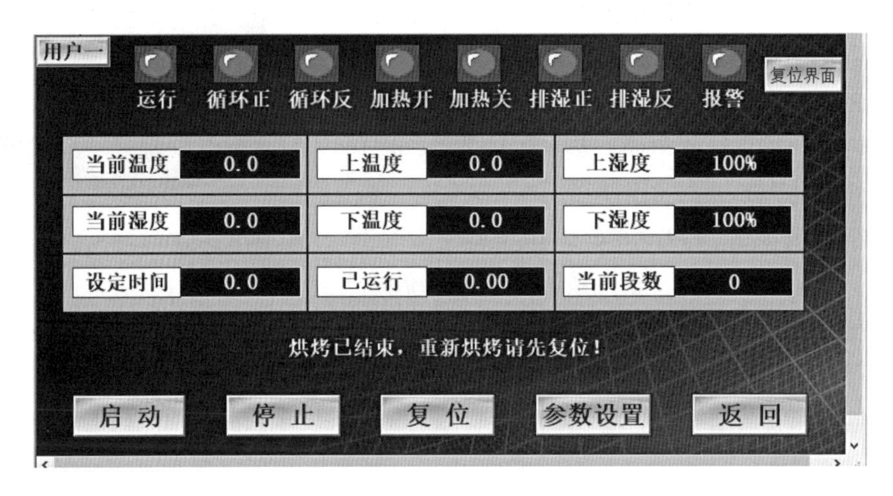

图 8-2-7　控制面板界面

操作流程：

第一步：打开控制箱中空气开关接通电源，触摸屏通电，屏幕显示进入控制面板操作界面。

第二步：点击参数设置按钮进入参数设置界面（图 8-2-8），设置每段（共八段）烘烤物料所需的时间、温度和湿度。

第一段设置	修改	第二段设置	修改	第三段设置	修改
设定时间	0.0	设定时间	0.0	设定时间	0.0
设定温度	0.0	设定温度	0.0	设定温度	0.0
设定湿度	0.0	设定湿度	0.0	设定湿度	0.0
第四段设置	修改	第五段设置	修改	第六段设置	修改
设定时间	0.0	设定时间	0.0	设定时间	0.0
设定温度	0.0	设定温度	0.0	设定温度	0.0
设定湿度	0.0	设定湿度	0.0	设定湿度	0.0
第七段设置	修改	第八段设置	修改		
设定时间	0.0	设定时间	0.0		
设定温度	0.0	设定温度	0.0		
设定湿度	0.0	设定湿度	0.0	返　回	

图 8-2-8　参数设置界面

第三步：点击“返回”键，回到控制界面，确认无误后按“启动”按钮，设备开机进行烘烤。

第四步：烘烤结束后设备会自动停机，报警灯闪亮，屏幕下方会显示“烘烤结束”字样，按“复位”键取消报警。

（4）注意事项

1）烤房内所有烤盘装料要均匀，各点风阻差异越小，则烘烤均匀度越好。

2）禁止超载使用。设备的供热系统、循环风系统及排湿能力按烘烤最大量设计配置，超过设备的装料量会延长批次烘烤的时间，加大上、中、下层物料的烘烤差异，影响物料烘烤品质。

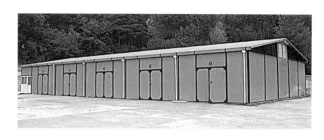

图 8-2-9 SXH062Q 型双循环烘烤设备外观

2．**SXH062Q 型双循环烘烤设备** 双循环烘烤设备（图 8-2-9）是一种大型静态热风循环烘烤设备。该设备是以两台燃气热风炉作为热源集中加热并供给六间烤房使用的双循环设备。

（1）结构及原理：SXH062Q 型双循环烘烤设备由六间烤房组合而成，每间烤房均配有一组循环风机、热风百叶、回风百叶、新风排湿系统和一套独立的温湿度控制系统。六间烤房共用一组燃气加热系统，配有回风道、热风道、新风道、风道风机以及一套智能总控系统。换热后的热风通过 3 条风道和烤房的连接形成独立的热风循环系统，每间烤房内再进行独立的烘烤热风循环形成双循环系统（图 8-2-10）。

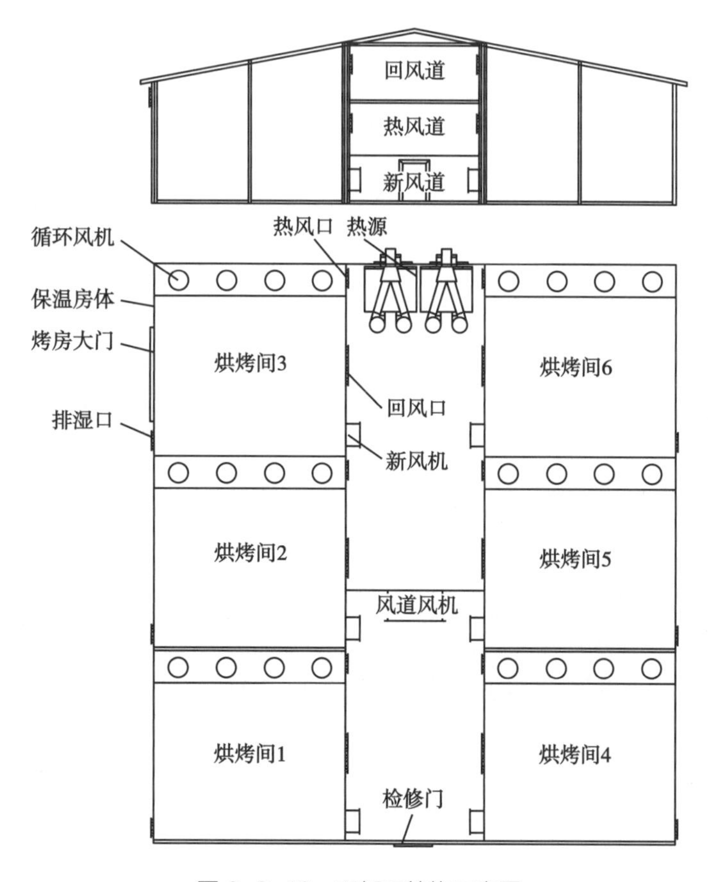

图 8-2-10 双循环结构示意图

（2）设备基本参数（表 8-2-3）

表 8-2-3　设备基本参数

型号	SXH062Q	外形尺寸（长 × 宽 × 高）	14m × 12m × 3.6m
热源类型	燃气	额定功率 / 电压	27kW/380V
使用温度	环境温度~ 85℃	有效烘烤面积	864m^2

（3）控制方式和操作方法：双循环主要针对批量较大、烘烤时间较长的物料使用，以六间房配置一套集中控制系统较常见。设备的控制系统采用嵌入式触摸屏为载体的全自动控制技术，全程控制脱水的温度与湿度和物料的脱水速度，使物料蒸发与物料内部渗透到表面的水量达到均衡。

操作方法：

1）打开控制界面（图 8-2-11）。选择“参数曲线设置”按键，进入设置界面（图 8-2-12）。

2）参数设置：选择一至十二号烤房，分别设置好其对应时间段的参数（时间、温度、湿度），共 8 段（图 8-2-13）。

3）燃烧室设置：设置好各烤房参数后，进入燃烧室控制界面（图 8-2-14）。

首先选择“自动控制”或“手动控制”，默认为“自动控制”，输入设置温度。完成输入设置工作，返回一至六号房显示界面，按“总启动”键，开始烘烤。

4）独立控制设置：点击“独立控制”，进入独立控制界面（图 8-2-15）。

点击“采用独立控制”或“采用总体控制”来选择控制类型。选择独立控制时，“总启动”“总停止”按键无效；选择总体控制时，“独立启动”“停止”按键无效。

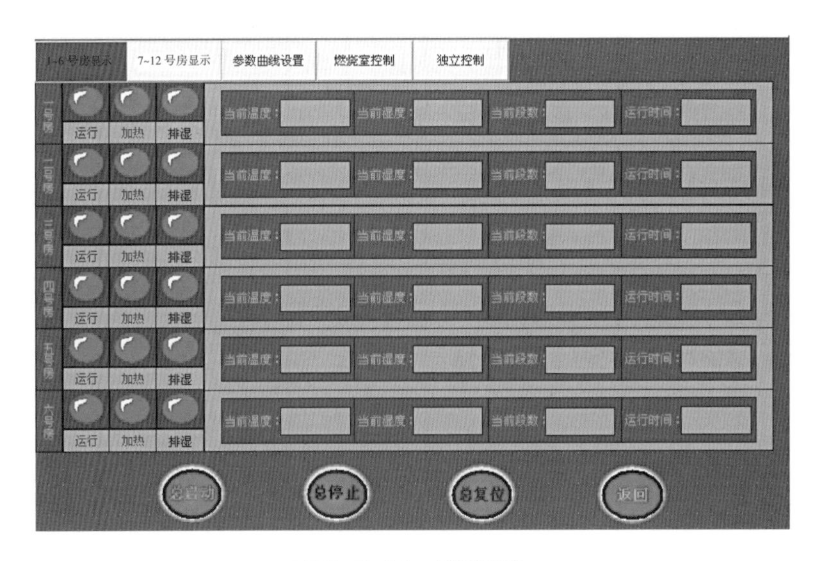

图 8-2-11　控制界面

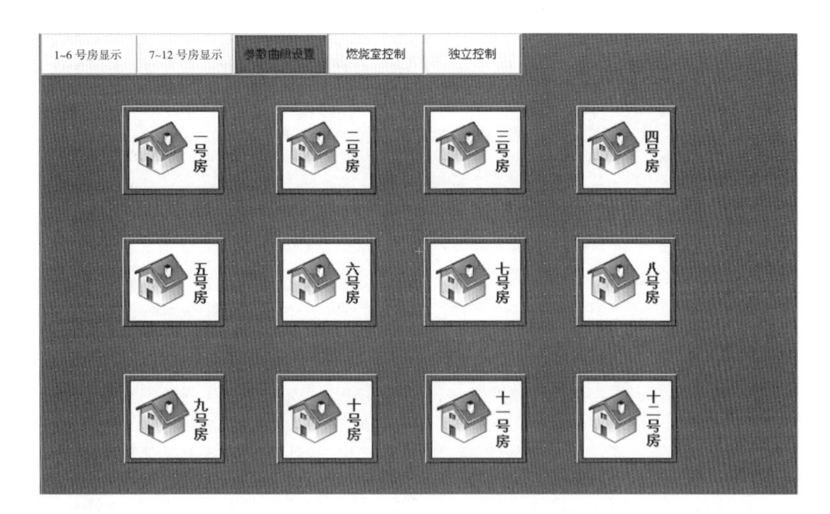

图 8-2-12　参数曲线设置界面

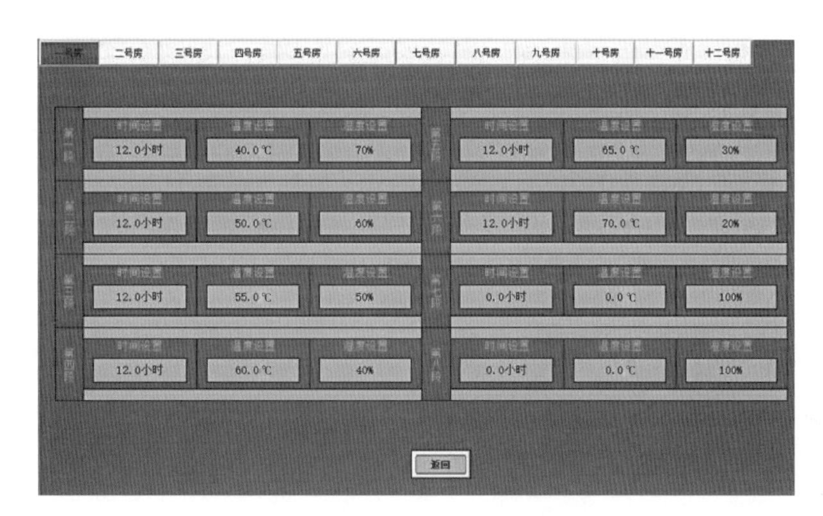

图 8-2-13　烤房参数设置界面

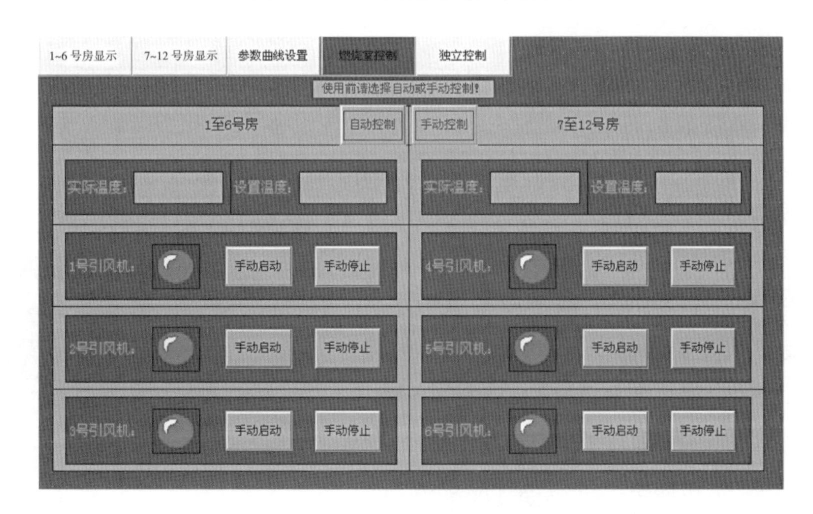

图 8-2-14　燃烧室控制界面

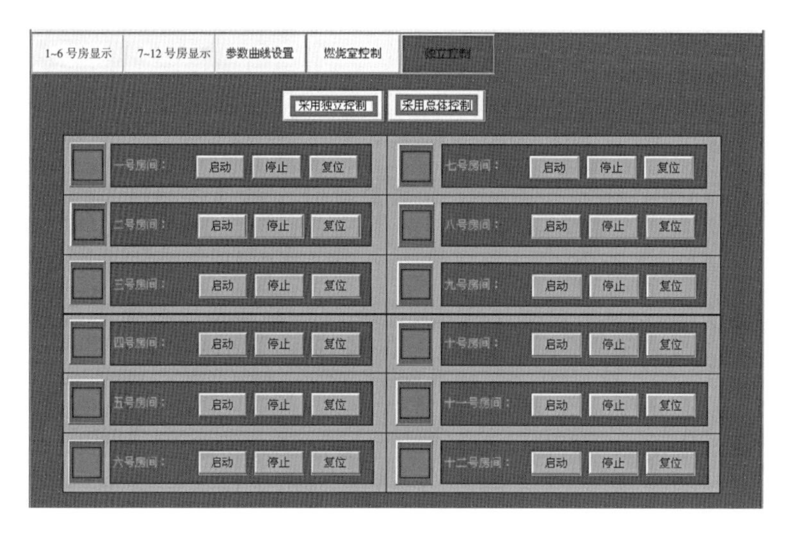

图 8-2-15 独立控制界面

（4）双循环设备的优缺点：双循环设备使用共用风道的设计，有效降低了热源的配置成本和使用成本，热量供给稳定，温度控制精确。带有预热功能的新风道有效降低了新风温度对烘烤的影响。燃气燃油类燃烧器在点火启动前和停止后均有前、后吹扫检测等功能，双循环方式解决了燃烧器在烘烤系统中温度控制精度和启动频率的矛盾。双循环设备烘烤加工物料通用性强，但不适合每间烤房分别同时烘烤不同品种和性状的物料，以免造成物料相互串味。

静态热风循环烘烤设备结构简单，烘烤成本低，在烘烤上具有很强的通用性，在中药材加工领域被广泛使用。静态烘烤设备普遍需要人工进行装盘、进出料车等操作，规模化生产时人工成本较高。

三、真空热辐射烘干设备

真空热辐射烘干设备通过抽去容器内部空气达到一定真空度后，降低水的沸点，利用热辐射、热传导或微波加热的方式脱去物料水分。该设备具有低温干燥、烘烤环境内含氧量低、可回收挥发液体、灭菌等特点。真空热辐射烘干设备适合热敏性、易分解、挥发有毒气体的浆类、颗粒物料的加工。

1. 设备组成 真空热辐射烘干设备属于静态真空干燥设备，主要由箱体、托架、烘盘、供热系统、真空系统等组成（图 8-2-16，图 8-2-17）。

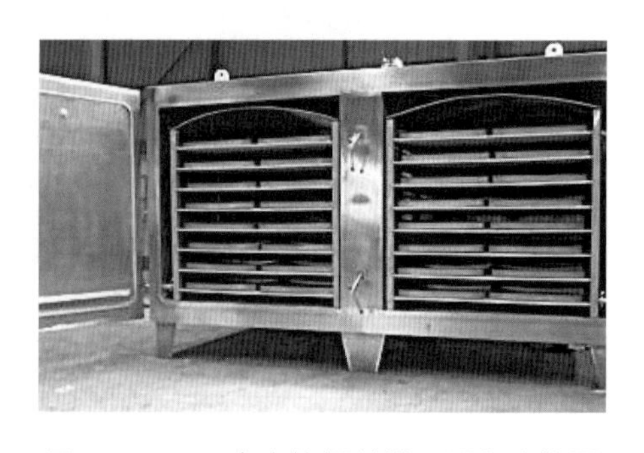

图 8-2-16 真空热辐射烘干设备实物图

箱体为矩形构架结构，内外由钢板焊接，中部填充保温材料。根据需求外部可选择碳钢板 / 涂装、不锈钢板，内部可选择碳钢板 / 涂装、铝板、

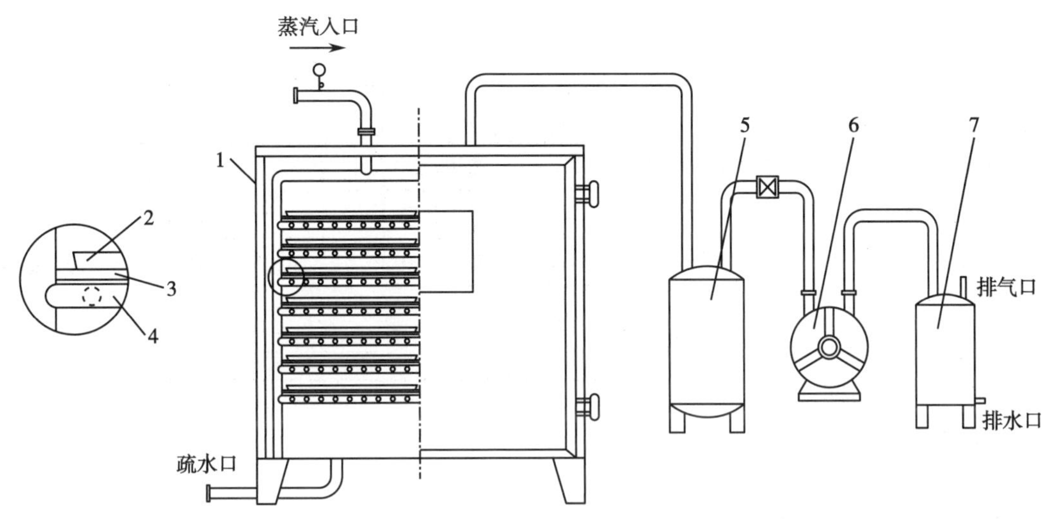

1. 箱体；2. 烘盘；3. 托架；4. 蒸汽盘管；5. 缓冲罐；6. 真空泵；7. 汽水分离罐

图 8-2-17　真空热辐射烘干设备分解原理示意图

不锈钢板。箱体一端设有箱门，箱门四周有密封压条，保证箱门关闭时设备的密闭性。

托架置于箱体内，由不锈钢管材焊接制成，托架用不锈钢板上下隔为若干层，用来放置烘盘的隔板上下间隙不宜过大，每层隔板下方设置有加热盘管，介质经过加热盘管，通过辐射对烘盘上的物料进行加热。热媒可根据当地条件选择蒸汽、热水、导热油或电加热管。

供热系统包括热源、管道、阀、压力表、温度表等。如使用热媒为蒸汽。蒸汽管路由锅炉接入真空干燥箱加热盘管入口，进口前设有温度、压力表。蒸汽进入盘管后，通过辐射对其上方烘盘加温，箱体内的温度传感器检测箱内温度，达到设定温度时关闭盘管入口电动阀。盘管末端设疏水器，换热蒸汽冷凝的水由疏水器循环入储水罐再进入锅炉循环利用。

真空系统包括真空泵组、缓冲罐、压力表、汽水分离罐、真空阀等，若需要回收溶剂则还需冷凝器。真空箱与真空泵之间有滤网，防止颗粒物料进入真空泵。开始烘干前真空泵组工作，将箱内空气抽入缓冲罐，使箱内气压降到设定值后真空阀关闭。开始加热后随着箱内压力变高、湿度增大，压力和湿度传感器将数据反馈到真空泵，真空泵根据程序设置好的数值间歇工作，抽出箱内湿气进入汽水分离罐，保证箱内负压的同时达到抽湿的目的。若需要回收溶剂，则抽出的湿气经冷凝器变相为液体，达到分离收集的目的。

2. 设备基本参数（表 8-2-4）

表 8-2-4　设备基本参数

型号	HZV-500HR	外形尺寸	1 200mm × 800mm × 1 500mm
热源类型	蒸汽	额定功率 / 电压	2.8kW/380V
空载真空度	-0.1MPa	有效烘烤面积	9m^2

3．控制界面（图 8-2-18）

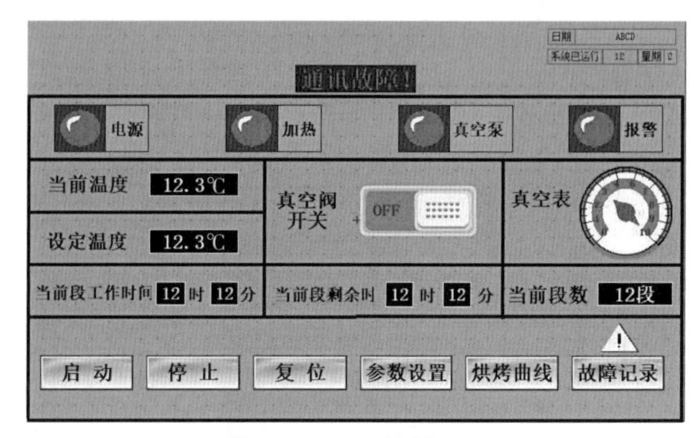

图 8-2-18　控制界面

当前温度：表示设备内测量温度探头探测到的温度。

设定温度：表示设备当前段数所设定的温度。

当前段工作时间：表示设备当前段数运行的时间。

当前段剩余时：表示设备当前段距下一段所需时间。

当前段数：表示当前烘烤为哪一时间段参数控制。

真空阀开关：开启关闭真空阀。

真空表：显示当前压力。

启动：开机启动（用户需要设定烘烤时间、温度）。

停止：停止设备。

复位：对烘烤时间复位，但不改变用户设置的烘烤参数。

参数设置：进入参数设置页面。

烘烤曲线：查看物料烘烤曲线图。

故障记录：查看所有出现过的故障记录信息。

4．注意事项

（1）电气绝缘完好，设备外壳务必接地。

（2）定期更换箱门密封条，保证箱体密封性能。

（3）空箱工作室无防爆、防腐蚀处理，不得放易燃、易爆、易产生腐蚀性气体的物品进行干燥。

（4）干燥完成后先打开真空阀，使箱内气压升至与箱外相同时再打开箱门取出物料。

（5）箱内气压达到设定负压时应先关闭真空阀再停止真空泵，气压高于设定值时先开启真空泵再开启真空阀。

真空设备种类繁多，结构各异，除真空箱干燥机外，还有真空耙式、真空双锥回转式、真空带式等形式；热量提供有热辐射式、热传导式、微波式等，干燥原理基本相同。

第三节　动态烘烤设备

动态烘烤设备是一种在烘烤过程中物料相对烤具、房体等进行运动的烘烤设备。相对运动使物料的受风受热均匀，烘烤速度提高。动态设备一般配置上、下料等机械装置，自动化程度高。

一、网带式烘烤设备

网带式烘烤设备是一种利用钢网或孔板等作为传输带运载物料进行批量、连续式生产的自动化烘烤设备。根据结构形式可分为单层网带式烘烤设备和多层网带式烘烤设备，适配热源类型多样（图 8-3-1）。

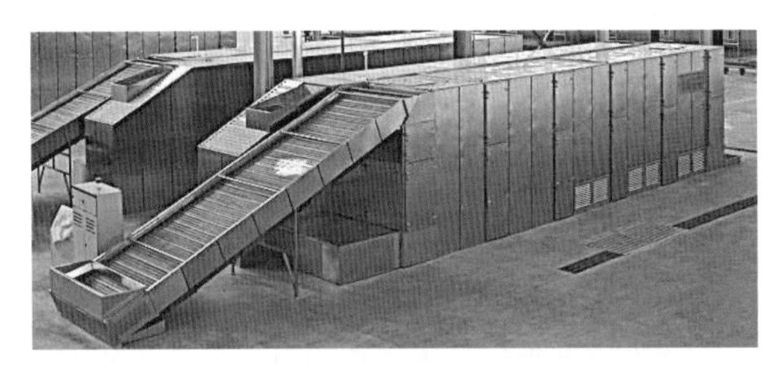

图 8-3-1 HZPL16-5Z 型网带式烘烤设备

1. 结构及原理 HZPL16-5Z 型网带式烘烤设备是以蒸汽作为热源的 5 层连续式烘烤设备。由上料机、烘烤房、热风房、排湿系统、控制系统组成（图 8-3-2）。设备以热风穿透物料烘烤为主，以层流热风为辅。采用热气流作为干燥介质，与湿物料进行充分的湿热交换，把湿物料蒸发出来的蒸汽及时带走。在网带的带动下，物料从上层向下层跌落并翻松物料。热风采用分层进风设计，热气流自下而上地穿过网带物料层，各层的风量根据烘烤工艺的要求进行调节，热质交换均匀充分。

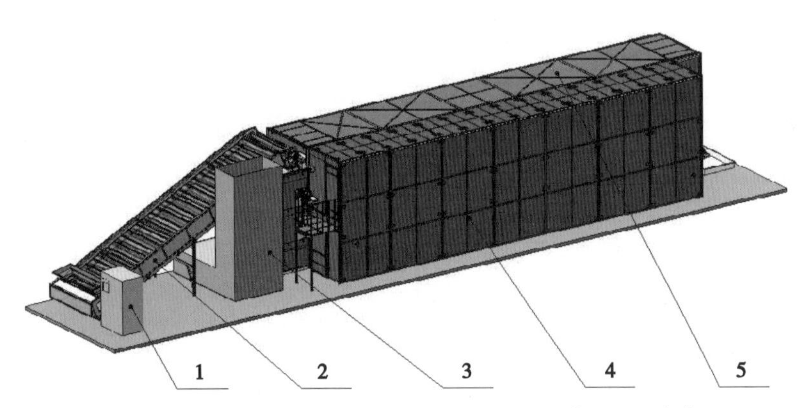

1. 控制系统；2. 上料机；3. 排湿系统；4. 热风房；5. 烘烤房

图 8-3-2 HZPL 型网带式烘烤设备外形图

（1）上料机：由料斗、输送机构、主体结构 3 部分组成。料斗由斗箱和限料板组成。输送机构由网带、撑杆组件、链传动组组成，链传动组采用特制加强链，保证网带承载面不高于链轮的节圆，避免网带的拉伤。网带为 8 目 304 不锈钢，链传动组配备变频电机。主体结构由钢结构、装饰板、清扫门组成。

（2）烘烤房：由主体结构件、链传动机构、温湿度探头 3 部分组成。主体结构件是烘烤房的支撑主体构架，由型钢焊接，填充硅酸铝保温棉，内外包厢板均为304不锈钢板，整体结构分布20个不锈钢门，用于监测物料、清扫烤房及进入设备内部进行检查与检修维护。链传动机构由5组变频减速电机、链轮传动组、304不锈钢网带组成。4m高的空间内分置5层网带组，5组电机分别驱动每层链传动组，各层可根据工艺要求实现不同输送速度。温湿度探头组由探头支架、温度探头、湿度探头组成。每层布置温湿度探头可实时将烘烤房内每层的温湿度信息传递到控制系统中，便于烘烤工艺的设置、监控。

（3）热风房：由房体、热风循环系统、可控百叶3部分组成。房体由镀锌型钢焊接，填充硅酸铝保温棉，内外包厢板均为304不锈钢板。热风循环系统由6组风机架、12台特制耐高温轴流风机、6组换热器组成。两组可控百叶横向分置于第二、三层网带进风口，通过百叶开合控制风量对烘烤温度进行闭环控制。每层风量均匀可控，保障供热和送风的均衡。

（4）排湿系统：由新风百叶、2台特制轴流风机和排湿风道组成。排湿风机有变频、定频各一台，根据烘烤工艺要求调整排湿量。新风百叶设置在最下一层网带的下部靠近出料口的位置，用于补充新风和冷却物料。

（5）控制系统：由主控制柜、操作台组成。系统以可编程逻辑控制器（PLC）为控制核心，将工况中的温湿度信息传到控制系统中，对烘烤状况进行调控和对整个系统全程自动监控。控制系统配置智能远程控制管理系统，实现对物料的在线水分检测。操作台采用大尺寸触摸屏全中文操作界面。

2．设备主要参数（表8-3-1）

表8-3-1 设备主要参数

型号	HZPL16-5Z	外形尺寸	25m×4.2m×4m
热源类型	蒸汽	额定功率/电压	45kW/380V
使用温度	环境温度~85℃	有效烘烤面积	150m^2
小时最大热量	502 800kJ	运行速度	0.18~0.5m/min

3．操作方法和注意事项

（1）做好使用前的准备工作

1）房体检查：检查房体各检修门处是否关闭，网带上有无未清理物料。

2）蒸汽管路检查：在进汽总阀关闭状态下，清理蒸汽管路的过滤器，打开疏水排污阀、电动阀、旁通阀和蒸汽入口排污阀，将设备内残留的冷凝水排出。打开蒸汽进汽总阀，通过蒸汽管路上的仪表显示检查管道温度、压力是否达到设定要求。

3）控制系统检查：手动方式启动各风机，检查控制命令是否准确执行，检验风向是否正确，如风机反转则需检查相序是否连接正确。通过触摸屏手动控制检查各执行器是否正常。

4）设备空载运行检查：检查各连接机构是否牢固，筛网部分有无崩丝、下垂情况。通过控制界面手动调节6个变频器来控制上料机和网带的运行速度，检查网带运行情况，确认变频电机等无异响，通过两端检修门观察链条链轮运行是否正常。观察蒸汽加热系统、供风系统等是否正常。检查温度探头，空载无加热的情况下启动设备，运行 10 分钟后，观察温度数值显示是否正常。

（2）开机初始界面（图 8-3-3）

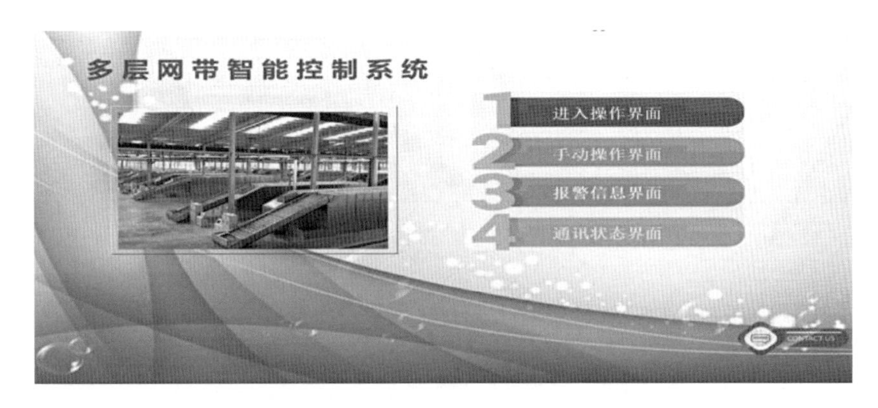

图 8-3-3　开机初始界面

开机初始界面是设备启动默认画面，集成“进入操作界面”“手动操作界面”“报警信息界面”“通讯状态界面”“Contact Us”五个控制按键，触动各按键完成其对应功能。设备断电之前请确保已触动“进入操作界面”按键中的“停止”按键，避免造成数据丢失、操作系统不能启动等意外事故。

（3）通讯状态界面（图 8-3-4）

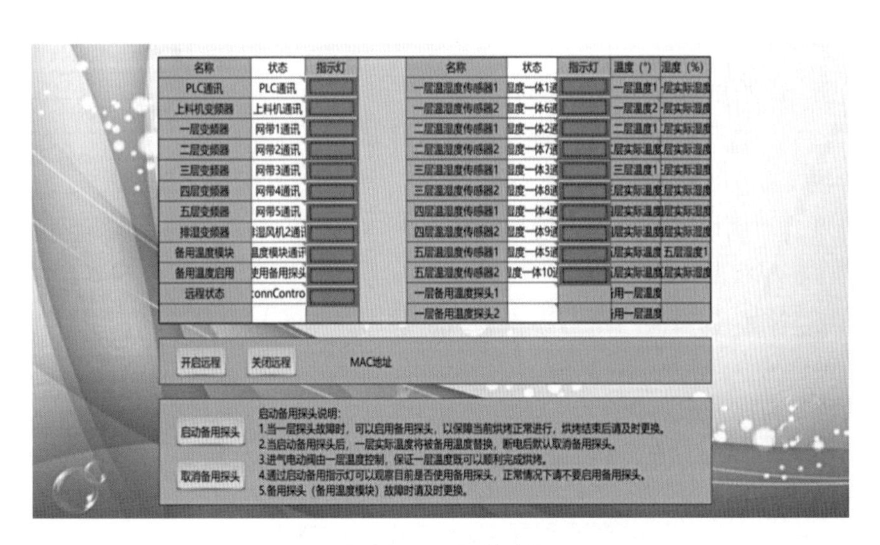

图 8-3-4　通讯状态界面

1）通讯状态灯（绿色）全部亮起时，表明所有模块通讯成功。

2）如出现红色标志，说明通讯有故障。

3）当第一层主传感器出现故障时，以备用温度探头替代。

4）远程开启后会显示媒体访问控制（MAC）地址，远程状态指示灯显示为绿色。

（4）操作设备界面：点击初始界面上的“进入操作界面”按键，进入控制界面（图 8–3–5）。

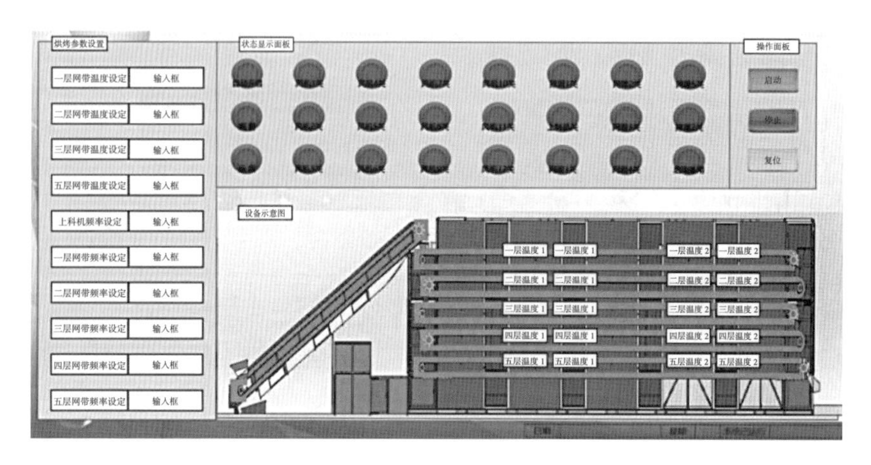

图 8-3-5 操作设备界面

控制界面是整个设备的主要操作界面，可直接监视整个设备烘烤状态，如启动、停止、复位、烘烤参数设置、报警查询等。

1）启动：此按键控制整个设备的自动运行，启动前须进行参数设置。

2）停止：触动此按键停止设备运行。

3）复位：复位各种报警状态并停止设备运行。

（5）参数设置（图 8–3–6）

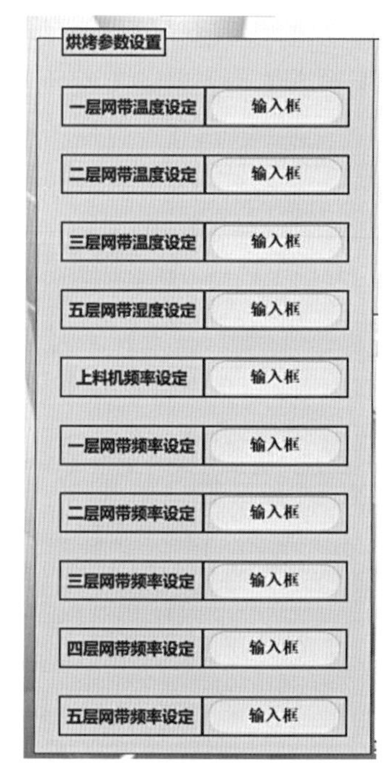

图 8-3-6 参数设置界面

点击温度、湿度设定输入框，通过触摸屏键入各层设定的温湿度及相应数据。

点击变频器频率设定输入框，输入上料机变频器及各层网带变频器的频率。

（6）传感器数据（图 8–3–7）

（7）报警信息界面：在开机初始界面，点击按键进入报警信息界面（图 8–3–8）。

出现报警时，相应的报警灯会亮起，点击“报警复位”按键停止报警。

风机报警需要手动复位控制柜中对应的电机保护器。

（8）手动控制界面（图 8–3–9）

在操作初始界面，点击按键“手动操作界面”，进入手动控制。

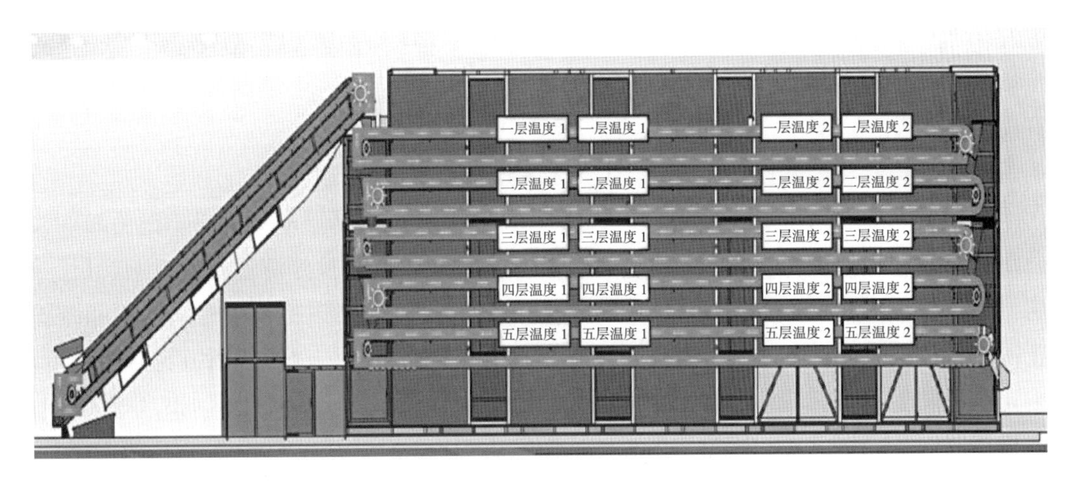

图 8-3-7 传感器数据界面

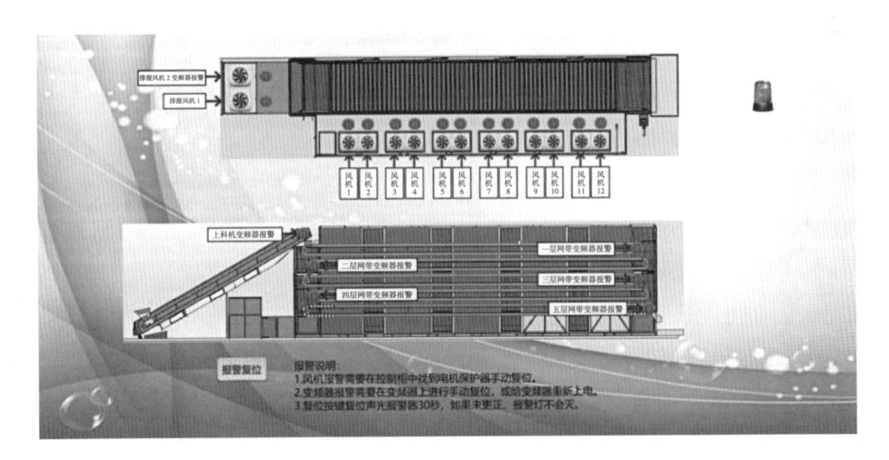

图 8-3-8 报警信息界面

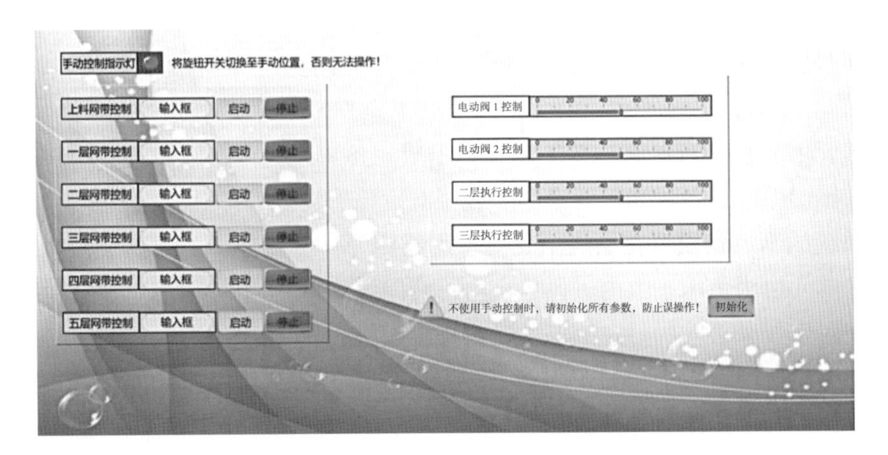

图 8-3-9 手动控制界面

在手动控制之前，须将控制台上手动 / 自动开关切换到手动（指示灯亮）。

按下手动选择按键，设置各层网带及上料机的频率并启动，手动调节电动阀及执行器的开度。

一般手动控制在检测设备时使用，正常烘烤请使用自动控制。

手动调试完成后请按绿色按键“初始化”，防止手动开启各层电动阀后忘记关闭。

烘烤结束和更换烘烤物料前及时清理网带，打开设备所有检修清理门，对上料机、烘烤房网带、排湿风道、热风房各部分进行仔细清理。蒸汽管路设施须由专人使用和维护，禁止闲杂人员随意开关各阀门，避免引发安全事故。设备运行中注意远离链轮链条等传动机构，避免发生危险。注意所有安全警示标志及操作注意事项，由经过培训的专业操作人员严格按照规范操作设备，避免发生意外从而造成损失。

二、隧道步进式烘烤设备

隧道步进式烘烤设备是一种动态烘烤设备，通过组合传动，装有物料的载具从隧道的进料端输送运行至出料端，完成一个烘烤周期。

BJ-10Z 型步进式烘烤设备是用于中药材烘烤的大型自动化智能生产设备（图 8-3-10）。适用于连续性规模化加工，通用性强。

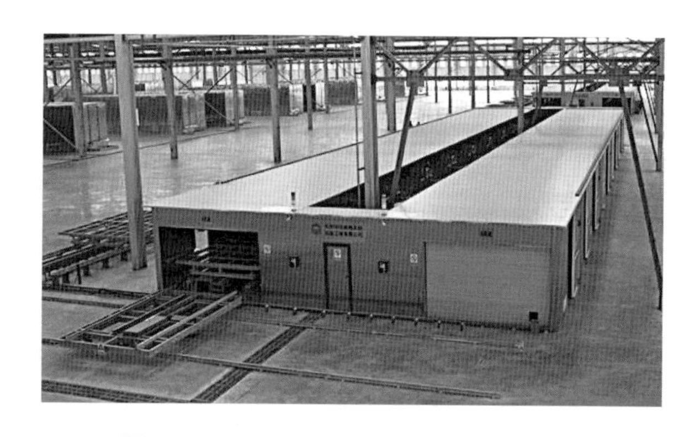

图 8-3-10　BJ-10Z 型步进式烘烤设备

1．结构及原理　步进式烘烤设备由烘烤部分、新风系统、换热循环系统、传动系统、外部传动部分等组成（图 8-3-11）。

烘烤部分由若干间烘烤单元串联组成，内部贯通呈隧道形式。与其平行排列的为备用线，停放上、下料载具。装料完毕的载具由备用线输送到平移台，再由平移台输送至烘烤单元内，同时烘烤完毕的物料载具从出料端输出至平移台并反向输送至备用线，等待卸料后再装料。

烘烤单元墙体由具有保温功能的复合板组成。各单元之间相互贯通，单独配置换热、热风循环、排湿系统。各烘烤单元内部安装温湿度传感器。

新风系统的新风口设置在烘烤单元与备用线相邻一侧墙体上，与排湿系统同时工作。排湿时烘烤单元内为负压，由内进风，自由百叶向烘烤单元内补充新风。排湿系统设置在烘烤单元相对于新风百叶的另一侧，主要由排湿风机、执行百叶组成，烘烤单元内湿度超过设定值时，执行百叶打开，排湿风机开始向外排湿，直到烘烤单元内湿度达到设定值。每个烘烤单元配有上、下两套排湿系统，分别对应循环风的下、上两个方向。

换热循环系统主要由换热器、循环风机、风机架组成。风机架分 3 层，循环风机放置

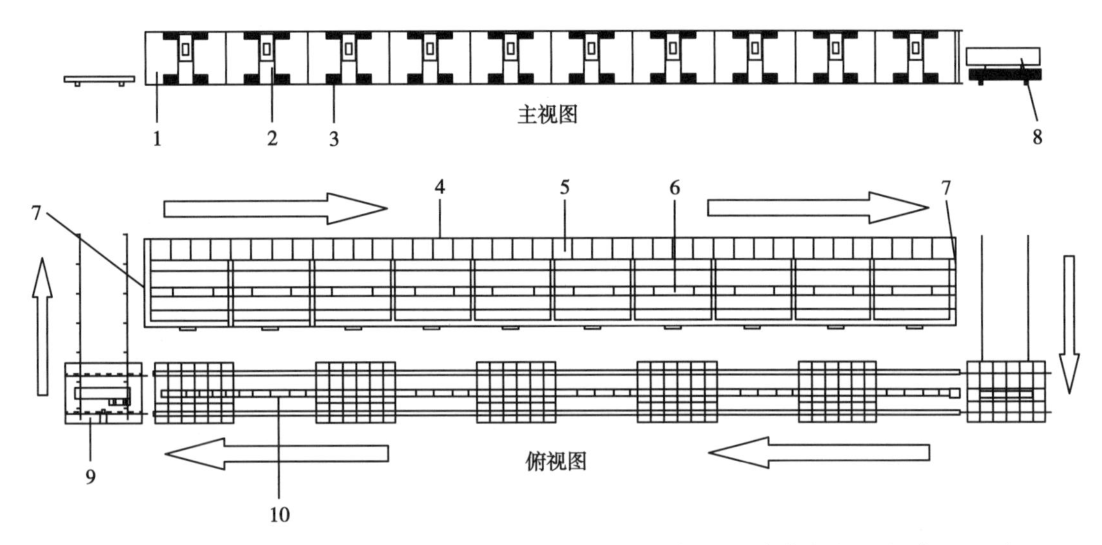

1. 烘烤单元；2. 推拉门；3. 新风口；4. 排湿系统；5. 换热循环系统；6. 烤房传动；7. 提升门；8. 载具；9. 平移台；10. 备用线

图 8-3-11　BJ-10Z 型步进式烘烤设备示意图

在风机架中层，换热器放置在风机架上层。风机产生的气流将换热器内热量换出至烘烤单元内作用于物料，循环风机可正反转产生交替风，分别从上、下两个方向对物料进行烘烤。

传动系统主要由导轨、输送机、电机减速机组、链条、推杆组成。电机减速机组带动链条在输送机内运动，推杆在链条上均布，载具下端设有立杆，推杆与立杆接触推动其前进，依次输送到各个烘烤单元内进行烘烤作业。载具主要由底盘、钢轮、筐形机构组成，内设透风支架，能使物料内外受风均匀，底部设网格状凹陷，将四周围栏拆下后可用于装载料盘。

平移台和备用线主要由电机减速机组、轨道、承载机构组成。在备用线上进行装卸料，平移台和备用线组成外部传动部分。

2．设备基本参数（表 8-3-2）

表 8-3-2　设备基本参数

型号	BJ-10Z	外形尺寸	55m × 10m × 2.8m
热源类型	蒸汽	额定功率 / 电压	60kW/380V
使用温度	环境温度~ 85℃	烘烤容积	150m^3

3．操作方法

（1）控制界面：点击操作界面上的“控制界面”按钮，进入控制界面（图 8-3-12）。

控制界面是整个设备主要操作界面，可直接监视整个设备烘烤状态，如启动、停止、参数设置、传感器、报警等。

（2）参数设置：在控制界面按下“参数设置”按键，进入参数界面（图 8-3-13），进

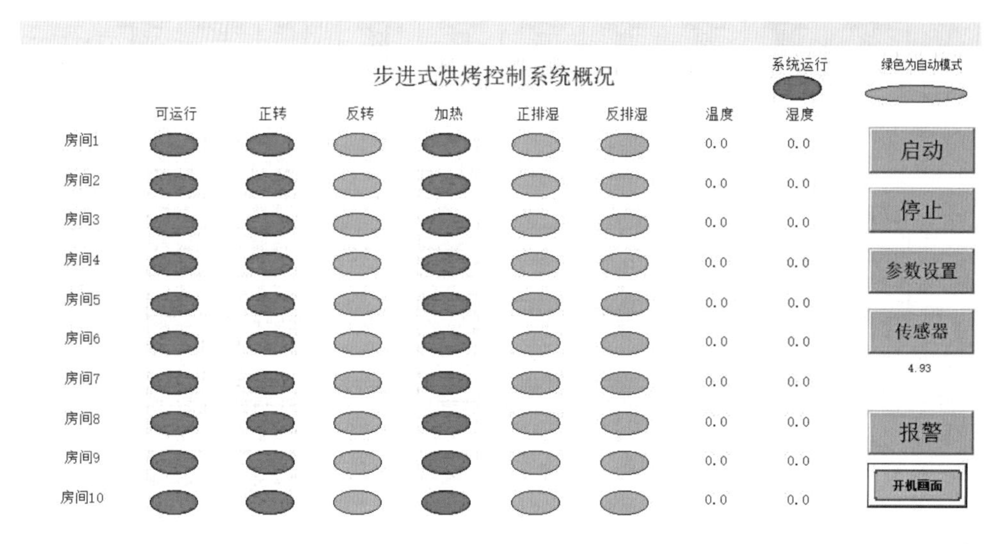

图 8-3-12　控制界面

参数界面

	设定温度	设定湿度	可否运行
房间1	10.0℃	0.0%	1
房间2	10.0℃	0.0%	1
房间3	20.0℃	0.0%	1
房间4	20.0℃	0.0%	1
房间5	30.0℃	0.0%	1
房间6	40.0℃	0.0%	1
房间7	40.0℃	0.0%	1
房间8	50.0℃	0.0%	1
房间9	50.0℃	0.0%	1
房间10	60.0℃	0.0%	1

正转时间	1.00小时
反转时间	1.00小时
总时间	50.00小时

开机画面　控制页面

图 8-3-13　参数界面

行每个独立烘烤单元的温度设定、湿度设定、运行设定、循环风换向的工作时间以及总体烘烤时间的设定。

（3）烘烤：进行参数设置后启动设备，系统自动将装有物料的载具通过备用线、提升门和传动机构的联动运送至烘烤房内进行烘烤。进料状态是一种连续步进的运行状态，烘烤完成，载具移动到备用线进行卸料后再装料循环进入烤房进行生产。

4．注意事项　载具装料不宜过少或过多，以超过载具冲孔板上沿 20cm 为宜。过少会导致烘烤单元内循环风短路；过多则会导致烘烤时间增加，内外物料失水率差异大。

设备使用过程中严禁非操作人员靠近，装卸料工人在完成工作后禁止在载具周围停留。防止无关人员和异物滞留在轨道内对设备运行造成干扰。保持传感器感应头的清洁、灵敏，以确保设备运行定位精准。保持生产环境卫生洁净。

5．设备优缺点

（1）优点：产量大，整套设备装载量可达 150m^3；自动化、智能化程度高，烘烤均匀性好，通用性强。

（2）缺点：设备中的载具行进方向不可逆，载具顺序也不可调换。

三、转筒式烘烤设备

转筒式烘烤设备是一种以转筒为主体的动态烘烤设备（图 8-3-14），设备主体是带小角度倾斜设置的回转圆筒体。物料从一端上部进料口加入，穿过转筒内部时，与通过筒内的热风有效接触进行烘烤。物料在抄板推动下，按调控方运动至下部星形卸料阀卸料。转筒式烘烤设备主要应用于烘烤时间短、可承受相对高温的中药材，多配备高温热风的热源。

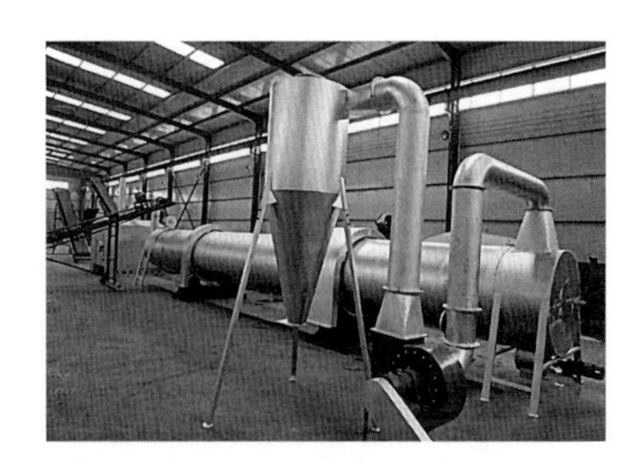

图 8-3-14　转筒式烘烤设备

HZZT12-1Z 型转筒式烘烤设备在烘烤过程中，物料借助于圆筒的缓慢转动，在重力的作用下从较高一端向较低一端移动。筒体内壁上装有抄板，它不断地把物料抄起又撒下，使物料的热接触表面积增大，以提高烘烤速率并促使物料向前移动。烘烤过程中所用的热空气直接与物料接触，以对流换热的方式对物料进行烘烤。

1．结构及原理　HZZT12-1Z 型转筒式烘烤设备由上料机、热风系统、转筒、出料筒、除尘系统、控制系统组成（图 8-3-15）。

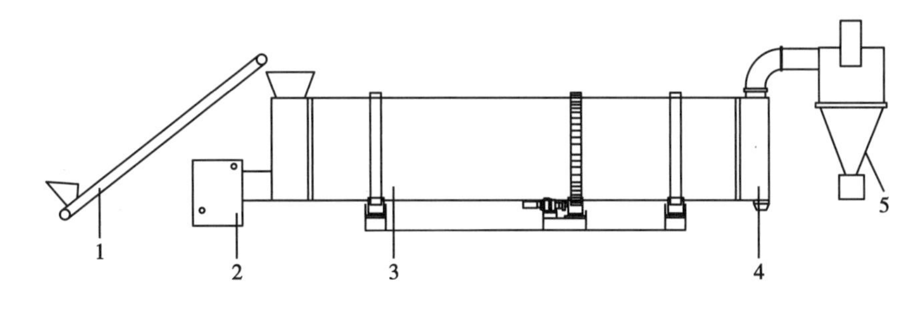

1. 上料机；2. 热风系统；3. 转筒；4. 出料筒；5. 除尘器

图 8-3-15　HZZT12-1Z 型转筒式烘烤设备结构示意图

上料机由料斗、输送机构组成。料斗由料斗主体和限料板组成。输送机构为带挡板的皮带输送机。物料装入料斗，通过限料板将物料按设定高度铺放到皮带上，变频减速电机带动传动机构运动，皮带按设定速度将物料送到转筒内，按工艺需要选择运行速度。

转筒由圆筒、抄板、支撑滚圈、驱动机构及温湿度探头组成。圆筒是烘烤设备的主体，筒体大小决定烘烤设备的生产能力。筒体主体为碳钢，内衬外壳均为不锈钢，中间填充硅酸铝保温棉。前后端面设不锈钢门。筒内设置抄板，把物料抄起撒下，强化物料和热气流的热质交换。驱动机构由齿圈、齿轮及变频减速电机组成，根据工艺需求调整旋转速度，控制烘烤时间。

热风系统由风道、蒸汽换热器、热风风机组成。蒸汽由调节阀进入蒸汽换热器。热风风机将换热器加热的热风送入转筒内，根据烘烤工艺的需要对热风温度进行调节控制。烘烤中的传热与热风流速、抄板数量及转筒直径等因素相互关联。

除尘系统采用旋风式除尘器，由进气管、排气管、圆筒体、圆锥体和灰斗组成，对烘烤过程中产生的灰尘或物料残渣进行收集处理。

控制系统以可编程逻辑控制器（PLC）为控制核心，控制器根据温湿度探头收集到的信息对烘烤状况进行调控，保证整个系统全程自动监控。配置智能远程控制管理系统，实现对设备的工况监测。

2．设备基本参数（表 8-3-3）

表 8-3-3　设备基本参数

型号	HZZT12-1Z	外形尺寸	12m × 2m × 3m
热源类型	蒸汽	额定功率 / 电压	5.5kW/380V
温控范围	室温~ 120℃	烘烤处理量	500kg/h

3．操作方法　转筒式烘烤设备人机界面采用触摸屏，包括实际温度、实际湿度、转筒转速、进料速度、排湿频率、运行指示、加热指示、排湿指示、报警指示、自动、手动、启动、停止、设定参数等（图 8-3-16）。

在系统运行前需要进行参数设置，点击“参数”按键，进入参数设置界面（图 8-3-17）。

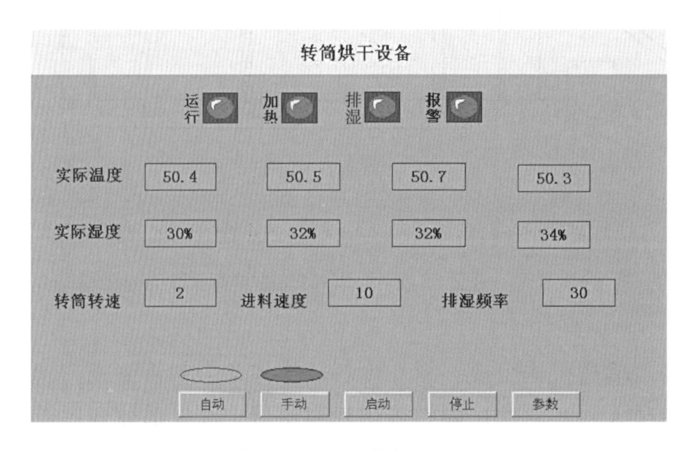

图 8-3-16　人机界面

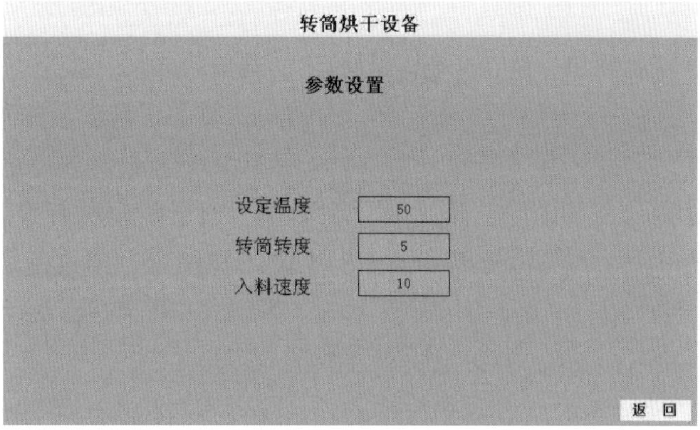

转筒烘干设备

参数设置

设定温度　50

转筒转度　5

入料速度　10

返 回

图 8-3-17　参数设置界面

设定温度：表示转筒内的空气温度。

转筒转速：表示每分钟转的圈数，与物料在转筒内停留时间相关。

入料速度：表示物流进入转筒的速度。

初次运转进行手动调试（图 8-3-18）。

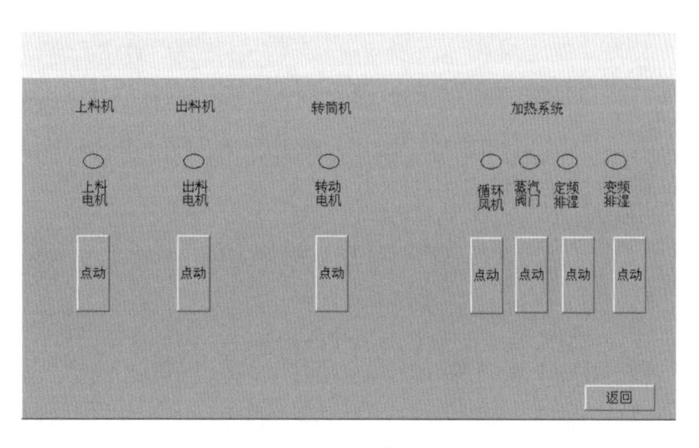

图 8-3-18　手动调试界面

点动测试风机电机转向及各机构动作。系统准备完毕，点击“启动”按钮，系统启动。湿物料由上料机送入转筒，载热体风机由入料端鼓入。物料在出料端经出料机送出。载热体为热空气，筒内温度低于设定温度开启蒸汽阀门，高于设定温度关闭蒸汽阀门。湿度由排湿风机排出。

4．注意事项

（1）做好使用前的准备工作。

1）蒸汽管路检查：在进汽总阀关闭状态下，清理蒸汽管路的过滤器，打开疏水阀、电动阀、旁通阀和蒸汽入口排污阀，将设备内的残留冷凝水排出。

2）打开蒸汽进汽总阀，通过蒸汽管路上的仪表显示检查管道温度、压力是否达到设定要求。

3）烘烤前对转筒预热，禁止不转动即加热，避免筒体局部变形。

（2）设备停用时，应先停止加热，打开排湿风机排热，转筒应继续转动冷却至接近外界温度后停机，严禁高温突然停转。

（3）结束烘烤或更换烘烤物料前及时清理转筒。打开设备所有检修清理门，对转筒和风道各部分仔细清理。蒸汽管路部分须有专人维护和使用，禁止闲杂人员随意开关各阀门，避免引发安全事故。注意所有安全警示标志及操作注意事项，由经过培训的专业操作人员严格按照规范操作设备，避免发生意外或造成损失。

（4）转筒式烘烤设备不适合浆果等怕磕碰、变形和对温度敏感的中药材烘烤。

5．设备特点 转筒式烘烤设备机械化程度高，生产能力较大，可连续运转，结构简单，操作方便。但该设备的适用范围相对较小，不适合生产脱水速度慢、烘烤时间长及烘烤过程中怕挤压变形的物料。

动态烘烤设备的自动化程度高、人工需求量小、加工量大，方便与上下游设备对接联动，是烘烤设备的主要发展方向。除上述动态设备之外，还有其他形式的动态烘烤设备在中药材加工领域中有所应用，如真空网带式烘干机、流化床烘烤机、翻板式烘烤机，螺旋提升式烘烤机等。

第四节　中药材平衡脱水技术与设备的应用

一、平衡脱水烘干技术

平衡脱水是指通过调整干燥条件（温度、湿度、速度等），使热气流与物料表面传热传质过程中的水分扩散速度等于物料内部传热传质过程中的水分迁移速度。

平衡脱水技术应用于物料烘烤时，物料细胞水分子随机热运动，高浓度区的分子密集相互碰撞向相反方向移动，形成从高浓度区域向低浓度区域自发的扩散运动；通过物料细胞的渗透作用驱动水分交换，逐层传递至物料表面并由热气流带走水分，达到物料脱水的目的。

平衡脱水技术应用于设备时，通过烘烤过程中水分从物料内部扩散到表面，再从物料表面汽化至烘烤环境中，聚集的湿热空气与外界的干燥空气进行交换，完成排湿。当烤房对外排湿能力不足且物料外渗水分过大时，水汽在烤房内聚集，造成物料表面过湿、房体结露，导致物料变质；当烤房对外排湿过大、物料内部水分外渗不足时，物料表层先行干燥形成硬壳，阻遏内部水分外渗，不利于物料的整体干燥，易造成干品等级降低、烘烤时间过长、能耗增加等问题。

平衡脱水打破了“加大排湿是促进脱水的有效方法”的错误观念，根据物料特性，寻找其不同烘烤阶段的最佳脱水速度，控制介质条件，创造相应的排湿环境，是平衡脱水技术的核心。在脱水过程中，当物料内部外渗到表面的水分与排湿的水分保持平衡时是最理想的烘烤状态，通过平衡脱水技术控制脱水速度，完成定量脱水，物料烘烤最自然、品质达到最优、脱水能效最高。实现“平衡”，需要兼顾热能转换、热焓、含水量、气流温湿度，物料内部蒸汽压力、相对湿度和风量与脱水率之间的关联。通过定量分析的方法，导出各函数之间的关系，建立函数关系的方程式，编写设备烘烤计算模型，作为烘烤设备的设计依据、物料烘烤的工艺指导与验证工具（图 8-4-1）。

项目编号	××××			物料	西洋参		产地	吉林		日期	2019/11/27	
使用说明：1.型号选择“输入=后，选择设备型号单元格，按下enter键”。2.黄色单元格为手动输入数据，绿色和橘色单元格分别为设备与物料自动生成数据。												
选择设备型号			静态设备	单循环系列	SN06-10-2	KB20-12-6	KB40-06-6	KB40-12-6	KB40-12-11	KB60-04-6	KB60-08-11	KB60-12-11
				双循环系列	SXH4-2		SXH4-4		SXH4-6		SXH4-8	
SXH4-6			动态设备	网带系列	PL-1		SNVI-5		PL-5		PL-6	
				步进系列	BJ-Ⅰ-8		BJ-Ⅰ-10		BJ-Ⅱ-8		BJ-Ⅱ-10	
设备配置	单间尺寸	尺寸名称	长	宽	高	烤间数	单间料车配置	配置名称	台数	长	宽	高
		标准尺寸	4	4.5	2.8			标准配置	12	1.9	0.9	1.9
		非标尺寸				12		非标配置				
	单间风机配置	配置名称	风机型号	风机个数	开机率%	风阻折扣%	单间料盘配置	配置名称	长	宽	车每层个数	层数
		循环风机	#5	4	100	80		标准配置	0.75	0.5	4	12
		排湿风机	#3	1	80	95		非标配置	0.65	0.4		
	单间风口尺寸	尺寸名称		长	宽	高	风量	风口面积	风速	备注		
		循环风进烤间风口		4.0	4.5	0.8	32,000	3.4	2.6	<4m/s	高风速易造成风不均匀	
		循环风出烤间风口		4.0	4.5	0.4	32,000	1.8	4.9	<6m/s	高风速将消减风量	
		穿过物料的风		4.0	4.5	--	32,000	18.0	0.5	0.5～1m/s	高风速易造成风短路	
		排湿风出风口		--	1.2	0.6	1,100	0.7	1.9	≤2m/s	高风速会造成房体漏风	
物料参数	湿干比	计算湿干比	湿料含水%	干料含水%	失水率最快时温度℃		最高失水率	平米铺放量kg/㎡		装载量kg	环境温度℃	环境湿度%
	3.5	3.5	75	12	35		0.8	25		3,744	5	65
工艺参数		第一时段	第二时段	第三时段	第四时段	第五时段	第六时段	第七时段	第八时段	单间烤房能量计算		
设置小时数h		24	24	24	24	24	24	48	48	累计烘烤小时h		240
设置温度℃		30	33	35	37	38	38	39	40	最高温度℃		40
设置小时失水率%		0.5	0.6	0.8	0.7	0.5	0.5	0.2	0.1	累计失水率%		100
设置排湿风量m³/h		800	900	1,100	1,000	1,000	1,000	400	300	单间最大排湿风量m³/h		1,100
上下层温度差℃		0.8	1.0	1.3	1.0	0.8	0.8	0.3	0.2	平均排湿风量m³/h		813
上层物料表面温度℃		22.2	23.2	27.7	31.3	33.2	34.5	37.3	38.5	最高回风湿度%		69
上层热风湿度%		64	61	63	54	39	35	32	20	总失水量kg		2,664
下层物料表面温度℃		23.0	24.1	29.0	32.3	34.0	35.3	37.6	38.7	最大温度差℃		1.3
回风湿度%		68	66	69	58	42	38	33	21	最大湿度差%		6
排湿风温度℃		29.2	31.0	31.7	33.0	34.2	36.2	38.7	39.8	最高小时热耗kcal		19,368
单间小时耗热kcal		12,244	14,799	19,368	16,648	14,494	14,987	6,240	3,942	平均小时热耗kcal		12,840
目标小时失水量kg		13.4	16.0	21.4	17.4	13.4	13.4	5.3	2.7	批次烘烤热源费		¥417
公斤脱水热耗kcal		1,182	1,060	905	1,027	1,131	1,171	1,304	1,474	批次烘烤电费		¥395
计算电功率kw		3.3	3.3	3.3	3.3	3.3	3.3	3.2	3.2	合计公斤干料费		¥0.8

图 8-4-1　平衡脱水技术设备计算模型示例

平衡脱水技术在中药材烘干领域内的应用具有广阔的发展前景，其具有以下优势：

（1）提高干燥效率：通过调整干燥温度及湿度，可以提高物料内部水分迁移及扩散至表面的速度，使物料表面保持相对湿润，提高物料表面汽化速度，达到脱水速度快、干燥效率高的目的。

（2）提高干品等级：由于物料内外部脱水速度一致，使得物料几何尺寸的内外部压力一致，避免物料脱水过快导致形变量过大。

（3）节能减排降成本：平衡脱水技术在应用过程中，根据物料脱水的规律性，有目的地调整热量和风量的供应，节省能源，降低成本。

（4）革新传统工艺：通过改善传统中药材的加工方法和工艺，提高药材生产卫生指标，保持药材的有用成分，为药材规模化、集约化生产提供保障。

二、平衡脱水设备应用

平衡脱水技术是通过专门设计的控制软件和设备实现的。平衡脱水烘烤设备在运行过程中，对实时监控的烘烤参数进行精确数据化计算及预判，及时对运行参数进行调整和优化，配以科学适用的烘烤工艺曲线进行生产。

根据物料特点和摆放方式计算出物料透风率，风机供给穿透风速配置风量、风压。依照烘烤模型的定时定量脱水所需热量配置热源，根据各风口风速等参数配置相应的排湿系统和新风系统。控制系统由不同功能的温湿度采集探头（温湿一体化探头、物料实时温度红外线探头、微波实时水分检测探头）、输入输出模块和嵌入式计算机组成。

在设备运行过程中，因物料吸热失水形成设备内热风温度和物料表面温度的差异，需要根据探头测定的设备内热风温度和物料表面温度的差值调节热源供热量，使物料达到最合理的脱水温度。根据热风湿度和微波实时水分检测探头检测的物料内部含水率，通过函数计算程序计算出物料实时失水速率，根据速率大小调节温度补偿值和排湿系统的工作状态，实时控制物料脱水速度和烘烤热风温湿度，实现烘烤过程中的“平衡脱水”。

通过实际烘烤的检验，根据理论模型配以相应的结构设计和控制系统的烘烤设备发挥出了“平衡脱水”概念的技术优势，烘烤次品率低、精品率高，且比粗放的传统烘烤设备更加节能环保。

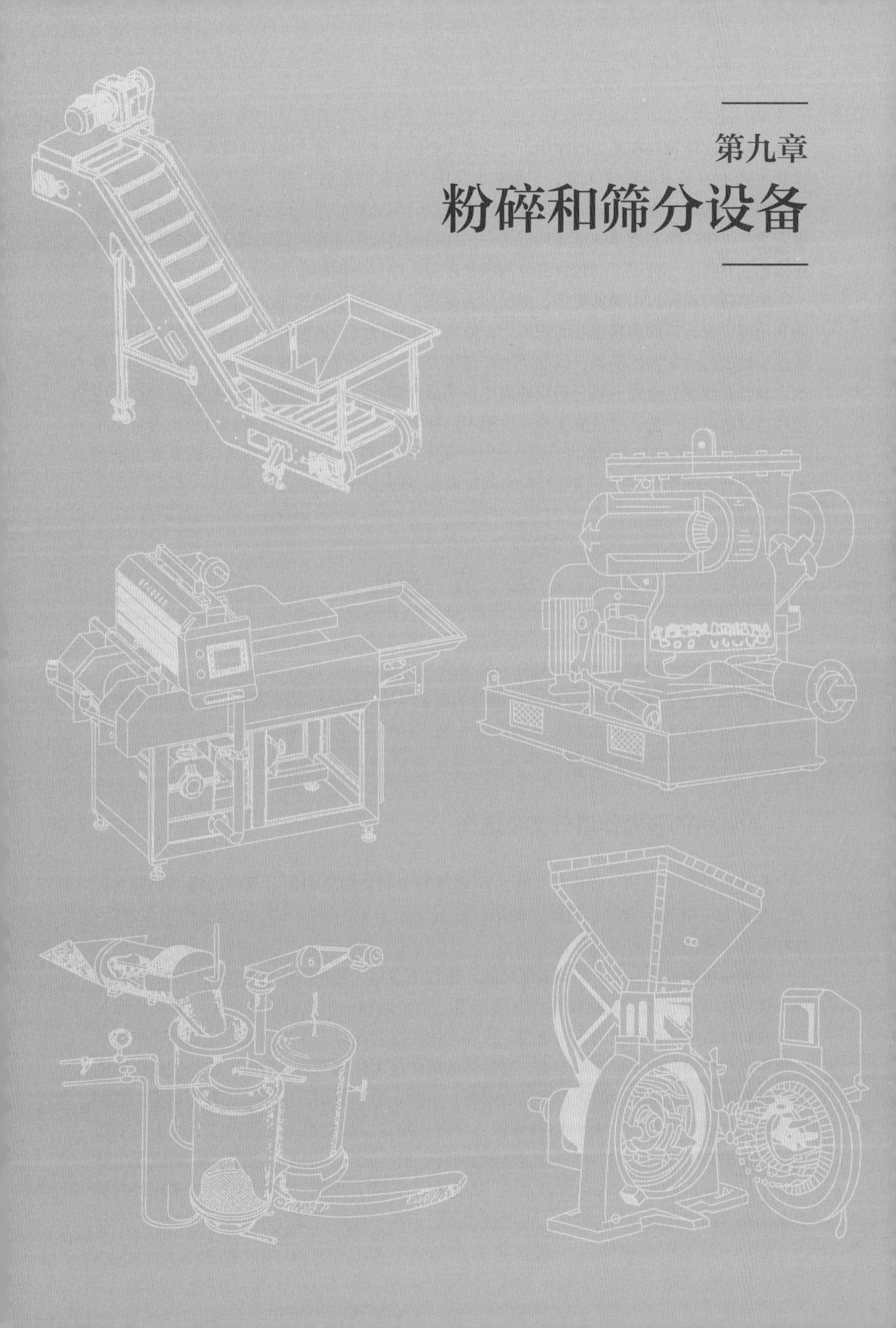

第九章

粉碎和筛分设备

粉碎是固体物料在外力的作用下，克服物料的内聚力，使之破碎的过程。粉碎是中药饮片生产中的基本操作单元之一，通常也是中药炮制的最后一道工序。为方便调剂或制剂，部分中药饮片需要粉碎成粉末或破碎成颗粒，因此粉碎是中药饮片生产中的基本操作单元之一，也是中药炮制的重要环节之一。在粉碎过程中通常需要完成分级的操作，即将粉体按照粒径大小分成不同粒级部分的操作过程，以供不同的应用。

中药通过粉碎可以降低粒径，增加比表面积，从而加快药效成分的溶出速度，提高生物利用度；粉碎后的药粉比表面积增大，体内溶出速度快，同时有利于提高在制剂中的分散性，便于各种制剂的制备，因此是生产传统丸、散及现代中药片剂、丸剂、胶囊剂、散剂、软膏等制剂的重要原料。药粉的细度是药品产生疗效的重要参数，不同性质的饮片应选择适宜的粉碎工艺，尽量减少粉碎过程中药物有效成分的损失。但粉碎过程也有可能带来不良影响，如粉碎后粉体的吸湿性增大、稳定性降低以及毒性、刺激性成分溶出增加等，均可能影响用药安全，因此粉碎过程也要注意防止不良现象的发生。

第一节　概述

粉碎的过程为机械力克服物料分子凝聚力的过程，也可认为是机械能转化为表面能、热能的过程。通常根据粉碎产品的粒度分为破碎（$>$ 3mm）、磨碎（60μm ~ 3mm）和超细磨碎（$<$ 60μm）。中药散剂、丸剂用饮片粉末的粒径都属于磨碎范围，而浸提用饮片的粉碎粒度介于破碎和磨碎之间。

一、粉碎机的施力作用分类及选择

粉碎机的粉碎机构（如齿板、锤头和钢球等）对物料施力使其粉碎，施力种类有压力、弯曲力、剪切、劈碎、研磨、冲击、打击等（图 9-1-1）。实际上施力作用很复杂，往往是若干种施力作用同时存在。

压碎是将物料置于两个破碎表面之间，施加压力后，物料因压应力达到抗压强度而破碎，该方法一般适用于大块物料。劈碎是用一个平面和一个带有尖棱的工作表面挤压物料，物料将沿压力作用线的方向劈裂。折碎是物料受弯曲应力作用而破碎，被破碎物料承受集中载荷作用的两支点或多支点，当物料的弯曲应力达到弯曲强度时，物料即被折断而破碎。磨碎是物料与运动的工作表面之间受一定的压力和剪切力作用后，其剪切应力达到物料的剪切强度极限时，物料即被粉碎。冲击破碎是物料受高速回转机件的冲击力而破碎，它的破碎力是瞬时作用的，其破碎效率高、破碎比大、消耗的能量少。颗粒在上述 5 种外力作用下大致具有 5 种破碎方式，即龟裂、分裂、剥离、变形和磨耗。实际的粉碎设备内是多种类型破碎同时发生，或随破碎进行而从一种形式变为另一种形式。

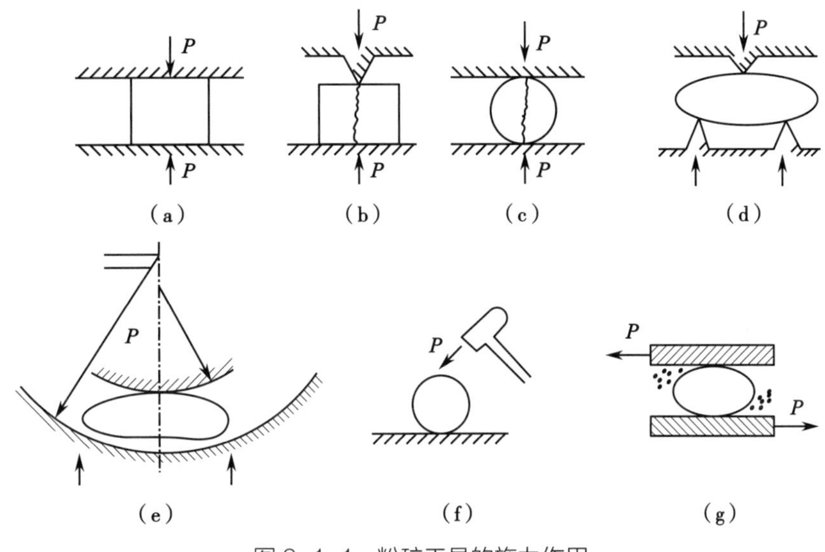

图 9-1-1 粉碎工具的施力作用

(a)(b)(c)压碎;(d)(e)弯曲;(f)冲击或打击;(g)研磨。

不同的物料适用不同的粉碎作用力，见表 9-1-1。

表 9-1-1 各种物料性质研究适宜的粉碎作用力

药物的物理性质	粉碎作用力	药物的物理性质	粉碎作用力
硬而脆	撞击和挤压	中等硬度且脆	撞击、劈裂和研磨
硬而韧（黏）	挤压	中等硬度、又韧又黏	撞击和研磨
硬而坚	挫削	动、植物组织	截切和研磨

二、粉碎原则

中药饮片不宜过度粉碎，达到需要的粉碎度即可，以节省能源和减少药物在粉碎过程中的损失。药物粉碎时应保持药物的组成和药理作用不变；中草药的药用部分必须全部粉碎应用，一般较难粉碎的部分，如叶脉或纤维等不应随意丢弃；毒性药材或刺激性较强的药物粉碎时，应严格注意劳动保护与安全。易吸潮、易风化的药物以及含水量稍大的药材粉碎前应适当干燥。

三、粉碎方法

根据中药饮片的性质、药粉细度要求及粉碎机械的不同，分为单独粉碎、混合粉碎、干法粉碎、湿法粉碎（水飞）、开路粉碎、循环粉碎、低温粉碎、超微粉碎、破碎等。

1．**单独粉碎** 系指将一味药料单独粉碎的工艺操作，贵细、毒性药料常用，有工艺要求的亦用，如复方丹参片的三七和冰片均需单独粉碎。

2．**混合粉碎** 系指将两味及两味以上药料掺合粉碎的工艺操作，多用于制剂。混合粉碎可降低含糖类、油脂类、树脂类药物单独粉碎的难度，如熟地黄、枸杞子、醋乳香、阿胶、灵芝、黑芝麻等。

3．**干法粉碎** 系指粉碎过程不加入水或液体进行的粉碎操作，最为常用，其要点在于物料充分干燥，以减小因水分使药料产生的韧度。

上述3种粉碎通常带配备过筛工序，以去除粒度不符合要求的部分，通常这部分占粉碎前物料量应小于0.5%，粉碎、过筛的同时，也具有混合的作用。

4．**湿法粉碎** 系指粉碎过程中，在药料中加入适量水或液体的工艺操作，又称加液研磨法、水飞。其操作大致为：取药料加液研磨或粉碎至充分细，通常在200目以上，细度可使药粉粒悬浮在搅动液体中，再取悬浮液，静置，获得的沉淀即药粉。本工艺粉碎的药物，在水或液体中的溶解度应为不溶或微溶。本工艺特点为可除去溶于水或液体中的其他成分，避免粉尘污染。

5．**开路粉碎** 与循环粉碎对应，将药料只通过粉碎设备一次的工艺操作。本法适宜于易粉碎物料或破碎。

6．**循环粉碎** 粉碎设备复杂，是由粉碎机和筛分设备联用，将细度达到要求的药粉筛出，达不到要求的返回继续粉碎至达到要求的工艺操作。

7．**低温粉碎** 系指利用低温时物料脆性增加的性质，对常温情况下难粉碎物料进行粉碎的工艺操作。低温常借助粉碎机壳通低温循环水、物料中加入干冰、物料先行冷却等。常用于树脂、树胶、含糖类中药的粉碎。

8．**超微粉碎** 中药超微粉碎技术是20世纪90年代中后期兴起的一门技术。它在遵循中医药理论的前提下，结合中药物料的特点，采用现代粉体技术将中药微粉化，平均粒度$< 15\mu m$。通过超微粉碎技术，将传统中药粉末粉碎到细胞破壁范围，粒度小、分布均匀，可以增加药效成分的溶出度，加速体内释药速度、吸收速度和代谢速度，提高生物利用度，增强药物疗效。同时，有利于完善中药制剂工艺，改善制剂品质，达到提高传统产品质量的目的。另外，超微粉碎可以提高药材利用率，有利于保护中药资源。

超微粉碎技术应用于中药行业虽有独特的优势，但在实际生产过程中仍存在一系列亟待研究和解决的问题。如中药超微粉的稳定性、质量控制以及安全性评价等研究尚需进一步深入。

四、粉碎方式

粉碎着力的方式有：挤压、折断、研磨、冲击、劈断等。常用的破碎设备有：挤压式破碎机（辊式破碎机）、颚式破碎机、滚刀式破碎机等；常用的磨碎设备有：锤式粉碎机、冲击式粉碎机、振动磨、球磨机、机械剪切式超微粉碎机、气流粉碎机等。

五、粉碎流程

按操作方式可分为批料粉碎、连续开路粉碎和连续闭路粉碎（图 9-1-2）。

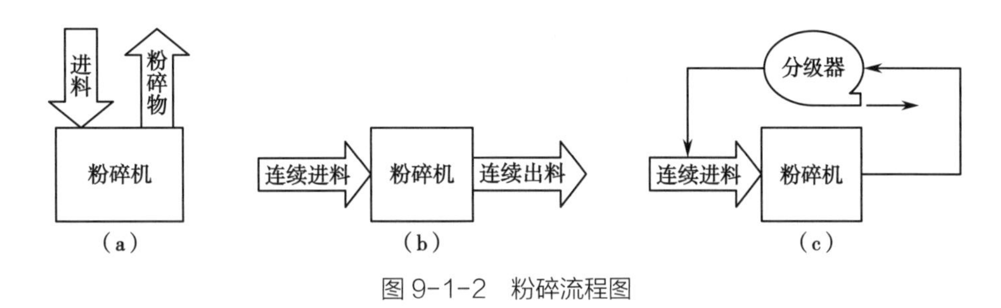

图 9-1-2　粉碎流程图

（a）批料粉碎；（b）连续开路粉碎；（c）连续闭路粉碎。

第二节　破碎设备

粉碎产品的粒度＞ 3mm 称为破碎。常用的破碎设备有：挤压式破碎机、颚式破碎机、滚刀式破碎机等。

一、挤压式破碎机

在挤压式破碎机（辊式破碎机）内，物料在通过两个相向运动的转辊之间受压而被破碎。破碎粒度决定于两辊之间的距离。该设备具有破碎和压扁破裂功能，故既可用于质地坚硬、松脆药材的压碎，也可用于质地柔软药材的压扁、压破（裂）等加工。

1. 结构及原理　工作部件是两个平行的转辊，一个转辊安装在固定轴承上，另一个安装在活动轴承上，在活动轴承座上设有调节螺杆，用于调节两个转辊之间的距离，以适应药物破碎或压扁所需的不同间距。两个转辊由电动机带动，且两转辊的旋转方向相反、速度相等。物料进入两个转辊之间，药物尺寸大于两个转辊间距的被转辊夹住、挤压而变形，两个转辊之间的最小间隙为排料口宽度，挤压后的药物从下部排出。经过转辊挤压，脆性药物被挤压破碎，塑性药物被压扁、破裂（图 9-2-1）。

辊式破碎机可用于粗碎、中碎、细碎和粗磨。光面双辊破碎辊面耐磨性强，因此适用于细碎和粗磨坚硬的磨蚀性强的物料。带齿的辊面用于粗碎或中碎中硬以下的物料。辊式破碎机具有过粉碎较少的优点，工作时平稳，振动较少。脆性药物、橡胶弹性物料可压成网状薄片，中药的果实采用辊式破碎机较好，对潮湿、有黏性以及含丰富纤维的药材不宜应用。它的破碎比光面为 6 ~ 8，齿面为 10 ~ 15。

该机通过两转辊之间的相互挤压将物料压扁或压碎。可加工各种果实类、矿石类、

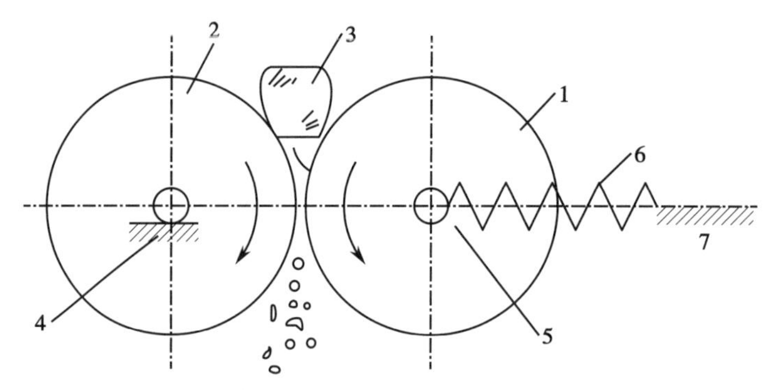

1、2. 转辊；3. 给料；4. 固定轴承；5. 活动轴承；6. 弹簧；7. 机架

图 9-2-1 双辊破碎机示意图

贝壳类等坚硬中草药，广泛使用于制药行业。转辊材料采用 1Cr18Ni9 不锈钢，对药材没有污染，牢固耐用。下面以 PYB-400 型压扁机为例加以说明。

PYB-400 型压扁机（挤压式破碎机）由机架、电机、变速箱、传动机构、转辊、刮料板、转辊间隙调节装置、进料斗、出料斗等组成（图 9-2-2），物料由进料斗进入两转辊之间，通过转辊间的挤压力将物料破碎或压扁。

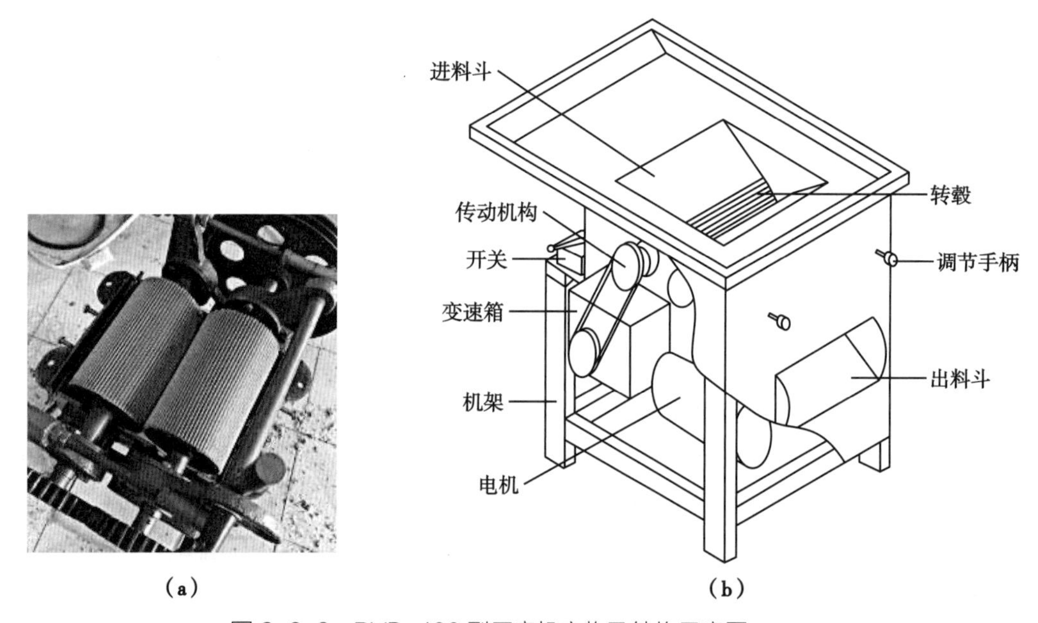

图 9-2-2 PYB-400 型压扁机实物及结构示意图

（a）PYB-400 型压扁机实物图；（b）PYB-400 型压扁机结构示意图。

2．操作方法

（1）安装：将机器平放在坚实、平整的基地上，连接三相 380V 电源，将开关分别旋到“正转”和“反转”位置，观察机器运行状态。

（2）开机：使开关处于“正转”位置，投料并观察出料粒度。旋转调节手柄直到出料粒度处于理想水平。完成工作时，打开进料斗，并将开关旋到“反转”位置，用刷子或少量清水清洗转辊。

3．注意事项及维护保养

（1）工作中严禁将手靠近转辊，以防止发生意外。

（2）勿将石块、金属块等硬物或长杆状物体投入进料斗而使机器损坏。

（3）正常运行时如出现异常响声，应立即停机，待排除故障后再运行。如不慎使物体将转辊卡死，应立即停机，反转取出异物。

（4）如果待破碎物料大小差异较大，难以达到加工要求时，可先将其过筛分级后再行破碎或压扁。

（5）每次工作完毕，应及时清理，保持转辊及机器内的卫生。

（6）整机每年保养一次，更换各轴承内的润滑脂。

4．主要技术参数（表 9-2-1）

表 9-2-1 PYB-400 型压扁机技术参数

给料口尺寸	转辊间隙调整范围	生产能力	电机功率	转速	操作高度	外形尺寸	整机重量
360mm×80mm	0～15mm	20～120kg/h	2.2kW	56r/min	980mm	980mm×780mm×980mm	150kg

二、颚式破碎机

颚式破碎机主要作为一级破碎机使用，在中药材的破碎中也得到广泛应用。它的工作原理是模仿人的咀嚼破碎物料。颚式破碎机结构简单，运行平稳，振动较小，可用于固体药物的粗碎、中碎或细碎，常用于饮片厂的一次破碎。

双肘节颚式破碎机（图 9-2-3），又称布莱克破碎机。单肘节颚式破碎机（图 9-2-4）的动、定颚板间夹角很小，为 15°～20°。这个夹角对破碎比起决定作用，夹角越小，破碎比也越小。15°～20° 的颚板夹角所导致的破碎比为 4～6。由偏心轴、动颚板、连杆组成曲柄－摇杆机构，偏心转轴（曲柄）的连续旋转使动颚板相对于定颚板做“咀嚼”运动，从机器上方投入的块料就被“嚼碎”并从下方排出。颚板夹角常做成可调的，以便根据需要调节破碎比。双肘节颚式破碎机的动颚板仅做摆动运动，因此物料是被挤压碎的，它适用于破碎硬度很大的物料，如矿石、岩石等。单肘节颚式破碎机的动颚板运动方式与双肘节颚式破碎机不同，它不仅相对于定颚板做左右摆动，还做上、下的错动，以挤压加摩擦为破碎特征，在破碎物料时，挤压力与摩擦力同时发生作用。这种破碎机常用于破碎粒度较小的中硬度物料。饮片加工厂加工矿石类药物多用单肘节与双肘节颚式破碎机。

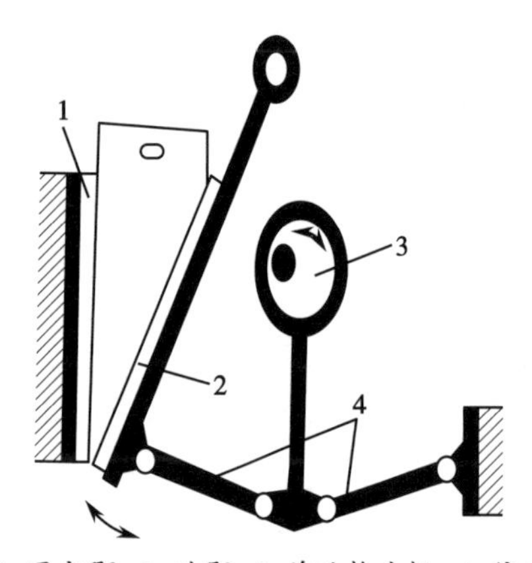

1. 固定颚；2. 动颚；3. 前后推力板；4. 偏心轴

图 9-2-3 双肘节颚式破碎机示意图

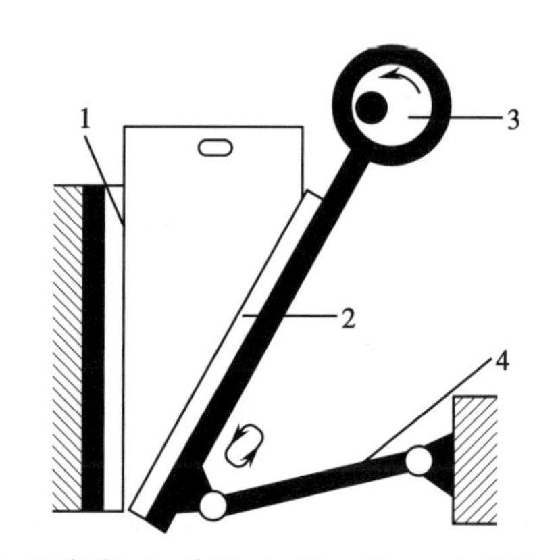

1. 固定颚；2. 动颚；3. 偏心轴；4. 支撑板

图 9-2-4 单肘节颚式破碎机示意图

该机通过动颚板的连续往复运动，配合静颚板做间歇性碰碎作业。可碰碎各种贝壳类、矿石类、果壳类等坚硬中草药，广泛使用于制药行业。动颚板材料采用 ZGMn13 耐磨钢，具有很高的耐磨性和抗冲击能力，牢固耐用。整机结构紧凑，外形美观，生产率高，使用方便，安全可靠，噪声低，易于维修。下面以 PE（B）-125 型颚式破碎机为例加以说明。

1．结构及原理 颚式破碎机主要由电动机、带轮、偏心轴、三角皮带、动颚板、静颚板等组成（图 9-2-5）。电动机与小带轮同轴，通过三角皮带带动大带轮，使动颚板与静颚板之间产生间歇的挤压、松开动作，从而达到破碎物料的目的。

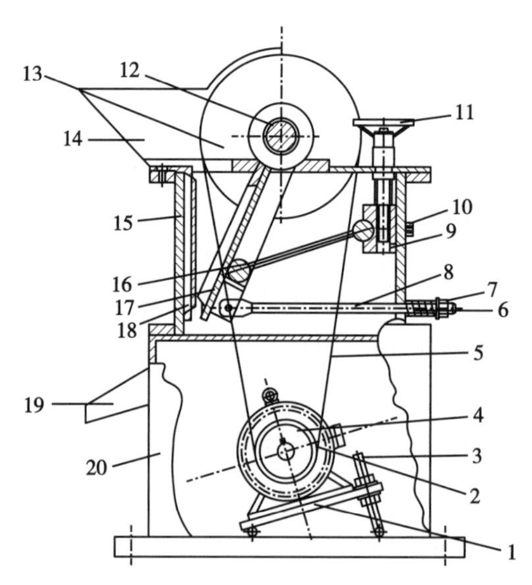

1. 电机座；2. 电动机；3. 调节螺杆；4. 小带轮；5. 三角皮带；6. 调节弹簧；7. 拉杆螺母；8. 拉杆；9. 调节滑块；10. 固定螺母；11. 调节手轮；12. 偏心轴；13. 大带轮；14. 进料斗；15. 上机体；16. 支撑板；17. 动颚板；18. 静颚板；19. 出料斗；20. 机座

图 9-2-5 PE（B）-125 型颚式破碎机示意图

2．操作方法

（1）使用前检查整机各紧固螺栓是否有松动，然后开动机器，检查机器的空载启动性是否良好，并检查电机转向是否与标记相一致，否则改接插头内接线。

（2）按用户不同需要及物料的不同情况，适当调节动颚板及静颚板的间隙。

（3）加大间隙：松开固定螺母，拉杆螺母，逆时针旋转调节手轮，当间隙达到要求后，拧紧固定螺母，调整拉杆螺母，使弹簧具有一定的拧紧力。

（4）缩小间隙：松开固定螺母，拧紧拉杆螺母，顺时针旋转调节手轮，当间隙达到要求后，拧紧固定螺母，调整拉杆螺母，使弹簧具有一定的拧紧力。

（5）在生产过程中加料要加足均匀，若发现因圆整或太大而出现外吐料现象时，应将料块用铁锤敲碎成三角片形状。

（6）完工后清洗机器，保持清洁卫生，特别应注意清除两碰板间的残余物。

（7）整机每年保养一次，更换各轴承内的润滑脂。

3．注意事项

（1）本机定位后应使机器良好接地，防止振动强烈引起绝缘板破坏后漏电。

（2）操作时不得将手伸进两碰板间，防止发生意外。

（3）调整两碰板间的间隙时应严格按照顺序操作，以防拉杆或支承板因挤压而发生变形。

4．主要技术参数（表 9-2-2）

表 9-2-2　PE（B）-125 型颚式破碎机技术参数

给料口尺寸	最大给料粒度	公称排料口宽度	生产能力	破碎粒度	操作高度	外形尺寸	电机功率	整机重量
150mm × 125mm	Φ80mm	10mm	＞120kg/h	6～18mm（无级可调）	880mm	690mm × 460mm × 990mm	3kW	234kg

三、滚刀式破碎机

滚刀式破碎机通过动刀与静刀的剪切力将物料粉碎，连续作业，广泛应用于制药、食品、化工等行业。整机结构紧凑，外形美观，生产率高，使用方便，安全可靠，噪声低，易于维修。下面以 PS-240 型中药破碎机为例加以说明（图 9-2-6）。

1．结构及原理　电动机与小带轮同轴，通过三角皮带带动主轴，主轴上装有 3 把动刀，动刀旋转与粉碎腔内 2 把静刀剪切，利用动刀和静刀的剪切力使物料破碎。

2．操作方法

（1）使用前检查整机各紧固螺栓是否有松动，然后开动机器，检查机器的空载启动性是否良好，并检查电机转向是否与标记相一致，否则改接插头内接线。

（2）按用户的不同需要及物料的不同情况，选择合适的筛网。

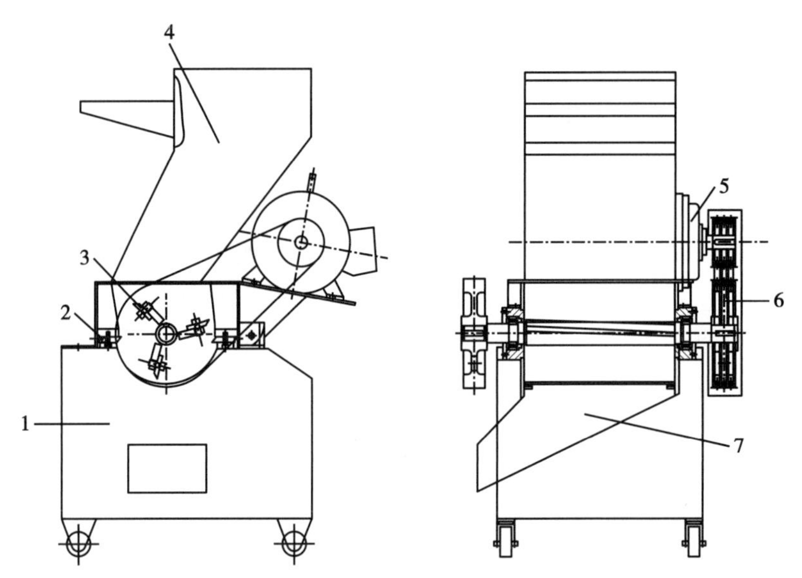

1. 机座；2. 静刀；3. 动刀；4. 进料斗；5. 电机；6. 皮带轮；7. 出料斗

图 9-2-6 PS-240 型中药破碎机示意图

3．注意事项

（1）本机定位后，应使机器良好接地，防止振动强烈引起绝缘板破坏后漏电。

（2）操作时不得将手伸进入粉碎腔，防止发生意外。

（3）更换筛网时，必须在停机下进行。

（4）不得将金属、石头等锐器放入粉碎，以免损坏刀片。

4．主要技术参数（表 9-2-3）

表 9-2-3 PS-240 型中药破碎机技术参数

进料口尺寸（长 × 宽）	生产能力	筛网	电机功率	外形尺寸	整机重量
400mm × 240mm	300 ~ 400kg/h	可更换	7.5kW	900mm × 760mm × 136mm	400kg

第三节 磨粉设备

磨粉设备可将中药饮片磨碎（60μm ~ 3mm）和超细磨碎（< 60μm）。中药散剂、丸剂用饮片粉末的粒径都属于磨碎范围。

一、锤式粉碎机

本机主要用于化工、医药（中医药）、食品、香料、树脂粉体、涂粉等弱电性物质及耐高温物质的粉碎。下面以 WFJ-400 型锤式粉碎机为例加以说明。

1．结构和工作原理 锤式粉碎机是一种撞击式粉碎机，一般由加料器、转盘（子）、锤头、衬板、筛板（网）等部件组成（图 9-3-1）。锤头安装在转盘上，并可自由摆动。衬板的工作面呈锯齿状，并可更换。工作时，固体药物由加料斗加入，并被螺旋加料器送入粉碎室。在粉碎室内，高速旋转的圆盘带动其上的 T 形锤对固体药物进行强烈锤击，使药物被锤碎或与衬板相撞而破碎。粉碎后的微细颗粒通过筛板由出口排出，不能通过筛板的粗颗粒则继续在室内粉碎。选用不同规格的筛板（网），可获得粒径为 4～325 目的药物颗粒。筛板（网）的主要作用是控制破碎产品粒度，且与转子构成破碎腔来破碎物料。筛板（网）的磨损较快，当产品粒度较小，物料易碎时，筛板（网）孔尺寸选为破碎产品的最大粒度的 3～6 倍；当产品粒度较大，物料难碎时，筛板（网）孔尺寸选为破碎产品最大粒度的 1.2～2 倍。

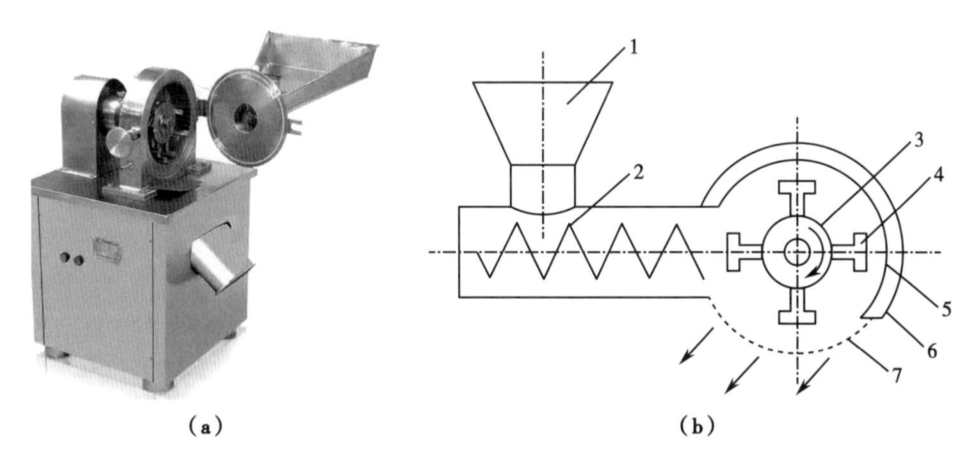

1. 加料斗；2. 螺旋加料器；3. 转盘；4. 锤头；5. 衬板；6. 外壳；7. 筛板

图 9-3-1 WFJ-400 型锤式粉碎机实物图及结构示意图

（a）WFJ-400 型锤式粉碎机实物图；（b）WFJ-400 型锤式粉碎机结构示意图。

2．特点 结构紧凑，重量轻，有很大的破碎比（10～50），操作安全，维修方便，粉碎能耗小，生产能力大，且产品粒度小而均匀。缺点是锤头易磨损，筛孔易堵塞，过度粉碎的粉尘较多。锤式粉碎机常用于脆性药物的中碎或细碎，但不适用于黏性固体药物的粉碎。

WFJ-400 型锤式粉碎机采用了风轮式高速旋转刀，定刀进行冲击、剪切研磨，不仅粉碎效果好，而且粉碎时机腔内产生了强力气流，粉碎室的热量和成品一起从筛网流出，粉碎细度可通过更换筛网来决定。本机组利用活动齿盘与固定齿盘间的相对运动，使物料经齿盘冲击、摩擦及物料彼此间冲击而获得粉碎。粉碎好的物料经旋转离心力的作用，自动出料。该机全部用不锈钢材料制造。

二、冲击式粉碎机

1. 结构和工作原理 冲击式粉碎机也称反击式粉碎机（图 9-3-2），主要由转子（转盘）、板锤、冲击板（冲击棒）和链幕等构成。物料经给料口进入破碎腔（转子和冲击板之间的空间）后，高速运行的转子和装在转子上的板锤对物料进行冲击，破碎后的物料被高速抛向冲击板，受到反冲击作用进一步破碎，然后又弹回破碎腔再受到转子和板锤的冲击。这样反复作用，直至被破碎的物料从转子与破碎板下端的隙缝排出。物料被破碎主要是依靠冲击力，其次是撞击（包括物料间的相互撞击）。

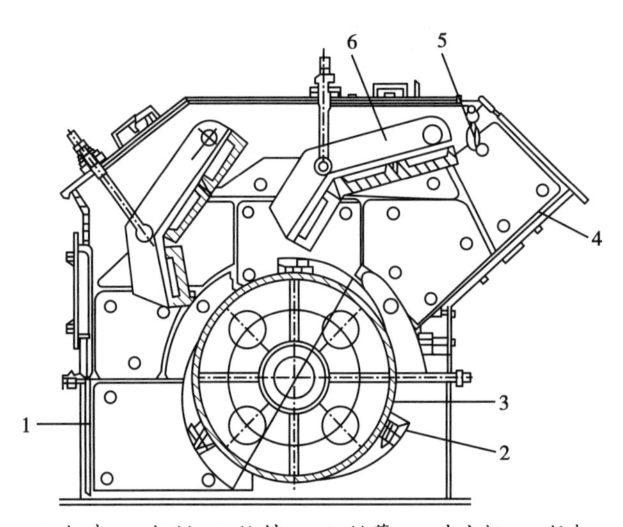

1. 机壳；2. 板锤；3. 给料口；4. 链幕；5. 冲击板；6. 拉杆

图 9-3-2 Φ1 000×700 冲击式粉碎机

板锤与转子之间是刚性连接，能够利用整个转子的惯性向物料冲击。板锤和物料的作用时间很短，为（1.2～1.8）$\times 10^{-3}$ 秒。机壳内壁装有耐磨的衬板，以抗磨损。转子支承于机壳两侧的自调位滚子轴承上。在给料口附近的链幕可防止物料飞出粉碎机。

2. 击式和锤式粉碎机的主要区别

（1）冲击式粉碎机的板锤和转子之间是刚性连接，物料获得较大的速度和动能。锤式粉碎机是以铰链连接于转盘上的锤头打击物料，物料获得的速度和动能较小。

（2）冲击式粉碎机的破碎腔空间较大，物料有一定的活动空间。而锤式粉碎机的破碎腔较小。

（3）多数锤式粉碎机的破碎腔下部有筛条，以控制破碎产品的最大粒度。冲击式粉碎机通常无筛网（有些机型除外），破碎产品的最大粒度取决于物料的强度和韧性、机器的参数、板锤的形状以及板锤与冲击板之间的径向间隙。

（4）锤式粉碎机中，物料在衬板或筛条上（起砧子作用）受到打击或研磨。而冲击式粉碎机中，物料悬空受到板锤的冲击，沿切线方向抛出。

冲击式粉碎机的转速是指板锤的圆周速度，一般为 20～65m/s。中药工业应用较多的冲击式粉碎机有万能粉碎机（柴田粉碎机）（图 9-3-3）。在高速旋转的转盘上装有许多固定的冲击棒（钢齿），在粉碎机盖板上固定着与转盘上相间隔的冲击棒，外壁上装有筛圈。物料由加料斗输入，从中心部位轴向进入粉碎机内，由于离心力的作用，物料由中心部位甩向外壁。首先受到内圈冲击棒的粉碎，而后受到外面几圈圆周速度越来越大的冲击棒粉碎，最后物料达外壁，细粉经筛圈从粉碎机底部出料。

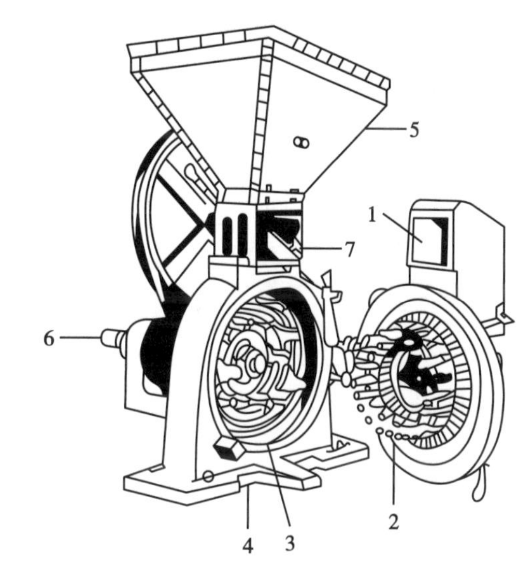

1. 加料口；2. 钢齿；3. 环状筛板；4. 出粉口；5. 加料斗；6. 水平轴；7. 抖动装置

图 9-3-3　万能粉碎机

万能粉碎机操作时应先关闭塞盖，开动机器空转，待高速转动时再加入需粉碎的药物以免药物阻塞于钢齿间隙，增加电动机启动时的负荷。加入的药物大小应适宜，必要时预先将药材切成段或块。万能粉碎机适宜粉碎各种干燥的非组织性药物，如中草药的根、茎、叶和皮等。但粉碎过程会发热，因此不适宜于粉碎含有大量挥发性成分的药物、具有黏性的药物和硬度较大的矿物药。

3. 特点　能充分发挥冲击破碎的作用，使物料在受到高速、反复多次的冲击后，物料沿着薄弱部分进行选择性破碎。因此它的破碎效率高，动力消耗低和适应性较强；破碎比大，一般为 20 左右，高者可达 50～70；结构简单、制造容易且操作维护也方便。冲击机的板锤和冲击板的磨损较严重，尤其在破碎坚硬物料时磨损更快，同时噪声较大。

图 9-3-4～图 9-3-6 为 3 种常用的冲击式粉碎机。

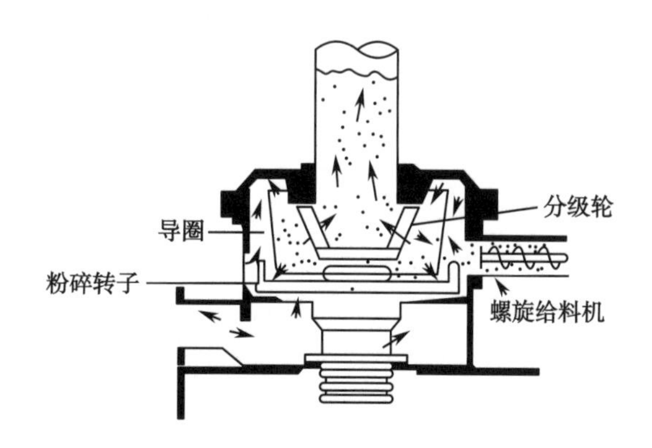

图 9-3-4　ACM 型冲击式粉碎机

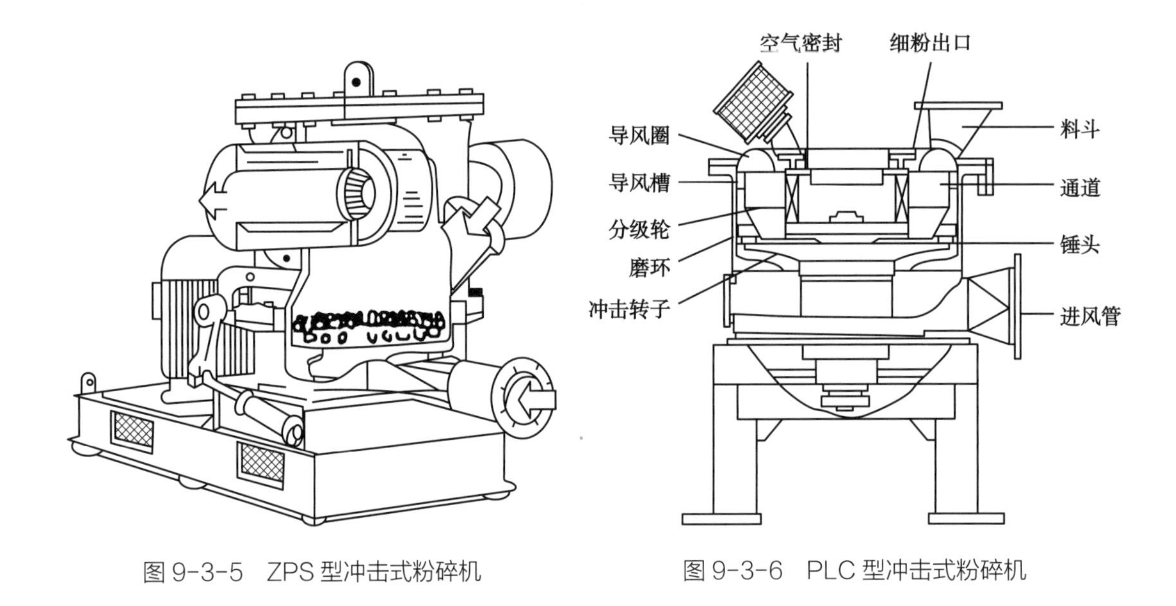

图 9-3-5 ZPS 型冲击式粉碎机　　图 9-3-6 PLC 型冲击式粉碎机

三、振动磨

1．**结构及原理** 振动磨是一种高效制粉设备。振动磨利用研磨介质在有一定振幅的筒体内对固体药物产生冲击、摩擦、剪切等作用而达到粉碎药物的目的。振动磨的主要结构包括筒体、主轴、电动机、挠性联轴器等（图 9-3-7）。筒体支承于弹簧上，主轴穿过筒体，轴承装在筒体上。主轴的两端还设有偏心配重，并通过挠性联轴器与电动机相连。当电动机带动主轴快速旋转时，偏心配重的离心力使筒体产生近似于椭圆轨迹的运动，振动频率 1 000 ~ 1 500 次 /min，振幅 3 ~ 20mm。

与球磨机不同，振动磨在工作时，其筒体内的研磨介质会产生强烈的高频振动，从而可在较短的时间内将药物研磨成细小颗粒。该法可干法或湿法粉碎。振动磨粉碎比高，为

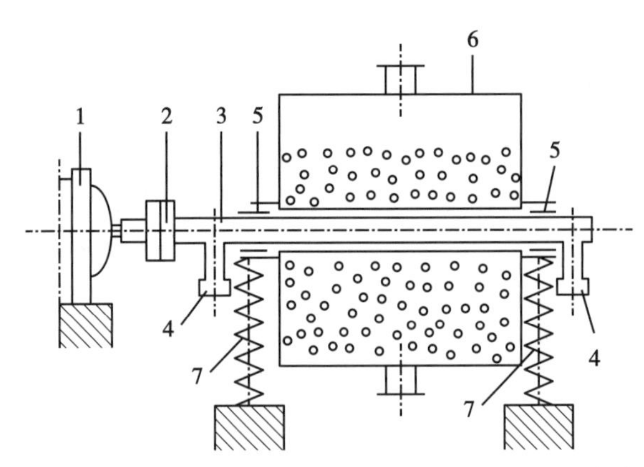

1. 电动机；2. 挠性联轴器；3. 主轴；4. 偏心配重；5. 轴承；6. 筒体；7. 弹簧

图 9-3-7 振动磨结构示意图

10～200，粉碎时间短，可以连续粉碎，还可以通过改变影响粉碎的因素而进行超细粉碎。应用时一般是连续操作，即物料连续进入筒体并自筒体排出。

2．特点　由于振动磨采用较小直径的研磨介质，通常在10～15mm，因而比球磨机的研磨表面积增大了许多倍。此外，振动磨的研磨介质填充率可达60%～70%，因而研磨介质总表面积较大，研磨介质对药物的冲击频率比球磨机高出数十倍。与球磨机相比，振动磨的粉碎比较高，粉碎速度较快，可使药物混合均匀。选择适当的研磨介质，振动磨可用于各种硬度物料的超细粉碎，相应产品的平均粒径可达1μm。缺点是机械部件的强度和加工要求较高，弹簧由于在较高频率下工作，容易疲劳损坏，影响使用寿命，运行时振动和噪声较大。

四、球磨机

1．结构及原理　球磨机的主要构件有球罐、支架及转动部分等。球罐和罐内小球可以是钢质的，也可以是瓷质的，如氧化铝刚玉球。球罐本身的外形可以是圆柱体，也可以是圆锥体。球罐的数量为1～6个。按照球磨机球罐构造的不同，可将其分为密闭型、溢流型、格子型等。目前，在中药材饮片生产中以密闭型球磨机为主。

球磨机（图9-3-8）主体是一个不锈钢或瓷制的圆筒体，筒体内装有直径为25～125mm的钢球或瓷球，即研磨介质，装入量为筒体有效容积的25%～45%。

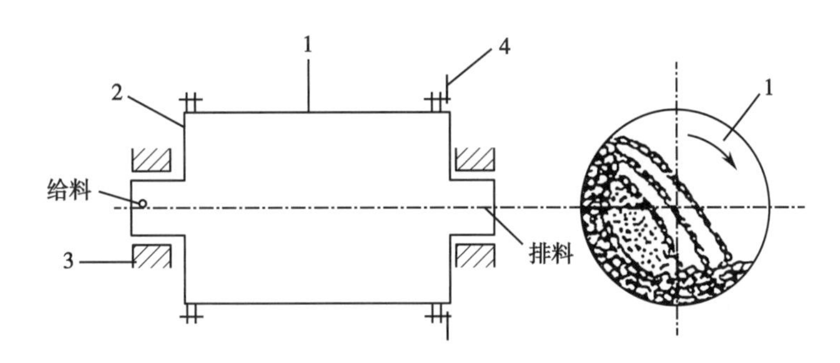

1. 筒体；2. 端盖；3. 轴承；4. 大齿圈

图9-3-8　球磨机的结构与工作原理示意图

工作时，电动机通过联轴器和小齿轮带动大齿圈，使筒体缓慢转动。当筒体转动时，研磨介质随筒体上升至一定高度后向下滚落或滑动。固体药物由进料口进入筒体，并逐渐向出料口运动。在运动过程中，药物在研磨介质的连续撞击、研磨和滚压下逐渐粉碎成细粉，并由出料口排出。

球磨机筒体的转速对粉碎效果有显著影响。转速过低，研磨介质随筒壁上升至较低的高度后即沿筒壁向下滑动，或绕自身轴线旋转，此时研磨效果很差，应尽可能避免。转速适中，研磨介质将连续不断地被提升至一定高度后再向下滑动或滚落，且均发生在物料内部（图 9-3-9a），此时研磨效果最好。转速更高时，研磨介质被进一步提升后将沿抛物线轨迹抛落（图 9-3-9b），此时研磨效果下降，且容易造成研磨介质的破碎，并加剧筒壁的磨损。当转速再进一步增大时，离心力将起主导作用，使物料和研磨介质紧贴于筒壁，并随筒壁一起旋转（图 9-3-9c），此时研磨介质之间以及研磨介质与筒壁之间不再有相对运动，药物的粉碎作用将停止。

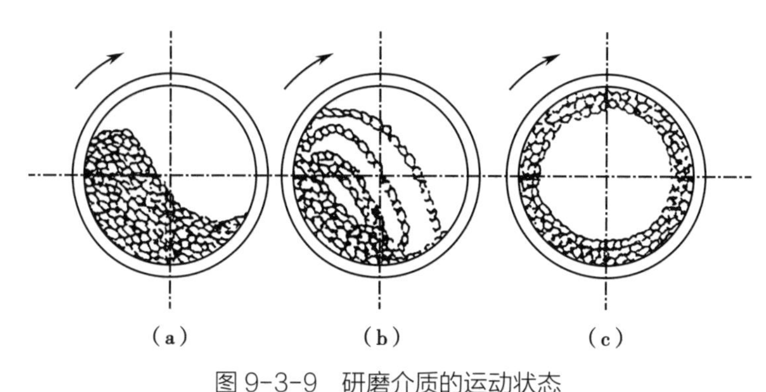

图 9-3-9　研磨介质的运动状态

（a）泻落态；（b）抛落状态；（c）离心状态。

研磨介质开始在筒内发生离心运动时的筒体转速称为临界转速，它与筒体直径有关，可用式（9-3-1）计算：

$$n_C=\frac{42.2}{\sqrt{D}} \qquad \text{式（9-3-1）}$$

式中，n_C 为球磨机筒体临界转速，单位为 r/min；D 为球磨机筒体内径，单位为 m。

球磨机粉碎效率最高时的筒体转速称为最佳转速。一般情况下，最佳转速为临界转速的 60%～85%。

2．特点　结构简单，使用可靠，无须特别管理，且可密闭操作，因而操作粉尘少，劳动条件好。其适用于粉碎结晶性药物和非组织性的脆性药物（如儿茶、五倍子、珍珠等）；也常用于剧毒药物、贵重药物、吸湿性和刺激性较强药物的粉碎与混合，是中药炮制中使用较广泛的一种粉碎设备。球磨机除可干法粉碎外，还可以湿法粉碎。目前大生产多采用球磨机水飞朱砂、炉甘石、珍珠、滑石等。球磨机的缺点是体积庞大，笨重；运行时有强烈的振动和噪声，需有牢固的地基；工作效率低，能耗大；研磨介质与筒体衬板的损耗较大。

五、高速回转球磨机

由于能够对小量物料进行快速粉碎，近来高速回转球磨机（图 9-3-10）得到应用。该机在工作盘上装有 4 只球磨，当工作盘旋转时，带动球磨罐围绕同一轴心做自动运动，罐内的球体由于离心力不断将物料粉碎。由于工作盘公转的结果，球磨罐可以比临界转速高得多的转速旋转，故粉碎时间可由几十小时缩短至几分钟。该机效率虽高，但结构复杂，只适宜于少量物料的粉碎。

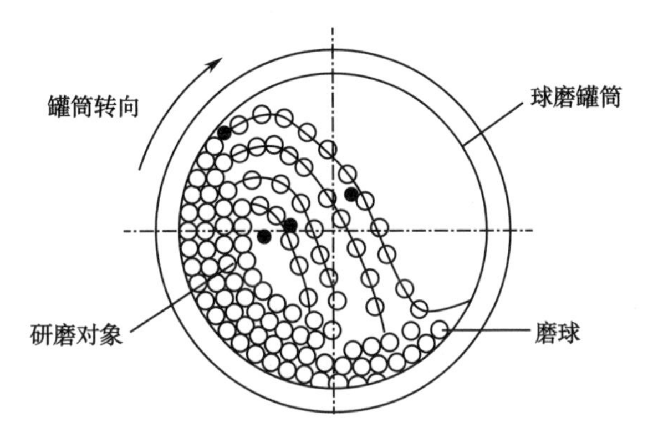

图 9-3-10 高速回转球磨机

六、高速振动磨

近来高速振动磨（图 9-3-11）提供了一种可破中药材细胞壁的微粉碎工艺。该振动磨为一卧放的圆柱罐，罐内装有用金属或非金属材料制成的球、棒等研磨介质及待磨物料，研磨罐封口后支承在弹性支承上，由微振电机使罐产生强迫振动，振动能量传给研磨介质，对物料产生撞击、抛掷、剪切作用，将物料撕裂、破碎。药材的细胞直径一般在 10～100μm，经高速振动磨粉碎后得到的中药微粉可达到 300 目筛全通过的要求。300 目筛孔内径为 47μm，故综合细胞破壁率可达 86% 以上。经细胞破壁的粉体，药物溶出度、吸收率和吸收速率将大为提高，这样给药量将减少 50% 以上。不仅药效提高，而且可大幅度降低中药资源的消耗。但这种方法也有其局限性，对于强纤维性、强韧性物料如黄芪、灵芝、羚羊角、海马等粉碎效率很低。对含糖量高的物料如枸杞子、熟地黄、大枣等几乎不可能单独成粉，因为粉碎温度过高，极易引起粘磨、堵磨，对含脂类成分多的药物如苦杏仁、桃仁，现行方法也难以处理。

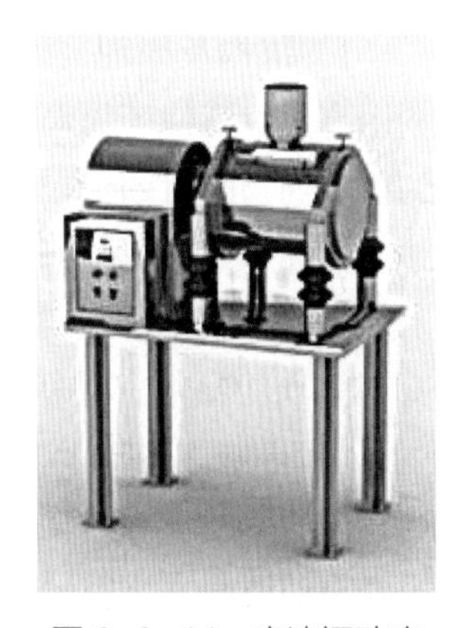

图 9-3-11 高速振动磨

七、乳钵研磨机

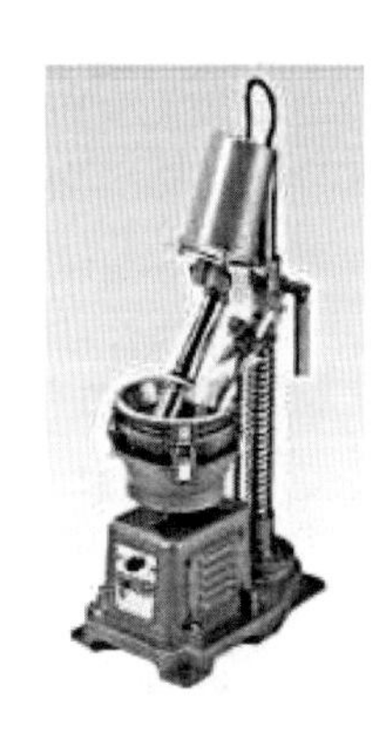

图 9-3-12 乳钵研磨机

乳钵研磨机（图 9-3-12）的研磨头在研钵内沿底壁做一种既有公转又有自转的有规律研磨运动，将物料粉碎。其公转转速约为 100r/min，自转转速约为 240r/min。操作时将物料置于研钵内，将研钵上升至研磨头接近钵底，调整位置后即可进行研磨操作。研钵一般具有升降和翻转机构。

在研钵内依靠研磨头的回转运动将物料粉碎，可采用干磨和水磨方法操作，其粉碎作用主要是靠研磨头的摩擦作用，适用于少量物料的细碎或超细碎。目前，多应用于中药材细料（麝香、牛黄、珍珠、冰片等）的研磨和各种中成药药粉的套色及混合等。其缺点为粉碎效率较低。

八、机械剪切式超微粉碎机

现有的大部分粉碎方法均应用冲击式粉碎原理。对于脆性大、韧性小的物料，应用这类粉碎机行之有效；但对于新鲜或含水量较高、韧性大、柔性好的含高纤维物料，冲击式粉碎机有时就难以达到粉碎要求，气流粉碎效果也不好，用机械剪切式超微粉碎机比较适合。

九、气流粉碎机

1．**结构及原理**　气流粉碎机是一种重要的超细碎设备，又称流能磨，其工作原理是利用高速气流使药物颗粒之间以及颗粒与器壁之间产生强烈的冲击、碰撞和摩擦，从而达到粉碎药物的目的。

如图 9-3-13 所示，在空气室的内壁上装有若干个喷嘴，高压气体由喷嘴以超音速喷入粉碎室，固体药物则由加料斗经高压气体引射进入粉碎室。在粉碎室内，高速气流夹带着固体药物颗粒，并使其加速到 50～300m/s。在强烈的碰撞、冲击及高速气流的剪切作用下，固体颗粒被粉碎。粗、细颗粒均随气流高速旋转，但所受离心力的大小不同，细小颗粒因所受的离心力较小，被气流夹带至分级涡并随气流一起由出料管排出；而粗颗粒因所受离心力较大，在分级涡外继续被粉碎。

2．**特点**　气流粉碎机结构简单、紧凑；粉碎成品粒度细，可获得 10μm 以下的超微

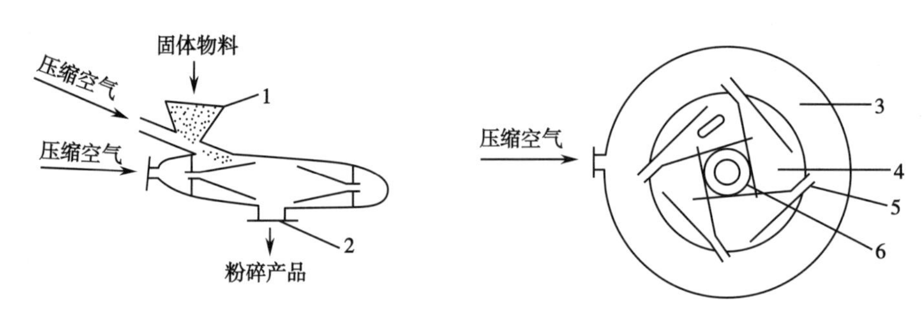

1. 加料斗；2. 出料管；3. 空气室；4. 粉碎室；5. 喷嘴；6. 分级涡

图 9-3-13　气流粉碎机工作原理示意图

粉；经无菌处理后，可达到无菌粉碎的要求。由于压缩气体膨胀时的冷却作用，粉碎过程中的温度几乎不升高，故特别适用于热敏性药物如抗生素、酶等的粉碎。缺点是能耗高，噪声大，运行时会产生振动。

第四节　筛分设备

将粒度分布较广的粉体区分成不同粒级部分的过程称为粉体的分级。筛分是将粉体通过单层或多层筛面的筛孔后按粒度分成两种或多种不同粒级的过程，是分级的一种。中药工业用原料、辅料及各种工序的中间产品常通过筛网进行分级以获得粒径较均匀的物料。

在过筛过程中，物料通过筛孔的必要条件是颗粒的粒径小于筛孔内径，即颗粒有通过筛孔的机会；物料通过筛孔的充分条件是颗粒与筛面之间要保持一定形式的相对运动。然而粉体中并非小于筛孔的颗粒都能有机会穿过筛孔，因而筛上物料中仍混有可筛下粒度的粉粒。设粉体中含有可筛下粒级质量 m_1，不可筛下粉体物料的质量为 m_2，混在筛上的可筛下粒级质量 m_3，实际筛出的筛下料质量为 m_4（有 $m_1=m_3+m_4$），则筛分效率（η）可通过式（9-4-1）计算：

$$\eta=\frac{m_4}{m_1}\times 100\%=\frac{m_1-m_3}{m_1}\times 100\% \qquad 式（9\text{-}4\text{-}1）$$

工业筛分过程的平均筛分效率为 70%～80%。影响筛分效率的因素有两个：一是被筛分的物料。物料堆积密度较大时，筛分效率与颗粒密度成正比。粉体中细粒较多，筛分效率也愈高。物料中水分含量达到一定程度时，由于颗粒间的相互黏附而结成团块或堵塞筛孔，筛分效率就会急剧下降。二是筛网与粉体颗粒的相对运动。通常筛分机械中筛网与粉体颗粒间的相对运动方式有滑动与跳动两种。颗粒在更多的网孔上滑动可以增加通过筛孔的机会，但是滑动速度过快反而会减少颗粒的筛过。颗粒垂直于筛网的跳动可避免架桥、结团与筛孔堵塞的发生，从而使筛孔在更多的时间内敞开，让颗粒通过。筛网上粉体层的厚度不宜过大，否则不利于颗粒在筛网上的滑动与跳动。固体药物被粉碎后，得到粗细不同的混合物，必须将不同粒度的药物颗粒、粉末按不同的粒度范围要求分离，以作不同的处理及用途。需要获得较细粒度或粉末的，则可将筛分出来的粗颗粒重新投入粉碎机作二次粉碎，这是药物粉碎工程中的基本操作之一，以获得粒度比较均匀的物料。

工业筛分设备主要有振动筛和旋动筛两类。其一般要求是筛面耐磨、抗腐蚀，工作可靠；筛分产品的粒级、设备的生产能力应满足生产的工艺要求；易维修、低能耗、低噪声等。尤为重要的是，制药用筛分设备必须满足 GMP 要求，如设备的密闭性应极高，以防止粉尘进入周围生产环境；再如为适应制剂生产频繁更换品种，设备必须满足便于彻底清洗以及防锈方面的要求。

一、振动筛

振动筛是利用机械或电磁方法使筛或筛网发生振动，依靠筛面振动及一定的倾角来满足筛分操作的机械。因为筛面做高频率振动，颗粒更易于接近筛孔，并增加了物粒与筛面的接触和相对运动，有效地防止筛孔的堵塞，因而筛分效率较高。单位筛面面积处理物料能力大，特别是对细粉处理能力比其他形式筛更高。振动筛结构简单紧凑、轻便、体积小、维修费用低，是一种应用较为广泛的筛分设备。各种振动筛的筛箱均用弹性支承，依靠振动发生器使筛面产生振动进行工作。根据动力来源可分为机械振动筛和电磁振动筛；根据筛面的运动规律可分为直线摇动筛、平面摇晃筛和差动筛等。

1．**电磁振动筛** 电磁振动筛是一种利用较高频率（> 200 次 /s）与较小振幅（< 3mm）往复振荡的筛分装置，主要由接触器、筛网、电磁铁等部件或元件组成（图 9-4-1）。筛网一般倾斜放置，也可水平放置。筛网的一边装有弹簧，另一边装有衔铁。当弹簧将筛拉紧而使接触器相互接触时，电路接通。此时，电磁铁产生磁性而吸引衔铁，使筛向磁铁方向移动。当接触器被拉脱时，电路断开，电磁铁失去磁性，筛又重新被弹簧拉回。此后，接触器又重新接触而引起第二次的电磁吸引，如此往复，使筛网产生振动。由于筛网的振幅较小，频率较高，因而药粉在筛网上呈跳动状态，有利于颗粒的分散，使细颗粒很容易通过筛网。

电磁振动筛的筛分效率较高，可用于黏性较强的药物如含油或树脂药粉的筛分。

2．**旋转式振动筛** 旋转式振动筛主要由筛网、电动机、重锤、弹簧等组成（图 9-4-2）。电动机的上轴和下轴均设有不平衡重锤，上轴穿过筛网并与其相连，筛框以弹簧支承于底座上。工作时，上部重锤使筛网产生水平圆周运动，下部重锤则使筛网产生垂直运动。当固体药粉加到筛网中心部位后，将以一定的曲线轨迹向器壁运动，其中的细颗粒通过筛网落到斜板上，由下部出料口排出，而粗颗粒则由上部出料口排出。

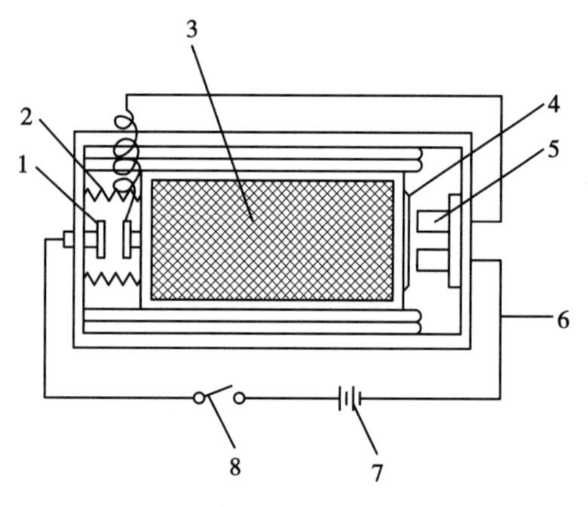

1. 接触器；2. 弹簧；3. 筛网；4. 衔铁；5. 电磁铁；6. 电路；7. 电源；8. 开关

图 9-4-1 电磁振动筛工作原理示意图

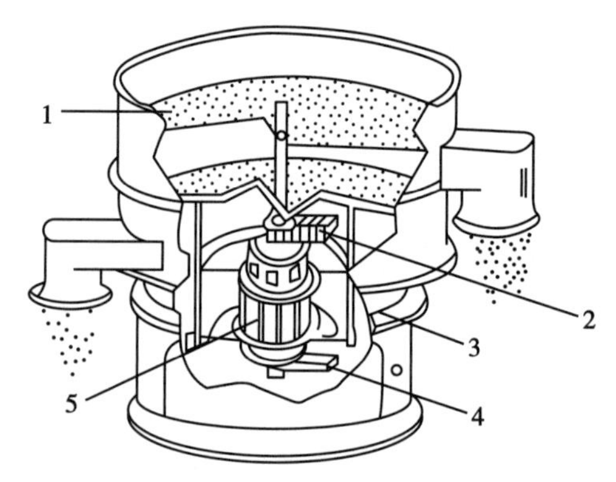

1. 筛网；2. 上部重锤；3. 弹簧；4. 下部重锤；5. 电动机

图 9-4-2 旋转式振动筛结构示意图

旋转式振动筛的优点是占地面积小，重量轻，维修费用低，分离效率高，且可连续操作，故生产能力较大。

二、旋动筛

旋动筛（图9-4-3）的筛框一般为长方形或正方形，由偏心轴带动在水平面内绕轴沿圆形轨迹旋动，回转速度为150～260r/min，回转半径为32～60mm。筛网具有一定的倾斜度，故当筛旋动时，筛网本身产生高频振动。为防止堵网，在筛网底部格内置有若干小球，利用小球撞击筛网底部可引起筛网的振动。旋动筛可以连续操作，粗、细筛可组合使用，粗、细物料分别从各层排出口排出。

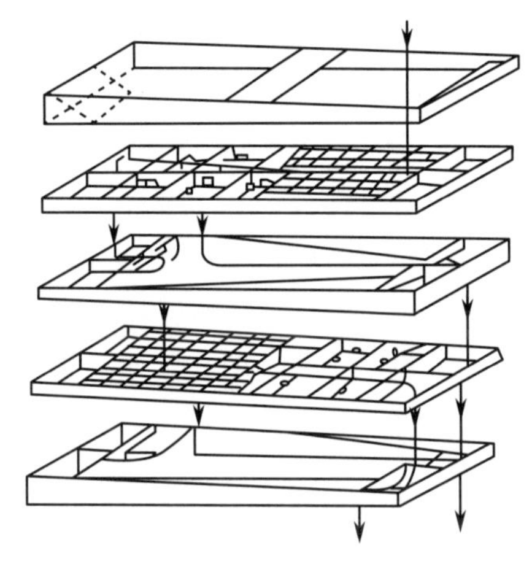

图9-4-3　旋动筛

三、双曲柄摇动筛

双曲柄摇动筛主要由筛网、偏心轮、连杆、摇杆等组成（图9-4-4）。筛网通常为长方形，放置时保持水平或略有倾斜。筛框支承于摇杆或悬挂于支架上。工作时，旋转的偏心轮通过连杆使筛网做往复运动，物料由一端加入，其中的细颗粒通过筛网落于网下，粗颗粒则在筛网上运动至另一端排出。

双曲柄摇动筛所需功率较小，但维修费用较高，生产能力较低，常用于小规模生产。

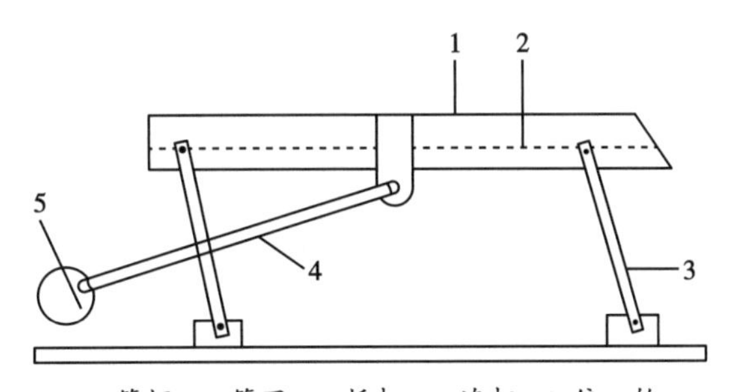

1. 筛框；2. 筛网；3. 摇杆；4. 连杆；5. 偏心轮

图9-4-4　双曲柄摇动筛

四、惯性式分级器

对于较细的粉末，粒径为20～100μm时，常利用Z形挡板惯性式分级器。

Z形挡板惯性式分级器（图9-4-5）由Z形挡板分级器、旋风式粉尘回收器以及风机、管道等组成。风机将待分级的粉末吹散成含尘（粉末）气流，通过流化床进入有多段Z形挡板组成的曲折气道，气流在气道中流动方向发生急剧改变，不同大小（质量）的粉末产生惯性力差，粗粒粉末下落，从粗粒出口出料，细粒粉末继续被气流带走，进入旋风式粉尘回收器，高速切向进入旋风筒的气流，产生高速旋转进一步使较细粉末因离心力而紧贴筒壁，下落得到收集。粉尘基本除净的气流则从旋风粉尘回收器的中心管排出，再通过管道进入风机进口进行循环，可进行封闭操作，防止粉尘飞扬。如果中心管排出气流中仍有细微粉末需要进行回收，可在中心管出口加装布袋式粉末收集器，这样可以将粉末粒度进行三档分级。经布袋回收器的干净（基本不含粉尘）气流再经管道接入风机入口进行循环。

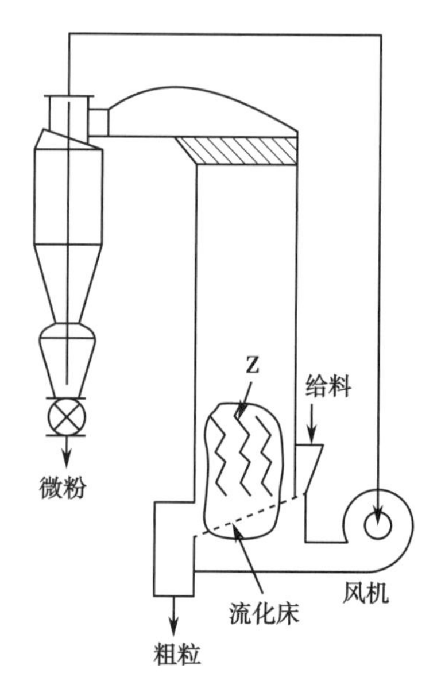

图 9-4-5 Z形挡板惯性式分级器

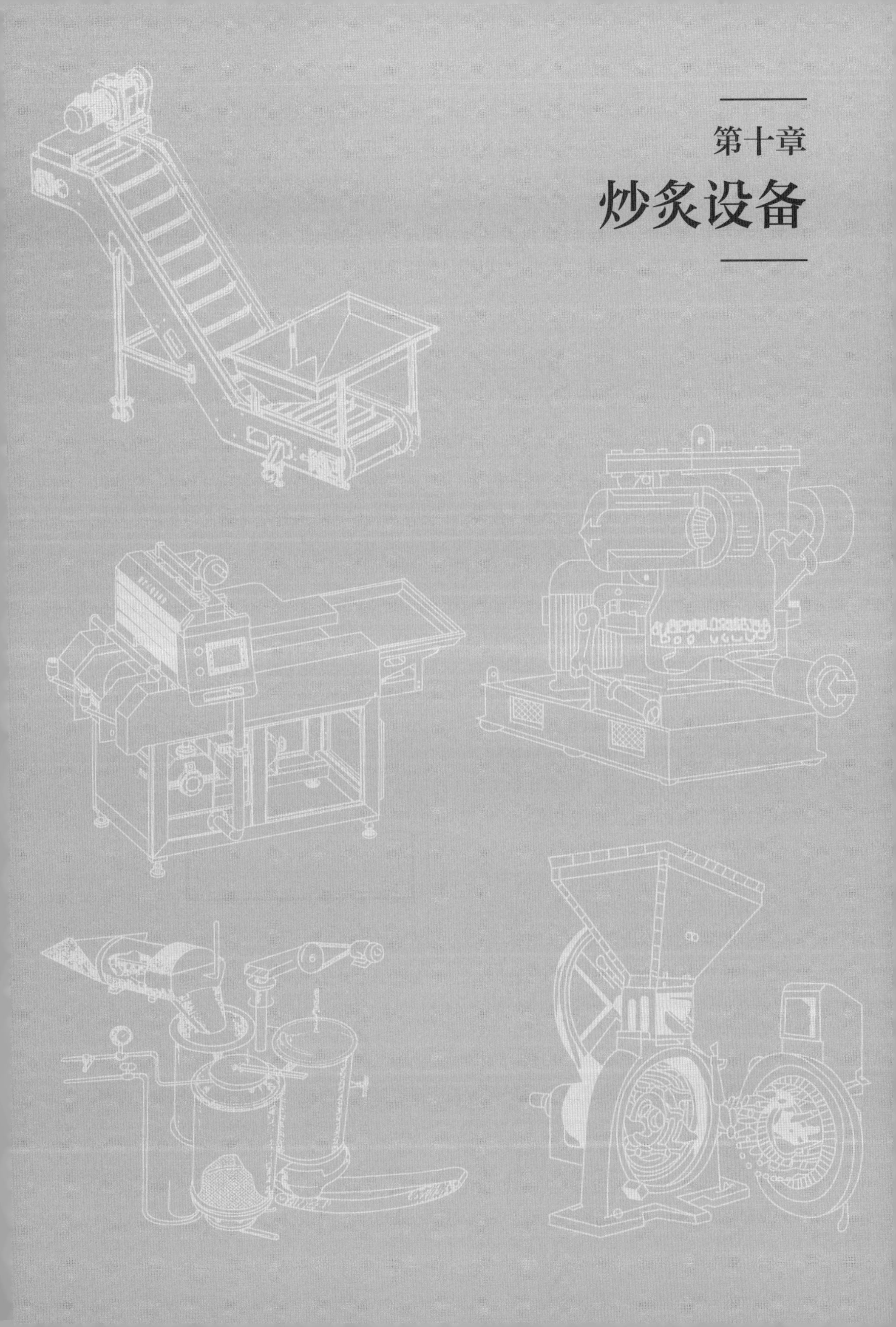

第十章

炒炙设备

将净制或切制后的药物，置预热适度的炒制容器内连续加热，并不断翻动或搅拌，使之达到规定程度的炮制方法，称为炒法。大部分中药材经净制、切制后，还需作进一步的炮制，其中炒制是基本而且是重要的炮制方法之一。在中药炒制过程中，火力的控制和火候的掌握是关键因素。根据药物的性质或临床用药要求等选择适宜的炒法，通过调整火力或火候控制炒制程度，得到不同炮制品以满足临床应用的需要。

第一节 炒药设备

炒制设备根据加热方式、转动方式以及适用范围等，可分为电磁炒药机、平锅式炒药机、转筒式炒药机（燃油、燃气、电加热管）等，分别用于中药饮片的炒黄、炒焦、炒炭以及加辅料炒等炮制方法。根据加热方式和是否自动控温、自动进出料等分成不同型号规格。

一、平锅式炒药机

1. 结构及基本原理 由平底炒锅、加热装置、活动炒板及电动机、吸风罩及机架组成（图 10-1-1）。炒锅体为一带平锅底的圆柱体，锅体侧面开有卸料活门，便于物料从锅内排出。炒锅锅底下为炉膛，内置加热装置，根据加热方式不同，可以用煤、电或燃气加热。

在平底锅内装有可旋转的有 2～4 个叶片的活动炒板，叶片带有一定旋向，底部贴着平锅底，活动炒板旋转的动力来自装在机架上的炒板电动机。锅体与炒板用 304 或 1Cr18Ni9 不锈钢制成。锅体的上方，炒板电动机下的机架上，还装有方形的吸风罩，用来吸除炒药中产生的油烟废气。

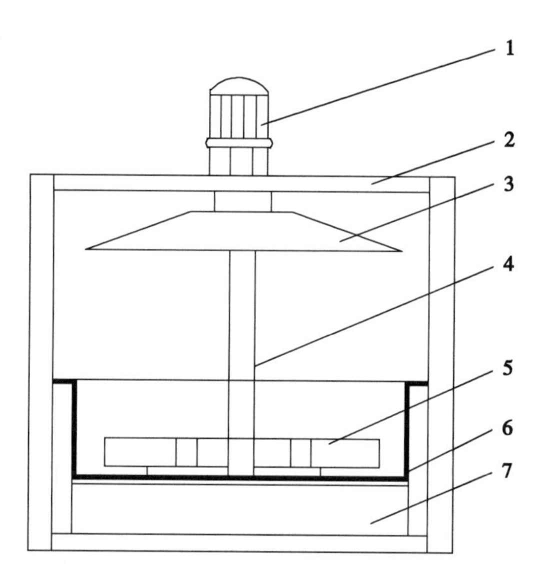

1. 电机；2. 机架；3. 吸风罩；4. 转轴；5. 活动炒板；6. 平底炒锅；7. 加热装置

图 10-1-1 平锅式炒药机

上述各部件都装在机架上，机架的两侧置有 2 块挡板，可减少对周围的热辐射，并具有较整洁的外观。

2. 操作

（1）点燃炉火或接通电源，启动炒板电动机后，从炒锅上方投入药物，炒板连续旋转，兜底翻炒药材，使锅内药材受热均匀，不存在死角。

（2）待药物炒好后，打开锅体侧面的卸料活门，药物被很快刮出锅外。

3．特点

（1）结构简单，制造及维修方便，出料方便快捷。

（2）对于不同的炒制中药品种，由于各自物理性状不同或饮片大小、规格不一，为达到翻炒的目的，可以安装不同类型的刮板，以适应不同类型的药物的炮制需求。

（3）本机适用于清炒、烫、加辅料炒和炙等对药物的炮制，但不宜用于蜜炙药物的炒制。

（4）本机为敞口操作，故炒制过程中的油烟气很难由吸风罩吸净，对车间环境会造成一定的污染。

4．主要技术参数

（1）锅体直径：1 000mm。

（2）炒板转速：20r/min。

（3）电机功率：1.75kW。

（4）参考产量：100～250kg/h。

（5）整机重量：400kg。

（6）外形尺寸：1 500mm × 1 350mm × 2 500mm。

二、鼓式自控温炒药机

1．结构及原理　该机的炒药转筒轴线与平锅式炒药机不同，其转筒轴线为水平放置，炒药机由炒筒、加料与出料门机构、加热炉膛、机架及动力传动机构、机壳除烟尘装置及控制箱组成。下面以 CGY-750 型鼓式自控温炒药机为例进行说明（图 10-1-2）。

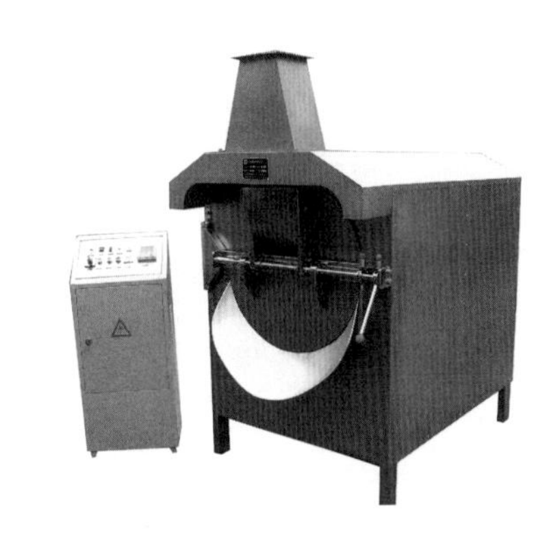

图 10-1-2　CGY-750 型鼓式自控温炒药机

（1）炒筒：炒筒为一圆柱形有底、出口带收缩锥状口的筒体，筒底上固定有空心轴颈，轴颈支承在机架后轴承支座上，端部装有 V 形带轮，筒体前口的圆柱段部分由两组自位式滚轮支托，使炒筒能在机架上灵活滚动。筒体内壁焊有“人字形”导流板，滚筒转动时，可对药物起导向及翻炒作用。筒体口部稍作锥形收缩，有利于提高装料量及防止炒制过程中药物漏出筒外。筒体内壁的导流板为左旋向，当炒筒顺时针转动时，物料在筒内翻炒；炒筒逆时针转动时，可将物料推出筒外，而“人”字形导流板更有利于快速并出净炒筒内的物料。

（2）加料与出料门机构：采用了“三开门”机构，即整体门打开，可以清理或清洗炒筒体的内部；门的上半部可以绕着中间（即直径方向）轴打开，可作为加料口向炒筒内进药；门的下半部也可以绕着中间轴旋转，打开此门，炒筒逆时针旋转即可由此出料。三门全部关闭时，门与炒筒端面相贴，其间存在小的间隙，防止药物漏出。门上方的料斗此时作为炒筒内药物炒制时产生油烟气的出气口，将油烟气导向机壳上方的排油烟口。该机炒筒、加料及出料门、机身外壳及排烟口均用304或1Cr18Ni9不锈钢板制成。

（3）加热炉膛：炒药机的炉膛除筒身底下约1/4周做成矩形火道外，其余约3/4周则以一定的间隔包围炒筒体，底部靠筒底端开有进火口，上面靠炒筒入口端为废气排出口。根据不同要求，炒药机的热源可采用电、油、燃气等不同加热方式。采用电加热的炒药机炉膛底部装有3～4组镍铬电热丝，每组功率为4kW/380V，几组电热丝可按要求组装成低、中、高3组热源，以供不同炒制温度的需要。采用柴油或燃气作燃料的炒药机，燃烧器的喷火口喷出的高温燃气进入炒筒底部的矩形火道，再分两股包围炒筒四周进一步加热炒筒体，最后从炉膛顶端的排气口排出。通过选择合适的燃油喷嘴、调整泵压及燃气风门，可调节燃烧器的出力大小。

（4）机体及传动机构：炒药机的机架用槽钢与角钢焊成，具有大的刚度与强度，炒药机机体的长度方向上，在炒筒底部处被中间隔板将机体一分为二，占大部分体积的前端机体内安置有炒筒、炉膛、排烟道、加料与出料门、炒筒的前托滚轮等。后端机体开有2扇门，里面安放有燃油箱、导管及燃烧器，燃烧器套在炉膛进火口处。底部机架上装有电动机及减速器，减速器输出轴上的V形带轮带动炒筒后支承轴上的大V形带轮。炒筒炉膛的四周与炒药机机身外壳之间衬嵌有硅酸铝保温棉，减少炉体散热，并使炒药机外壳保持正常室温。机身顶部近炒筒入口的顶端装有废气排气口，从炉膛出来的燃气废气和炒筒翻炒产生的油、烟气汇集进入此排气口。

2．操作 在炒药机控制箱面板（图10-1-3）上配置有总开关、温度设定及显示、时间设定、变频调速、炒筒正反转、燃烧器开关、废气处理开关及报警用的蜂鸣器等。

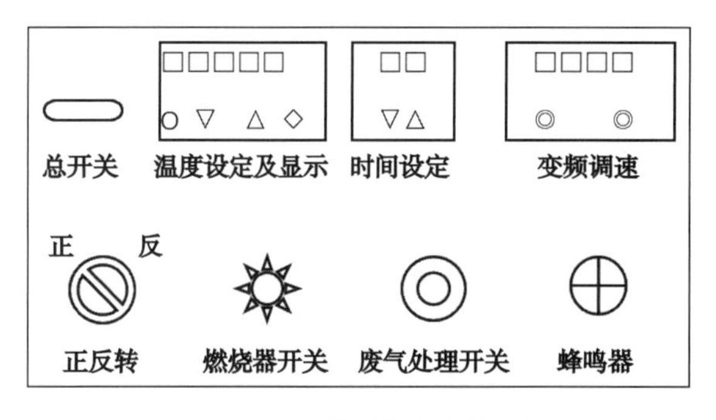

图10-1-3 炒药机控制箱面板

打开上开门或全门打开，将被炒药物加入炒筒体内，关好门，打开总开关使电源接通，将正反转开关拨到“正”，使炒筒顺时针方向旋转，调节变频调速旋钮使炒筒转速达所需转速（允许在停机或运行时进行变频调速），根据炒制温度要求，给定加热设定温度。打开加热器，调节时间继电器到需炒制的预定时间。如果炒药机配置有除油烟装置，可同时打开“废气处理开关”，除油烟机将把炒药机产生的燃气废气和炒筒内炒药产生的油烟气吸走并进行处理，以确保生产车间不受废气污染。

炒制温度传感器设置在炒筒内中心轴线上，因此它显示的是炒筒内空间的温度，比直接受热的炒筒壁温度约低 100℃，而被炒药材与筒壁温度相比，药材的温度又要低于筒壁温度，因此温度显示器显示的温度只是一个参考值，并非真正被炒药材的温度。影响药材温度的因素很多，除炒筒温度外还与药材含水率，药材的物理性质如形状、密度、传热性等，加入物料的量多少以及炒制季节等有很大关系。因此，对某种药材进行大批量炒制前必须进行试炒，摸索出一套炒制工艺数据，如炒制温度、时间、炒制量及炒筒转速等，然后即可批量连续生产。炒制温度设定后加热器会自动调节加热量，温度不足时会接通加热器，温度超过设定温度时，加热器会自动关闭。

炒制时的加料量一般以炒筒体积的 20% 为宜，加料过多则不利于物料炒制过程中的翻炒及受热的均匀性。当到达设定炒制时间时，蜂鸣器会发出报警声，此时应将正反转开关拨到“反转”，炒筒就做逆时针转动，同时应打开“下半门”，炒筒内的“人”字形导向叶片会很快将料推出。

每次开机时，应先启动炒筒旋转，再打开燃烧器；停机时，应先关闭燃烧器，打开各扇门使其散热，经 5～10 分钟后关闭总电源。

3．特点

（1）炒药机炒制温度、时间、炒筒转速均可调节并设定可控，因此对批量炒制的药材经试炒可制定合理炒制工艺，使炒制生产质量做到可控，实现智能化过程控制，符合 GMP 要求。

（2）被炒物料受热均匀，无死角，可连续作业，生产率高，且便于清理。

（3）可采用热源多样化，适应各种需要，其中电加热最高温度较低，约可达 250℃，加热升温速度慢，但无废气产生。用油与燃气加热可达 450℃左右，升温速度快，根据需要也可采用煤加热。燃烧及炒制产生的废气可配置废气处理器，净化工作环境。

（4）此炒药机除清炒外，也可作辅料炒、烫制及炙制加工。

4．主要技术参数

（1）炒筒直径与长度：Φ900mm × 1 200mm。

（2）炒筒调速范围：7～30r/min。

（3）温控范围：室温~ 400℃。

（4）时控范围：0～99 分钟。

（5）热源功率：燃油型，95～117kW/h；燃气型，93～105kW/h；电热型，10～40kW/h。

（6）参考产量：80～250kg/ 次。

（7）外形尺寸：1 400mm × 2 100mm × 2 200mm。

三、中药微机程控炒药机

1．结构及原理 中药微机程控炒药机（图 10-1-4）的主体为一平底炒药锅，炒制药材的热源由两部分组成：一为锅底加热，可用电或燃油加热；二为炒锅上方设置的烘烤加热器，以双给热的方式炒制药材。炒锅顶部装有锅内炒板的搅拌电动机，可对入锅药材进行兜底炒制。炒锅的左右侧分别有出料口及进料口，对着进料口有一台提升翻斗式定量加药机，它可以根据操作者的指令在炒药机操纵台上进行操作。加药量由设备所附电子秤控制。炒锅另一侧装有液体辅料供给装置，可为需要炙制的药材定量提供炙制所需的辅料。

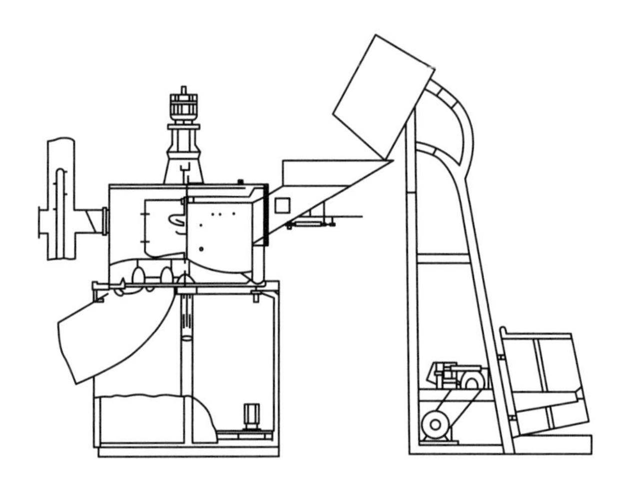

图 10-1-4 中药微机程控炒药机

2．**操作** 根据药材具体炒制要求，设定好锅底温度与需要炒制的时间，烘烤温度及时间、炙制所需液体辅料的流量等数据，并启动加热装置进行预热至一定温度后，加料入锅、转动炒板，待达到一定炒制时间后，输入称重的辅料，拌和、炒制，到达设定的炒制时间后，打开出料口，可获得经合格炮炙的饮片。

3．特点

（1）该机根据需要可以手动或自动操作，可以炒制、烫制、加辅料炙制。

（2）加热采用锅底加热及上方烘烤加热的双给热方式，可以使药物在炒锅内温度场较为均匀，加快加热速度，缩短炒制时间，因而炒制批量较大的药物更具优越性。

四、智能红外线检测炒药机

智能红外线检测炒药机主要用于中药材的清炒、辅料炒等。其独特的筒体设计使物料均匀受热并均匀翻炒；采用后吸风装置，使得以最少的吸风量带走最多的烟尘，节约能耗和净化工作环境。本机采用智能化控制，配备可编程逻辑控制器（PLC）、触摸屏、变频器、在线红外测温探头等先进的控制元件，具有工艺数据采集和保存、升温曲线显示、定时、控温、恒温等功能，便于数据化工艺管理。外观整洁明快。

1．**结构和工作原理** 炒药机由炒筒、炉膛、导流板、匀料装置、驱动装置、传动变速装置、燃烧器、电控箱及机架等组成（图 10-1-5）。物料由加料斗进入，炒筒旋转，配以炒筒内的凹面三棱锥匀料装置，使物料均匀翻滚以达到理想的炒制效果；当炒筒做反向转动时，物料便自动排出炒筒外。炒制过程中选用了目前最先进、最准确易控的在线红外测温仪，真实地反映出炒筒和物料的温度，并以炒筒温度作为控制温度，同时利用 PLC 和触摸屏的强大功能，理想地将炒制工艺数据化，能方便地修改、储存、调用炒制工艺。炒制过程中产生的烟尘利用更加合理的后吸风装置带走，节能且高效。

本设备炒筒温度会随着使用的时间（如粉尘、烟尘覆盖炒筒外壁）而产生一定测量误差，因此当前炒筒温度并不是实际温度，而是经过一定算法得到的数据。药材温度是通过直接测量药材表面温度获得，因此精确度很高。在预热锅体时（没有药材），可以当前“药材温度”即锅体内壁温度作为当前实际锅体温度。

设备在“加热启动”以后，锅体温度是经过专业算法拟合以后的标准温度，因此在炒制过程中不要堵塞锅体红外测温探头口，以免导致算法产生错误，引起测量误差；在设备没有进行加热时是没有经过专业算法拟合的，因此此时测得的温度有一定误差，只能作为参考值。

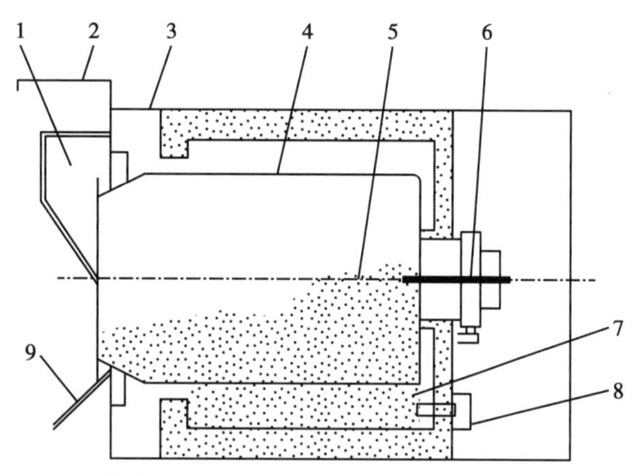

1. 加料斗；2. 吸烟罩；3. 保温棉；4. 炒筒；5. 药材；6. 测温元件；7. 炉膛；8. 燃烧器；9. 出料斗

图 10-1-5 智能红外线检测炒药机结构简图

2．主要技术参数

（1）炒筒直径与长度：Φ750mm × 1 150mm。

（2）炒筒调速范围：24r/min（50Hz）。

（3）温控范围：室温~ 400℃。

（4）时控范围：0 ~ 999 分钟。

（5）热源功率：燃油型，83 ~ 119kW/h；燃气型，78 ~ 116kW/h。

（6）参考产量：60 ~ 130kg/ 次。

（7）外形尺寸：2 100mm × 1 100mm × 1 800mm。

（8）整机重量：480kg。

（9）可编程控制器型号：Emerson EC10–1410BRA。

（10）触摸屏人机界面软件：Eview MT4400T。

（11）红外测温探头型号：HC500。

3．安装与调试

（1）就位：机器应置于室内，地面须坚实、平整，四周留有足够的物流和操作空间。

（2）连接电源和接地装置：先连接控制箱与炒药机，将电源接入控制箱，按正转按钮炒筒应做逆时针转动，否则应更换任意两根相线，同时检查废气处理风机的转向。接地装置必须可靠接地。

（3）接燃烧器气路：接天然气管路至燃烧器（燃油型则只需在油箱里加油）。

（4）试机运行

1）开启电源：合上电控箱内漏电保护开关，打开电源总开关，触摸屏开始工作（图 10–1–6）。

2）设定参数：进入工艺卡界面，设定温度上限值、温度下限值、炒制时间、搅拌频率等参数，药材重量及药材编号根据需要而定。

3）下载配方参数：按“调用参数至 PLC”按钮或“保存 PLC 参数至工艺卡”按钮，

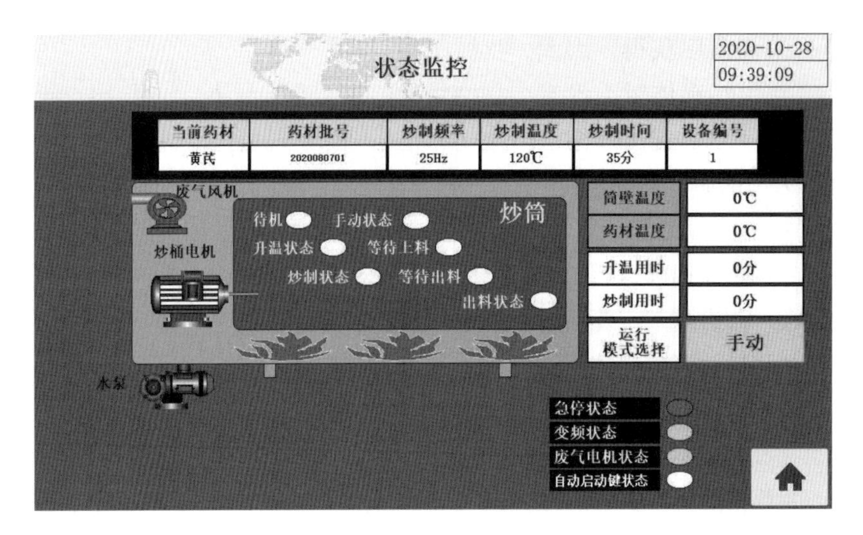

图 10-1-6 炒药机触摸屏控制面板

炒药过程将按照上述给定工艺参数进行。

4）启动炒药机，预热锅体：按下“运行模式选择”，切换至模式选择界面，可选择“手动”或“自动”模式，按“加热启动”按钮，设备开始加热。如果需要设备同时开始计时，则同时按下“计时启动”按钮（注意：“加热启动”必须是炒筒处于正转的状态下才能进行）。

5）炒制：将准备好的饮片倒入锅中，开始炒制。

6）炒制完成：当炒制时间达到设定值时，蜂鸣器就会鸣叫，按下“蜂鸣器复位”或“自动模式停止”按钮，蜂鸣器就停止鸣叫。按“炒筒反转”或“炒筒停止”“加热停止”“废气处理停止”按钮，炒药机将停止加热，开始反转，将药料旋出。

7）关机：在确保停止加温 15～20 分钟后，炒筒温度已冷却的情况下，进行停机（即停止炒筒转动），关闭操作面板上的电源开关钥匙，再关闭控制柜内的电源总开关。

4．特点

（1）放弃原有测量热空气温度装置，增加了两套在线红外测温仪，分别控制炒筒和药材温度，使得测温、计时精准。

（2）运用 PLC 控制系统，在线采集炒药数据，自动生成炒药工艺，大大提高了自动化程度；增加后吸风装置，以最小的吸风量达到最大的吸烟尘能力，节约能耗。

（3）在炒筒内部增加凹面三棱锥匀料机构，避免药材过分堆积于筒底，使得药材在筒内轴向流动，均匀受热，翻炒充分，且大大增加了炒制面积。

（4）炒筒进料口采用缩口方式，解决了炒制过程漏料现象，炒筒容量同比增加 30%；独特的导流板形状及布局，能充分翻炒药材使其均匀受热。

（5）炒筒后端采用一体式圆角过渡封头，增强炒筒的整体强度，提高了承载能力且无死角，方便清洗。

（6）内置废气处理装置，可达到生产车间无污水、无烟尘的要求，不影响周围环境。

（7）多靶点温度线上检测与控制，通过PAC可编程自动化控制系统，可任意设定火力、火候控制方案，炒制过程中火力、温度、时间、炒筒转速线上检测与记录，过程参数储存与调用，触摸屏显示与操作，可通过电脑通信于远端控制。

5．维护与保养及注意事项

（1）不得随意更改PLC和触摸屏程序以及变频器的设置，不得将程序调为他用。

（2）每次开机时应先启动炒筒，才能启动燃烧器；应先关闭燃烧器，冷却15～20分钟后再停止炒筒转动（炒筒温度低于150℃）。

（3）上、下限温度差的设定不能过于接近，否则燃烧器将频繁启停，影响使用寿命，一般设定相差10～30℃为宜。

（4）为了保证设备的安全运行及各温度传感器的正常运作，炒制温度＜400℃，超过此温度将不能保证机体及各温度传感器正常工作。

（5）炒药机周围严禁堆放各种易燃物品，避免发生火灾。

（6）每次炒药完毕后，应该用刷子将炒筒内的吸风滤罩略加清扫，以免下次炒药时影响吸烟尘效果。

第二节 电磁加热炒药设备

一、电磁炒药机

1．结构和工作原理 电磁炒药机由电机、减速机、带轮、铁圈、辊筒、导流板、线圈、电磁加热器等部件组成。机架内部设置有带动辊筒转动的转动机构，筒体内壁通过固定导流板对需要炒制的物料进行翻炒。该设备适合流动性较好的药材饮片、食品等物料的加工。

CYJ型电磁炒药机（图10-2-1）采用磁场感应涡流（eddy current）加热原理，利用电流通过线圈产生磁场，当磁场内部的磁力线通过导磁器具（滚筒）时，立刻产生无数涡流，使器具本身自行高速发热，从而加热滚筒内的料体（图10-2-2）。

设备加热采用电磁加热方式完成，炒药机滚筒底部配置多组线圈加热盘和相应测温探头，测温探头与滚筒焊接固定，以确保将滚筒实时温度通过传感器准确传输；加热模块驱动安装在设备箱体内，加热模块驱动电磁加热线圈完成滚筒的加热升温，滚筒温度到达设定温度时驱动模块自动停止加热，当滚筒温度低于设定温度5℃时，加热驱动模块自动启动重新开始加热。

滚筒底部安装两组测温探头，设备后端配置的测温花环机构将旋转滚筒温度数据传输到终端控制系统；多组加热模组配置相应的温度探头，通过设定锅体温度实时监测料体温度，保证产品质量。

自动炒制设备配置操作触摸屏和PLC，根据不同炮制品种的工艺参数设置炒制机的各分区加热温度、物料炒制时间以及各分区加热火力大小，通过滚筒温度和速度的变化完成药品炮制加工。

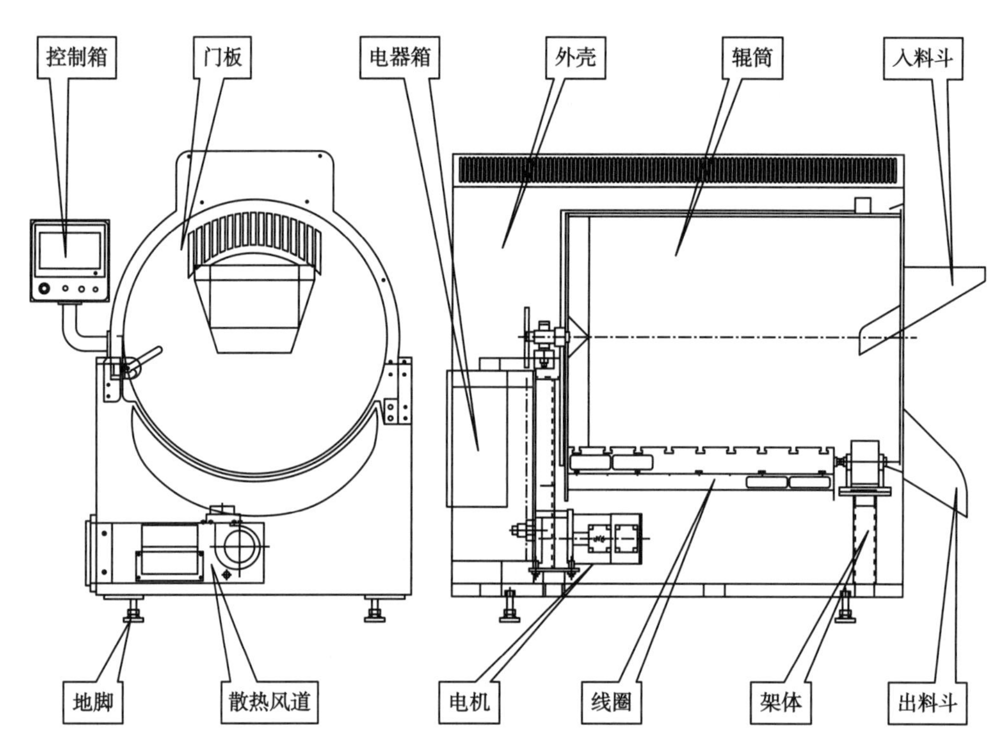

图10-2-1 CYJ型电磁炒药机外形示意图

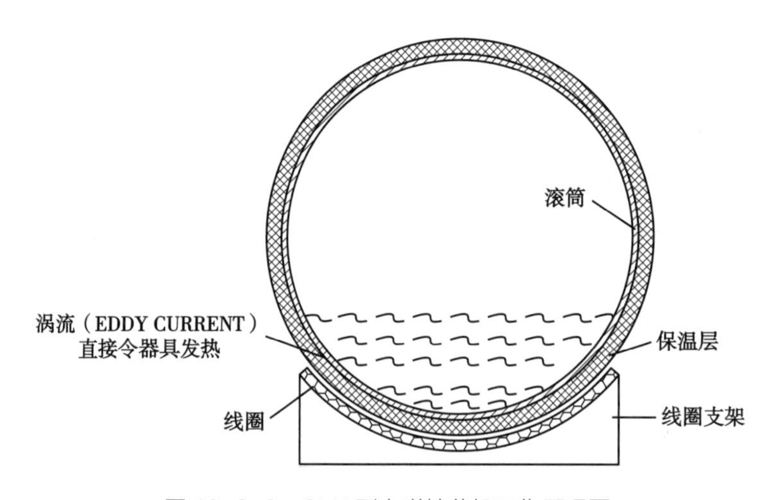

图10-2-2 CYJ型电磁炒药机工作原理图

2．产品技术参数（表 10-2-1）

表 10-2-1 产品技术参数表

产品型号	CYJ600	CYJ750	CYJ900
供电电源	三相五线，额定电压：3N～380V±5%；额定频率：50Hz±1Hz		
滚筒转速	0～30r/min 变频调速		
最高加热温度	≤ 460℃		
工作条件	环境温度：0～35℃，环境相对湿度：≤ 75%		
额定加热功率 /kW	30	40	50
额定电流 /A	47	62	78
滚筒驱动功率 /kW	0.75	1.5	1.5
滚筒外径 /mm	600	750	900
滚筒长度 /mm	700	1 000	1 240
容积 /L	200	440	740
地脚形式	调整地脚		
外形尺寸 /mm	1 450×850×1 380	1 720×1 050×1 600	2 000×1 450×1 750
重量 /kg	400	700	900

3．**操作方法** 设备操作控制箱配置操作触摸屏、急停按钮、电脑电源、蜂鸣警灯和U 盘插口（图 10-2-3），空载通电后各种显示正常即可使用。操作步骤如下：

（1）接通电源，将右侧箱体的漏电保护器闭合。

（2）操作说明

1）首先确认电源是否正确，然后打开急停、打开电脑电源，打开后出现操作界面（图 10-2-4），然后点击手动炒制界面进入。

2）进入手动炒制界面后，通过设置方框可以设定所需的参数（图 10-2-5）。

3）根据所需的转速，点击触屏“炒锅转速设置”后弹出设置界面，在界面内设置所需的转速频率，然后点击右下角的“确认”即可，最高转速频率为 60Hz（图 10-2-6）。

4）根据所需的温度，点击“炒锅温度设置”方框，然后弹出设置界面，在界面内设置所需的温度，然后点击右下角的“确认”即可，炒锅最高温度 460℃。

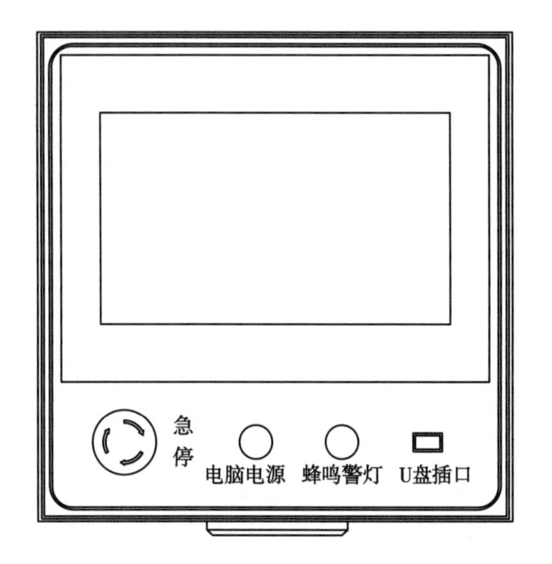

图 10-2-3 触摸屏功能键示意图

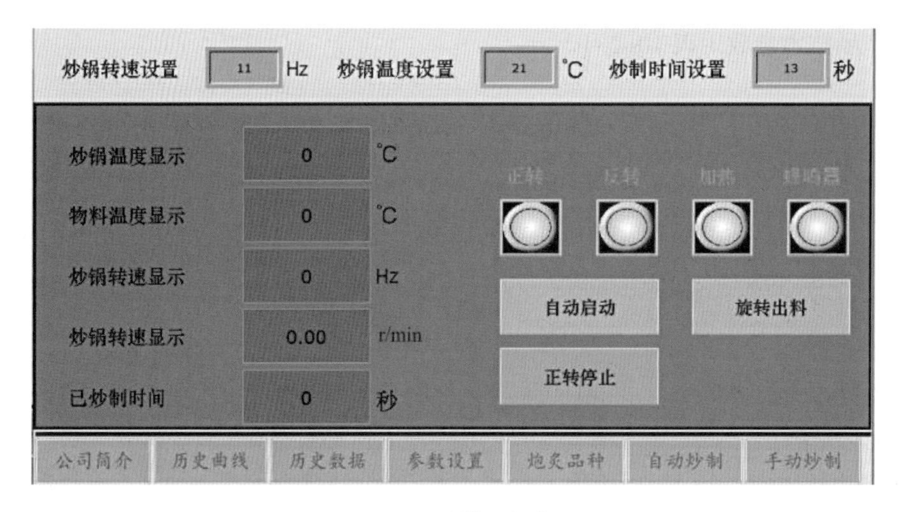

图 10-2-4　触摸屏操作界面

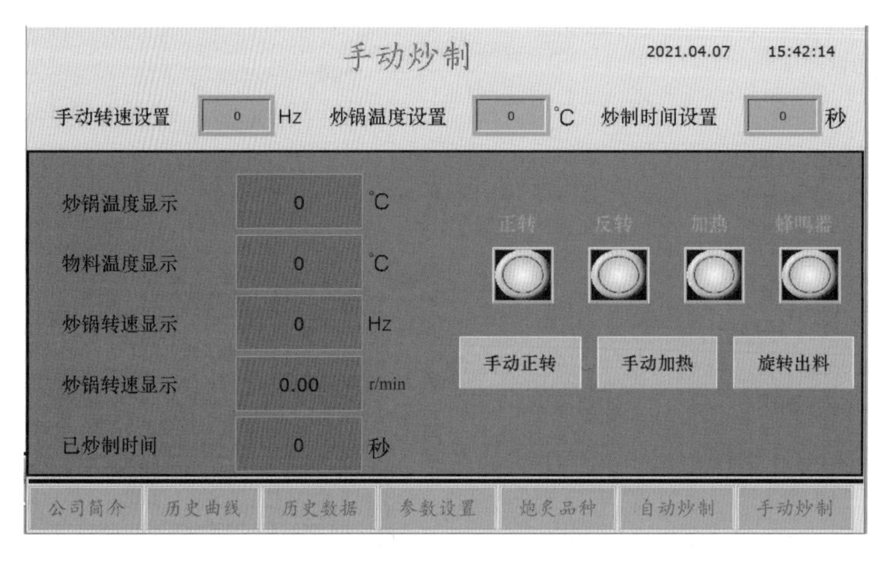

图 10-2-5　手动炒制操作界面

5）根据所需炒制药品的时间，点击“炒制时间设置”方框，在弹出的设置界面内设置所需的时间，然后点击右下角的“确认”即可。设置时间最长为 9 999 秒（若已知炒制时间，可以设定已知的时间。炒制时间到达后加热停止，同时蜂鸣器报警提示已到炒制时间）。

6）以上变量参数调节完成后，点击“手动正转”（图 10–2–5），正转指示灯亮，滚筒开始旋转，然后点击“手动加热”，加热指示灯闪烁，说明设备处于加热状态。加热到所需温度，投入所需炒制的药品，待药品炒制合格后，打开炒药机门，点击“加热停止”“正转停止”，旋转出料，药品炒制结束。

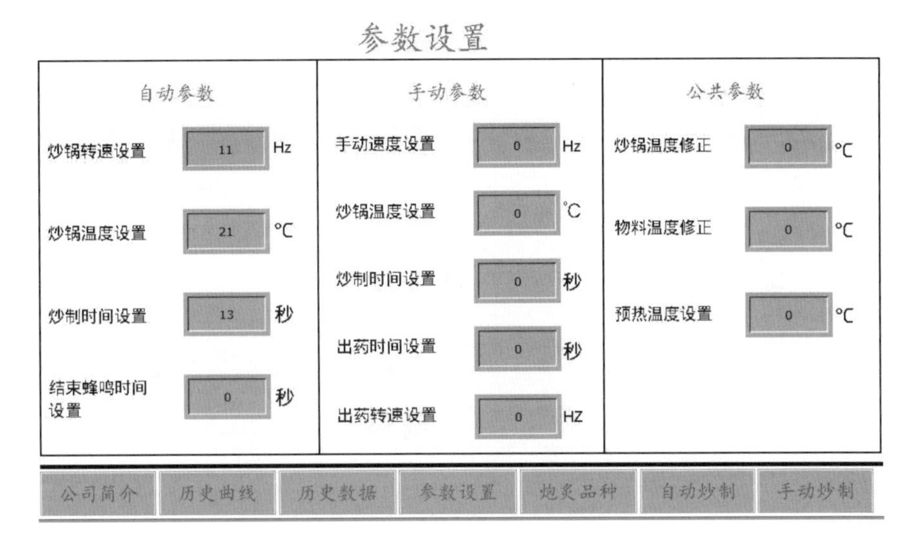

图 10-2-6 参数设置界面

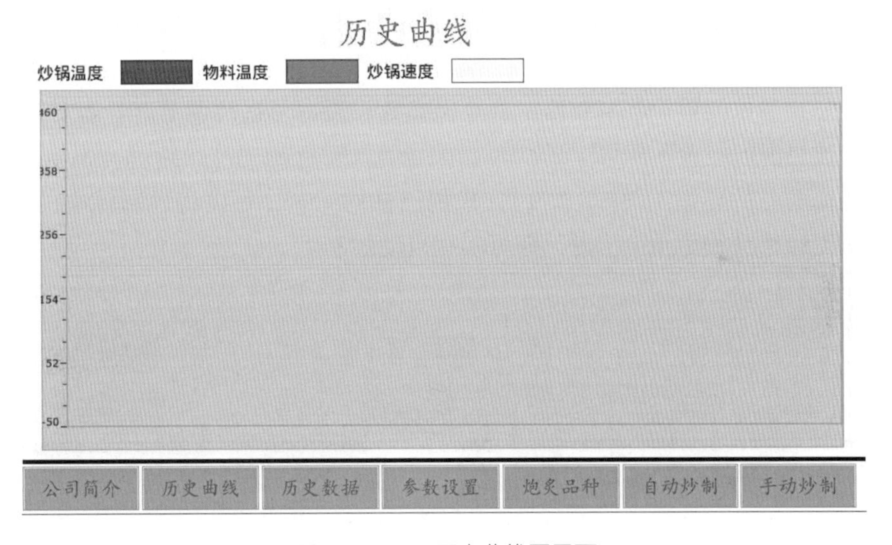

图 10-2-7 历史曲线图界面

7）历史曲线：依次描述炒锅温度、物料温度、炒锅速度（图 10-2-7）。

8）数据：日期、时间、炒锅温度、物料温度、转速等数据每 10 秒自动记录一次。可以通过 U 盘复制到电脑进行打印。若不用数据，可以点击屏幕左下角“数据清零”，输入密码（如：12345678）即可清除数据。

9）参数设置（图 10-2-8）：左侧为自动参数设置，根据所需的转速、炒锅温度、炒制时间可以调节相应的数据，“结束蜂鸣时间设置”是调节炒制时间达到后的报警时间。

中间为手动参数设置，根据所需的转速、炒锅温度、炒制时间可以调节相应的数据，

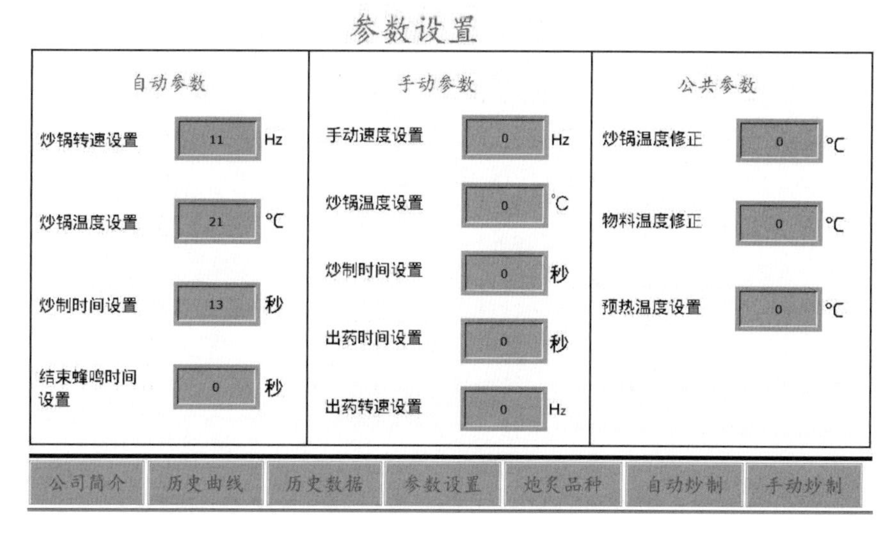

图 10-2-8　参数设置界面

“出药时间设置”是调节当炒药结束后反转旋转的时间，“出药转速设置”是调节当炒药结束后反转出药的转速。

右侧为公共参数设置：若需要修正，点击参数设置即可进行调节。若需要调节预热温度，使用“预热温度设置”即可。

10）炮炙药品的界面（图 10-2-9）：根据已知的工艺，可以将炒制转速、炒制温度、炒制时间设置到相应的药品工艺内，即可实现自动炒制。

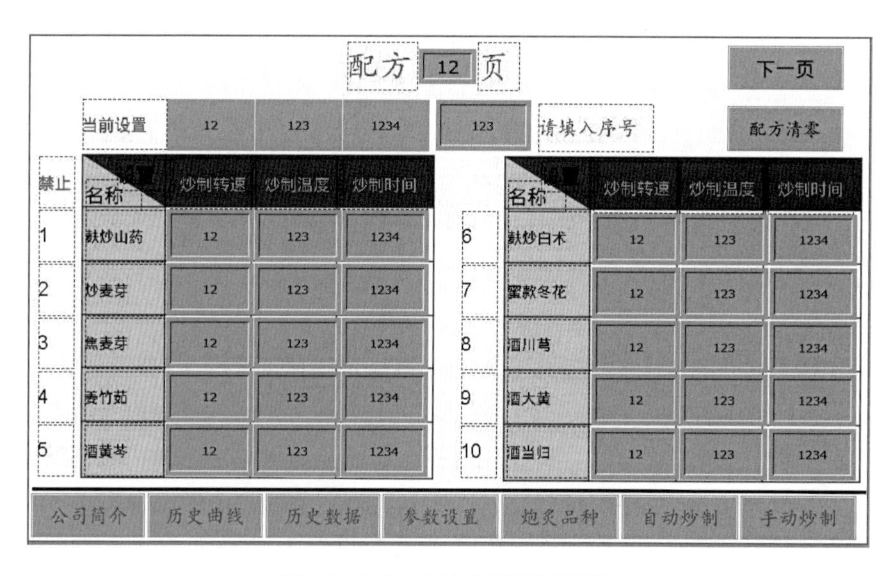

图 10-2-9　配方参数设置界面

11）自动炒制界面（图 10-2-10）：药品选择完成后，点击“自动启动”按钮，炒药机启动旋转、启动加热，投入药品后进行炒制，炒制完成后蜂鸣器报警，打开炒药机门，然后点击“正转停止”，最后点击“旋转出料”，炒制结束。

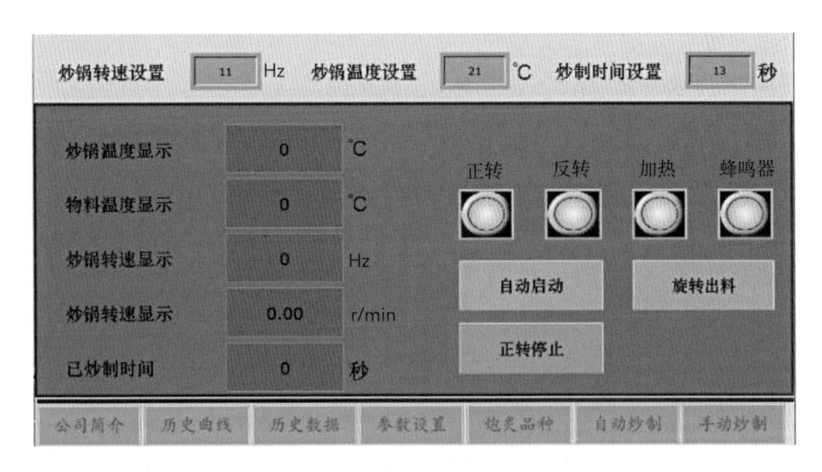

图 10-2-10　自动炒制界面

4．注意事项

（1）严禁私拆此设备的电器系统，否则因此造成的后果由用户自己负责。

（2）使用时切忌堵塞设备的进风通道及机箱排风孔，以免影响散热通风。

（3）如果加热失灵，应及时切断电源进行检修。

（4）严禁长时间干烧滚筒。

（5）禁止用手或身体其他部位接触加热区域。

（6）设备运转过程中，请勿将手或其他物体伸入滚筒内。

（7）严格遵守设备上粘贴的警示标识所告知的各项规定。

（8）电源线接头切勿与其他电器共用，必须确定机体与电源线接触良好。

（9）当完成加热工作后，必须关掉操作面板上的加热开关。

（10）每班工作完毕后必须关掉总闸。

（11）清洁时应切断电源，严禁用水冲洗机体。

（12）佩戴心脏起搏器的用户在操作设备前需向厂家进行详细咨询，待确认没有影响时方可使用。

（13）加热时严禁触摸设备前端出入料部位，防止烫伤。

二、自动电磁炒药机

自动电磁炒药机主要是在电磁炒药单机应用的基础上，将单机生产加工通过结构改造升级为自动连续生产加工，物料从炒药机一端进入炒制滚筒加工，持续加热炒制完成后从另一端出料。其显著特点是降低劳动强度、提高生产效率、确保产品品质如一。该设备适用于食品的炒制及药品的清炒、炒焦、炒炭、醋炙、盐炙等加工工艺。炒制过程中不需要添加任何的热载体，从而保证了炒制的药品和食品干净无杂质。设备主要部件炒制滚筒外加多层保温材料，因此热能损耗少，节约成本。滚筒内的温度由自动控温装置精确控制，并可根据不同的加工品种调节加热温度。

1．结构和工作原理（图 10-2-11～图 10-2-14）

物料通过入料口进入带螺旋叶片的炒制滚筒，螺旋叶片的作用是保证物料在滚筒内分布均匀以及炒制时间的准确可控；滚筒通过驱动电机和链轮结构驱动，电机配置变频器可无级调节滚筒转速以实现炒制时间的调整；物料在滚筒中持续被加热炒制，拨料挡片可以将滚筒内物料翻炒均匀。

炒制滚筒两端配置滚圈，支撑拖轮和滚圈通过滚动摩擦完成旋转运动，在炒药机滚筒前段安装有限位轮，防止滚筒旋转过程中前后位移。

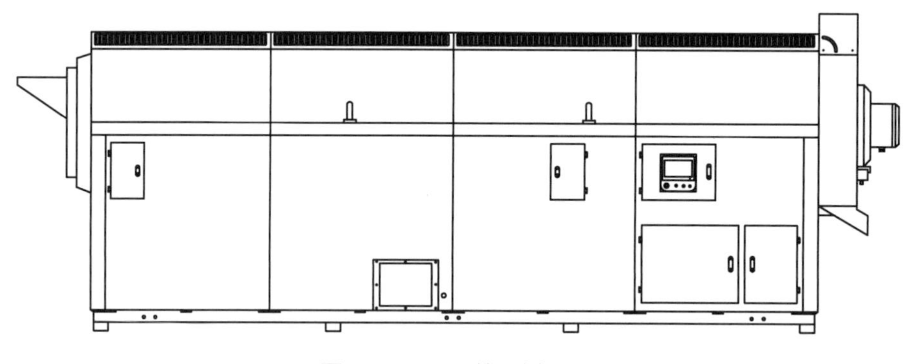

图 10-2-11　外观侧视图

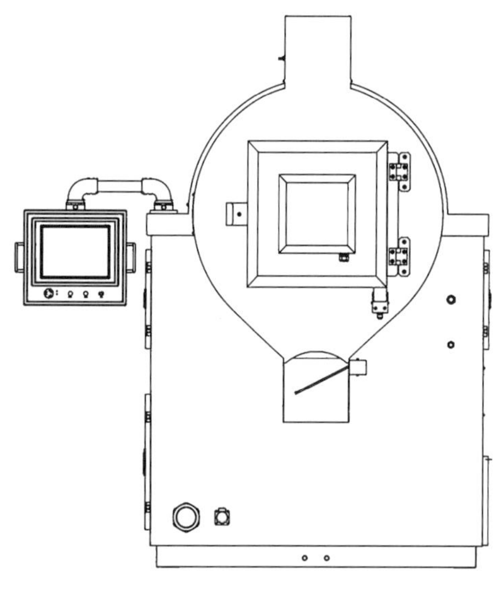

图 10-2-12　设备出料端视图

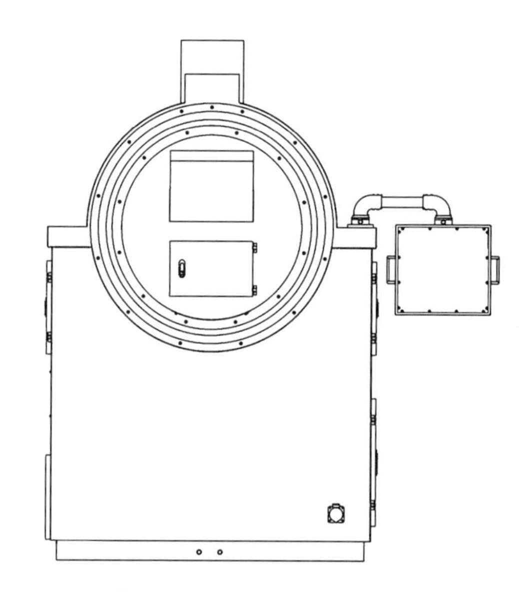

图 10-2-13　设备入料端视图

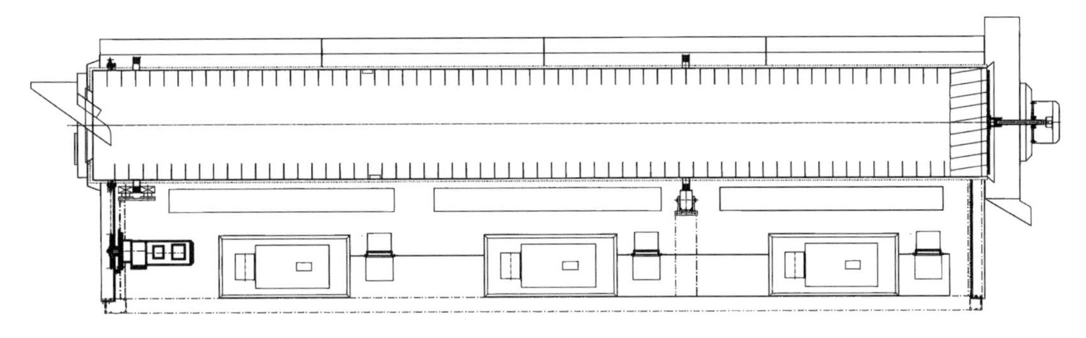

图 10-2-14　设备外形示意图

设备加热采用电磁加热方式完成，炒药机滚筒底部配置多组线圈加热盘和相应测温探头，测温探头与滚筒焊接固定，以确保将滚筒的实时温度通过传感器准确传输；加热模块驱动安装在设备箱体内，加热模块驱动电磁加热线圈完成滚筒的加热升温，滚筒温度到达设定温度时驱动模块自动停止加热，当滚筒温度低于设定温度 5℃时，加热驱动模块自动启动，重新开始加热。

滚筒底部安装多组测温探头，出口端配置的测温花环机构将旋转滚筒温度数据传输到终端控制系统；多组加热模组配置相应的温度探头，通过各组设定温度分别控制不同加热模块的自动启动和停止；设备出料口安装物料温度探头，实时监测出口物料的温度。

自动炒制设备配置操作触摸屏和 PLC，根据不同炮制品种的工艺参数设置炒制机的各分区加热温度、物料炒制时间以及各分区加热火力大小，通过滚筒温度和速度的变化完成药品炮制加工。

2．产品技术参数（表 10-2-2）

表 10-2-2　产品技术参数图

规格型号	CZJ920	CZJ920L
供电电源	三相五线，额定电压：3N～380V±5%；额定频率：50Hz±1Hz	
滚筒转速	0～6r/min 变频调速	
最高加热温度	≤ 350℃	
工作条件	环境温度：0 ～ 35℃，环境相对湿度：≤ 75%	
额定加热功率 /kW	90～120	120～150
额定总电流 /A	147～196	196～245
滚筒驱动功率 /kW	2.2	
冷却送风风机 /kW	4.0	
滚筒规格 /mm	Φ920×6 000×6.0	Φ920×7 500×6.0
外形尺寸 /mm	7 000×1 300×2 400	8 500×1 300×2 400
重量 /t	4	4.8

3．**操作方法**　设备操作控制箱配置操作触摸屏、急停按钮、电脑电源、蜂鸣警灯和U盘插口；空载通电后各种显示正常即可使用。操作步骤如下：

（1）接通电源，将电器安装柜的漏电保护器闭合；打开急停后点击电源按钮，打开电脑触摸屏，点击屏幕进入界面进行操作（电脑屏幕预设密码：12345678），打开后出现如图10-2-15所示，然后点击手动控制即可进入（图10-2-15）。

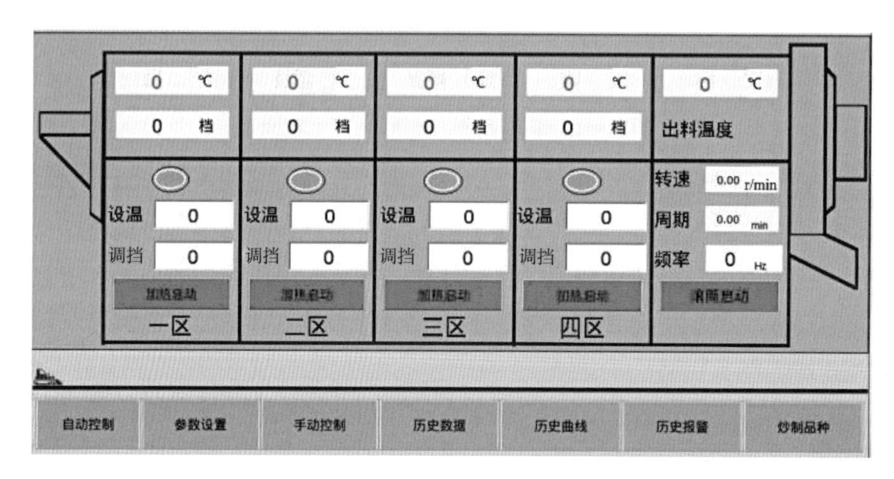

图10-2-15　手动控制界面

（2）此设备为分区加热方式。根据每区所需的温度，点击触屏“设温”方框设置温度，最高350℃。

（3）根据每区所需要的加热档位，点击触屏“调挡”方框设置档位，最高为5档。

（4）设置完每区的加热温度、加热档位后，再设置滚筒旋转频率，点击“频率”输入所需的频率，最高50Hz（最高频率炒制时间是8分钟，输入频率值后屏幕自动显示炒制时间），最低5Hz，设置好频率后点击“滚筒启动”，滚筒开始旋转。

（5）滚筒旋转后点击每区的“加热启动”，加热启动后，分段的温度会稳步提升，运行档位：根据挡位设置的档位显示挡位（滚筒温度到达设定温度5℃时会提前降低挡位运行），加热时，加热指示灯为绿色同时闪烁，停止时为白色。

（6）自动运行方式（图10-2-16）：与手动模式不同的是，不用单独启动各区加热和滚筒启动。此设备为分区加热方式，根据炒制工艺设定每区所需的温度，点击触屏“设温”方框设置温度，最高350℃。

（7）参数设置（图10-2-17）：可根据各分区的设置温度温差，提前降低所需要的加热档位，公共参数区的“炒锅温度修正”和“物料温度修正”是为了满足产品与工艺文件相一致所做的数据修正，并非测温不准确；预热温度是根据客户加工要求，提前将滚筒预热到一定温度。

（8）历史曲线（图10-2-18）：曲线依次代表1区、2区、3区、4区物料温度以及滚筒转速。

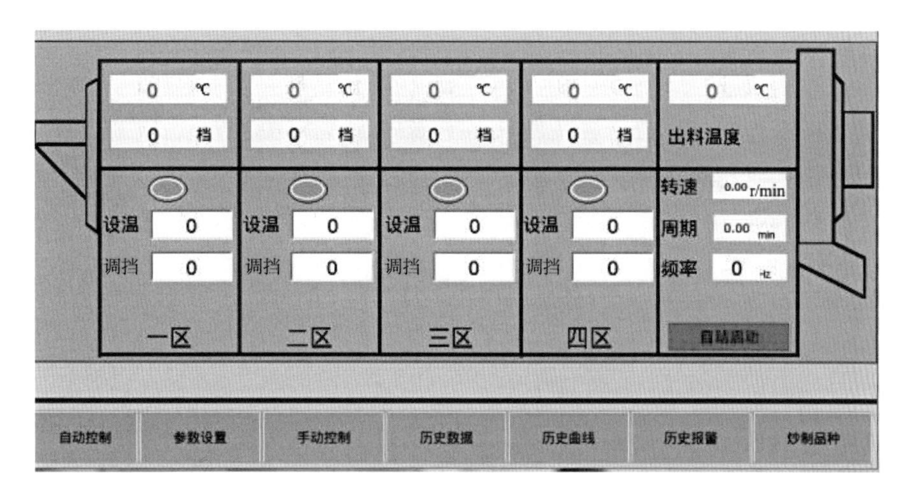

图 10-2-16　自动控制界面

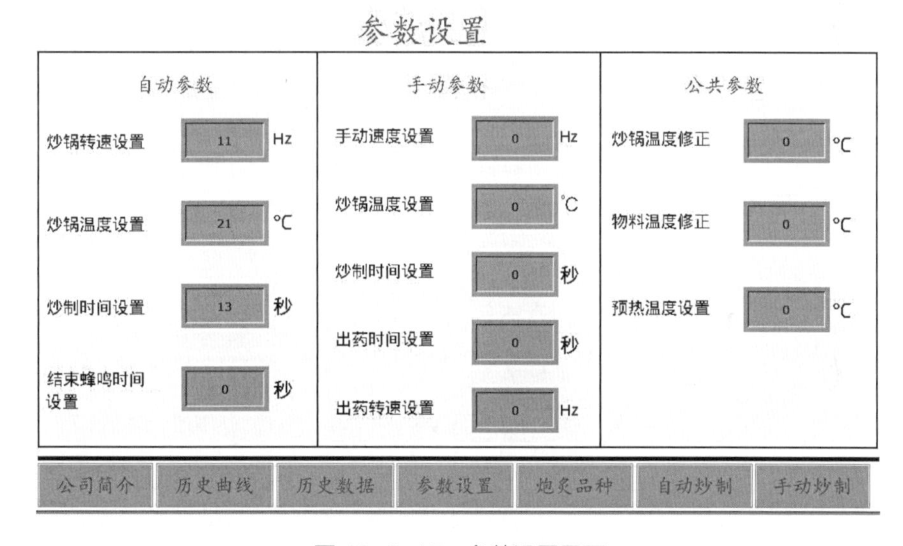

图 10-2-17　参数设置界面

（9）历史数据（图 10-2-19）：记录时间、日期、1 区温度、2 区温度、3 区温度、4 区温度、物料温度、滚筒转速。数据每 10 秒记录一次。可以通过 U 盘复制到电脑里进行打印。若不用数据可以点击屏幕左下角“数据清零”，即可清除数据。

（10）历史报警（图 10-2-20）：若设备出现故障报警，可在历史报警界面内查到相应的报警记录。

（11）炒制品种配方（图 10-2-21）：根据所需的每区加热温度、滚筒转速设置完成后，点击配方序列号即可实现自动炒制功能。

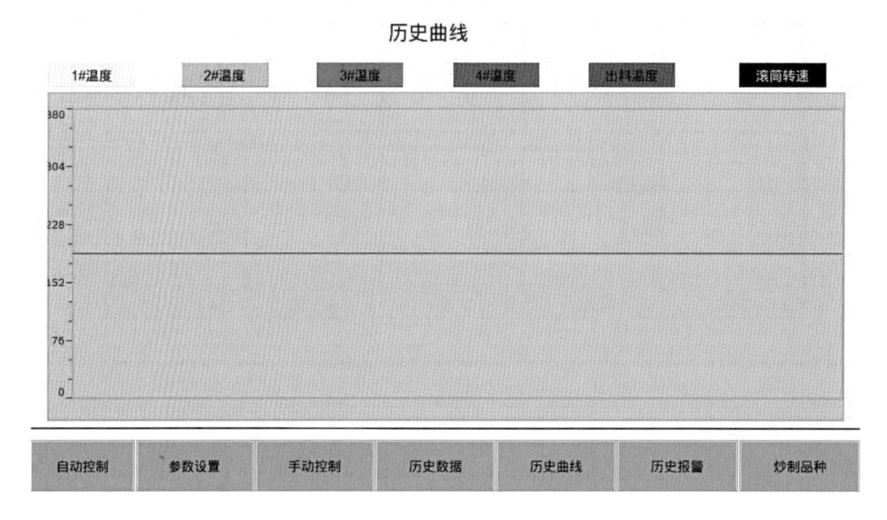

图 10-2-18　历史曲线界面

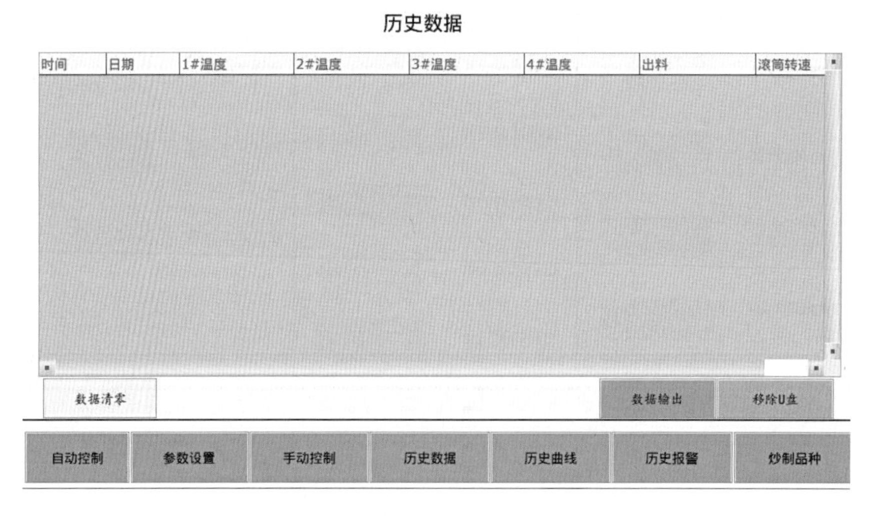

图 10-2-19　历史数据界面

4．维护和保养及注意事项

（1）每班工作结束，确认滚筒内没有物料残留，滚筒各区温度不高于 150℃后关闭设备开关。

（2）在清洁保养前请先切断电源，需两人以上操作，防止误操作发生安全事故。

（3）轻微的污垢只要用柔软的干布擦拭即可。油污或严重的污垢应用中性洗涤剂或去污粉擦拭后，再用柔软的干布擦拭。

（4）严禁使用汽油、甲苯等溶剂擦拭机体。

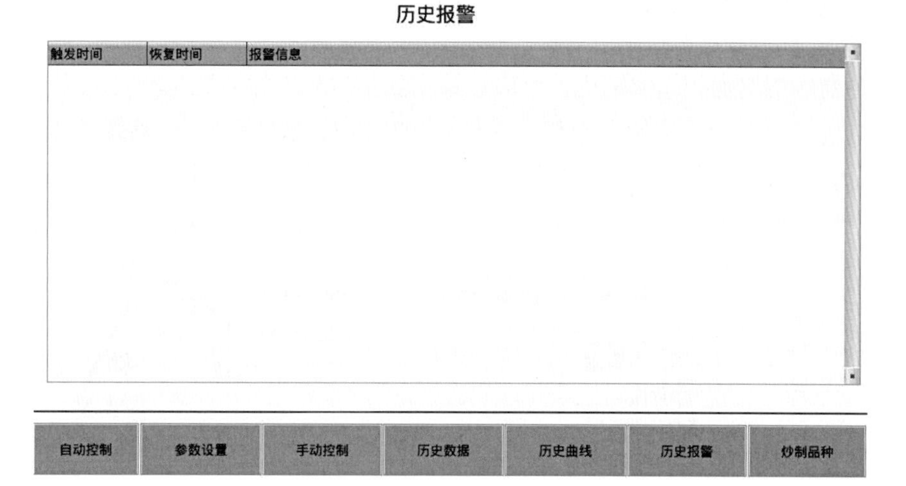

图 10-2-20　历史报警界面

炒制品种

1　当前设置　0　0　0　0　0

	名称　设置	1区温度	2区温度	3区温度	4区温度	滚筒转速
1		0	0	0	0	0
2		0	0	0	0	0
3		0	0	0	0	0
4		0	0	0	0	0
5		0	0	0	0	0
6		0	0	0	0	0
7		0	0	0	0	0
8		0	0	0	0	0
9		0	0	0	0	0
10		0	0	0	0	0

配方清零

自动控制　参数设置　手动控制　历史数据　历史曲线　历史报警　炒制品种

图 10-2-21　炒制品种配方界面

（5）严禁用水直接冲洗机体，以免机体进水而发生电路故障。

（6）经常保持整个设备的清洁，以免蟑螂等昆虫进入设备内部，造成机件失灵。

（7）平常不用时，应切断总电源。

（8）拖轮每周加油一次，一次加油 5 滴即可。

（9）减速电机减速箱内润滑脂出厂前已注好，出厂后每使用 2 个月补充一次。润滑脂为 00 号减速机脂。

（10）传动链条上每 6 个月补充一次二硫化钼高温齿轮油膏（注：此油膏耐 180℃）。

三、自动电磁炒药机流水线

在设备前后端增加相应的辅机，可以让整个加工过程更加智能化和自动化。目前生产线前段主要配置解包台、传输上料机、干洗除尘机以及振动喂料器，后端主要有冷却机、传送带和包装机等。根据具体产品的炮制工艺和加工产品配置不同设备，集中控制箱将各设备连接控制，实现整个生产线联动联产。图10-2-22展示了几种生产线设备配置示意图。

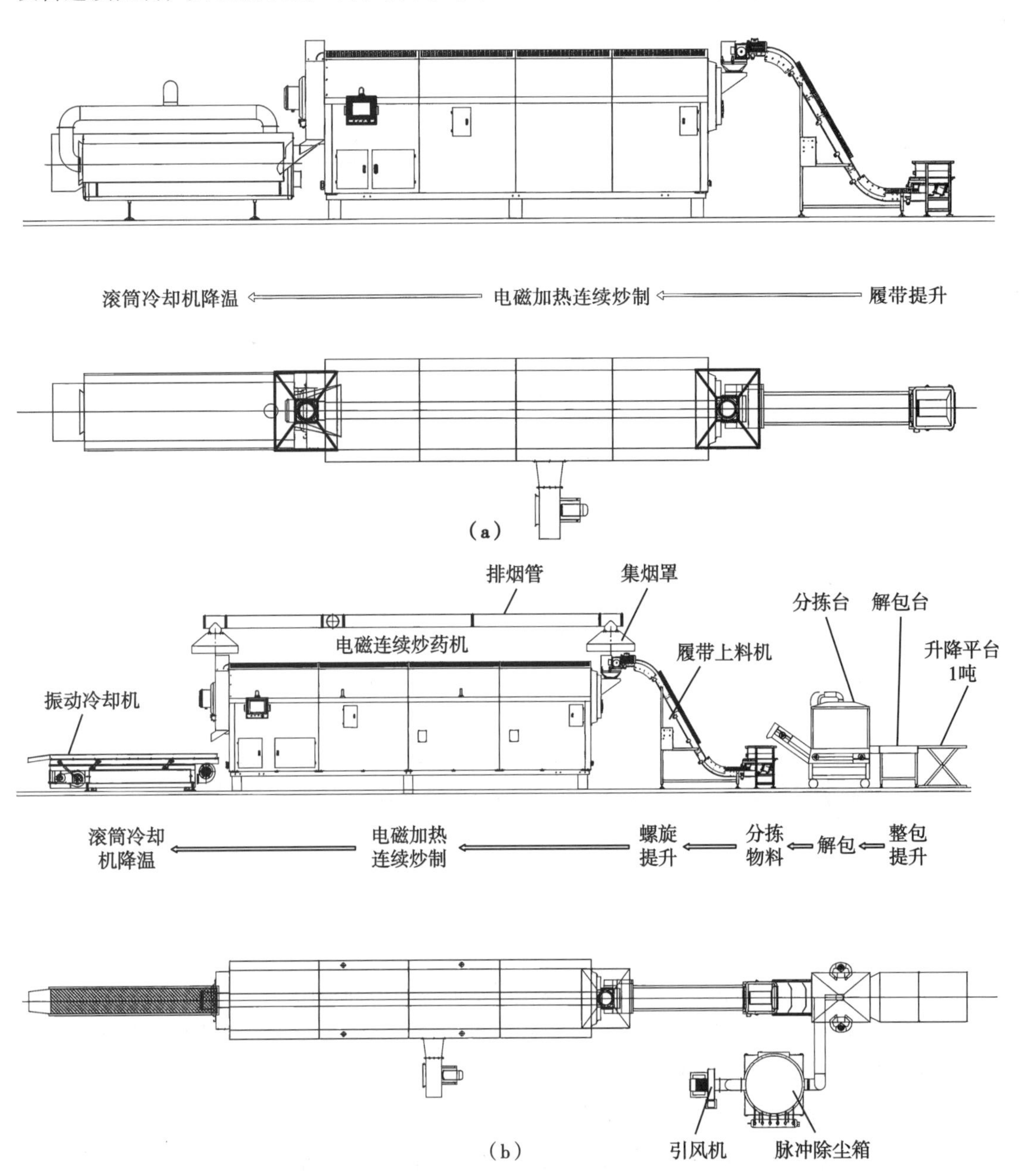

图10-2-22 生产线设备配置示意图

（a）连续式炒药机自动生产线；（b）解包挑选炒制一体生产线。

第三节　炙制设备

炒制设备中的鼓式炙药机、炙药锅、可倾式蒸煮锅及蒸煮箱都可用作炙制工程中所需的炒制及煮制设备。这些设备和设备所附带的温度显示及恒温自动控制、炒筒运转的变频调速控制、正反转控制、操作时间的自动控制以及炙制辅料定量供给泵，为中药饮片的炙制工程规范化工艺操作提供了物质基础。由于中药饮片不同于其他工业产品，其规格品种繁多，同一种中药材，往往由于产地、品种、规格的不同，提供给炙制处理的饮片形状、大小、含水率等物理性能有很大差别，这些差别会导致操作工艺数据的差异。因此对某种同批次的中药材饮片进行炙制前，必须进行批量生产前的工艺试验，以便取得能确保饮片质量的合理工艺参数，如每次投料量、加热速度、炒制温度及时间、应投入的炙制辅料量等，从而使操作过程质量可控，同一批药材炮炙质量相同，符合 GMP 要求。

一、炙药锅

ZQD 型炙药锅的锅体为半球形，锅体外侧是加热装置，锅体中心安装有搅拌机构并与锅体密封，搅拌机构中心装有温度测量与控制元件，以设定与控制锅体温度。搅拌机构能强制搅动药物，故既适合蜂蜜等高黏度液体辅料炮制，也适合低黏度液体辅料炮制。

操作时先将药物置于锅体内，预热并慢速搅拌药物，待温度适宜时喷淋液体辅料，恒温并继续慢速搅拌药物，使药物浸润、闷透，再适当提高搅拌速度，升温炒至适当程度后出料。

1. 用途与特点　球形炙药锅主要用于动物、植物类及矿物类饮片的酒炙、醋炙、盐炙、姜炙、油炙、蜜炙等，并可用于炼蜜。炙药锅外形美观整洁，设计新颖，功能齐全，出料轻巧方便、可靠，光滑的锅体内表面便于清洁卫生，具有定时、控温、恒温、温度数显等功能，符合 GMP 要求。

2. 结构和工作原理　炙药锅由电加热管、锅体、搅拌叶、驱动及保温等部分组成（图 10-3-1）。由圆形电热管加热药锅，再由药锅加热药材，根据测温棒及温控器来控制

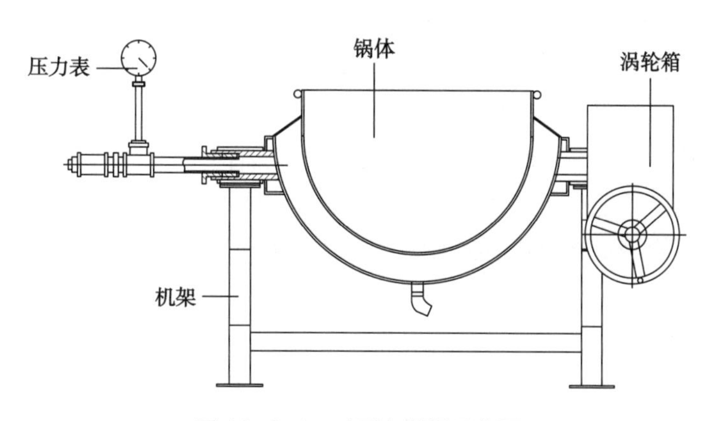

图 10-3-1　球形炙药锅示意图

炙药温度；同时由计时器来控制炙药时间。预设炙制温度和时间后，往药锅内投入适量中药材，启动搅拌叶。一定时间后，手工加入液体辅料，继续加温搅拌。炙药完成后，锅体整体翻转出料。

3．技术参数（表 10–3–1）

表 10–3–1　ZQD 型炙药锅的技术参数

型号	装载容积 /L	参考产量 /（kg・h^{-1}）	功率 /kW	重量 /kg	外形尺寸 /m	主要材料
ZQD-60	60	10～60	9	200	1.3×0.84×1.0	不锈钢
ZQD-100	100	15～100	9	250	1.3×0.84×1.1	不锈钢
ZQD-150	150	20～150	14.5	300	1.6×1.04×1.1	不锈钢

4．安装与调试

（1）就位：机器应置于室内，地面须坚实、平整，四周留有足够的物流和操作空间。

（2）连接电源和接地装置：将电源接入控制箱。按“搅拌”按钮确认搅拌方向为顺时针方向；启动电加热管，确认加热正常。接地装置必须可靠接地。

（3）试机运行：合上电控箱内漏电保护开关，打开电源总开关，时间继电器和温控仪均通电显示。启动“搅拌”按钮，打开 3 组电加热开关，设定炒筒温度如 100℃（参见温控仪使用说明书），设定炙药时间如 40 分钟（因为开机时升温时间相对较长，所以此炙药时间只有当连续工作时才可参照），然后投药。当温度达到设定值时，炙药机进入自动恒温、控温状态。当炙药时间达到设定值时，电蜂鸣自动报警，并自动切断电加热电源，提醒操作人员添加辅料或者出料。出料时，先拔出定位插销，转动手轮，使炙药锅倾倒，直至药材全部出锅。

（4）关机：先关闭电加热，再停止搅拌电机，最后关闭总电源开关。

注：不同药材的炙制温度和时间要根据炙制要求确定。设定的温度仅是参考值，非药材炙制的实际温度。

5．维护与保养及注意事项

（1）如果是空锅且又高温，禁止直接加入液体，以免锅体炸裂。

（2）尽量避免长时间无料干烧。

（3）回正锅体时应缓慢动作，到位时应插进定位插销。

（4）出料时也应缓慢摇动手柄并扶持锅架，使锅体平缓倾斜。

（5）清洁时不能用坚硬锐器刮铲锅体，以免损伤。

二、鼓式炙药机

ZGD 系列鼓式炙药机的主体部分结构与炒药机相似，不同的是热源的热能强度与炒筒转速低于炒药机，并配有液体辅料喷淋装置，以便液体辅料喷淋、浸润、炒制等过程在同一设备完成，适合于醋、酒等低黏度液体辅料炮制。

炙制时先将药物置于炒筒内预热、慢速旋转，达到适宜温度时喷淋液体辅料，控制辅料用量，恒温并保持炒筒慢速旋转，使药物浸润、闷透，再适当提高炒筒转速，升温炒至适当程度后出料。

1. **用途**　用于饮片的酒炙、醋炙、盐炙、姜炙、油炙等。

2. **特点**　具有预热、液体辅料喷淋、闷透、抽湿、定时、控温、恒温、温度数显、自动出料等功能，适合进一步自动完成液体辅料炙药过程，便于工艺操作和管理。外观整洁、结构紧凑、易清洗，符合 GMP 要求。

3. **技术参数**（表 10–3–2）

表 10-3-2　ZGD 系列鼓式炙药机的技术参数

型号	装载容积 /L	参考产量 /（$kg \cdot h^{-1}$）	功率 /kW	重量 /kg	外形尺寸 /m	主要材料
ZGD-600P	60	30～60	18	450	2.0×1.6×1.5	不锈钢
ZGD-750	130	60～130	20	500	2.0×1.5×1.4	不锈钢
ZGD-900P	250	100～250	32	750	2.0×1.8×1.6	不锈钢

第十一章 煅制设备

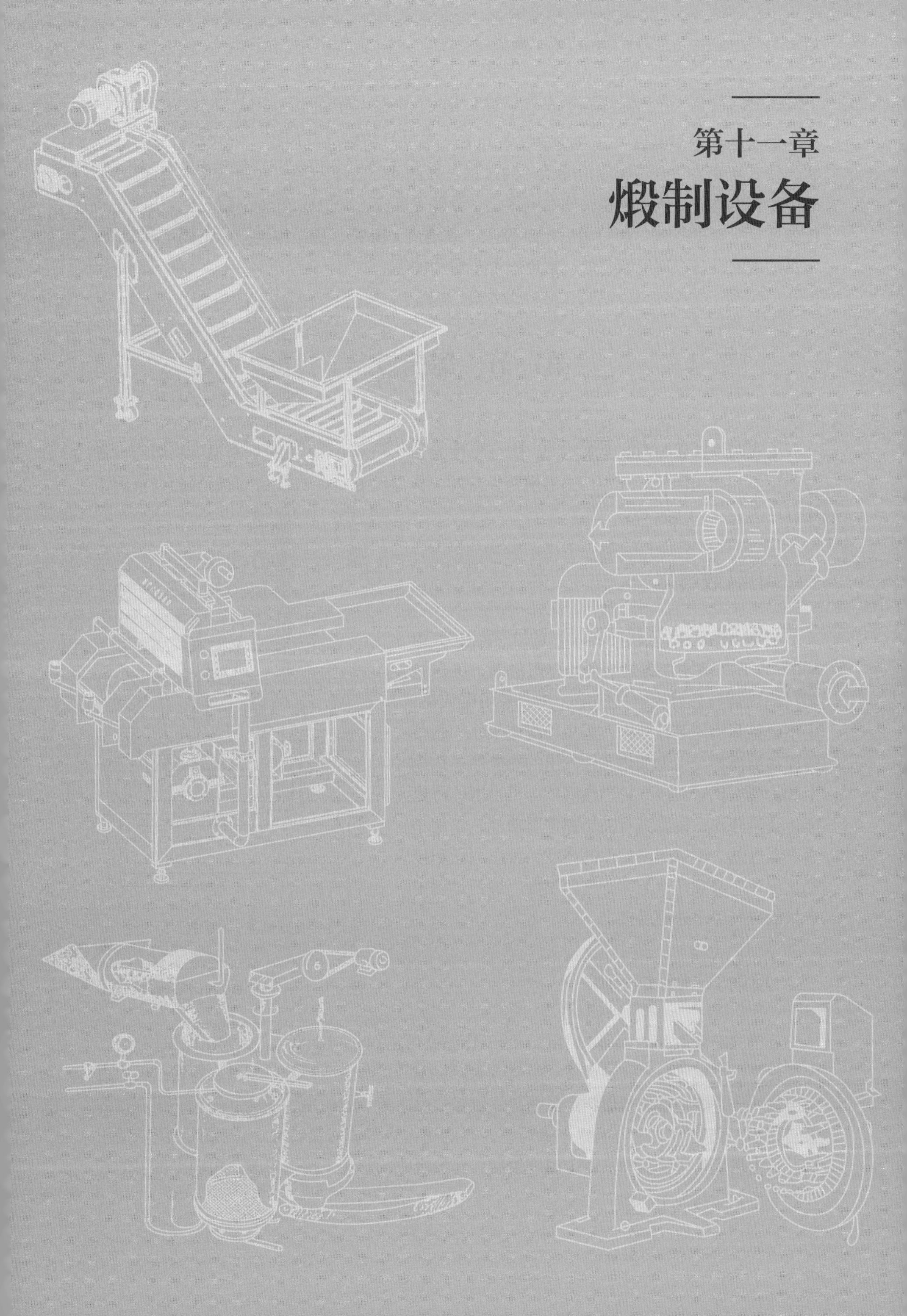

煅制是在适当温度、有氧或缺氧条件下，通过对药物进行加热，改变药材原有的性状，使其转变为适合临床应用的饮片的过程。煅制能除去原药材所含的结晶水及部分硫、砷等易挥发物质，能使药物成分发生氧化、分解等反应，减少或消除不良反应，从而提高疗效或产生新的疗效。药物煅后出现裂隙，质地变为酥脆，易于粉碎，利于调剂和制剂。常见的煅制设备有球形煅药炉、轨道式推车煅药炉等。

第一节　煅药设备

由于药物性质与炮制要求不同，煅药温度为 200～1 000℃，根据煅药温度将煅药设备分为中温和高温两种。其中，中温煅药设备的工作温度为 600℃以下，高温煅药设备的工作温度为 600～1 000℃。

一、中温煅药锅

中温煅药锅（图 11-1-1）的工作温度为600℃以下。锅体与锅盖结合处有密封圈，确保煅药时锅内药物与外界空气隔绝。热源采用电加热，用不锈钢制锅体装载药物，避免因锅体氧化、脱落等而污染药物。由电加热元件发出的热能通过热辐射和炉膛空气对流传导传递给锅体，再由锅体将热能传递给药物，锅盖具有夹层和保温功能，以缩小垂直温度差。调节测温元件的高度，可以测量和控制从锅体底部到药物上面空气的温度。煅药过程中产生的废气经水处理后排出。

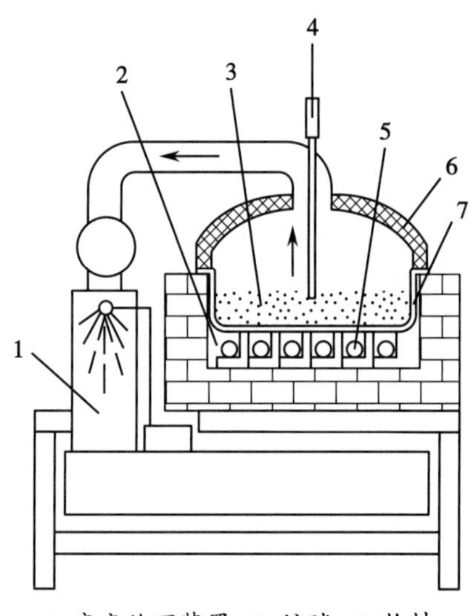

1. 废弃处理装置；2. 炉膛；3. 物料；4. 测温元件；5. 加热管；6. 锅盖；7. 锅体

图 11-1-1　中温煅药锅结构示意图

二、反射式高温煅药炉

反射式高温煅药炉（图 11-1-2）的工作温度可达 600～1 000℃。该炉主要由耐火砖、保温材料、型钢等材料砌制而成。炉身分为燃烧室和煅药室两部分，两者之间通过反火道组合为一体。燃烧室燃烧燃料产生的热气流经过反火道、煅药室、煅药室炉膛底板从排烟通道排出，药物装载于坩埚置于煅药室，热能通过热气流对流传导、炉膛辐射传导给坩埚，再由坩埚传递给药物。由于温度较高，药物吸收的热能主要以炉膛、坩埚等发射的红外线为主，药物易于热透。

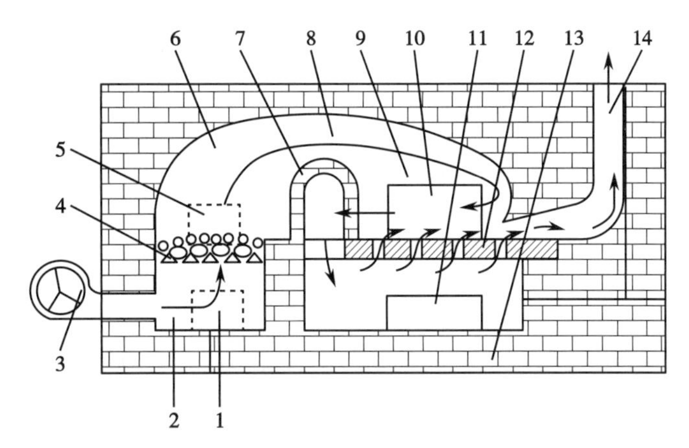

1. 炉渣门；2. 炉膛；3. 鼓风机；4. 炉篦；5. 燃料进口；6. 炉火段；7. 逆流火焰墙；8. 反火道；9. 装药炉段；10. 装取药进口；11. 碎料口；12. 炉底板；13. 炉底；14. 排烟通道

图 11-1-2　反射式高温煅药炉

三、煅药锅

DGD 型煅药锅适合中低温煅药，平底锅设计便于煅透、煅匀，集煅制、废气处理、定时、控温、恒温、温度数显于一体。DLD 型煅药炉适合高温煅药，使用多段 PID 控制器进行升温控制，适用于矿物、动物及植物类中药材的明煅、暗煅、煅淬等。

1. 操作规程

（1）插上插座，打开电源。

（2）打开电加热开关，设定温度（一般在 400～450℃）。

（3）将净药材用铁铲投入煅药锅内煅制。

（4）当煅至规定时间及以下程度，自动切断加热电源，取出。

（5）不淬者在垫有不锈钢的场地或容器内摊晾；需淬者取出后趁热投入规定量的水或醋中，淬至规定程度，干燥。

2. 维护与保养及注意事项

（1）药锅中有药物时，合上锅盖前应将测温棒松开拔出，避免测温棒折弯；待盖好锅盖后再将测温棒慢慢插入药物，并固定。

（2）在开启废气处理装置时不可人为地停止水泵，否则由于吸风没有被及时冷却，将会损坏风机。

（3）根据不同物料的要求设定调节最佳煅制温度和时间。启动废气处理功能时可根据需要调整风门以调节吸风量，且应尽量调小，以锅盖缝隙不往外冒烟或少冒烟为准，如冒烟少，可以不开；若是风量过大，则会使能耗增加，且会导致药材燃烧灰化。

（4）煅药完毕后，开锅时应注意如有药物着火烫伤，可及时喷水雾冷却。

（5）加水量为水箱高度的 70%～80%，不得加满。煅药锅每使用半个月或观察冷却水比较浑浊时应及时更换，并打开排污口，清洁水箱。如果长时间未开机，则在开机前应往水泵注水口加满水。

第二节 闷煅设备

药物的闷煅处理多用于炒炭时某些药物与空气接触时，在高温下易灰化或难以成炭的情况。闷煅就是将药物置于与周围空气隔绝的环境下加热，使药物成炭并且“存性”。除了历来采用两铁锅倒扣泥封加热的土办法外，现有以电加热的闷煅炉可供选用。

一、闷煅炉

闷煅炉由不锈钢闷煅锅、测温计、炉膛、电炉丝热源、不锈钢锅盖、机架及耐火隔热材料组成（图 11-2-1）。锅口与锅盖部分有密封圈，保证煅烧时使锅内物料与外界空气隔绝，机体炉膛里配置有数组加热电炉丝，根据闷煅温度要求可以开一组或数组全开，煅锅内的温度可以从锅盖上插入的热电偶感温器在温度控制显示表上指示，并可调节温控器，使加热温度保持恒定。整个机体、锅盖外包不锈钢板，内充填耐火材料，以隔热保温。锅盖具有较重的重量，用铰链与机身相连，可保证密封性，防止闷煅时被气冲开漏气。

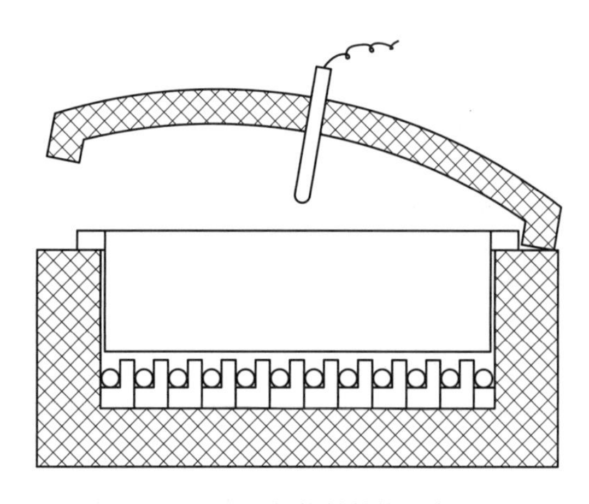

图 11-2-1 闷煅炉结构示意图

二、球形煅药炉

球形煅药炉通过电阻丝产生热量升温使锅体导热给物料，达到高温煅制的目的。该机具有温控及温度显示等功能，便于操作和控制，外观整洁，易清洗。

煅药炉由锅体、锅盖、电炉丝、电控器及机架等组成。物料投入锅内，盖上锅盖，根据药物煅制要求设定工作温度，打开电源开关温度仪通电显示，设定控制温度（如 500℃，参见温度仪使用说明书），启动电加热器，当温度达到设定值时，煅药炉进入自动恒温状态，当煅制达到设定值时，自动切断电加热电源，提醒操作人员出料。

第三节　轨道式推车煅药炉

轨道式推车煅药炉又称厢式煅药炉，主要用于贝壳类、矿物类等中药材的煅制。

1．结构及原理　设备外形为长方体，炉膛采用较轻的耐高温纤维材料制作，采用电热丝加热元件，用于放置药材的容器采用耐高温的310不锈钢材料制作（图11-3-1）。炉内温度的测量、指示和调节自控系统由LTDE温度控制仪来完成。仪表内设断偶保护装置，在加热过程中当测温热电偶断路时，可自动切断电源，以保证电炉及被处理物料的安全。

2．特点　整机采用一体化制作，使用安装方便，温度控制精度更高、更自动化。LTDE可编程智能控制系统保证了仪器的控制精度，具有30多段升温程序功能，并可修正斜率及PID功能。升温速度及温度可调，升温速度快，温度控制准确，可设置恒温时间并自动关机。

3．安装及使用方法

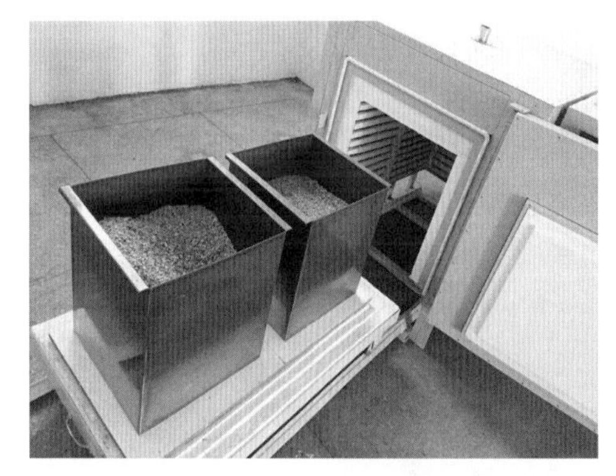

图11-3-1　轨道式推车煅药炉外形图

（1）煅药炉不需特殊安装，只需放在室内平整的地面上。接入220V电压。控制器和煅药炉均需可靠接地。

（2）把要煅制的药材置于容器内放入炉膛，关闭炉门。放置过程中，注意容器不要碰到加热元件及尾部的热电偶。

（3）打开电源开关，设定需要煅制药材的温度，开始工作。工作过程中煅药炉表面温度较高，禁止靠近，避免烫伤。

（4）使用完毕，关掉电源开关，然后切断总电源开关。

（5）取药，将炉门打开，用专用的铲叉将容器拉出到小车上，再进行处理。铲叉置于小推车上，将铲叉插入容器两侧的固定槽，另一侧往下压后拉出，压的位置不要超过矮的那根支点。如果不需要在高温情况下将药取出，可以待温度降下来些再取药。取药过程中应小心操作，避免烫伤。300℃以上禁止打开炉门。

（6）取出药物之后，关上炉门。

（7）当电炉第一次使用或长时间停用后再次使用时应进行烘炉，建议200℃、2小时，400℃、3小时，600℃、1小时。设备在出厂前已进行烘炉。

第十二章

蒸煮复制设备及生产线

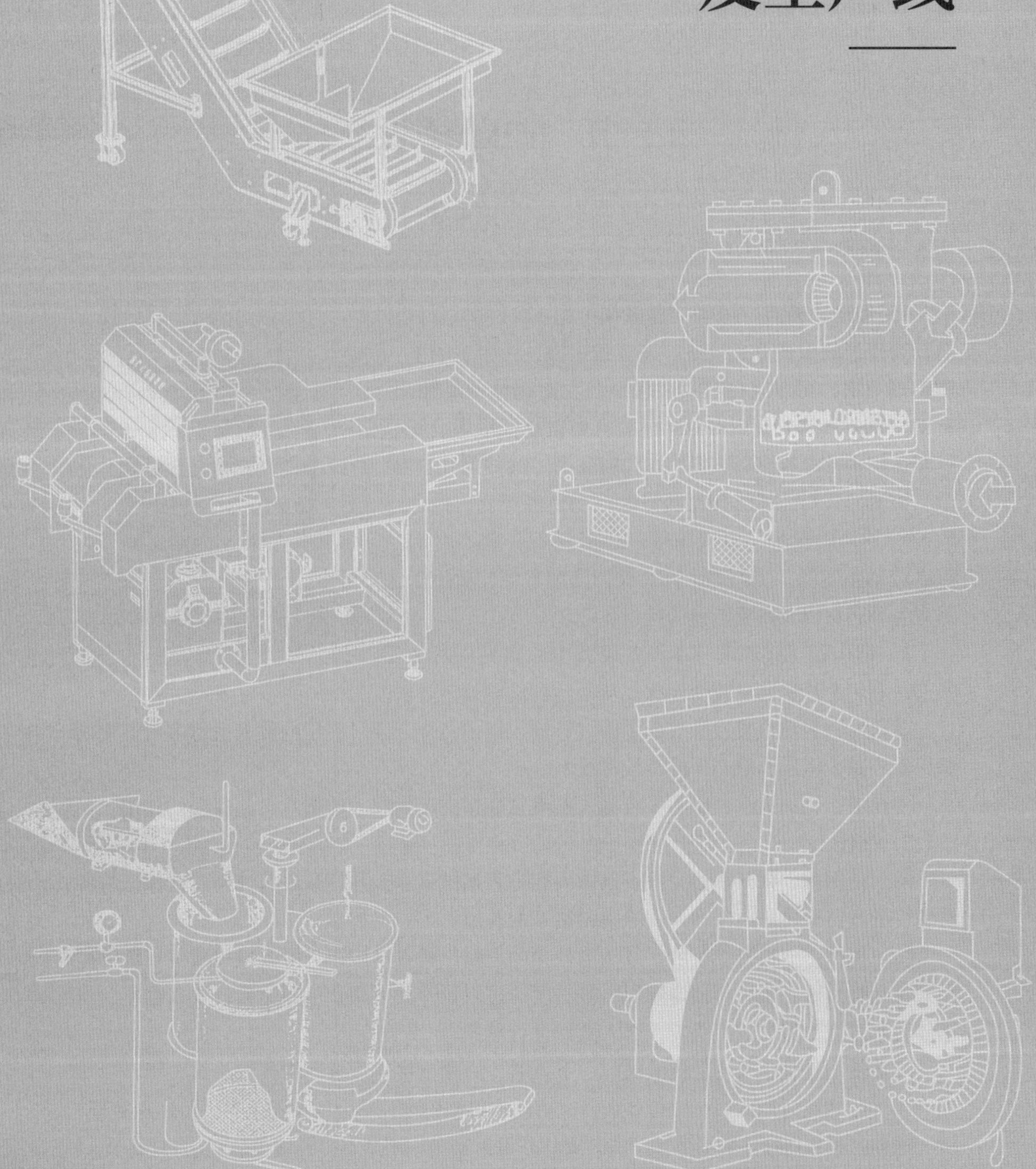

蒸、煮作为传统的中药炮制方法，是复制法、提净法、焯法、炖法等炮制方法的重要步骤，属于“水火共制”炮制方法。药材经过蒸、煮处理后能达到增强疗效，消除或降低药物毒副作用，缓和药性，改变药物性能，扩大用药范围，保存药效，利于贮存以及使药物软化，便于切片等目的。蒸、煮法及复制所用设备基本相同，根据设备基本构造、工作原理、操作方法、设备特点和适用范围的不同分为：可倾式蒸煮锅、蒸药箱、回转式蒸药机、动态循环浸泡蒸煮设备等。

第一节　常压蒸煮设备

一、可倾式蒸煮锅

1．**用途和特点**　可倾式蒸煮锅（图 12-1-1）系目前较为理想的中药蒸煮设备。该蒸煮锅设计为带盖的不锈钢蒸煮锅，可以避免蒸煮过程中药物对锅体的腐蚀，有助于延长锅体的使用寿命。还配有揭盖杠杆机构或气缸开盖机构及电控出料装置，操作时省力、简便。

该蒸煮锅可一机多用，蒸煮的药物色泽黑亮，内外均匀一致，质量好，蒸汽用量少，能耗低，蒸煮时间短，劳动强度低，使用寿命长，维护修理方便，适用于蒸煮各种药材以及需要蒸煮的各行各业。

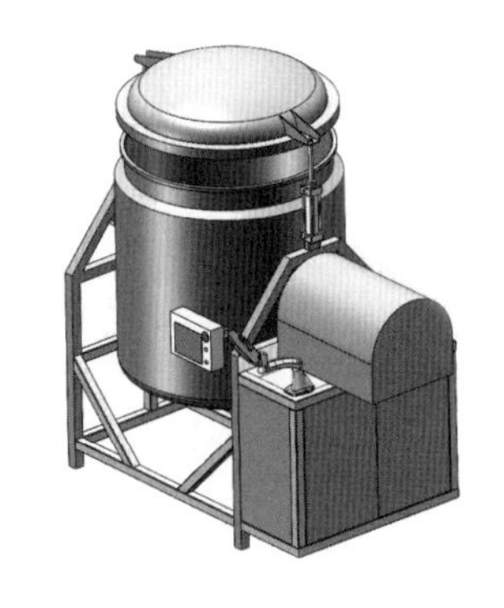

图 12-1-1　可倾式蒸煮锅外观图

2．**结构和工作原理**　本设备设置中心和夹层两个气道，利用蒸汽使药材改变性状，从而达到炮制规范要求。

蒸药时，将蒸汽直接从底部中心气管输入锅内蒸烧，同时夹层内放入适量蒸汽，使内胆保温，减少锅胆内壁产生的蒸汽冷凝水。

煮药时，锅内放水，中心气管输入蒸汽煮烧，夹层内放入的蒸汽只起保温的作用。

3．**操作**

（1）使用前，揭开锅盖，检查锅体内胆是否擦拭干净，并打开放药液阀门，保证将各管道内的残留液体排放干净并清除锅内堵塞的孔道。

（2）机械部分检查结束后，开动电控箱的进料出料点动按钮，检查电机限位开关等控制元件运行是否正常。当锅体倾斜（倾斜度通过限位开关可调整）到位后，放入物料，当锅体转到直立位置时盖上锅盖，通入蒸汽进行蒸煮。

（3）使用过程中关闭放药液阀门。下班时，必须把接通蒸煮锅的蒸汽总阀关闭。

（4）药物蒸煮完成后，应打开锅盖，启动出料装置电控箱上的按钮出料，待出料完毕，清洗锅体内胆并做好环境卫生，清洗时要注意电器安全。严禁不打开锅盖启动出料按钮。

4．注意事项

（1）安装好接地装置。

（2）蒸汽管路要求连接安全，防止蒸汽泄漏的热气伤人。

（3）锅体倾斜时，操作人员尽量远离锅体的旋转方向，防止锅体内的热水伤人。

二、常压蒸药箱

1．用途和特点 常压蒸药箱是中药饮片加工的关键设备之一。它能对中药材和农产品进行“蒸制”加工，同时也可以起到软化的作用。其具有蒸药时水位自动控制、压力安全保护、操作清洗方便等特点。

2．结构和工作原理 本机由方形箱体、密封机构、控制系统、电磁阀、电加热器、报警装置等组成（图 12-1-2）。将药材置于密闭的箱体内，通过电加热产生的蒸汽对物料在常压下进行蒸制。进水（自动 / 手动）、加热、报警、停机等过程自动完成，安全阀可以确保蒸药过程中使箱体内保持常压状态。

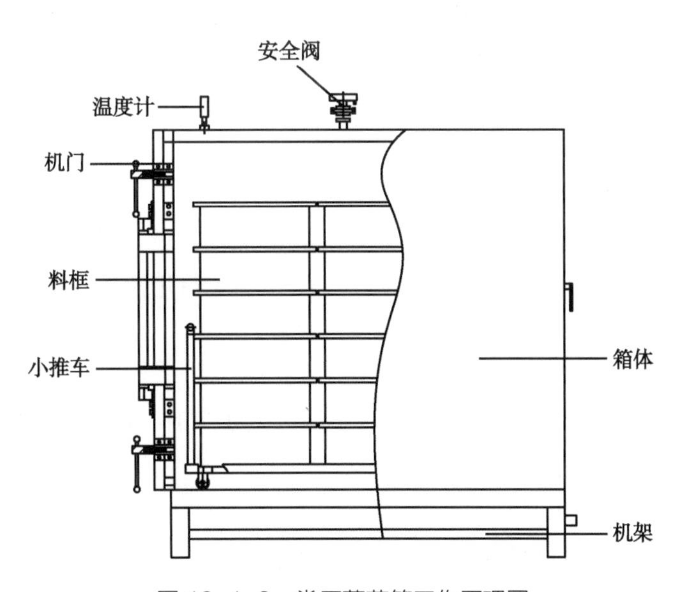

图 12-1-2 常压蒸药箱工作原理图

3．安装与调试

（1）安装：将机器平放在坚实、平整的水泥地上。

（2）连接电源：打开机身后门，接入三相 380V 电源（三相四线制），接地装置必须可靠接地。

（3）管路连接：①将设备后部的排污口连接到用户车间的排污管道上；②将设备后部的进水口与车间内的供水管路连接；③由于设备后部的疏水阀在设备工作过程中会有较多的冷凝水排出，建议用户将疏水阀的排水口连接到排污管道或可收集冷凝水的容器中。

（4）试车：设定蒸药时间，如 30 分钟，选择电源开关，拨动开机按钮，观察温控表温度、箱门密封、液位控制等情况。

4．操作

（1）装料：将药材装入不锈钢料筐，将料筐堆在小车上并推入箱内，装好后锁闭箱门，并确认进水管路已打开（注：进水管路必须打开处于进水状态），关闭排污阀和球阀。

（2）参数设定：根据不同药材的软化要求确定其软化（蒸药）时间（时间范围为 0 ~ 999 分钟，由时间继电器调节），恒温温度可由温控器设定控制在环境温度~ 110℃。

液位控制开关位置不用调整，事先已经确定。开机后（在工作过程中，由于水分蒸发水位低于极限水位时设备会自动控制进水），进水到最高极限水位时，设备会自动停止加水并开始通电加热，水温也能恒温控制。

拨动开机按钮，软化（蒸药）过程便可自动完成。

（3）运行过程说明

1）总电源开：电源指示灯亮。

2）开机：拨动开机按钮，开机指示灯亮，时间继电器开始工作，温控器数显温度。

3）进水：进水电磁阀打开，进水指示灯亮，自动向箱内进水，当水位达到上液位感应位置时进水阀关闭，电加热管开始工作，加热指示灯亮。

4）蒸药：时间继电器按预定的时间工作，开始对药材进行蒸制（在此过程中随着电加热器的加热使水分蒸发到液位 A 点时，设备会自动控制补水，加水到位后再加热，形成补水←→再加热自动循环）。

5）报警：蒸制设定时间到，蜂鸣器报警，提醒操作人员关机，蒸药过程结束。

6）停机：拨动“停止”按钮，蜂鸣器关，开机指示灯熄灭。

5．注意事项

（1）设备必须保护接地。

（2）对于较难蒸制的药材，经一次蒸制不能满足要求时，可进行多次蒸制。

（3）本机的箱体不得承受压力。

（4）本机不能直接用水来浸润药材。

（5）设备在每个工作日使用结束后，应切断电源。打开箱体后部的排污阀门，排出箱内的剩余水和杂物。清理箱体内的卫生，特别是要经常清理电加热器表面的附着物。

（6）蒸药结束后，应先把箱体内的热水通过排污阀排掉后，等待一定时间后再缓慢打开机门，防止箱体内高温的蒸汽喷出伤害操作人员。

（7）严禁电加热管不浸水加热。

三、回转式蒸药机

1．结构和工作原理　回转式蒸药机（图 12-1-3）主要由支架、罐体及动力传动机构等部分组成。该机是一种回转式的真空压力容器，中间用心轴穿过，心轴为一中空管，其间可以穿过蒸汽管、液体辅料管等，同时罐体可以绕心轴旋转，利用旋转的动态原理，使物料在罐内受热时不断翻动，达到蒸制药物和烘干药物的目的。

2．操作

（1）拌料、蒸制：取定量药物，用加料机（有条件的单位从楼层或操作台加料更好）加入罐中；液体辅料（黄酒等）通过计量后，打开阀门由液体进口流入罐内。然后启动电机，使罐体旋转（转速为 2～15r/min），药材、辅料在罐内做相对运动。10 分钟后，药物、辅料即可充分混合，罐停止转动，静置，闷润至辅料液被吸尽，开启夹层套的蒸汽进口，保持温度，并每隔 0.5 小时使罐体旋转一次（每次约 5 分钟）。4～6 小时后即可达到药物蒸制的要求。

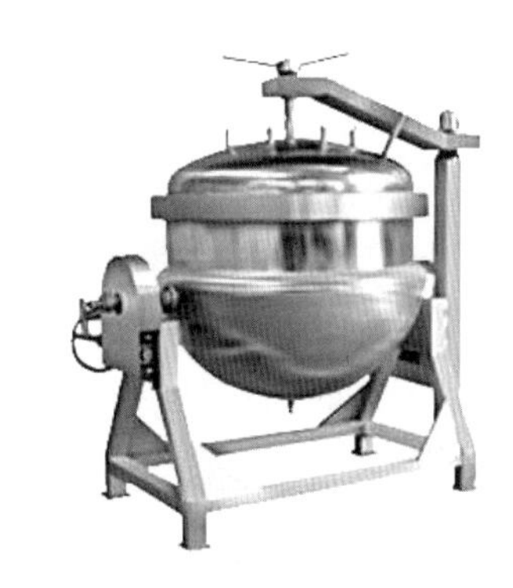

图 12-1-3　回转式蒸药机外观图

（2）干燥、出料：蒸好后的炮制品不必出罐，继续使罐体旋转（开始慢速，根据炮制品干燥的程度逐步加快），同时开启夹层蒸汽进口和真空进口，维持绝对压力 16kPa。经 5~8 小时，即可达到炮制品干燥的目的。出料时，开启罐门，物料放入车内（或容器内），转入下一道工序。若有出料困难，可开启压缩空气进口，向罐内略施压力（控制表压为 5kPa），物料即可放出。

3．特点

（1）功能齐全，一机多用。由于罐体采用了回转式结构，物料在罐内处于动态状况下受热，不至于出现“夹生”或“太过”现象。另外在加热方式上，采用了直通蒸汽和夹层蒸汽两种加热方式，可供生产中灵活选用。

（2）进料、出料方便，减轻了劳动强度。罐门均采用快开形式，进料用加料机或从楼层投料；出料用料车、移动式容器或其他输送机构等接转，均较方便。

（3）本设备采用变速传动机构，变速范围 2～15r/min，可根据不同品种或功能（如拌料、蒸药、干燥、洗罐）的需要进行选择。

4．适用范围　适用于何首乌、地黄、黄精等药物的蒸制。

四、卧式热压蒸药机

1．结构和工作原理　卧式热压蒸药机（图 12–1–4）为全部用合金钢制成的带有夹套的设备，主要由活动格车、搬运车、蒸汽控制阀、蒸汽旋塞、排气口和夹套回气装置等组成。柜顶部装有压力计 2 个，一个指示夹层蒸汽的压力，另一个指示柜室的压力。两压力计的中间为蒸汽控制阀。柜底部装有排气口，在排气口上装有温度计及夹套回气装置。

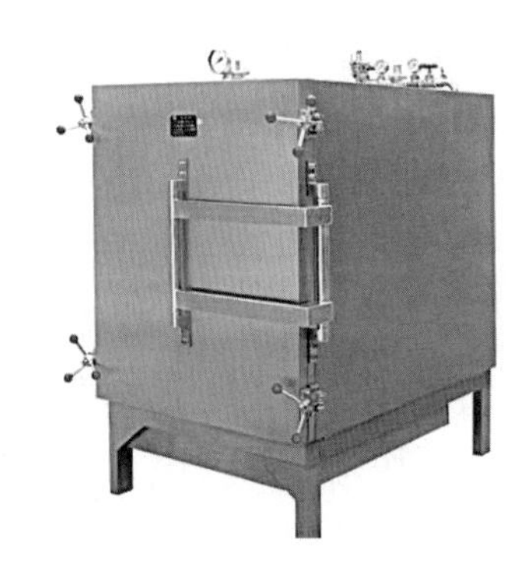

图 12-1-4　卧式热压蒸药机外观图

2．操作

（1）装料：使用前，将柜室内用刷子刷净。先开启蒸汽旋塞，使蒸汽通入夹套中加热约10分钟，夹层压力逐渐上升至蒸制时所需压力。在开蒸汽旋塞的同时，将待蒸制的药物置铁丝篮中或不锈钢容器内，排列于格车架上，借搬运车推入柜室，关闭柜门，并将门闩紧。

（2）蒸制：待夹层加热完成后，将蒸汽控制阀上的刻度线转至对准“消毒”两字的线上。此后应留意温度计，当温度上升到所需温度时，此时刻定为蒸药开始的时间，柜室压力计应固定在相应的压力。

（3）出料：在到达蒸制时间后，先关闭蒸汽，将蒸汽控制阀的刻线转至对准“排气”线上。此后开始排气，使柜室压力计上的压力降至“0”点。再将蒸汽控制阀的刻线对准至“关闭”线上，柜门即可开启，将蒸制药物取出。

（4）干燥：如需干燥，则在排气完毕后将蒸汽控制阀对准至“干燥”线上，使柜室压力下降至真空范围内，持续10~15分钟，然后将蒸汽控制阀转至“关闭”线上，开启柜门，即可将干燥的药物取出。

3．特点

（1）由于采用饱和蒸汽，热效率高，穿透力强，缩短了闷润时间和蒸制时间，避免出现“夹生”情况。

（2）进料、出料方便，减轻了劳动强度。由于药物置于容器中或网篮上，并有搬动车，出料、进料均比较方便。

（3）容量大，适用于大批量生产。

4．适用范围　适用于液体辅料和药汁蒸制药物的加压工艺生产。

五、动态循环浸泡蒸煮设备

1．结构　动态循环浸泡蒸煮设备主要由蒸煮浸泡罐、计量罐、不锈钢循环泵、电动葫芦、吊笼和蒸汽部分等组成。

（1）蒸煮浸泡罐：采用K3000型500L搪玻璃罐，用于毒性中药材的浸泡和蒸煮。

（2）计量罐：采用K200型500L搪玻璃罐，主要用于贮备辅料炮制液。

（3）不锈钢循环泵：采用40FGB-40型不锈钢泵，主要用于毒性中药材的动态循环浸泡和蒸煮，以及向计量罐输送辅料炮制液。

（4）电动葫芦：采用SG05型电动葫芦，主要用于将吊笼放入浸泡蒸煮罐中或从浸泡罐中提起浸泡和蒸煮的药物。

（5）蒸汽部分：使用饱和蒸汽。

2．操作　毒性中药动态循环浸泡和蒸煮的炮制工艺，其操作分3个步骤进行。

（1）辅料液的制备：首先将欲炮制的毒性中药辅料（如炮制川乌、草乌和附子等用的辅料甘草和黑豆等）按每批炮制品的需要量进行称量，放入吊笼中，在动态循环浸泡蒸煮罐中加入10倍于辅料总量的水。启动电动葫芦，将吊笼慢慢放入浸泡蒸煮罐中。开动蒸汽阀缓缓加热（罐内压力不超过180kPa）至沸，然后保持微沸，这时罐内压力保持在20～50kPa。经2～5小时的蒸煮后，使辅料的物质充分浸出，取样检查，口尝辅料几乎无味时，即关闭蒸汽阀，开动不锈钢循环泵，将辅料炮制液打入计量罐中备用。提起吊笼，放掉炮制辅料残渣。

（2）炮制品的浸泡：称量毒性中药100～150kg（根据药物的体积、质地来确定，以吊笼容积的60%为宜），放入吊笼中，启动电动葫芦，使吊笼放入浸泡蒸煮罐中。随即开动不锈钢循环泵，进行动态循环浸泡3～4小时。动态循环浸泡时，由于摩擦产生热量，浸泡水的温度不断升高。当罐内温度达到35℃时应立即停泵，并放掉浸泡液。接着加入同样的水量，继续进行动态循环浸泡，操作同前，如此反复，直到药物内浸泡至无干心，口尝时微有麻辣感为度，放掉最后的浸泡液。动态循环浸泡时间的长短由毒性中药的品种、质地、部位和块大小等来确定，一般为24～72小时。

（3）蒸煮炮制：毒性中药浸泡去毒后，将制备的辅料液由计量罐倒入放置浸泡品的蒸煮罐中。然后启动蒸汽阀，缓缓加热，至沸后关小蒸汽阀，保持微沸（罐内压力同前）。当炮制品达到质量标准后即停止加热，并放掉辅料炮制液。用电动葫芦提起吊笼，放出炮制品。凉透后进行加工切制，晒干或烘干，即得成品。

3．特点

（1）缩短饮片生产周期，提高生产效率：水处理是毒性药物去毒的常用方法之一。传统的浸泡方法去毒浸泡时间长，劳动强度大，生产效率低。应用本工艺则可提高生产效率3～5倍。

（2）减少有效成分的流失，提高饮片质量：传统的毒性药物水处理的去毒方法，由于长时间浸泡而造成有效成分的流失。同时，毒性药物一般多含蛋白质、淀粉、脂肪等营养物质，在水中浸泡过久则有利于微生物生长繁殖，以致发生腐烂、霉变、染菌及生虫现象。特别是在夏季长时间浸泡药物，由于气温及水温较高，使药物出现发臭、发黏、变味、变色等变质现象，甚至完全失去药用价值。用动态循环方法浸泡毒性药物，由于浸泡时间短，减少了有效成分的流失，也能避免霉变现象，从而提高饮片质量和疗效。

（3）降低中药材炮制损耗，提高饮片生产成品率：中药材在饮片生产加工过程中，由于药材含有杂质中非药用部分以及在加工中的损失，都有一定的损耗。用动态循环方法浸泡毒性药材，由于将中药材置于吊笼中，从而避免了中药材丢失损耗。

4．适用范围　主要适用于川乌、草乌等毒性中药的煮制加工。也可用于半夏、白附子、天南星等药材的复制法炮制。

六、多功能提取罐

1．结构　多功能提取罐（图12-1-5）为中药水提、醇提、提油、回收残渣中溶剂的设备。其主要由罐体、气压门和搅拌杆等组成。

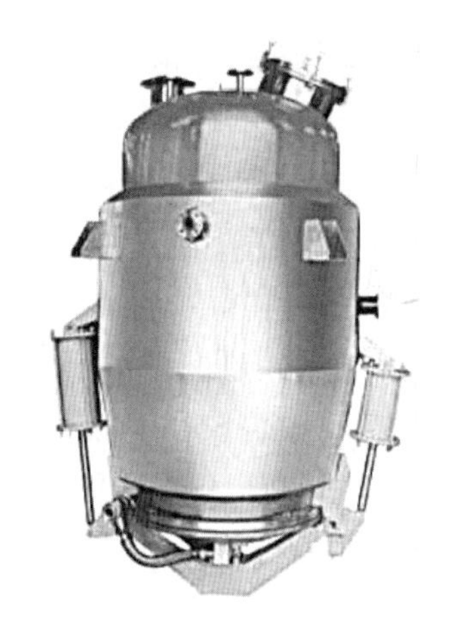
图 12-1-5 多功能提取罐

（1）罐体：为夹层钢体，用于药物的浸泡、煎煮。罐体上设有进料口、出料口、进水口、排气口、观察口等。

（2）气压门：气压门位于罐底部，用于控制气压和控制门的开与关。门上有排液管。

（3）搅拌杆：位于罐体内，利用气压可使杆上下移动，达到搅拌药物的目的。

2．操作

（1）煮、炖法：取适量净药物装入罐内，按各药物炮制项下的规定，加入水或液体辅料（清蒸除外），需拌润时，利用强制循环系统对辅料进行循环。蒸、煮时，关闭罐体上的排空阀，通过调节回流循环中气－液分离器上的排空阀，控制罐内压力及残余气体的排放。利用冷凝、回流装置控制辅料的挥散。炖时，关闭所有排空阀，用夹套进行加热。炮制过程中可直接向罐内通入蒸汽，以提高药材和辅料的升温速度；需搅拌时，可利用强制循环系统进行循环。需闷时，可关闭所有排空阀进行闷制。炮制达到规定程度后，出料。出料前可根据需要，通过蒸馏对炮制品进行初步干燥。如残留余液过多，可通过强制循环增大受热面积，以利于蒸馏。

（2）焯法：将药物焯制需要的水量加入罐中，加热至沸，然后迅速加入药物并加热保持微沸。需搅拌时，利用强制循环系统进行循环。达规定程序后，放掉热水，然后按要求或关闭所有排空阀进行闷制，或加入冷水进行冷浸。炮制至规定程度后取出炮制品。

3．特点

（1）开创了多功能提取罐的新用途，为蒸、煮、炖、焯法的生产提供了设备，提高了此类炮制品生产的机械化程度。

（2）减少炮制过程中辅料的损失，更好地满足药材均匀吸收辅料、润透，以及闷、搅拌、冷浸、隔水加热、迅速升温和迅速离水等工艺要求，避免炮制品质量的“太过”或“不及”。

（3）可提高生产能力，降低劳动强度，改善生产环境，提高生产效率。

（4）多功能提取罐并联热水器后，在焯制过程中，可通过放掉先与药材接触而降温的水来更好地控制温度和时间，保证炮制品质量。

4．适用范围 适用于中药的蒸、煮、炖和焯制。

七、蒸汽夹层锅

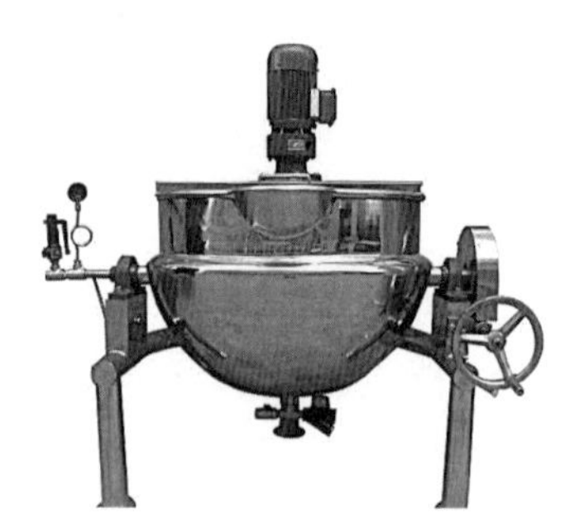
图 12-1-6 蒸汽夹层锅

1．结构 蒸汽夹层锅（图 12-1-6）为制药工业常用的提取和浓缩设备，由夹层锅和支架等组成。夹层锅为半球形双层钢制锅体，外壁上安装有压力表、温度计、进出蒸汽口和排水阀，内壁上标有容量刻度。

2．操作

（1）蒸法：取净药材与适量黄酒（或其他液体辅料）置不锈钢缸内，拌匀、密闭。每20分钟翻一次，待酒液吸尽后，放入夹层锅内由三角架支起的不锈钢带孔的圆盘上，盖好锅盖。从底部放入适量清水，打开进汽阀门，并使锅内保持0.05MPa的压力。30分钟后开锅，观察药材内部的变化情况，若未蒸透，继续加热至符合成品质量要求，然后关闭进汽阀门，打开出口将水排尽，稍凉后取出炮制品，切厚片，干燥。

（2）煮法：将净药材投放锅内，加入水或其他液体辅料。打开进汽阀门，煮沸，控制锅内气压，待煮至要求程度时，出锅，烘干或晒干。

（3）炖法：将净药材与适量液体辅料混匀，稍闷，倒入干燥的锅内，盖好锅盖，开启进汽阀门，缓缓加热，使锅内保持微沸，上口有少量热气逸出。至液体辅料被吸尽，炮制品外皮不粘手，取出。晾晒至稍干时，切厚片，干燥。

（4）燀法：将锅内加入多量清水，开大进汽阀，待水沸腾后，取体积相当于水量1/4的药材，装入宽大的纱布口袋内，投入锅中。将燀至皱缩的种皮舒展，手捻易脱落时，提出口袋，将炮制品倒入凉水盆中。

3．**特点**　该设备具有操作简单、易于控制温度和保证炮制品质量、工作效率高、经济实用、清洁卫生等特点。

4．**适用范围**　广泛应用于中药材的蒸、煮、炖和燀制。也可用于复制和提净法。

第二节　智能化九蒸九晒一体成套设备

九蒸九晒是中药材的一种传统特色炮制方法，采用蒸制与晾晒重复交替多次炮制中药材，具体蒸晒工艺因药材品种不同而不同，主要目的是纠正药材药性或增加药物成分，减少毒性成分。

将净选或切制后的药物置蒸晒一体容器内，连续蒸汽直接加热蒸制以及采用热风干燥代替晾晒方式实现干燥，两种方式连续或断续使药材在容器翻动，使之达到翻料的目的。九蒸九晒是基本而且是重要的特色炮制方法之一，在中药九蒸九晒过程中，蒸汽温度的控制和热风温度的掌握是关键因素。根据药物的性质或临床用药要求等选择适宜的九蒸九晒工艺，通过调整蒸汽温度和热风温度得到不同炮制品，以满足临床应用的需要。

智能化九蒸九晒一体成套设备是用于中药九蒸九晒的炮制设备。其特点是蒸制工艺过程中蒸汽温度、压力、流量均可调节并设定；晒制过程采用蒸汽间接换热方式并通过风机将热风传导至药材表面以达到干燥目的，此过程亦有全光谱光源模拟太阳光参与干燥，蒸晒过程药材均可翻动，以实现蒸晒均匀的目的。因此对批量蒸晒的药材经试蒸晒后可制定合理的蒸晒工艺，使九蒸九晒生产质量可控，实现智能化控制，符合GMP要求。被蒸晒的药材受热均匀，装药蒸笼圆周转动，无死角，蒸晒效果好，且便于清理。

1．**结构及原理** 该设备由一个可倾倒的筒体、可转动的蒸笼与自动门、机架、进汽装置、热风装置、余汁回收与清洗装置以及控制装置组成（图 12-2-1）。

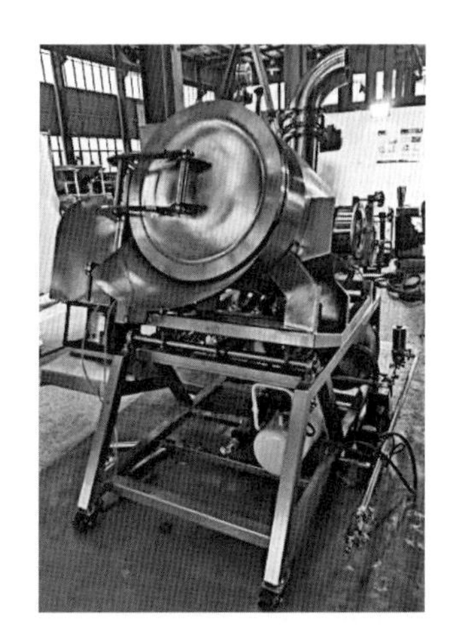
图 12-2-1 智能化九蒸九晒一体成套设备

（1）筒体：筒体为一圆柱形的用椭圆封头做底、口部呈圆锥状的筒体，筒体外底部前后 4 个支座固定在倾倒底架，筒体前段料口处安装料斗用于出料，防止物料飞溅以及漏料。筒体侧边安装两组进风口以及进风口处设置的蒸汽喷头，进风口与蒸汽喷头相互切换，用于蒸制与干燥的互换；筒体顶部设置温度传感器、压力表、压力传感器以及排湿阀、安全排放阀，温度传感器用于精确测量蒸制时的筒内温度并反馈至 PLC 温度控制模块，对进汽比例阀进行调节，进而对蒸制与干燥温度做出调整；压力表可直观反映筒体内蒸制压力，压力传感器用于反馈筒内蒸制压力，如果压力超过设定值时，安全排放阀排放泄压；排湿阀用于干燥时打开排放湿气，达到干燥的目的；筒体底部设有排液口，用于蒸制时药液的自动排放以及清洗筒体内的污水排放；筒体尾部封头中心处安装机械传动装置以及机械回转密封组件，二者之间通过联轴器传递转矩。

（2）蒸笼：蒸笼采用收缩口圆柱形，圆柱面冲孔用于蒸汽与热风的穿透；蒸笼内外表面涂特氟龙涂层，防止药材粘连在蒸笼内壁；蒸笼外圈安装托轮组件，用于蒸笼转动过程的支承；蒸笼中心底部安装快拆型联轴器并与筒体的机械密封传动装置相连，筒体外部减速电机转动时，通过机械密封传动装置将转矩传递至蒸笼，使之在托轮支承下匀速圆周转动；蒸笼转动速度变频可调，可在人机界面内设定蒸笼转速，或是间歇性转动及转速。

（3）自动门：筒体口外部安装自动门机构，此自动门采用气动结构，门体法兰处安装硅胶密封条，可保证在工作时无蒸汽或者热风泄漏；门体中心外设置全光谱光源，用于模拟太阳光照射药材，以求达到晾晒的目的；开关门动作均在人机界面下操作，方便快捷。

（4）机架：机架用于铰接筒体底架，机架底部中心安装倾倒举升电动缸，当电动缸伸出时，筒体底架绕铰接中心轴旋转，筒体倾斜将物料倾倒出来，电动缸缩回时筒体呈仰角状态，此时用于加料以及蒸晒生产。

（5）进汽装置：进汽源采用锅炉蒸汽或者蒸汽发生器进行供汽；进汽装置分为两路，一路对筒内供汽，另一路对蒸汽换热器供汽，两路蒸汽为互锁模式，均采用温度控制以及比例调节阀控制蒸汽的流量，不同的是对筒内供汽进行蒸制时必须进行蒸汽流量调节，以达到蒸制工艺要求。

（6）热风装置：热风装置采用翅片管内通入饱和蒸汽并通过风机将过滤后的新风与之进行热交换，热风被送入筒内穿过蒸笼孔与药材接触，连续不断的热风蒸发药材表面与内部的水分，湿气通过筒体顶部的排湿阀排放达到干燥药材的目的。此工艺过程温度可在人机界面内设定，并通过 PID 调节，达到稳定的温度变化，温度变化曲线可在人机界面内查看。

（7）余汁回收与清洗装置：由于蒸制过程不可避免带来的水分冷凝成液态水，此时与药材的药汁混合成药液，药液通过筒体底部排放口排放至尾部的药液回收罐。药液可在晒烘后通过药液泵喷洒回蒸笼内的药材。蒸晒结束后，药液泵可将清水喷洒至筒内进行清洗。

（8）控制装置：控制箱面板上设置人机界面（触摸屏），启动、停止、急停按钮。

2．操作

（1）开机及画面

1）上电显示初始画面（图 12-2-2）。

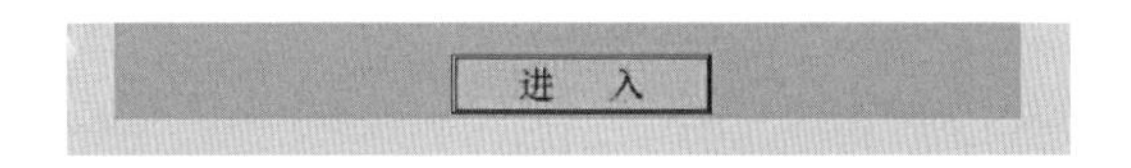

图 12-2-2　初始画面图

2）按“进入”按钮，弹出登录框（图 12-2-3）。

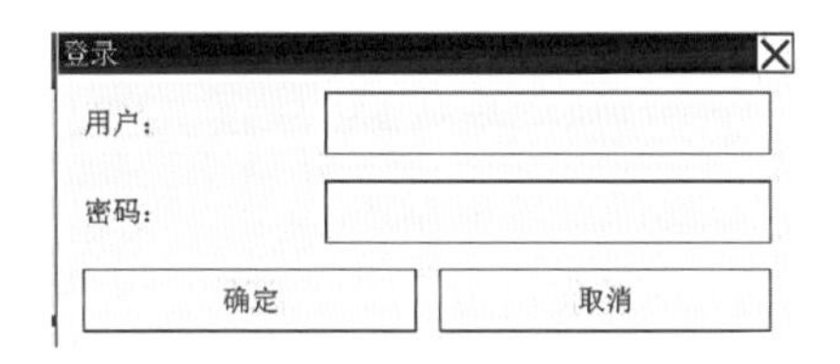

图 12-2-3　登录框

3）输入正确的用户名和密码，进入主画面（图 12-2-4）。

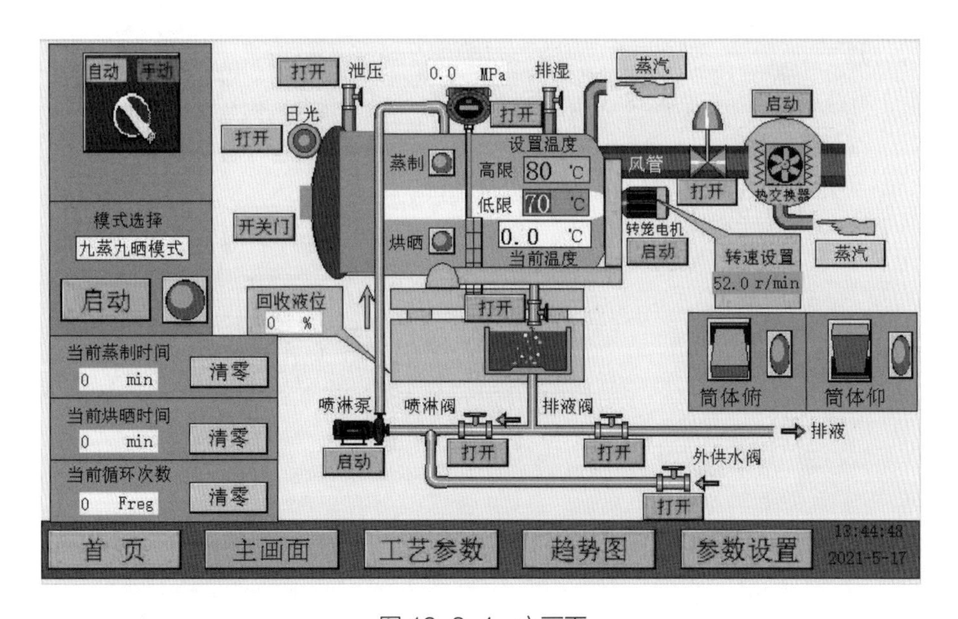

图 12-2-4　主画面

4）主画面中按对应的“工艺参数”“趋势图”“参数设置”按钮则画面进入相应的操作画面（图 12-2-5 ~图 12-2-7）。

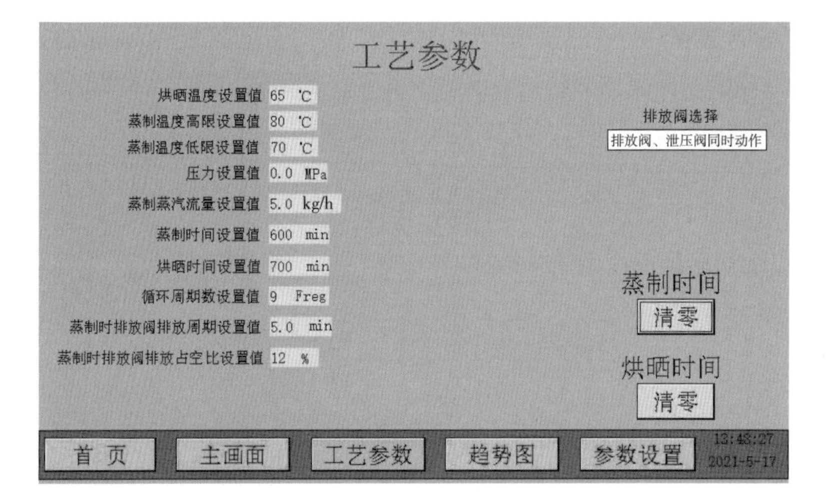

图 12-2-5 工艺参数画面

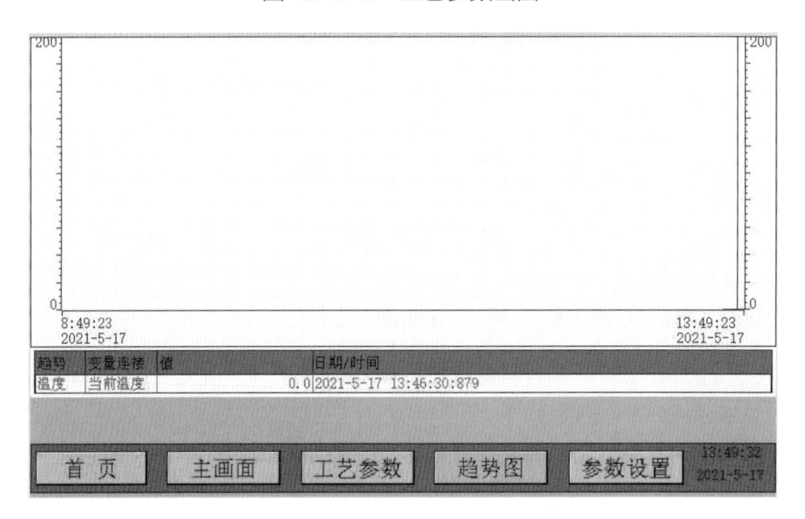

图 12-2-6 趋势图画面

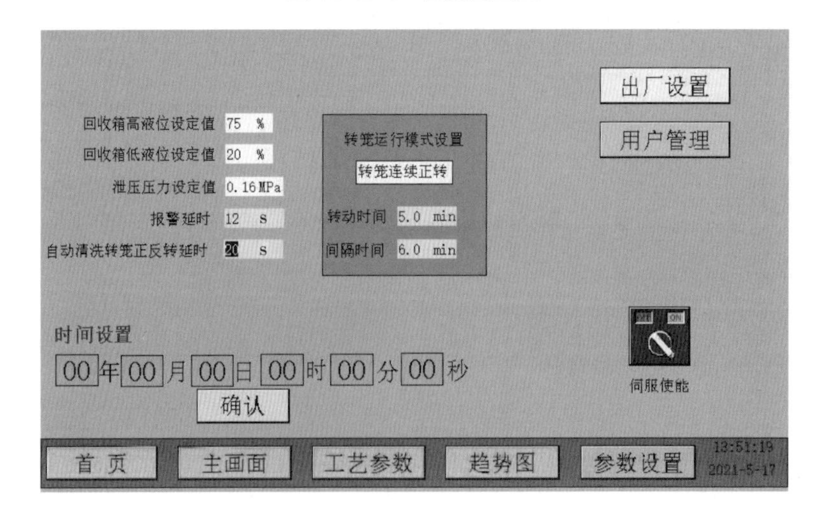

图 12-2-7 参数设置画面

5）在主画面中按“蒸汽”按钮可进入蒸汽供应管道的控制操作（图 12-2-8）。

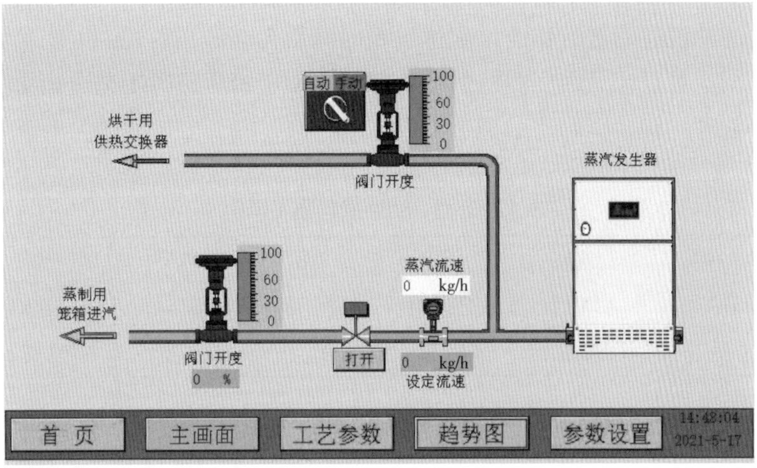

图 12-2-8　蒸汽供应管道控制操作

（2）手动模式：在主画面时，“控制方式”开关在“手动”状态时，整机各部件都处于手动操作模式，在模拟图中对应各部件可进行独立手动操作，按对应“启动”或“停止”按钮可对其进行独立控制。

（3）自动模式：在主画面时，“控制方式”开关在“自动”状态时，整机有关部件都处于自动操作模式；首先进行模式选择，再选择所要进行的自动工艺（图 12-2-9）。

在自动模式时可以选择四种生产工艺：九蒸九晒模式、蒸制模式、烘晒模式和清洗模式。同时进入“参数设置”画面对生产过程中需要的参数进行设置。

1）九蒸九晒模式：选择此模式时，按“启动”按钮，系统自动根据参数设置页面所设置的各项工艺参数进行蒸制 - 烘晒 - 蒸制循环工作，循环周期数如设置为 9 则系统进行九蒸九晒工作流程。

2）蒸制模式：选择此模式时，按“启动”按钮，系统根据设置的上下限温度进行恒温蒸制作业，到达设置时间后自动停止。图 12-2-10 所示画面中可进行蒸制时进汽流量的限制，以减少生产过程中冷凝水的形成（此调节也使用九蒸九晒模式）。

3）烘晒模式：选择此模式时，按“启动”按钮，系统根据设置的烘制温度进行恒温

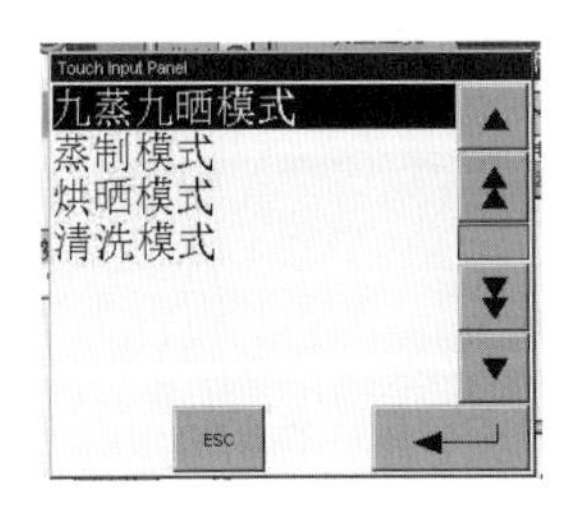

图 12-2-9　模式选择

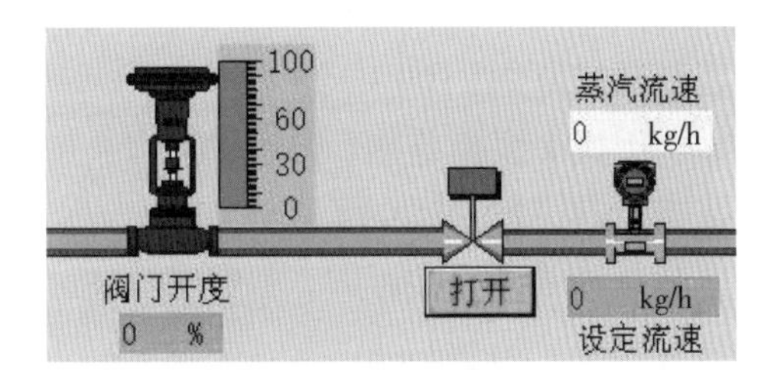

图 12-2-10　蒸汽汽流量

烘晒作业，到达设置时间后自动停止。

4）清洗模式：此模式为生产结束后对设备笼体进行水洗作业，按“启动”按钮后系统会根据设定的冲洗时间进行作业，到达设置时间后自动停止。

（4）趋势图：可以记录温度曲线的变化趋势，便于事后进行工艺分析。

（5）用户管理：初始密码（示例）见表12-2-1。

表12-2-1 初始密码图（示例）

用户名	A0	A1	A2	A3	A4	B0	C0
密码	0000	1111	2222	3333	4444	10000	20000
权限	员工	员工	员工	员工	员工	班长	管理员

3．注意事项

（1）蒸晒温度传感器设置在筒体内上方，因此其显示的是筒体内空间的温度，无论是蒸晒还是烘干，药材的温度都会低于筒内空间的温度，尤其烘干更明显，因此屏幕上显示的温度只是一个参考值，并非真正被蒸晒药材的温度。影响药材温度的因素很多，除筒体温度外还与药材含水率，药材的物理性质如形状、密度、传热性等，加入物料的量多少以及蒸晒季节等有很大关系。因此，对某种药材进行批量蒸晒前必须进行试蒸晒，摸索出一套蒸晒工艺数据，如蒸晒温度、时间、蒸晒量及蒸笼转速等，然后即可批量连续生产。

（2）加料量一般以蒸笼体积的50%为宜，加料过多不利于物料蒸晒过程中的翻料及受热的均匀性。

（3）不得随意更改PLC和触摸屏程序以及变频器的设置，不得将程序调为他用。

（4）每次开机前，应先检查各蒸汽管路、疏水管路阀门开启情况；开机后检查空气压缩机工作是否正常，气压是否能达到0.3～0.5MPa。

（5）设备周围严禁堆放各种易燃物品，避免发生火灾。

（6）每次蒸晒完毕后，可将门关闭并启动蒸汽清洗筒内及蒸笼，然后再用清水冲洗。

4．主要技术参数

（1）筒体直径与长度：Φ700mm×1 000mm。

（2）蒸笼直径与长度：Φ500mm×900mm。

（3）蒸笼调速范围：1～10r/min。

（4）蒸制温控范围：100～120℃。

（5）晒（干燥）温控范围：80～100℃。

（6）蒸晒时间设定：0～999分钟。

（7）设备总功率：1.68kW。

（8）蒸汽耗量：约20kg/h。

（9）蒸汽压力：0.3～0.5MPa。

（10）参考产量：30～50L/次。

（11）工作方式：蒸制与晒干一体。

（12）外形尺寸：2 300mm × 1 800mm × 2 300mm。

第三节　复制设备及生产线

复制法是指将净选后的药材加入一种或数种辅料，按规定操作程序（或浸、泡、漂，或蒸、煮，或数法共用）反复炮制的方法。采用复制法的常用炮制品有半夏饮片（清半夏、姜半夏、法半夏）、附片（黑顺片、白附片和淡附片）等。复制设备及生产线一般由浸泡单元、蒸煮单元、切制单元、干燥单元设备，并辅以一定的物料传输设备组成。

一、浸泡单元－浸泡流水线

浸泡流水线由多个滚筒式混合机与皮带输送机、斗式提升机、控制系统等组成的，用于中药饮片浸泡的炮制设备（图 12-3-1）。其特点是：①上料、出料自动化；②滚筒式混合机滚筒转速可调可控，独特的叶片设计使物料翻滚时能充分混合均匀、浸泡，代替传统浸泡池的人工翻动；③滚筒式混合机能够实现一定温度范围的恒温控制，确保物料在设定的温度条件下浸泡。

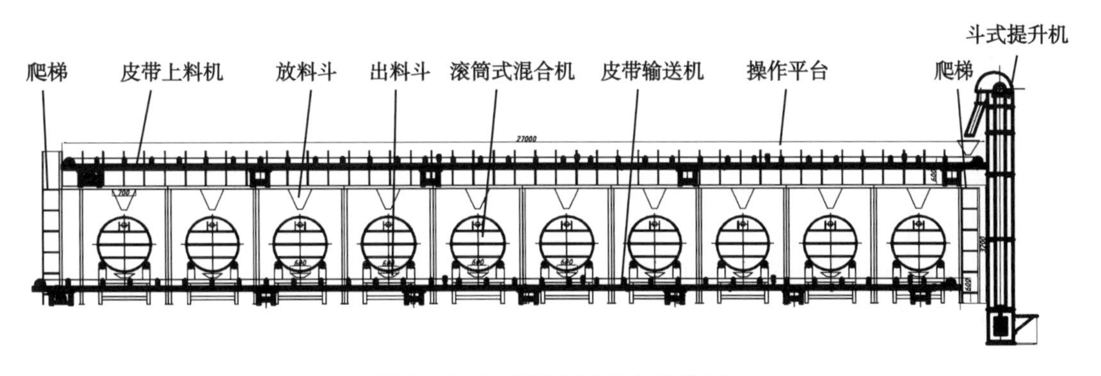

图 12-3-1　浸泡流水线结构简图

1. 结构及原理　浸泡流水线主要由滚筒式混合机、操作平台、斗式提升机、输送线、上料机、控制系统等组成。其中，主要设备滚筒式混合机由滚筒、导流叶片、驱动电机、传动变速装置、电控箱及机架等组成（图 12-3-2）。物料由上部放料斗进入，滚筒旋转，导流叶片使物料均匀混合，达到理想的浸泡效果；当滚筒反转时，物料便自动排出滚筒外。浸泡过程中，可根据浸泡的需要设定旋转时间及旋转频率。

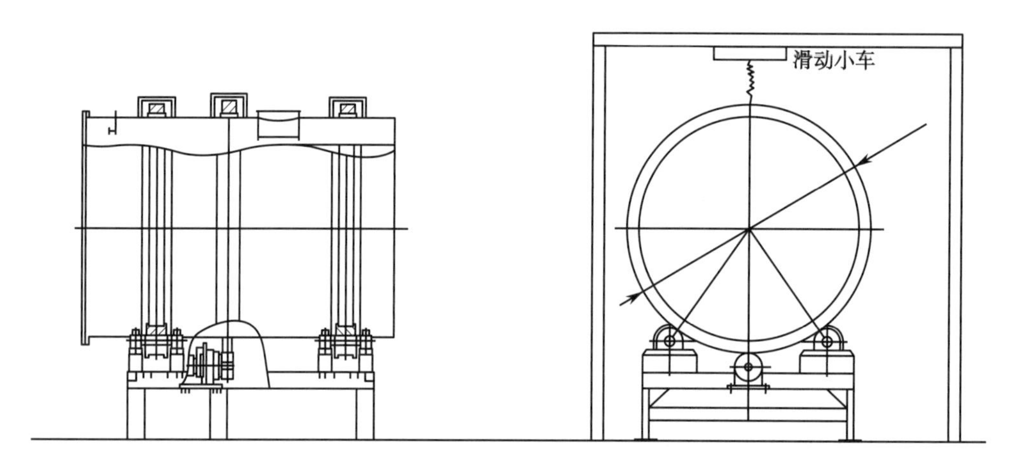

图 12-3-2　滚筒式混合机结构简图

2．操作方法

（1）检查滚筒式混合机是否有清场合格证，罐内无异物、积水。

（2）启动控制器，关闭前端罐门。

（3）将物料倒入斗式提升机，控制器中选定混合机，选择上料模式。混合机自动转动罐体，使进料口对准进料斗，打开进料盖。启动上料程序，物料自动传输至选定的混合机内。

（4）上料完成后，盖上进料盖，根据生产工艺设置水或辅料液加入量。加入完成后，根据工艺需要设置真空度、浸泡温度后，启动程序。

（5）设置混合机滚筒旋转程序，定时或程序变化转动罐体，使物料充分、均匀浸润。

（6）达到浸润时间或程度后，开启放空阀，将滚筒内压力恢复至常压，关闭放空阀，再开启排水阀，放尽罐内余水后开启板门。如物料需要清洗，放尽余水后在控制器中设置清洗模式，设备自动泵入清水进行物料清洗。

（7）在控制器中启动出料程序，打开前端罐门，滚筒旋转出料至输送线，转运至下一道工序。

（8）排完物料后，按照标准操作规程对设备进行清洁。

3．注意事项

（1）滚筒式混合机内有水、真空时，不得开启罐门。要排除上述现象，应开启放空阀。

（2）当滚筒式混合机进入“真空”状态时，不得开启进水阀，以免造成事故，应开启放空阀。

4．主要技术参数

（1）电源：380V/50Hz。

（2）电机功率：1.5kW。

（3）滚筒直径与长度：Φ2 100mm × 3 000mm。

（4）滚筒调速范围：1 ~ 10r/min。

（5）参考产量：1 000 ~ 1 500kg/ 次。

（6）外形尺寸：3 000mm × 3 620mm × 4 000mm。

二、蒸煮单元－蒸煮流水线

蒸煮流水线是由多组大容量可倾式蒸煮锅与输送机、提升机等组成的，用于中药饮片蒸煮的炮制设备。其特点是：进出料自动化；采用蒸汽加热，单锅容量大；锅体 360°可控旋转，蒸煮均匀。

1．结构及原理　蒸煮流水线主要由多个大容量可倾式蒸煮锅、操作平台、提升机、输送线、控制系统等组成（图 12-3-3）。其中，主要设备大容量可倾式蒸煮锅由锅体、驱动电机、减速机、电控箱及机架等组成（图 12-3-4）。物料由上部投料口进入，蒸煮完毕后，倾斜锅体使物料缓慢排出。

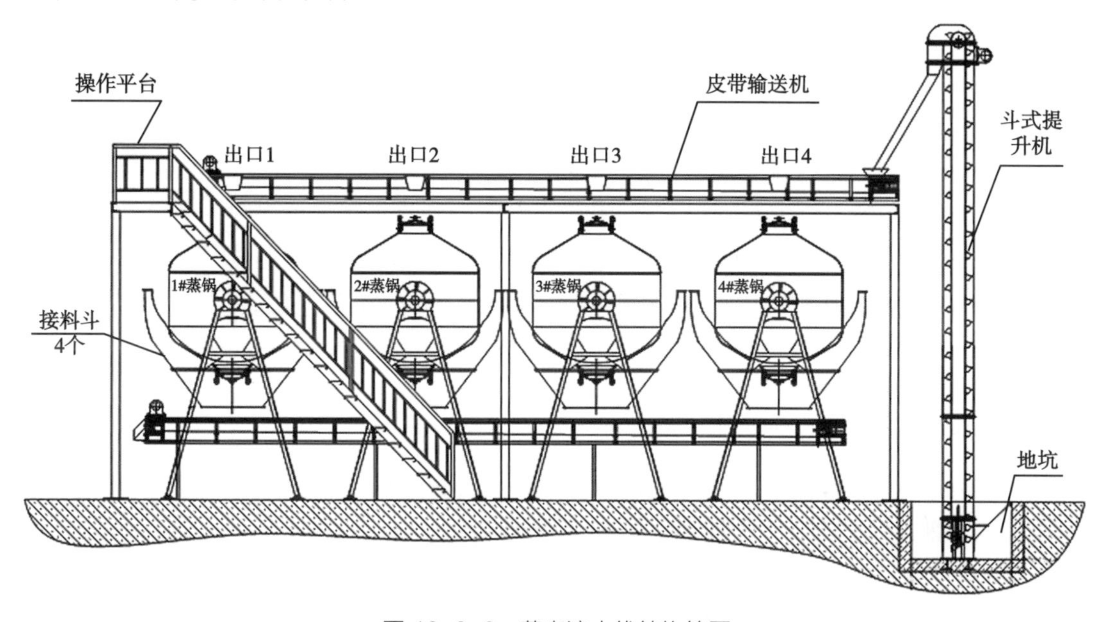

图 12-3-3　蒸煮流水线结构简图

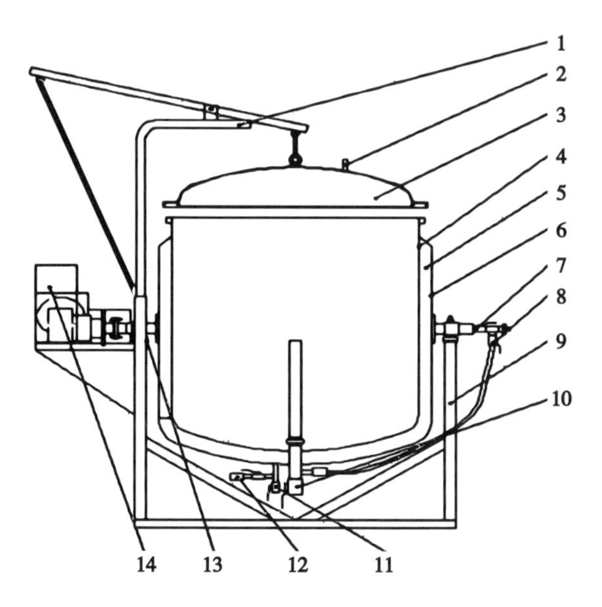

1. 揭盖机构；2. 放气阀；3. 锅盖；
4. 内胆；5. 夹层外腔；6. 外壳；
7. 夹层进气阀门；8. 中心进气阀门；
9. 支架；10. 放药液阀门；
11. 放冷凝小阀门；12. 疏水阀；
13. 限位开关；14. 电控箱

图 12-3-4　大容量可倾式蒸煮锅结构简图

2．操作方法

（1）打开电源，启动控制系统，检查运转是否正常。

（2）检查放空阀、温度表是否正常，隔膜卸压帽、进汽口、排液口有无堵塞。

（3）确认运转正常后，空载运行 3 分钟，观察是否有异常震动或响声。

（4）在控制器中选定蒸煮罐，设置为进料模式，蒸煮锅进料孔自动转动到上料开孔位置，打开盖子，准备进料。

（5）浸泡流水线传输的物料进入蒸煮流水线的斗式提升机，启动上料程序，将物料自动传输至选定的蒸煮罐内。

（6）进料完毕后关闭上料口盖子，设置检查程序，检查设备运行状态。

（7）根据工艺要求泵入已配制好的煮制液或水。

（8）打开进汽阀门开始进蒸汽，观察压力表，将压力稳定在需要的压力范围内。根据工艺要求确定蒸煮温度及时间。

（9）设置蒸煮罐旋转程序，定时或根据程序变化转动罐体，使物料充分、均匀蒸煮。

（10）蒸煮结束时关闭进汽阀门，打开排汽阀，打开疏水阀。待锅内温度降至 60℃以下时方可打开密封盖，待锅内温度降至 40℃时，在控制器中选定出料，蒸煮锅自动将出料孔旋转到操作台开孔位置，打开排液口，排放蒸汽冷凝液或煮制液；启动物料传送带，打开盖子，出料。

（11）物料排完后，按照标准操作规程对设备进行清洁。

3．注意事项

（1）设备运行过程中必须有人看守，严禁松动任何一颗螺栓。

（2）设备运行中如突然出现不正常的震动或响声，应立即关闭设备电源、关闭进汽阀、打开排汽阀，进行检查。

（3）蒸煮完毕后若锅内有余汽、余水时，禁止打开锅盖和卸料。

（4）开蒸汽阀门时不能接触除阀门开关外的其他蒸汽管道，以免热管烫伤人。

4．主要技术参数

（1）电源：380V/50Hz。

（2）电机功率：3kW。

（3）罐体容积：5m^3。

（4）工作压力：0.16～0.2MPa。

（5）设计压力：0.25MPa。

（6）工作温度：约 125℃。

（7）回转速度：0.9r/min。

（8）锅体直径：Φ2 300mm。

（9）旋转直径：Φ3 050mm。

（10）旋转中心高度：3 340mm。

（11）进料口：Φ450mm。

（12）进汽（水）口：Φ40mm。

（13）排汽口：Φ90mm。

（14）参考产量：1 500～2 000kg/次。

三、切制单元

详见第七章切制设备。

四、干燥单元－穿流式烘箱

穿流式烘箱是用于中药饮片干燥的炮制设备。其特点是干燥速度快，干燥温度、风量大小可调节。

1．结构及原理　穿流式烘箱主要由箱体总成、热交换组件、除尘罩组合件、控制系统等组成（图 12-3-5）。物料平铺于烘箱网板，蒸汽通过热交换组件加热空气后被风机导入箱体，使物料均匀干燥，达到理想的干燥效果。干燥过程中，通过控制系统调节蒸汽阀改变加热温度，调整风机转速改变风量大小。

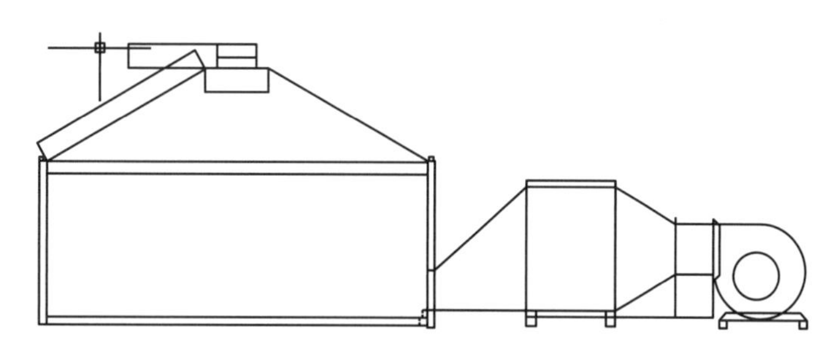

图 12-3-5　穿流式烘箱结构简图

2．操作方法

（1）蒸煮后的物料通过传送带输送至烘箱中，按规定干燥厚度铺平。

（2）开启控制器，放下烘箱盖。

（3）设定干燥温度、风速（可根据工艺要求设置程序变温和风量大小），启动干燥程序。

（4）必要时暂停干燥程序，升起烘箱盖，翻动物料，以保证干燥物料均匀干燥。

（5）待物料水分达到工艺规程中对中间产品的质量要求后，终止干燥程序，风机自动延时鼓风 15 分钟至烘床上的物料冷却至常温后，将物料装入工艺规程要求的包装袋中。

（6）出料后，按照标准操作规程对设备进行清洁。

3．注意事项

（1）热交换器一般最高使用压力为 0.14kPa，温度 210℃。

（2）不得使用有腐蚀性的介质；换热器周围严禁堆放各种干燥易燃物品，避免受热后发生火灾。

（3）物料尽量堆放厚薄均匀，便于干燥时间统一，适当时间对物料进行翻动，节约能耗。

（4）散热器保持表面整洁，可用压缩空气和清水冲洗。

（5）散热器在不使用时应将剩水放尽，以免冬季结冰胀裂翅片管。

4．主要技术参数

（1）电源：380V/50Hz。

（2）电机功率：1.1～4kW。

（3）流量：2 600～4 800m^3/h。

（4）箱体尺寸：5 000mm×2 000mm×800mm。

（5）网板规格尺寸：1 920mm×980mm×20.5mm，1.5mm 304 不锈钢板冲孔，Φ2.5mm×5mm 均布；19mm×19mm×2mm 不锈钢方管骨架支撑。

（6）除尘罩尺寸：5 000mm×2 000mm×620mm。

（7）换热组尺寸：1 700mm×1 000mm×820mm。

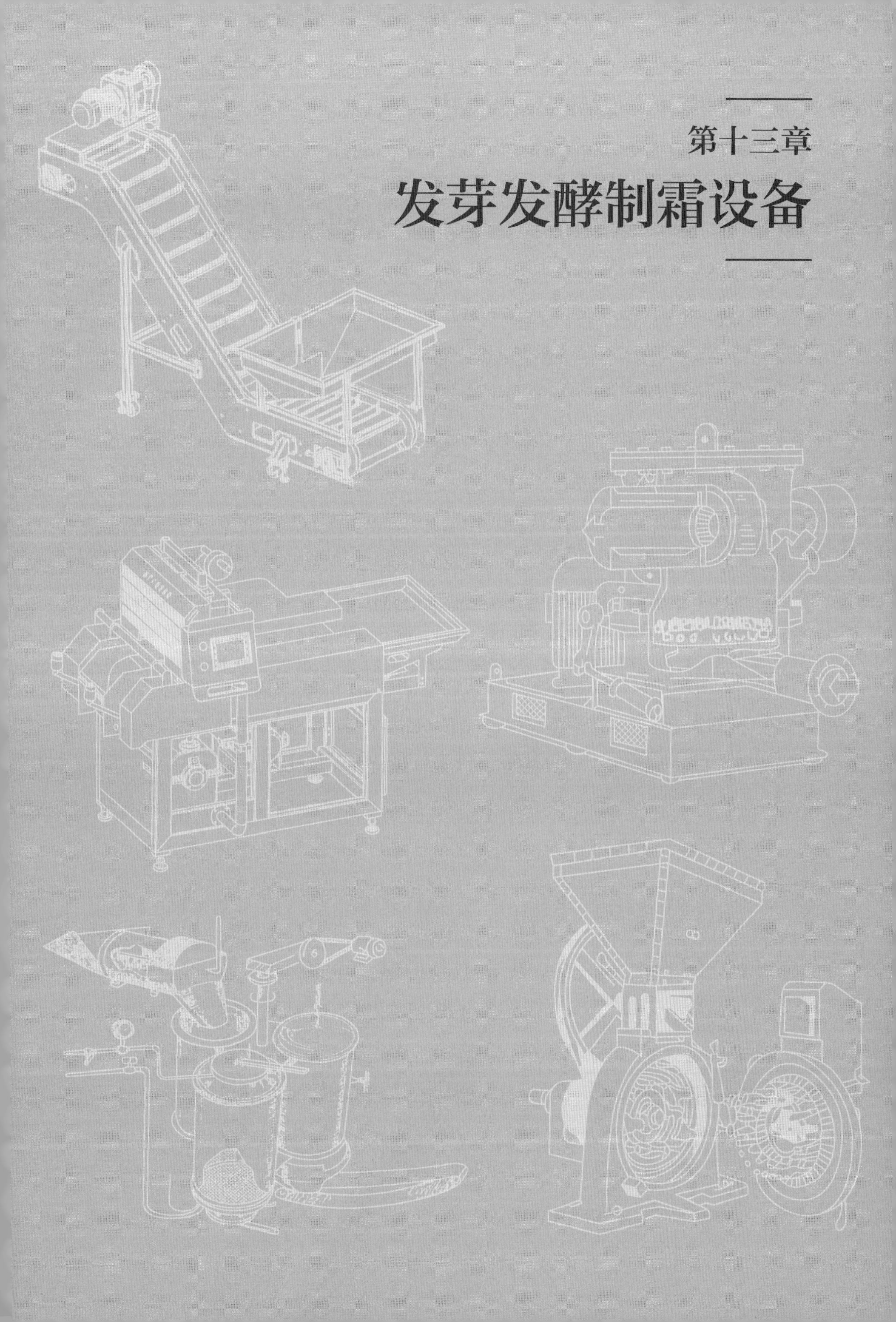

第十三章

发芽发酵制霜设备

发酵法与发芽法均系使药物改变性能，增强或产生新的功效，扩大用药品种，以适应临床用药需要的炮制方法。此二法在炮制过程中必须具有一定的环境条件，为了成品的质量稳定，相关的炮制设备必须对温度、湿度、空气、水分等条件进行控制。去油制霜是对含油量高的种子类中药通过压榨去除多余的脂肪油，从而降低滑泄副作用的炮制方法。炮制过程包括粉碎、加热、压榨去油等。

第一节　发芽设备

发芽法是指将净选后的成熟果实或种子，在一定的温度或湿度条件下，促使萌发幼芽而产生新的药效作用的炮制方法。

一、概述

1．传统发芽操作方法　选择含水率12%～14%的粒大、饱满、无病虫害、色泽鲜艳的种子或果实，在35℃下水温浸泡适度，捞出，置于能透气漏水的容器或设备中，每日喷淋2～3次，保持湿润，经2～3天即可萌发幼芽。待幼芽长出0.2～1cm时，取出干燥。保持密闭，以防烂芽。一般芽长不超过1cm。

2．注意事项

（1）发芽温度一般以18～25℃为宜，浸渍后种子或果实的含水量控制在42%～45%为宜；在发芽过程中要勤加检查、淋水以保持所需湿度，并防止发热霉烂。发芽对于炮制环境的温、湿度要求较为严格，同时其环境的洁净程度亦是影响发芽质量的关键。

（2）种子的浸泡时间应依气候、环境而定，一般春、秋季宜浸泡4～6小时，冬季8小时，夏季4小时。

（3）选用新鲜成熟的种子或果实，发芽前应先测定发芽率，要求发芽率在85%以上。

（4）适当避光并选择有充足氧气、通风良好的场地或容器进行发芽。

（5）发芽时先长须根而后生芽，不能把须根误认为是芽。以芽长至0.2～1cm为标准，发芽过长则影响药效。

二、发芽设备

1．主要用途　广泛适用于中小型专业户、农贸市场、部队生活中心、中药生产企业、制药设备企业、高等院校等，用于芽苗菜种子、水稻种子、小麦种子催芽等。

2．结构特点　不锈钢架结构箱体为保温、防水、防锈的复合彩钢板，内部供摆放育

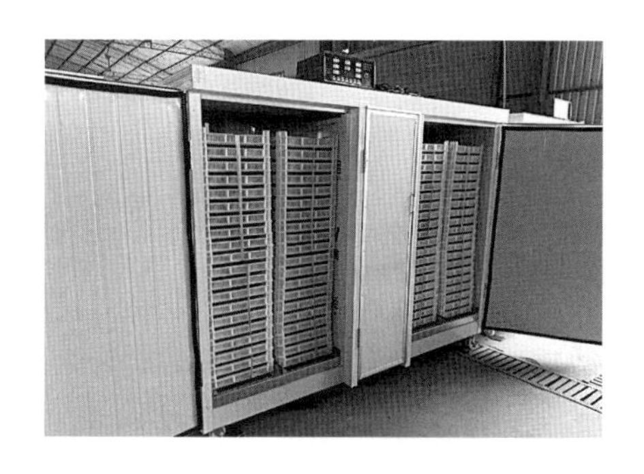
图 13-1-1 发芽设备

芽箱的框架为不锈钢、铝合金材质，水箱为不锈钢材质，催芽盘为白色食品级 PE 塑料（图 13-1-1）。

3．**系统控制** 温度显示、高温报警、水箱自动加水、自动加温、自动淋水、淋水间隔时间显示、淋水延时显示、手动淋水、水位自动显示等。

4．**技术参数**（表 13-1-1）

表 13-1-1 发芽设备技术参数

名称	参数	名称	参数
电源电压 /V	220	总功率 /kW	3
总容量 /kg	200	日产量 /kg	80
日耗电 /（kW·h）	7	日耗水 /m^3	0.7
外形尺寸 /m	2.6×1.4×1.8	整机重量 /kg	350

三、呼吸式发芽罐

呼吸式发芽罐主要用于制作发芽糙米（简称发芽米），即以糙米为原料，经发芽、干燥等加工的大米。

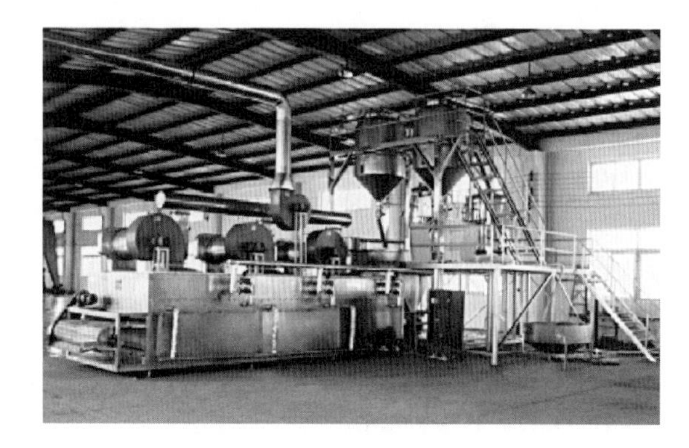
图 13-1-2 发芽设备机组

1．**结构和工作原理** 整个发芽机组主要由双发芽罐、温水罐、热水罐、水环真空泵、料仓、机架、水泵、水汽气电连接管路、控制系统及后续烘干设备等组成（图 13-1-2）。水环真空泵工作，使发芽罐内成负压，物料通过气体输送进入发芽罐；用蒸汽加热（或电加热）温水罐和热水罐里的水并使恒温，用于糙米的浸泡、发芽和灭活过程。当发芽过程结束后，排出物料，直接进入烘干设备进行烘干。

2．**特点** 采用双罐错时发芽方式，利用独到先进的专利有氧发芽工艺，具有发芽时间短、发芽率高、产量大等优点，可以使健康糙米发芽率达实验数据的 95% 以上。配置可编程程序化控制和友好的人机界面触摸屏操作方式，技术含量高。整机加工精致，外观美洁大方。配套快速节能的烘干设备，热源采用蒸汽、电热等方式。

第二节 发酵设备

我国早在四千多年以前就已开始利用微生物发酵来酿酒，其后又相继用微生物发酵来生产酱、醋、淡豆豉和臭豆腐等食品。早在千余年前，我国已开始将微生物发酵应用于中药炮制，成为世界上最早利用微生物对天然药物进行生物转化的国家之一。

发酵炮制是指经净制或处理后的药材或药材拌加药材提取物或辅料，在一定的温度和湿度条件下，利用霉菌和酶的催化分解作用使药物发泡、生衣的方法。

将发酵原料采用不同的方法进行加工处理后，再置于温度、湿度适宜的环境中进行发酵。发酵过程主要是微生物新陈代谢的过程，因此要保证其生长繁殖的条件。

一、发酵法

1．主要条件

（1）菌种：利用空气中微生物自然菌种进行发酵，但有时会因菌种不纯而影响发酵的质量。

（2）培养基：主要为水、含氮物质、含碳物质、无机盐类等。

（3）温度：一般发酵环境的最佳温度为 30～37℃。温度太高则菌种老化、死亡，不能发酵；温度过低，虽能保存菌种，但繁殖太慢，不利于发酵、甚至不能发酵。

（4）湿度：一般发酵的相对湿度应控制在 70%～80%。湿度太大，则药料发黏且易生虫霉烂，造成药物发暗；过分干燥，则药物易散不能成形。以“握之成团，指间可见水迹，放下轻击则碎”为宜。

（5）其他方面：适宜的 pH、溶解氧、无机盐等。

2．注意事项 发酵制品的质量以曲块表面霉衣黄白色，内部有斑点为佳，同时应有酵香气味。不应出现黑色、霉味及酸败味。故应注意以下方面：

（1）原料在发酵前应进行杀菌处理以免杂菌感染，影响发酵质量。

（2）发酵过程必须一次完成，不中断，不停顿。

（3）温度和湿度对发酵的质量影响很大，应随时检查和监控温、湿度的变化。

二、发酵主要设备

1．发酵罐（图 13-2-1） 中药发酵罐一般用于液体或半液体中药的发酵。

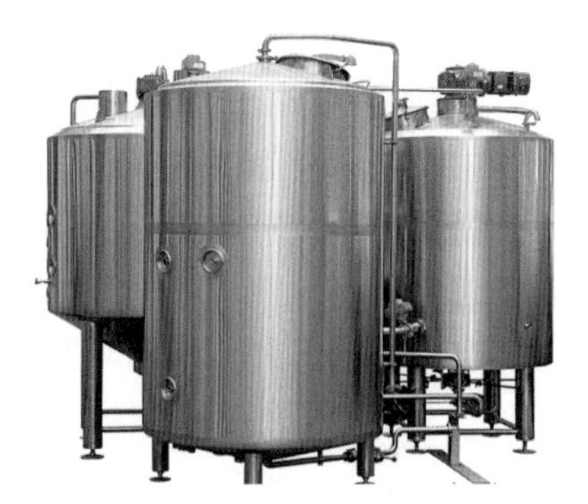

图 13-2-1 发酵罐

2．发酵箱 针对淡豆豉、百药煎、红曲、六神曲等生产工业化程度低、缺乏过程控制、批间差异大等问题，在开展菌种优化、质量标志物、发酵工艺装备研究的基础上，完成传统与现代工艺的一致性评价，实现过程控制，保证工艺稳定性、可控性及发酵质量的均一稳定。

发酵箱按控制方式分为普通控制和 PLC 控制。发酵箱外表面和外边缘应平整、光滑，无明显的划痕、凹凸不平、毛刺、尖角等缺陷。箱门应开合灵活，保证门与箱体的密封性，不得有蒸汽外逸的现象。发酵箱仪器仪表的安装位置应避免受到发酵箱湿热空气的影响。内部设置防干烧装置和紫外线消毒装置，底部设置冷凝水导流槽。

发酵箱可设定温度 30～65℃，相对湿度 75%～99%，升温时间不超过 30 分钟。最上层温度与最底层温度差≤ 3℃。工作平稳后内部温度浮动 ±1℃，相对湿度浮动 ±1%。可满足中药固体发酵的要求。

3．**成型设备**　中药固体发酵需要将原料药粉碎、和匀成块，切成丁块，便于发酵。目前有挤压和切制等形式的制丁设备。

第三节　去油制霜设备

去油制霜设备主要用于加工炮制去油制霜，如巴豆、千金子、柏子仁、苦杏仁、紫苏籽、胡麻子等。也可以用于提取中药药材的汁液，化工方面的除油等。目前常用设备为动态制霜机（图 13-3-1）。

1．**结构**　动态制霜机主要由三大部分组成：主机部分、液压系统、电器系统（图 13-3-2）。

（1）主机部分：由底座、油缸、活塞、接油盘、填料桶、上顶板、立柱、螺母等零件组成，是整机的主体之一。将油料作物装在填料桶内，由油缸活塞总成的作用力向上推

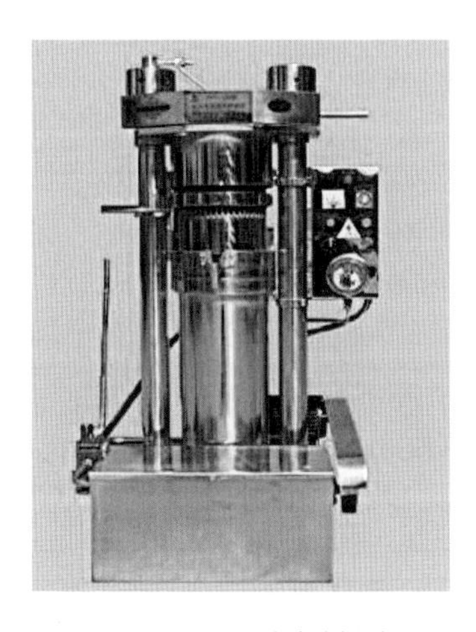

图 13-3-1　动态制霜机

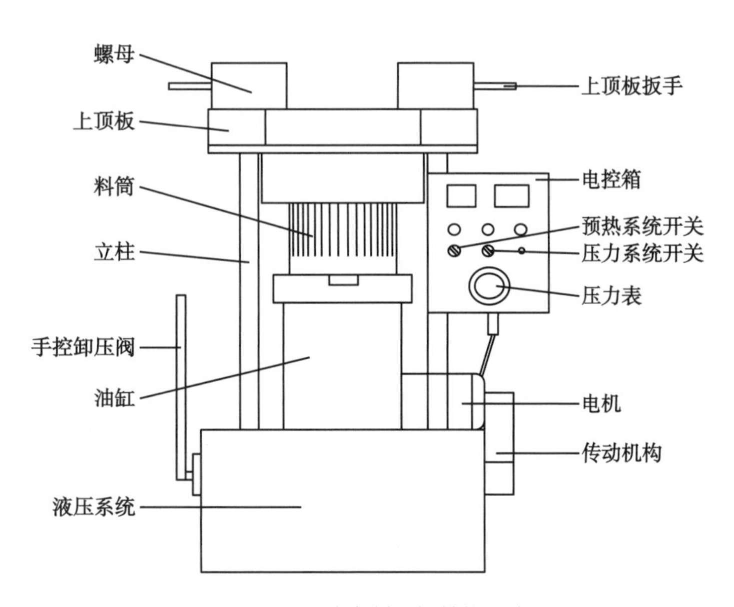

图 13-3-2　动态制霜机结构示意图

进，挤压油料作物使其出油，油从填料筒的流油缝中流出，经接油盘到储油桶。

（2）液压系统：这是本设备压榨油料作物的动力源，由传动轴、蜗轮、蜗杆、低压齿轮泵、高压泵、低压溢流阀、超高压安全阀、卸压阀、精密无缝钢管、液压管道接头等零件组成。该系统的优良性能是设备出油率高的保证。

（3）电器系统：电器系统是本设备的先进所在，全部使用自动化控制，操作方便，对操作者无特殊要求，简单易学。本系统采用先进的电器自动控制系统，由电机、电压表、温控调节表、压力表、电源保险等元件组成。

2．特点

（1）体积小，占地面积少，易学、易懂、易操作，对操作者无特殊要求。

（2）能耗低，比石磨约节电 50%。

（3）属于液压榨油机，压力高、出油率高、油质纯净。

（4）采用全自动控制系统，预热温度自控，液压系统压力自控。

（5）主要部件原料采用进口优质硅锰钢材质，采用数控精密车床和现代高新技术相结合精密加工而成，整机性能良好，耐用程度高。

（6）适用于定点加工和流动作业，搬移方便。

3．主要技术参数（表 13-3-1）

表 13-3-1　动态制霜机主要技术参数

油料	机型	时间 /min	处理物料重量 /（kg·次 $^{-1}$）	10 小时产量 /kg	出油率
芝麻	180 型	5～8	1～3	150～300	42%～52%
	230 型	4～6	1～7.5	450～750	
	300 型双缸	6～8	1～15	1 000～1 200	
杏仁	180 型	5～8	1～2.5	150～250	40%～45%
	230 型	4～6	1～6	350～500	
	300 型双缸	6～9	1～14	800～1 000	
核桃仁	180 型	5～8	1～2.5	150～250	50%～60%
	230 型	4～6	1～6	350～500	
	300 型双缸	6～9	1～14	800～1 000	
松子仁	180 型	5～8	1～2.5	150～250	45%～60%
	230 型	4～6	1～7	35～500	
	300 型双缸	6～9	1～14	800～1 000	

注：表中所列产量数据随操作者的熟练程度有所增减，要达到出油率必须确保油料质地干燥、饱满、纯净。

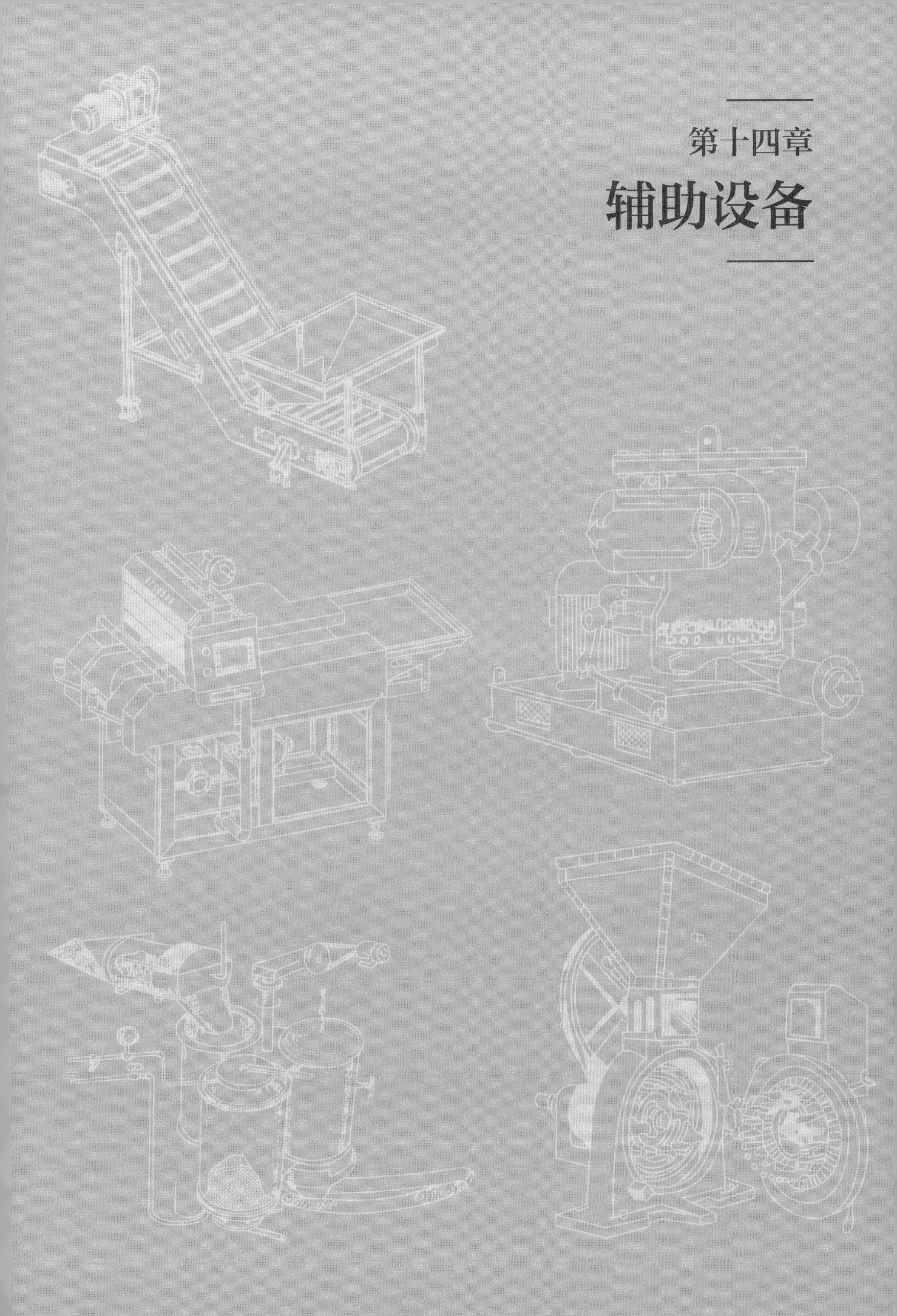

第十四章

辅助设备

在整个中药饮片生产过程中，虽然有些设备不直接参与炮制的过程，但这些设备为保证生产环境的洁净、提升生产效率、节约人力资源起到了必不可少的作用，如输送设备、除尘设备等。

第一节 连续输送机

输送设备是在一定的线路上连续输送物料的搬运机械，又称连续输送机。输送机可进行水平、倾斜和垂直输送，也可组成空间输送线路，输送线路一般是固定的。输送机输送能力大，运距长，还可在输送过程中同时完成若干工艺操作。

1. 结构及原理 鹅颈输送机（图 14-1-1）主要由减速电机、墙板、输送带、连接杆、曳引链条、曳引链轮、支撑架、侧挡板、进料斗、主轴等组成。根据应用场景的不同，有时也会配置除铁器、运料器、照明装置。

（1）墙板：采用 3mm 304 不锈钢折弯制作，拼接处为焊接连接，并且抛光打平焊接痕迹，美观大方。

（2）输送带：采用 3mm 食品级聚氯乙烯（PVC），两侧高频焊接裙边带，中间增加 U 形挡条，方便药材上料，不易滑落。

（3）连接杆：用于连接输送带和曳引链条，同时起到支撑的作用，防止药材将输送带压凹。

（4）曳引链条：连接输送带和连接杆，通过曳引链轮带动输送带循环运作。

（5）支撑架：采用不锈钢方管，用于支撑输送主体，同时根据应用场景的不同可调节高低。

（6）侧挡板：固定在墙板上，用于加高挡板，防止物料跑出输送带。

（7）进料斗：起投放物料的存料作用，大料斗更方便上料。

（8）主轴：用于连接减速机传动曳引链轮带动输送带运作。

2. 主要技术参数

（1）输送带宽度：300 ~ 2 000mm。

（2）输送带长度：1 ~ 20m。

（3）调节线速度：0 ~ 30m/min。

（4）电机功率：0 ~ 5.5kW。

3. 安装与调试

（1）本机放置于平整地面上，必须调整平

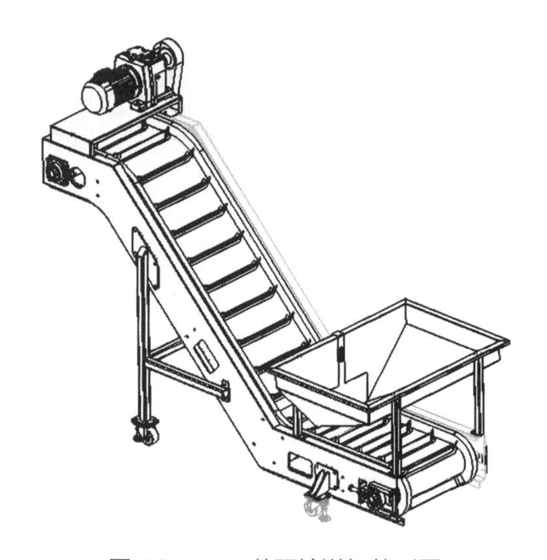

图 14-1-1 鹅颈输送机外形图

衡，防止机器震动倾斜受力不均损坏零件，清除机器内外的杂物、污垢，保证物料干净卫生。

（2）开机前认真检查各传动部件运转是否正常，有无异常声响或卡阻现象，紧固件是否可靠，各传动部位应加注适量的润滑油。

（3）安装接地线和触电保护器以确保生产安全。

（4）启动电机进行试运转，检查运行情况。

4．操作方法

（1）打开总电源开关，打开“启动”按钮。

（2）在机器开动时观察物料变化情况。

（3）操作完毕后关闭电源，清理机器内的残留物。

5．常见故障及排除方法（表14-1-1）

表14-1-1 常见故障及排除方法

序号	故障现象	原因分析	排除方法
1	主机不转	电机烧坏	更换新电机
		传动链断开	重新连接传动链
		传动链过松	重新张紧传动链
		电线断路或松动	接通或拧紧
2	有异常噪声	轴承损坏	更换新轴承
		紧固件松动	拧紧
		运转部分碰擦	查出碰擦处进行调整
3	电机温升过高	负载过大	减少负荷
		传动链安装不正确	检查调整
		运转部分有卡刹现象	排除、调整

6．维护与保养 为使机器保持良好的工作状态和延长使用寿命，必须重视机器的维护保养。

（1）在工作过程中如发现机器有异常声响、卡阻及碰撞现象，应立即停机检查，排除故障。

（2）每班作业结束后，检查各传动部位、紧固件是否正常，清除输送带上的残留杂物，保证输送带的洁净。

（3）传动部件定期加润滑油，使机器运转灵活。

第二节 除尘设备

中药饮片炮制生产过程中，有些加热炮制方法容易产生烟、粉尘、气味等，需要除尘设备。

一、脉冲除尘器

脉冲除尘器用于去除中药材前处理设备生产过程中产生的含尘气体。气体由进风口进入，经过灰斗时，气体中部分大颗粒粉尘受惯性力和重力作用被分离出来，直接落入灰斗底部。含尘气体通过灰斗后进入中箱体的滤袋过滤区，气体穿过滤袋，粉尘被阻留在滤袋外表面，净化后的气体经滤袋口进入上箱体后，再由出风口排出。脉冲除尘器对保护环境、节能减排、洁净出产都有着非常重要的意义。

（一）结构及原理

1．结构 主要由上箱体、中箱体、灰斗、盖门、接灰车、支撑架、进出风口、滤袋、清灰装置、电气控制等组成（图 14-2-1）。

（1）框体部分：为整体钣金焊接，结构强度好，美观大方，易清洁；框内两侧布置快开门，方便观察箱体内部情况，及时发现异常情况。顶盖为合页门，方便更换滤袋。

（2）清灰系统：气包安装于框体上，电磁阀与气包相连；喷吹主管道开设与一列滤袋相同的喷吹孔，并且由近到远的孔径逐渐缩小；气包底部开设排水阀。

（3）灰斗与接灰车：灰斗为斜口装置，方便灰尘滑入接灰车内；接灰车与料斗之间设置密封装置，通过快扣固定，方便定期清理收集降尘。

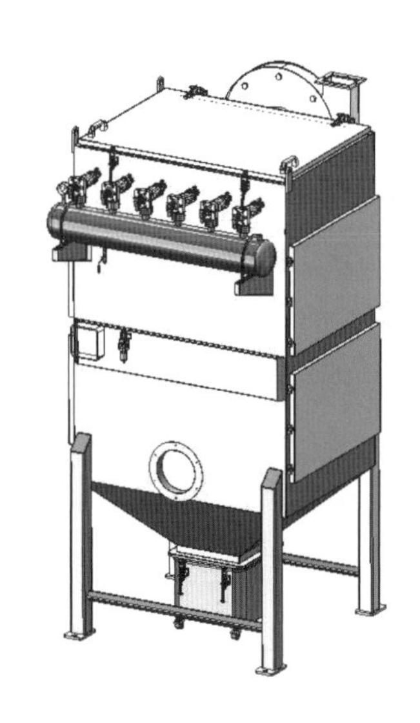

图 14-2-1 脉冲除尘器外形结构图

2．脉冲除尘器的过滤原理 含尘气体通过进气口进入灰斗时，气体中的一些大灰尘颗粒会被惯性分离，并直接掉落在灰斗底部，含尘气体通过灰斗进入中间箱体的过滤区域，然后气体通过滤袋，灰尘被阻隔在滤袋的表面上，净化后的气体通过滤袋口进入上箱体，并通过离心风机排出。

3．脉冲除尘器的清灰原理 随着过滤时间的延长，滤袋上的粉尘不断积厚，除尘设备的阻力不断上升，清灰装置按设定的时间开始清灰。电磁脉冲阀开启，压缩空气以极短促的时间在上箱体内迅速膨胀，涌入滤袋，使滤袋膨胀变形产生振动，并在逆向气流冲刷的作用下，随着滤袋外表面上的粉尘被剥离落入灰斗中。清灰完毕后，电磁脉冲阀关闭，清灰各室依次进行。

（二）主要技术参数

脉冲除尘器主要技术参数见表 14-2-1。

表 14-2-1　脉冲除尘器主要技术参数

设备型号	功率	风量
1400	3kW	1 400m³/h
2500	5.5kW	2 500m³/h

（三）注意事项

除尘器停用和再启动时，除尘器从冷态变为热态，废气中的水蒸气可能会在滤袋上析出，产生结块现象，使滤袋阻力上升。此时应加强清灰强度和频率，及时排除结块。当袋除尘器因故需停机时，排风机应继续工作一段时间以排空袋除尘器内的高温高湿气体，并继续清灰直至把滤袋上的积灰清除干净后再停用除尘器。灰斗内的积灰也应排放干净，防止结块堵塞。袋除尘器的主要缺点就是需要定期换袋，增加了运行费用和维护工作量。

1．常见的工艺故障及处理方法

（1）糊袋

1）滤袋因漏水被淋造成糊袋。处理方法：解决漏水、干燥处理、反复清灰。

2）滤袋因悬挂方法不正确，张力不足而引起糊袋。处理方法：改进悬挂方法。

3）滤袋因清灰不良引起糊袋。处理方法：改善清灰装置，加强清灰次数。

4）滤袋因过滤风速高而引起堵塞。处理方法：适当调整风量。

5）滤袋因粉尘湿含量高或气含湿量大而引起堵塞。处理方法：①尽量减少收尘器的漏风，减少冷空气侵入引起的结露。②对通风管道、收尘器外壳进行保温，防止散热。③在冬季或气温较低的地区，或处理含湿量较大的含尘气体时，最好采用加热措施。④使用抗结露滤袋。

（2）破袋

1）由于滤袋框架焊接不平整，有毛刺、有棱或与箱体有摩擦，使滤袋在晃动过程中被磨破或被扎漏。处理方法：一是修整框架；二是调整滤袋安装方法。

2）由于滤袋悬挂过于松弛，引起滤袋破损。处理方法：改善挂袋工作质量。

3）由于滤袋拆卸或安装时与金属棱角碰撞有暗伤。处理方法：注意滤袋安装前后各环节，防止利器损伤滤袋。

4）含尘气体浓度过大，风速过高加重了滤袋的负担，造成滤袋的早期破损。处理方法：适当调整风量，减小过滤风速。

5）由于废气温度过高，滤袋材质欠佳引起滤袋烧毁。处理方法：控制进口温度、增设温控装置、改进滤袋材质。

2．保证袋除尘正常运行的措施

（1）减少漏风：除尘器系统漏风应控制在 5% 以下。除尘器系统漏风，如除尘器本体部分焊缝、管道阀门连接法兰、除尘器排灰风格轮的漏风现象等往往被忽视，因而增加了不必要的漏风量，影响除尘器的运行。

（2）做好除尘器本体及管道等处的保温与防雨：实践证明，良好的保温措施可使除尘器进、出口温度相差很小，这是防止结露的一项有效措施。

（3）加强除尘器和除尘系统的温度监测：掌握除尘器的使用条件，可采取加温措施。

（4）控制除尘器的清灰间隔频率和清灰喷吹时间：①除尘室与室之间的清灰间隔频率是可调的，滤袋上粉尘的厚度与除尘器的阻力成正比，滤袋上的粉尘越厚则除尘器的阻力越大，除尘器的风量就越小，直接影响收尘效果；反之如果清灰过频，会大大缩短滤袋的寿命。②清灰喷吹时间是指脉冲阀清灰时每次喷吹的时间。一般来说，喷吹时间越长，喷入滤袋的压缩空气量越多，清灰效果越好一些。然而喷吹时间增加到一定值后，对清灰效果的影响不很明显。根据应用经验，一般喷吹时间不超过 1 秒。

3．保证压缩空气的质量 对除尘器来说，压缩空气质量的好坏是影响除尘器气动元件正常工作的重要因素，如条件允许应尽量使用氮气进行清灰。

（1）压缩空气的压力大小：压力大小直接影响到脉冲阀的工作，压力过小脉冲阀工作不彻底，除尘器无法工作。

（2）压缩空气中的油、水含量：压缩空气中含水量高，直接影响气动元件的寿命，在冬季会将气缸或电磁阀阀芯冻住，甚至会损坏脉冲阀体；压缩空气中含油量过高，会直接影响到脉冲阀阀芯，使其不能正常工作，还会将滤袋喷上油污，黏结粉尘，增大滤袋阻力，降低收尘效率。

4．灰斗中滞留大量粉尘而出现的问题

（1）除尘设备阻力增加，处理风量减少。

（2）脱落的粉尘被二次飞扬，使除尘器始终处于高阻运行。

（3）除尘设备灰斗进风口堵塞。

（4）脉冲式除尘器的滤袋底部处于结灰处，会造成滤袋烧损。

5．滤袋的修理和更换

（1）一般情况下，除尘布袋是逐渐磨损的，引起磨损的主要原因是粉尘的磨削力，高温引起的滤料变质和化学物质的腐蚀。当粉尘的磨削力很强时，布袋底部磨损最严重，系统容量的增加引起过滤速度增高也能加速磨损。

（2）除尘器不能使用破损的布袋进行工作，否则会加速除尘器的报废。当个别布袋发生小面积破损时，可以用旧的布袋或同样材料新滤布将破洞补上使用。

（3）当大部分布袋损坏时，应进行全部更换（当滤料在长期工作以后，滤料层内积聚的微细粉尘使其透气性降低而影响系统风量时，虽未损坏，也应进行全部更换）。更换布袋最好在除尘器停止工作时进行，此时应将清灰控制器关闭，打开顶部的人孔门即可拆卸布袋。拆卸时，先将喷吹管拆除，然后将袋笼取出，再将布袋上口的弹簧圈捏成凹形，向上拉出布袋。安装新布袋前，应将花板孔上的粉尘清理干净。

（4）安装布袋、除尘骨架的方法：安装袋笼和布袋是全部安装中最精细的工作，因此应放在最后进行安装。安装时，布袋切不可与尖硬物碰撞、勾划，即使是小的划痕，也会使布袋的寿命大大缩短。安装布袋的方法是先将布袋由箱体花板孔中放入袋室，然后将袋口上部的弹簧圈捏成凹形，放入箱体的花孔板中，再使弹簧圈复原，使其紧密地压紧在花孔板圆周上，最后将袋笼从袋口轻轻插入，直到袋笼上部的护盖确实压在箱体内花板孔上为止。为防止布袋踩坏，要求每装好一个布袋就装一个袋笼。

6．滤袋的定期检查及更换　滤袋对除尘器的性能影响很大，是除尘器的心脏部分，所以应经常注意检查运行中的滤袋状况，每天要记录除尘设备的阻力情况。及时分析和检查滤袋的破损、劣化及堵塞等情况并采取必要的措施。

（四）设备启动关闭步骤及注意事项

1．风机的启动步骤

（1）检查除尘设备压缩空气或氮气是否正常供给，并开启 PLC 控制柜使其处于自动状态。

（2）压缩空气或氮气压力应保证在 0.4～0.6MPa，以确保脉冲阀能够处于工作状态。

（3）开启风机电机“启动”按钮，使风机空负荷启动。

（4）设备正常运行，清灰系统要定期卸灰，防止灰斗内部积灰。

2．风机的关闭步骤

（1）关闭风机电机主电源按钮。

（2）控制系统应在风机关闭后自动喷吹，运行 1～2 个周期，使所有布袋上的灰尘脱落后再关闭控制系统。

二、水浴除尘机

水浴除尘机（图 14-2-2）用于去除中药材前处理设备生产过程中产生的含尘气体。本设备对保护环境、节能减排、洁净出产都有着非常重要的意义。

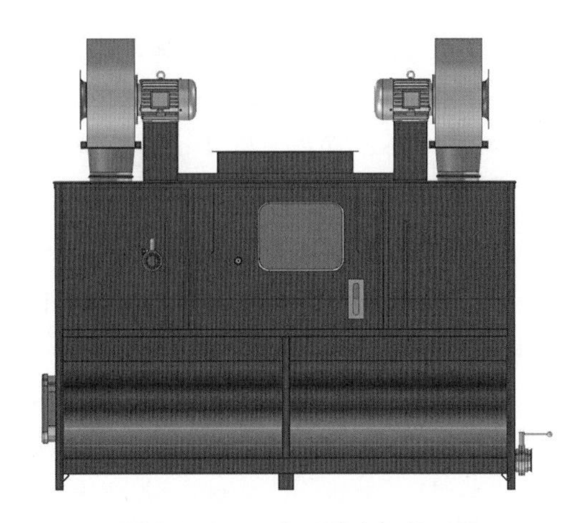

图 14-2-2　水浴除尘机外观图

（一）结构及原理

1．结构　本装置由下水箱、上封盖、离心风机等组成。

2．工作原理　含尘、烟气体被离心风机通过管道吸入并产生一定的进汽速度，再被吹入箱体。由于离心风机出口低于水平面，含尘气体与水相互碰撞接触，在惯性与重力的作用下使尘与气体分离，尘被吸附到水中并沉淀。净化后的气体再由出风口排出。

（1）下水箱：由 2mm 的钣金和 40mm × 40mm 的不锈钢方管焊接组装而成。水箱底板钣金做成 U 形，底部做成圆弧，结构强度好，美观大方，易清洁。水箱上装有 DN50

的进水口，加水速度快；装有 DN25 的补水口，内装有浮球阀，可以及时补充被挥发的水；装有 DN100 的排污口，排污口大，方便排污；装有人孔，方便清洁水箱内部。

（2）上封盖：由 2mm 的钣金焊接组装而成。上封盖上装有除尘风管，除尘风管使风道形成 S 形，使含尘气体与水相互碰撞接触，在惯性与重力的作用下使尘与气体分离，尘被吸附到水中并沉淀。

（二）主要技术参数

水浴除尘机的主要技术参数见表 14-2-2。

表 14-2-2 水浴除尘机技术参数

型号	进风管	出风口 / mm	处理风量 / ($m^3 \cdot h^{-1}$)	整机功率	外形尺寸 / mm	整机重量 / kg	储水量 / m^3
1	Φ219mm（4 个）	800×700	20 400～24 000	12kW/380V	2 600×1 600×2 350	800	1.86
2	Φ219mm（2 个）	800×350	10 200～12 000	6kW/380V	1 600×1 600×2 350	450	1

（三）安装及使用方法

1. **就位** 设备放置于室内平整的水泥地上。电机接通电源（注意电机旋转方向，以及电机在运输过程中是否有损坏），确认离心风机风向正确后再连接管道。进风口与吸尘点连接，风机出风口可用管道接至室外。

2. **供水** 调节确认浮球阀，将水位调节到最高水位。

3. **使用** 除尘电源先打开，再打开产生含尘、烟气体的机器。停机时，应先关闭产生含尘、烟气体的机器，除尘运行几分钟后再关闭除尘电源。

（四）注意事项

1. 供水前确认离心风机的出水方向，若方向反了会把箱体内的水吸入电机中，造成电机损坏。

2. 禁止在无水或水量不足的情况下使用。

3. 根据烟尘量的大小定期清理箱体，箱体内水的浑浊会影响除尘效果。

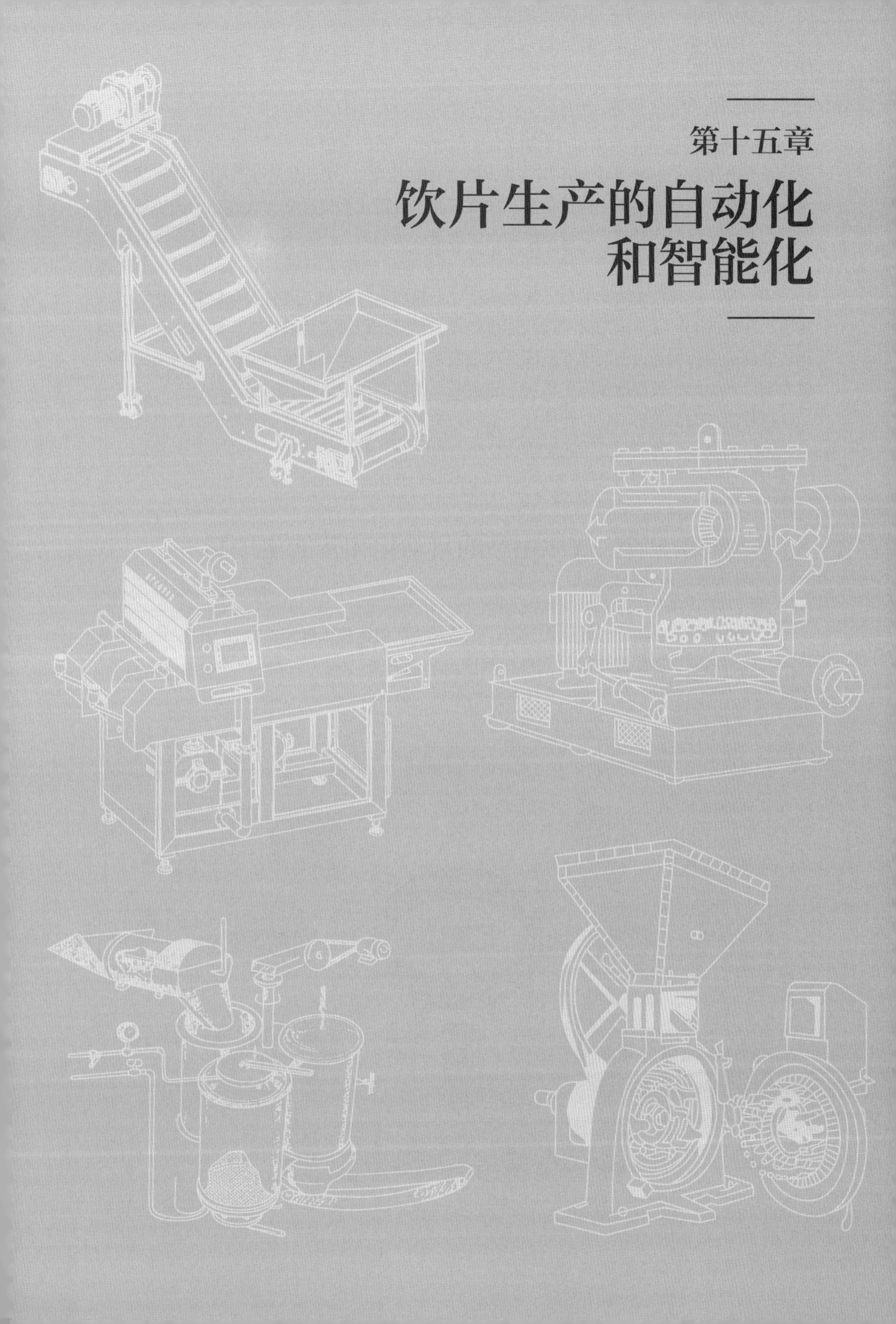

第十五章

饮片生产的自动化和智能化

2019 年 10 月，《中共中央 国务院关于促进中医药传承创新发展的意见》提出“促进现代信息技术在中药生产中的应用，提高智能制造水平”。中药饮片生产自动化和智能化水平的提升，有利于实现中药饮片生产的规模化、规范化和标准化，提高产品的生产效率和产品品质，保障产品疗效，进而推动行业的进一步发展。

中药饮片加工企业产品呈现“小而全”的特点，产品品种及规格多，且炮制工艺各异，因此加工过程以模块化的单元操作为主，尚未实现整线加工装备的集成和优化。传统落后、产能低下、工艺老旧的中药饮片生产设备已经难以满足目前需求，而自动化、智能化程度高的中药饮片设备能够有效减少人员的聚集操作，避免发生污染和交叉污染，生产效率高，产能大，较好地保障了市场上相关产品的生产供应需求。

饮片生产设备的自动化、智能化、信息化将掀起工艺革新，其中管理的信息化将会给企业带来低成本、高利润、工艺合理化、信息可追溯化等优势。

第一节　饮片生产的自动化和智能化控制

中药饮片生产自动化、智能化装备，是指在传统的饮片机械装备中引入自动化、信息技术，嵌入传感器、集成电路、软件和其他信息元器件，从而形成机械技术与信息技术、机械产品与电子信息产品深度融合的装备或系统（图 15-1-1）。

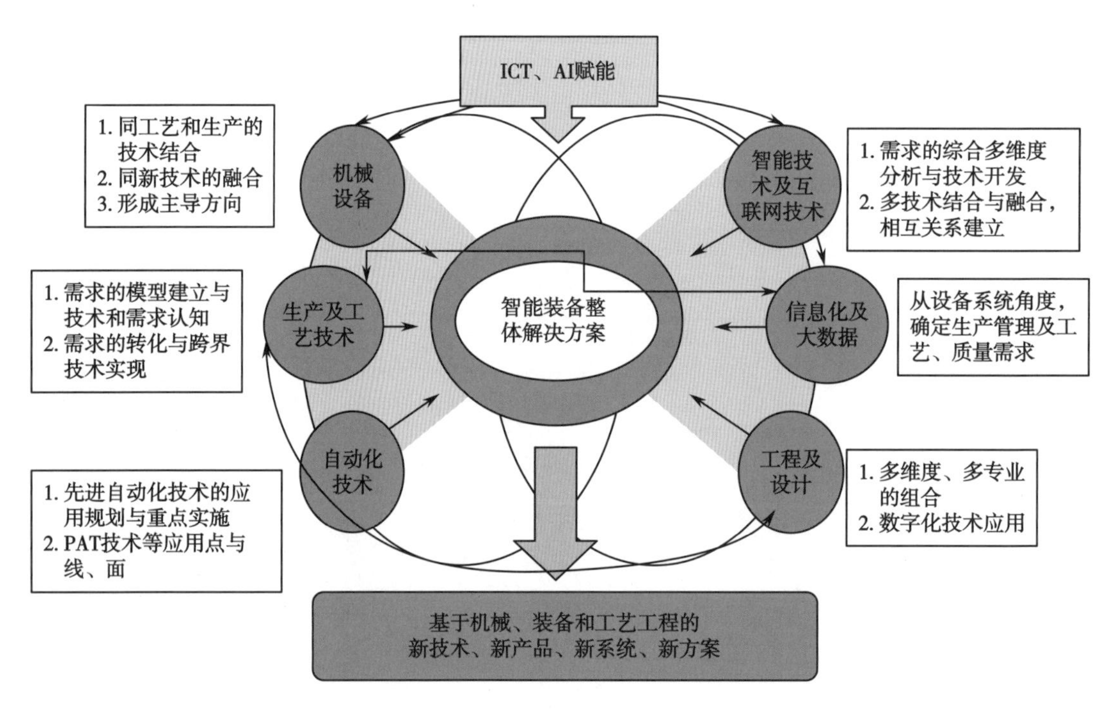

图 15-1-1　智能装备整体解决方案

一、饮片生产设备控制

根据中药材、中药饮片的不同特性及炮制生产的需要选用适宜的设备和控制系统，能控制工艺参数，并能防止对中药饮片质量产生不良影响。

（一）控制系统技术要求

针对中药饮片智能制造的过程特性，饮片生产设备的控制系统对中药饮片智能制造过程中的净制、切制、炒制、煮制、蒸制、炙制、煅制、水飞、制霜、制炭、煨制等中药饮片的工艺、设备、质量参数进行自动检测与自动控制。

控制系统由人机对话界面、底层控制器以及控制执行硬件机构组成，由人机对话界面完成工艺参数的设置要求，然后将控制参数传送给底层控制器，底层控制器根据实现设计好的过程控制算法，控制执行硬件控制各种工艺、设备、质量参数，最终实现中药饮片生产设备的自动控制。

控制系统可实现手动、自动切换控制，操作方便，并有安全联锁、报警装置。中药饮片生产过程的控制、检测、操作、报警、数据和事件记录、数据存储、用户权限管理、电子签名 / 审计追踪等功能均应满足 GMP 要求。

1．控制系统总体要求

（1）系统建议符合 ANSI/ISA–S88/S95 要求；满足标准化、系列化、模块化、组合化的要求，并考虑兼容性。

（2）根据系统需求采取必要的措施，确保系统的保密性、安全性、可靠性、可维护性及低噪声。

（3）系统应能满足过程控制的要求，具备连续过程控制、程序控制、批量控制等功能，具备 PID 参数自定义功能；保证相关应用功能所要求的实时性，如实时输入、实时处理、实时传输、实时输出和实时操作等。

（4）系统在产品的整个生命周期内应满足节能和环保要求。采用的材料、元器件、配套件和配套设备无论在正常工作条件还是可能的故障条件下，不会产生或导致污染。系统运行中热量的产生和排放应得到合理控制。

（5）系统设计应考虑电磁兼容，满足对电磁发射限值的要求并具有抗扰度能力。

（6）系统应有数据存储的功能，可将各种工艺参数、检测信号、操作过程、报警事件等数据按需要存入硬盘，并可随时调用。

2．控制系统网络要求

（1）系统的通信网络应符合 ISO/IE EE 的通信标准，具有开放系统的特点。

（2）网络通信设备应采用工业级设备，并规范连接以避免网络风暴。网络设备应是对等通信方式，应能在线上网和下网，在线加入或摘除网络设备不应影响其他正常工作设备的运行。

（3）通信网络必须能与工厂管理网（如：TCP/IP 等）相连。

3．控制系统集成

（1）配备标准以太网接口，支持主流标准协议（满足 KEPware/IGS 软件采集要求），如提供 OPC 接口，需支持 OPC UA 协议。

（2）根据设计模板，规范 PLC/ 控制器寄存器地址点表、HMI 截图、P&ID 图纸、设备模型、生产线 3D 图等相应的资料。

（3）时间同步功能

1）人机界面时间与 PLC 时间同步。

2）具有 NTP 时间同步的设备 PLC 和人机界面，可以通过配置 NTP 服务器 IP 同步客户厂级时间同步服务器的 NTP 服务器时间。

3）无 NTP 功能的设备可以通过编写 PLC 程序来实现，方法如下：

a．当设备上电时，SCADA 系统向 PLC 下发时间数据，PLC 接收写入时间变量，时间变量为年 / 月 / 日 / 时 / 分 / 秒，各变量数据类型为 int，地址类型为内存地址。

b．写入时，PLC 建立变量，timesent 发送标志位初始值为 0，timere 接受标志位初始值为 0。

c．发送时将标志位 timesent 0 置位 1，设备 PLC 接受到 timesent 标志位为 1 时，PLC 进行时间同步。时间同步完成后，将 timere 0 置位 1。SCADA 系统读取两个值都为 1 时，将两个值都置位 0。时间同步完成，等待下一次同步。

（4）设备运行时间：信息化管理系统需要记录设备的重要工作过程的开始时间和结束时间，记录时间的年 / 月 / 日 / 时 / 分 / 秒，数据类型为字符串变量，由 SCADA 系统读取。具体实施方法为：利用 PLC 指令把开始时间 / 结束时间的年 / 月 / 日 / 时 / 分 / 秒变量经过数据类型转换指令进行数据类型转换（整型 – 字符串），再利用变量连接指令将年 / 月 / 日 / 时 / 分 / 秒变量转换连接为一个字符串变量，SCADA 系统直接采集该字符串变量类型的开始时间和结束时间变量参数，然后转发给制造执行系统（MES）进行编辑应用。

4．控制机柜设计

（1）系统控制机柜宜采用防护等级 IP21，宜采用标准尺寸。

（2）机柜布线标识标号应完整、清晰、牢固。标号粘贴位置应明确、醒目。

（3）机柜元器件布局应合理，同类型元器件宜一起放置。

（4）保证导线的截面能够承载正常的工作电流。

（5）线槽内线应整齐，要求槽满度为 60%。

（6）考虑机柜运行时的温升和散热，元器件与柜体之间应留有一定空间，散热量大的元器件之间应考虑留有一定空间。

（7）控制机柜应考虑接地要求。

（8）控制机柜设计应考虑后期维护方便。

（9）外部接线不得使电器内部受到额外应力。

（10）机柜宜考虑双路电源输入，保证系统正常运行。

5．软件组态 组态软件应满足数据完整性要求，满足 ALCOA+ 原则。审计追踪应符合 FDA 21CFR Part11 要求。

应用软件组态阶段应完成以下工作：

（1）硬件搭建、通道分配。

（2）过程点组态。

（3）监控数据库（包括数据输入、调试及修改等）。

（4）工艺流程图画面。

（5）顺序控制、逻辑控制、时序控制、批量控制等的组态。

（6）当前和历史数据记录分组。

（7）操作和记录分组。

（8）报警分组和分级。

（9）批次报表。

（10）外围设备接口组态。

（11）历史数据库的组态。

（12）通信程序。

6．人机界面设计 人机界面设计应包含以下画面：

（1）数据一览（包含开停车、批号等）。

（2）流程图。

（3）趋势曲线。

（4）审计追踪。

（5）报警一览。

（6）批次报表。

（7）用户管理画面（包含登录、注销、修改密码等按钮）。

（8）LOGON 画面（包含退出系统按钮）。

（二）系统安全

1．用户安全 仅管理员授权的账户能够登录系统进行权限内的浏览及操作。

2．网络安全

（1）自控系统宜采用独立网络。

（2）过程自控系统需要连接其他网络的，需要安装网络硬件防火墙。

（3）自控系统不同层级间网络宜采用路由器实现不同网段的安全防护。

（4）过程自控系统网络应在符合使用需求的前提下尽量精简、易维护，避免网络风暴。

（5）各工作站宜安装工业级杀毒软件或安全卫士等防病毒软件。

（6）在操作监控层的设备中禁止安装与系统功能和安全防护功能无关的软件。

3．安全管理措施 外部数据接口和移动存储设备可采用软件禁用、封闭或拆除接口以及机箱上锁等方式限制使用。

（三）传感器选型规范

应根据中药饮片工艺要求的操作条件、工艺介质特性、检测点环境、配管材料等级规定及安全环保要求等因素确定，并满足工程项目对仪表选型的总体技术水平要求。仪表选型应安全可靠、技术先进、经济合理。

1．**性能要求**　应根据测量用途、测量范围、精确度、灵敏度、分辨率、重复性、线性度、可调比、死区、永久压损、输出信号特性、响应时间、控制系统要求、安全系统要求、防火要求、环保要求、节能要求、可靠性及经济性等因素来综合考虑。

2．**卫生要求**　与中药饮片接触部分需满足卫生等级要求，表面粗糙度 R ≤ 0.4 ~ 0.8；结构方面要求表面光洁无死角、不易积垢残留、不易污染，容易冲洗和容易灭菌消毒。仪表的本体及过程接口材质应等于或高于配管材料等级规定要求。

3．**防染菌防污染**　毒性药材、麻醉药材及其他有特殊要求药材的饮片生产设备传感器应严格密封隔离，防止有毒有害、污染物的泄漏。

4．**优先采用电子式仪表**　应首选测量与控制信号为 4 ~ 20mA/1 ~ 5V DC、带 HART 协议的智能化现场仪表，其次可选用信号为 4 ~ 20mA DC 的非智能现场仪表，也可选用 FF、Profibus 等现场总线仪表和工业无线仪表。

5．**防护要求**　在现场安装的电子式仪表，防护等级不应低于《外壳防护等级（IP 代码）》（GB 4208—2017）规定的 IP65；在高温、高湿环境内安装的仪表，防护等级应为 IP68。

（四）执行器选型规范

1．执行器宜采用气动执行机构，气动开关阀响应速度应＜ 1 秒。

2．关键位置执行器应配置反馈机构。

3．仪表供气系统发生故障或控制信号突然中断时，执行器的开度应处于使生产装置安全的位置。

4．关键位置执行器宜配置手动开关、调节机构。

5．气动开关阀应配置 24VDC 电磁阀；气动调节阀宜配置智能定位器，电磁阀、定位器前应配置空气过滤减压器，保证气源洁净、干燥、压力稳定。

二、在线实时监测系统过程分析技术

系统引入过程分析技术（process analytical technology，PAT），在线收集生产过程的质量数据，实现产品质量控制。系统通过在线工艺分析仪器，对中药原材料、处于加工中的中药材以及工艺过程的关键质量参数和性能特征进行即时测量，来设计、分析和控制生产加工过程，准确判定中间产品和最终产品的质量状况。

三、机器人、计算机视觉系统技术的运用

机器视觉（machine vision）采用机器代替人眼来做测量与判断，通过计算机摄取图像来模拟人的视觉功能，实现人眼视觉的延伸。机器视觉技术通过有效识别生产现场的线、面阵相机的图像输出，快速迭代学习正负样本，进行判定与归类。

机器视觉识别系统和工业机器人为制药企业自动化控制系统提供了新的可能性。工业机器人结合机械手臂、自动输送技术，对接企业资源计划系统、仓库管理系统及制造执行系统，安全、高效、可控、重复、持续、稳定地实现生产过程模块化与智能化，提高生产效率，改善车间劳动环境。

四、饮片生产工厂生产大数据集成

为便于后期数据的深度挖掘、整理等工作，建议增加历史数据归档数据库（如 SIEMENS PH（Process Historian）历史归档数据库；美国 GE 历史数据库软件 Historian Server；美国 OSIsoft 公司 PI（Plant Information System）数据库；力控科技 pSpace 实时历史数据库等），作为大型实时数据库和历史数据库，用于工厂数据的自动采集、存贮和监视，在线存贮每个工艺过程点的多年历史数据。它提供了清晰、精确的操作情况画面，用户既可浏览工厂当前的生产情况，也可回顾过去的生产情况，为最终用户和应用软件开发人员提供了快捷、高效的工厂信息，以便改进工艺、全面质量控制、故障预防维护等。

从数据源出发，有目标、快速地挖掘出有效信息，形成统一的、逻辑上全局的知识库与数据处理过程，把杂乱的数据经整理为有序的信息和知识库，用于指导过程工艺与操作，为知识的发现、获取提供方法和途径，实现智能化。

五、信息化业务管理

主要包括制造执行系统（MES）、设备管理系统（EQMS）、能源管理系统（PEMS）、质量管理系统（QMS）等系统。

制造执行系统具有生产管理、生产执行、设备管理、质量管理及批生产记录设计等功能模块，以制药 GMP 要求为核心，以生产管理为主线，贯穿药品生产的整个过程。制造执行系统应能实现以电子批记录为核心的关键业务流程信息化管理和以偏差控制为核心的现场质量管理，使企业管理更加透明化、精细化和规范化。

制造执行系统具有用户及权限管理、工作站管理、度量单位管理、电子签名、物料管理、设施设备管理、工艺管理、批次管理、过程质量控制、电子批记录、审计追踪管理等功能。

（1）过程质量控制：通过制造执行系统进行生产偏差处理，确保偏差未经处理的情况下不能继续生产。制造执行系统应能记录报警及偏差信息，确保生产批记录完整、合规，

能快速查阅药品批次履历，提高质量管理的工作效率。

（2）电子批记录：通过制造执行系统可控制所有正确的执行过程，无论是人为操作还是 PLC 控制的操作，优化批次制造过程。使相关生产工程实现无纸化管理；并提供对电子批记录的审查功能，用于审查整个执行系统，加速批次的放行。

六、中药全产业链智能工厂

由于中药饮片生产环节产业链长，从种子种苗、药材种植、采收、加工到包装仓储、运输，每一个环节都关系着中药饮片的质量。

对于中药材而言，为了保证质量安全，提高消费者对中药的信心，建立产品追溯体系和质量保障体系意义重大。《中华人民共和国药品管理法》（2019 年修订）已经明确要求建立并实施药品追溯制度。下一步就是依法追溯，保证质量安全。

中药质量追溯系统必须从药材种植开始追溯，特别是药材种植环节的追溯系统，应从环境、农户、种植、采收、加工等完整过程进行追溯。同时，还要对中药饮片的各生产环节进行追溯，对原料的采购、投料、检验、包装等全过程追溯，从而倒逼企业从源头把好中药材质量安全关（图 15-1-2）。

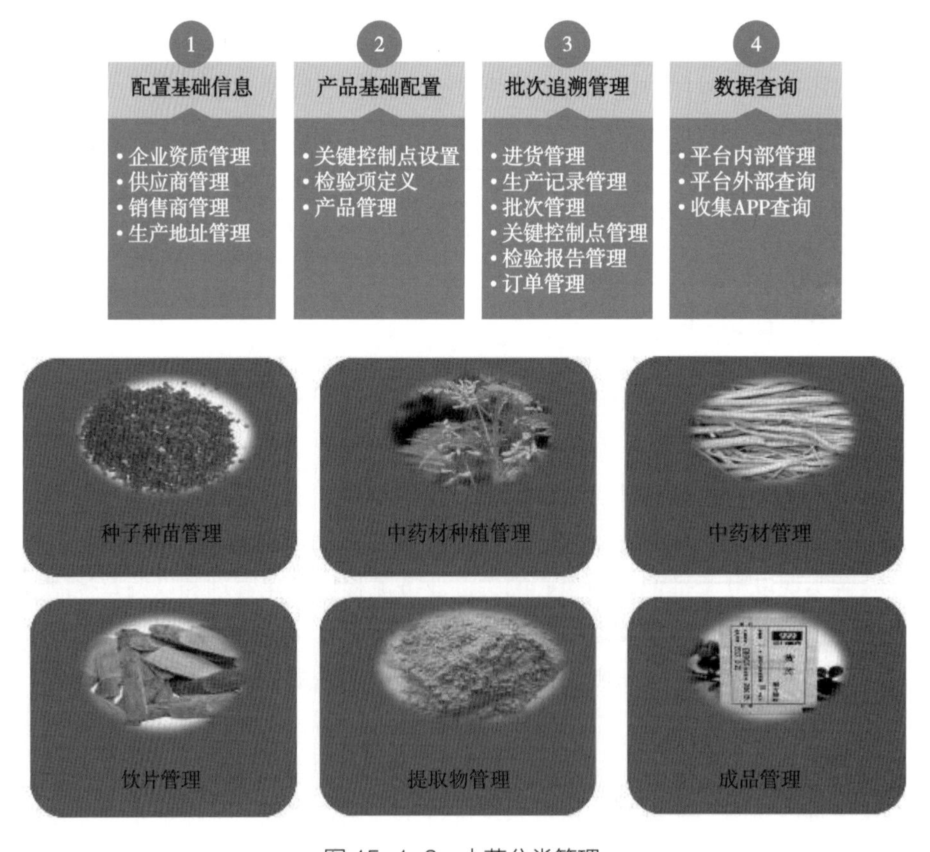

图 15-1-2　中药分类管理

中药全产业链智能工厂以制造执行系统（MES）为核心，高度集成了DCS、PLC、MES、ERP、LIMS、中药大数据平台系统等信息系统和应用平台，实现MES与ERP系统的协同和集成；建立数据采集与工艺数据库平台，通过SCADA与PAT、DCS、PLC的集成，实现生产流程的可视化、远程监控与故障诊断；建立基于人工智能和大数据技术的中药大数据平台系统，实现工艺参数信息和质量参数信息的关联分析，以及中药生产过程的工艺和质量的智能调控与持续优化；建立智慧种植系统，实现与中药制剂生产过程信息数据的融合；建立中药全产业链质量追溯平台，实现中药产品从种植－预处理－饮片炮制－提取－制剂全生命周期管理（图15-1-3）。

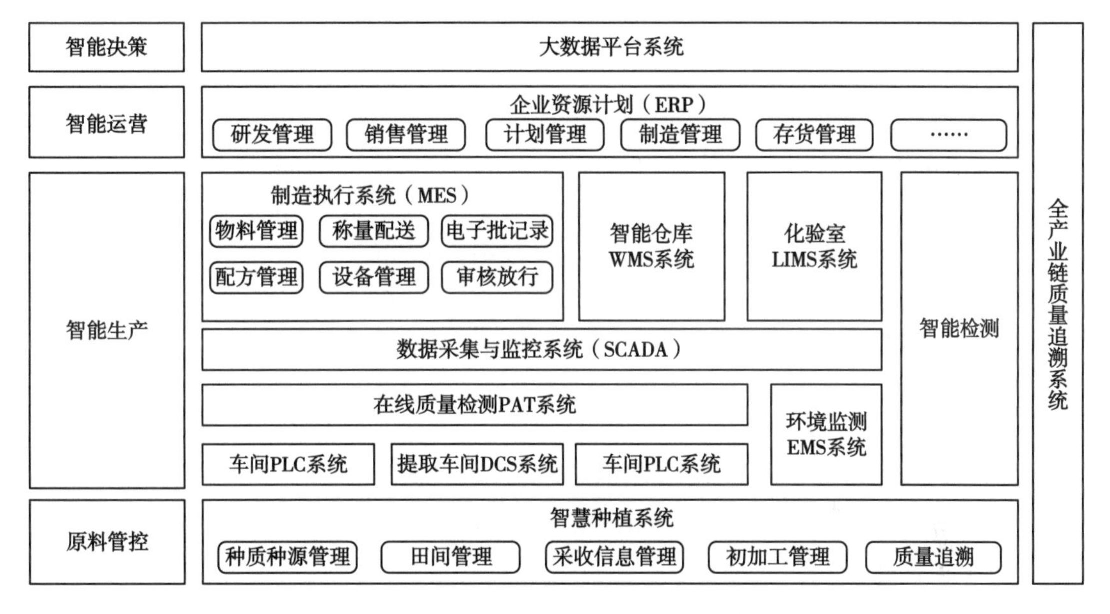

图15-1-3　中药制品智能工厂总体架构

第二节　饮片生产联动线的设计

中药饮片生产联动线针对中药饮片处理草叶类、根茎类中药饮片自动化联动线，采用流水线生产模式，把中药前处理解包、净选、水洗、润药、切制、烘干、装箱或装袋等过程的主要操作流程，通过输送设备、缓存输送设备、分料设备进行有机连接，用自动检测技术、自动控制技术对生产过程进行实时检测与控制，构建了现代中药饮片质量标准体系及生产全过程质量控制体系，探索利用数字化控制、智能化生产等新技术、新方法改变传统的中药饮片生产方式，使中药前处理的自动化水平得到很大提升，可以降低工人劳动强度，改善加工环境，从而保证中药饮片的有效性及安全性。

一、饮片生产联动线设计规范

1．涉及的制造过程及设备遵循的制药规范和标准

（1）法规要求

1）2020 年版《中国药典》

2）《药品生产质量管理规范（2010 年修订）》

3）21CFR Part 11 电子记录；电子签名

4）FDA cGMP

5）WHO GMP

6）欧盟 GMP

（2）软件及行业规范

1）企业控制系统集成（GB/T 20720—2006）

2）IEC 61131–3 国际电工委员会（IEC）——可编程逻辑控制器标准第 3 部分：编程语言

3）IEC 61131–4 国际电工委员会（IEC）——可编程逻辑控制器标准第 4 部分：用户指南

4）IEC 61158 国际电工委员会（IEC）——现场总线标准

5）企业控制系统集成第 1 部分：模型及术语（GB/T 20720.1—2019）

6）企业控制系统集成第 2 部分：对象模型属性（GB/T 20720.2—2006）

7）企业控制系统集成第 3 部分：制造运营管理活动模型（GB/T 20720.3—2010）

8）批控制第 1 部分：模型及术语（GB/T 19892.1—2005）

9）计算机软件需求规格说明规范（GB/T 9385—2008）

10）计算机软件文档编制规范（GB/T 8567—2006）

（3）其他标准

1）机械安全　机械电气设备　第 1 部分：通用技术条件（GB 5226.1—2002）

2）机械安全　防止上下肢触及危险区的安全距离（GB 23821—2009）

3）EN 60204–1 机械电气系统安全需求

4）73/23/EEC 低电压指令

5）EN ISO 12100–1 机械安全　基本概念与设计通则　第一部分：基本术语和方法

6）EN ISO 12100–2 机械安全　基本概念与设计通则　第二部分：技术原则

7）分散型控制系统工程设计规范（HG/T 20573—2012）

8）自动化仪表工程施工及质量验收规范（GB 50093—2013）

9）建筑电气工程施工质量验收规范（GB 50303—2015）

10）自动化仪表工程施工及质量验收规范（GB 50093—2013）

（4）行业实施指南

1）GB 50093—2013 自动化仪表工程施工及质量验收规范

2）ISPE 良好自动化生产实践指南（GAMP5）

3）GEP（Good Engineering Practice）良好工程质量管理规范

2．术语和缩略语（表 15-2-1）

表 15-2-1　术语和缩略语

缩略语	术语
GMP	药品生产质量管理规范
cGMP	现行药品生产质量管理规范
ISPE	国际制药工程协会
NMPA	国家药品监督管理局
ERP	企业资源计划
MOM	制造运营管理
MES	制造执行系统
WMS	仓库管理系统
LIMS	实验室信息管理系统
PLM	产品生命周期管理
CRM	客户关系管理系统
SCM	供应链管理系统
APS	先进生产计划与排程系统
QMS	质量管理系统
EAM	企业资产管理系统
SCADA	数据采集与监视控制系统
DCS	离散控制系统
EMS	环境管理系统
HAVC	暖通空调净化系统
ESCS	电子监管码系统
PLC	可编程逻辑控制器
AD	活动目录
SI	系统集成
BIL	批集成层
EPE	设备程序元素
EWI	电子工作指令
OIP	人机界面
OPC	用于过程控制的 OLE
PAT	过程分析技术

续表

缩略语	术语
P&ID	工艺仪器布局图
UPS	不间断电源
SDS	软件设计规范
HDS	硬件设计规范
I/O	输入 / 输出
URS	用户需求说明
FDS	功能设计规格
PM	项目管理
CAPA	纠正和预防措施
QPP	质量及项目计划
VMP	验证主计划
VP	验证计划
RTM	需求跟踪矩阵
VR	验证报告
SOP	标准操作规程
FAT	工厂验收测试
SAT	现场验收测试
UAT	用户验收测试
EBR	电子批记录
FIFO	分发原则：先进先出，先入库的先出库
FEFO	分发原则：快过期的先出库
DQ	设计确认
IQ	安装确认
OQ	运行确认
PQ	性能确认
PI	工艺指令
WDU	称量配送单元
TU	转移单元
BOM	物料清单
PCS7	DCS 软件平台

续表

缩略语	术语
MBR	主批次记录
TST	测试环境
VAL	验证环境
PRD	生产环境
电子数据	也称数据电文，是指以电子、光学、磁或者类似手段生成、发送、接收或者储存的信息
基础架构	为应用程序提供平台，使其实现功能的一系列硬件和基础软件，如网络软件和操作系统
计算机化系统生命周期	计算机化系统从提出用户需求到终止使用的过程，包括设计、设定标准、编程、测试、安装、运行、维护等阶段
电子签名	指电子数据中以电子形式所含、所附用于识别签名人身份并表明签名人认可其中内容的数据
数据审计跟踪	是一系列有关计算机操作系统、应用程序及用户操作等事件的记录，用于帮助从原始数据追踪到有关的记录、报告或事件，或从记录、报告、事件追溯到原始数据
数据完整性	是指数据的准确性和可靠性，用于描述存储的所有数据值均处于客观、真实的状态
应用程序	安装在既定的平台 / 硬件上，提供特定功能的软件
N/A	不适用

二、饮片生产联动线设计

（一）系统架构设计

系统由三层架构组成，从下到上分别是设备控制层、数据集中监视层和信息管理层（图 15-2-1）。

1. **设备控制层** 包括根茎类中药饮片自动化联动线、草叶类自动生产自动化联动线、轧扁、碰碎、粗粉、超细粉碎、蜜炼、炒药、蒸煮、干燥、全自动大袋分装机、全自动小袋分装机、瓶包装线等，涵盖中药饮片车间生产的全部工艺段。

2. **数据集中监视层** 以 CTN Control 软件为主体，与 PLC 通讯，进行生产设备数据采集、数据传输、数据显示、数据保存和报警操作记录。

3. **信息管理层** 主要由物料管理、设备管理、工艺质量管理、生产执行管理和智能动态报表管理等功能构成。

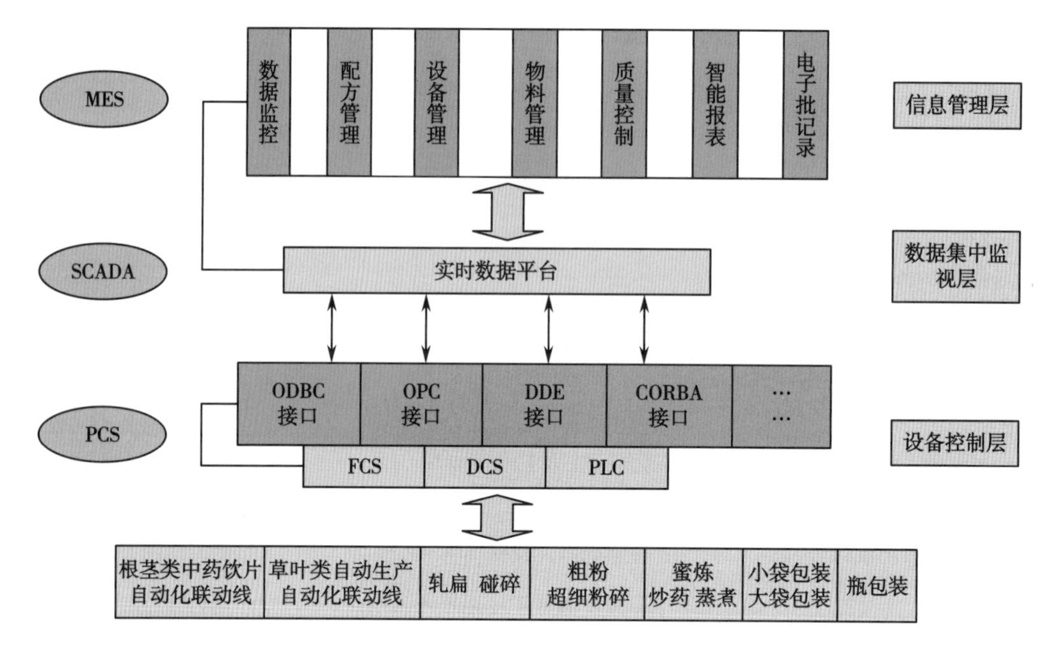

图 15-2-1 系统架构设计示意图

（二）系统网络结构

整个系统采用分布式技术构建。采用以太网网络技术构建以太网网络架构，构建Client/Server软件分布式模式。数据库服务器、物料管理系统应用服务器通过以太网进行数据交换。

系统网络主要由3层网络组成：以太网网络由办公室网络、车间网络构成，车间网络层主要通过工业以太网以及工业总线网络将各设备PLC连接至数据采集服务器，并将PLC各种数据信息进行组态显示。

1．网络设计原则 生产区网通常是一种用户高密度的非运营网络，在有限的空间内聚集了大量的终端和用户。对于生产区网而言，网络应注重简单可靠、易部署、易维护。因此在生产区网中，拓扑结构通常以星形结构为主，较少使用环网结构（环网结构较多地运用在运营商的城域网络和骨干网络中，可以节约光纤资源）。

基于星形结构的生产区网设计，通常遵循原则为：层次化，模块化，冗余性，安全隔离，可管理性和可维护性。

2．联动线网络设计（图15-2-2）

（三）饮片生产联动线需求分析

1．中药炮制流程中面临的问题

（1）原料：根茎、全草、花叶、果实、矿物、动物。

面临问题：品种多，工艺杂，设备适应性差，单机设备。

（2）炮制过程：解包、洗涤、筛选、润制、切制、干燥等。

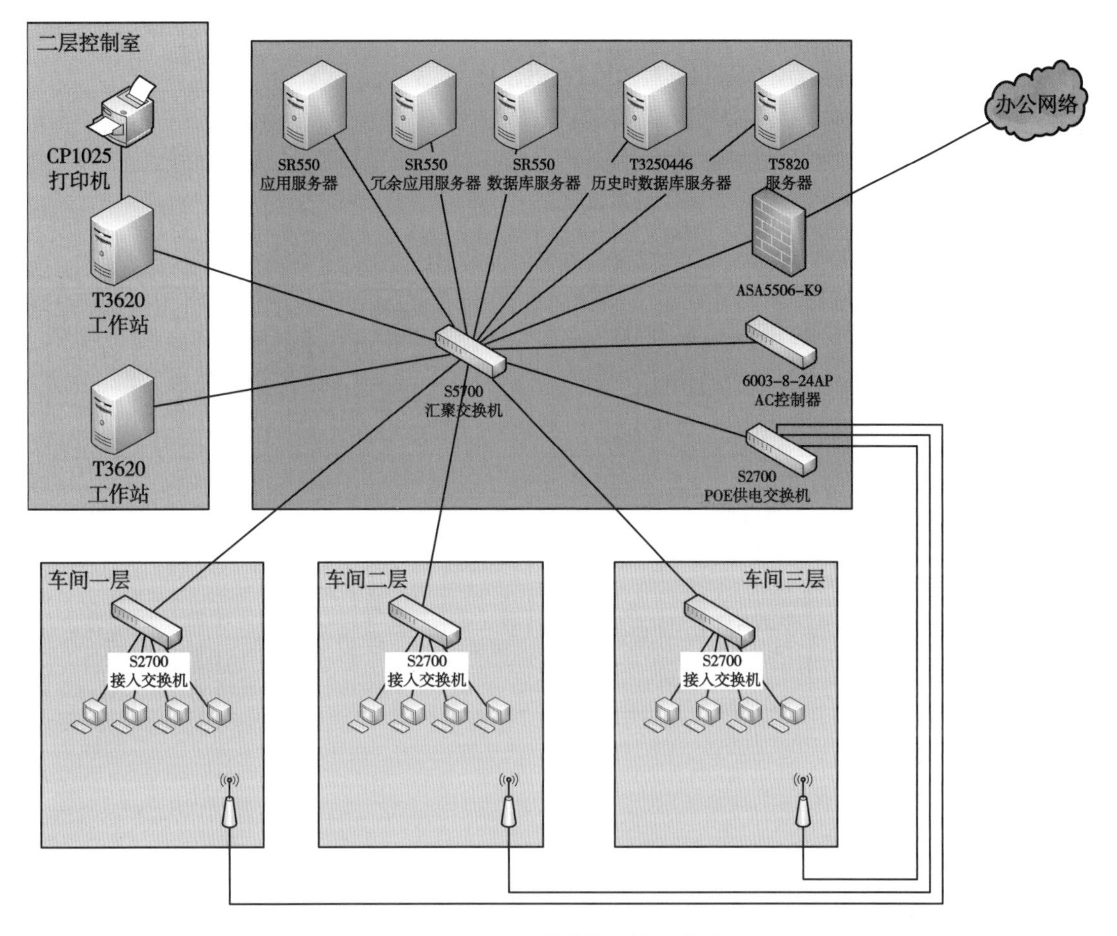

图 15-2-2　联动线网络示意图

面临问题：尚停留在手工或单机设备，生产费人力，人工成本高。

（3）过程监控：主要由人工凭经验控制和掌控。

面临问题：人为因素影响较大，品质不稳定，原料浪费多。

2．中药饮片数字化车间要求的基本特征

（1）新型加工装备的集成和运用：由单机设备改为联动生产线。

（2）饮片加工工艺的优化：炮制过程的实时监控。

（3）生产流程的数字化控制：建立炮制过程温度、湿度、时间、水分、放料量等可控在线检测系统。

（4）状态信息实时监测和自适应控制：计算机系统可以设定温度、时间、水分范围，在炮制过程中重点调节以达到药物最佳状态，并最大限度减少损失，以及对公用系统能源消耗进行监测统计。

（四）饮片生产联动线工艺流程

1．草类中药饮片自动化联动线工艺流程（图 15–2–3）

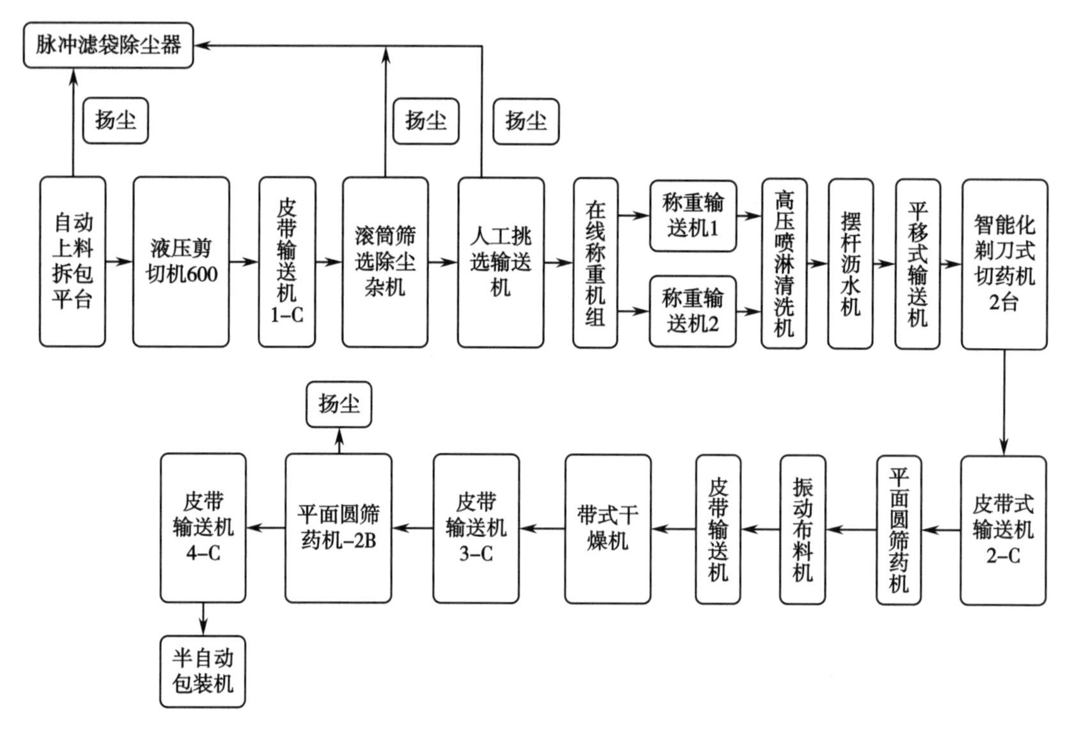

图 15–2–3　草类中药饮片自动化联动线工艺流程示意图

流程说明：此条生产线适用于草类中药材的拆包、剪切、滚筒筛选、人工挑选、高压清洗、切制、筛选和干燥等加工处理，设计生产能力为 600 ~ 800kg/h。

草类中药饮片自动化联动线设备说明见表 15–2–2。

表 15–2–2　草类中药饮片自动化联动线设备说明

序号	设备名称 型号	生产能力 / （kg · h^{-1}）	功率 / kW	数量 / 台	功能说明	数据采集
1	液压剪切机 YJD–800	600 ~ 800	17.3	1	带自动上料 拆包平台	长度（可调）； 剪切次数（可调）； 行程长度（可调）； 不要切制的直接通过（可调）； 材料加工时间
2	皮带输送机 1 PSJ–650	600 ~ 800	1.5	1	药材位置 定位（可控）	速度频率（可调）； 药材位置定位（可控）

续表

序号	设备名称 型号	生产能力 /（kg·h⁻¹）	功率 / kW	数量 / 台	功能说明	数据采集
3	滚筒筛选除尘杂机 GSJ-1200	600～800	5.5	1	除尘配套 PLC 控制（可调）	转速频率（可调）； 材料加工时间
4	人工挑选输送机 XSL-1000-4	600～800	2.4	1	4 工位、磁选	速度频率（可调）； 皮带称重（投料后的损耗）
5	网带式高压冲洗机 WXYG-1000	600～800	5.9	1	耗水量: $8m^3$ 带风刀	水压压力（可调）； 污水澄清度（传感器）； 清洗时间药材加工时间； 风刀风力（可调）
6	平移式输送机 YSJ-500	600～800	0.75	1	药材位置定位（可控）	速度频率（可调）
7	智能化剁刀式切药机 ZQJBC-300	600～800	11	2	人工参与导向	切刀频率（可调）； 片形厚度（可调）； 药材加工时间
8	皮带输送机 2 PSJ-400	600～800	0.75	1	药材位置定位（可控）	速度频率（可调）
9	摆杆振动筛选机 -800	600～800	1.5	1	—	速度频率（可调）
10	带式干燥机 DWF-5-1.5-8	600～800	31.7	1	耗汽量: 250～380kg/h	出料端温度（可调）； 含水量（可测）； 冷却端网带速度（可调）； 网带速度（可调）； 冷却风量（可调）； 工作加工时间（可记录）
11	皮带输送机 3 PSJ-400	600～800	0.75	1	药材位置定位（可控）	速度频率（可调）
12	皮带秤	600～800	1.5	1	5～15kg/ 袋	计量称重（记录）
13	脉冲滤袋除尘器 MTC-180D	处理风量 18 000m^3/h	30	1	含除尘管道及吸尘罩	除尘系统不采用 PLC 控制
14	独立控制箱	0	0	1	含电缆、桥架	—

2．根茎类中药饮片自动化联动线工艺流程（图 15-2-4）

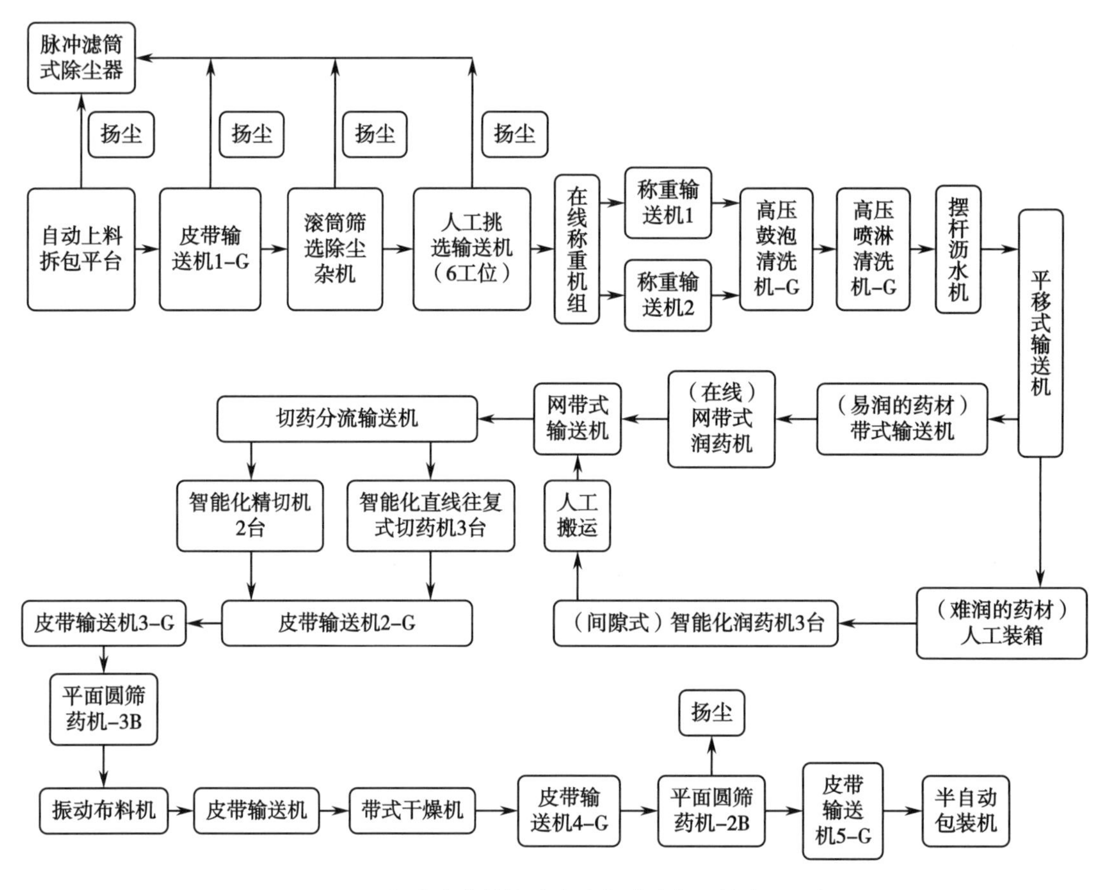

图 15-2-4 根茎类中药饮片自动化联动线工艺流程示意图

流程说明：此条生产线适用于根茎类中药材的拆包、剪切、滚筒筛选、人工挑选、清洗、振动沥水、润药、切制、干燥和筛选的加工处理，设计生产能力为 400～600kg/h。

根茎类中药饮片自动化联动线设备说明见表 15-2-3。

表 15-2-3 根茎类中药饮片自动化联动线设备说明

序号	设备名称型号	生产能力 /（$kg \cdot h^{-1}$）	功率 / kW	数量 / 台	功能说明	数据采集
1	液压剪切机 YJD-800	400～600	17.3	1	带自动上料拆包平台按仓库条码确认数量	长度（可调）；剪切次数（可调）；行程长度（可调）；不要切制的直接通过（可调）；材料加工时间

续表

序号	设备名称 型号	生产能力/ $(kg \cdot h^{-1})$	功率/ kW	数量/ 台	功能说明	数据采集
2	皮带输送机 1 PSJ-650	400～600	1.5	1	药材位置定位（可控）	速度频率（可调）
3	滚筒筛选除尘杂机 GSJ-900	400～600	2.2	1	—	转速（可调）； 筛网孔径（可调）； 材料加工时间
4	人工挑选输送机 XSL-1000-4	400～600	2.4	1	4 工位、磁选	速度频率（可调）； 净药材皮带称重 （计算投料后的损耗）
5	气泡清洗机 WXYG-1000	400～600	8.8	1	耗水量：$8m^3$	皮带传送速度； 污水澄清度（传感器）； 清洗时间； 材料加工时间
6	振动沥水机 ZSX-2000	400～600	3.3	1	带风刀	速度频率（可调）； 风刀风力（可调）
7	三层网带式润药机 WQRY-3-1.0-7	400～600	3.3	1	耗汽量： 300～400kg/h	润药温度（可调）； 润药时间（可调）； 药材硬度（人工确认输入：如透心度＞90%）； 材料加工时间
8	网带输送机 WSJ-600	400～600	1.5	1	—	速度频率（可调）
9	切药分流输送机 QSJ-400	400～600	1.5	1	药材位置定位（可控）	速度频率（可调）
10	数控刨片机 QBPS-250	400～600	4.6	2	—	速度频率（可调）； 片形厚度（可调）； 材料加工时间
11	数控直线往复式 切药机 ZQRGZ-300	400～600	10.4	4	—	速度频率（可调）； 厚度（可调）； 材料加工时间
12	皮带输送机 2 PSJ-400	400～600	1.5	1	药材位置定位（可控）	速度频率（可调）

续表

序号	设备名称 型号	生产能力/（kg·h^{-1}）	功率/kW	数量/台	功能说明	数据采集
13	真空润药机 QRY-2000	400～600	6.5	2	耗汽量： 40～60kg/h， 透心度＞90%：检测时间在出料之前；润药和切片之间的间隔时间必须控制；润药机和切片机产能匹配	润药蒸汽压力（可调）； 润药温度（可调）； 润药时间（可调） 润药真空度（可调）； 药材硬度（人工确认输入： 如透心度＞90%）； 材料加工时间
14	皮带输送机 3 PSJ-400	400～600	0.75	1	药材位置定位（可控）	速度频率（可调）
15	皮带输送机 4 PSJ-400	400～600	0.75	1	药材位置定位（可控）	速度频率（可调）
16	旋转筛选机 SXX-3B	600～800	0.75	1	—	速度频率（可调）
17	皮带输送机 5 PSJ-400	400～600	0.75	1	药材位置定位（可控）	速度频率（可调）
18	带式干燥机 DW5-1.5-10	400～600	40	1	耗汽量： 300～400kg/h	出料端温度（可调）； 含水量（可测）； 冷却端网带速度（可调）； 加热段网带速度（可调） 冷却风量（可调）； 工作加工时间（可记录）
19	皮带输送机 6 PSJ-400	400～600	0.75	1	药材位置定位（可控）	速度频率（可调）
20	旋转筛选机 SXX-3B	600～800	0.75	1	—	速度频率（可调）
21	皮带秤	600～800	1.5	1	10～20kg/袋	计量称重
22	脉冲滤筒式除尘器 MTC-150D	处理风量 15 000m^3/h	22	2	含除尘管道及吸尘罩	除尘系统不采用 PLC 控制
23	单机滤筒式除尘器 GDC-27	处理风量 2 700m^3/h	4.18	1	含除尘管道及吸尘罩	除尘系统不采用 PLC 控制
24	独立控制箱	0	0	1	含电缆、桥架	—

（五）饮片生产联动线控制

1．控制系统　控制系统由人机对话界面、控制器（MCC、PLC）以及控制执行硬件机构组成，由人机对话界面完成工艺参数的设置要求，然后将控制参数传送给控制器，控制器根据事先设计好的过程控制算法，控制执行硬件控制各种工艺、设备、质量参数，最终实现中药饮片生产联动线设备的自动控制。

MCC 控制柜放置于配电室，用于放置所有设备的电气控制回路，包括断路器、接触器、变频器等主要元器件。

PLC 控制柜 1 台，主控 PLC 配置为西门子 1500 系列，控制联动线上所有设备，以及和 MES 系统的通信。配置 1 台触摸屏，用于调试及运行监视使用。

现场在重要工段处设置急停按钮，如切药机在出现异常时，可由操作人员按下急停按钮停止当前动作，保障生产安全。

2．控制系统拓扑图（图 15-2-5）

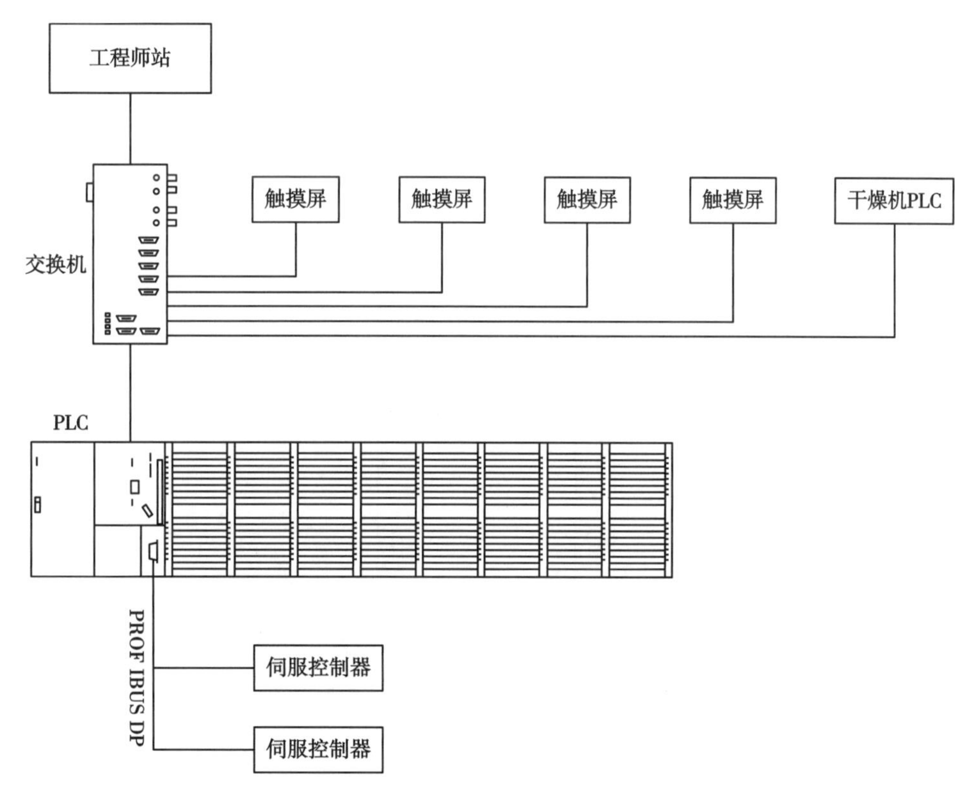

图 15-2-5　控制系统拓扑图

3．联动线 PLC 控制方案　当联动线上设备正常，操作员在触摸屏上将设控制方式选为“联动”，此时各设备 PLC 处于“准备就绪”状态，可以响应 MES 系统发出的命令。

控制逻辑图如图 15-2-6 所示。

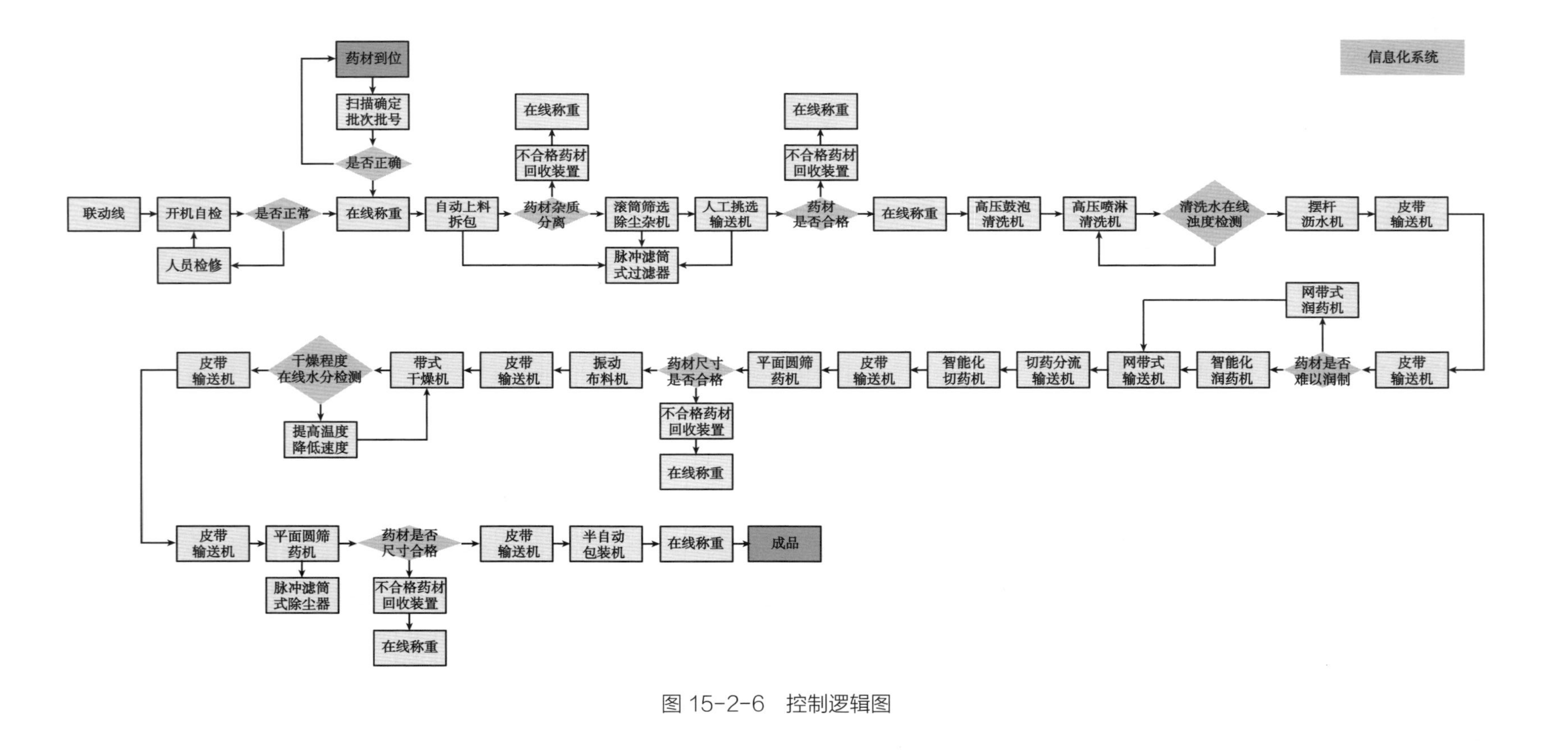
信息化系统
药材到位
扫描确定批次批号
是否正确
在线称重
不合格药材回收装置
在线称重
不合格药材回收装置
联动线
开机自检
是否正常
人员检修
在线称重
自动上料拆包
药材杂质分离
滚筒筛选除尘杂机
脉冲滤筒式过滤器
人工挑选输送机
药材是否合格
在线称重
高压鼓泡清洗机
高压喷淋清洗机
清洗水在线浊度检测
摆杆沥水机
皮带输送机
网带式润药机
皮带输送机
药材是否难以润制
智能化润药机
网带式输送机
切药分流输送机
智能化切药机
皮带输送机
平面圆筛药机
药材尺寸是否合格
不合格药材回收装置
在线称重
振动布料机
皮带输送机
带式干燥机
干燥程度在线水分检测
提高温度降低速度
皮带输送机
皮带输送机
平面圆筛药机
脉冲滤筒式除尘器
药材是否尺寸合格
不合格药材回收装置
在线称重
皮带输送机
半自动包装机
在线称重
成品

图 15-2-6 控制逻辑图

控制流程说明：

前处理饮片生产联动线上（图 15–2–7），人工解包和机器预切后的原药材，首先要经过综合除杂机的“考验”——泥土碎屑被振荡筛除，毛发等丝状物被抽风机抽走，还有一台金属探测仪自动探测金属。随后，药材进入润药隧道进行 20 多分钟的润药。润药之后就是切制。根据不同的来药状态，切药设备自动选择剁刀式或转盘式处理，剁刀式适用于质地较硬的药材，转盘式便于把药材切成薄片。切制完毕的药材进入烘箱烘干，网带式的烘干设备产能为 1t/h。最后，药材要通过在线水分测定仪，利用红外线实时检测通过药材的水分，如果水分高于 12% 的标准就要自动返回重新烘干。

药材从进到出，进行洗、切、润、烘干等处理，走完整条生产线，时间在 1 小时之内；生产线上只需要 7 人完成解包、挑选和巡视工作，既节省时间、提高效率，也可以保证产品质量的稳定可控（图 15–2–7）。

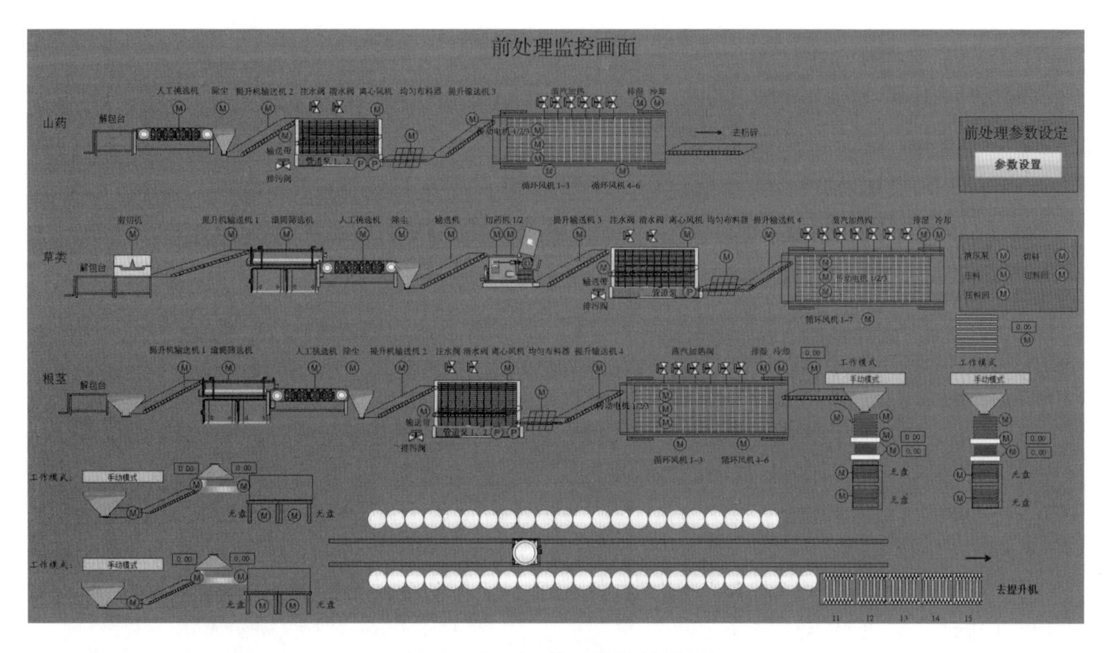

图 15–2–7　前处理监控界面

（六）数据存储

生产线设置一套实时数据库用于对生产过程的数据进行实时归档。过程数据根据业务需求可以长期保存，便于对数据进行追溯和分析。

实时数据库采用了三级数据压缩机制，分别部署在客户端、内核内存子系统以及内核硬盘子系统中（图 15–2–8）。该策略集成了无损及有损压缩算法，针对不同类型的实时数据设计了多种高效的压缩算法，极大地降低了过程数据的冗余度，从而使系统具备了海量数据存储能力。

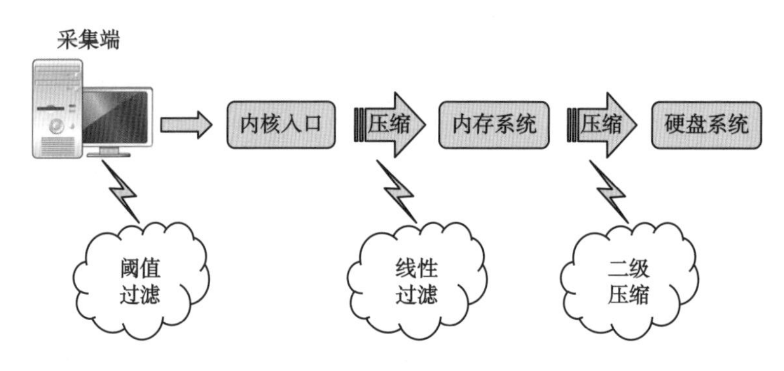

图 15-2-8　数据存储功能示意图

三、饮片生产联动线信息管理

（一）总体功能架构

根据中药饮片数字化车间的生产工艺、系统需求，以及对业务流程的规划，MES 系统功能架构如图 15-2-9 所示。

MES 系统包括系统基础管理、生产配方、批指令管理、电子批记录、称量配料、物料跟踪、设备设施管理、年度回顾、过程质量等功能模块，并与现有 ERP 系统集成。

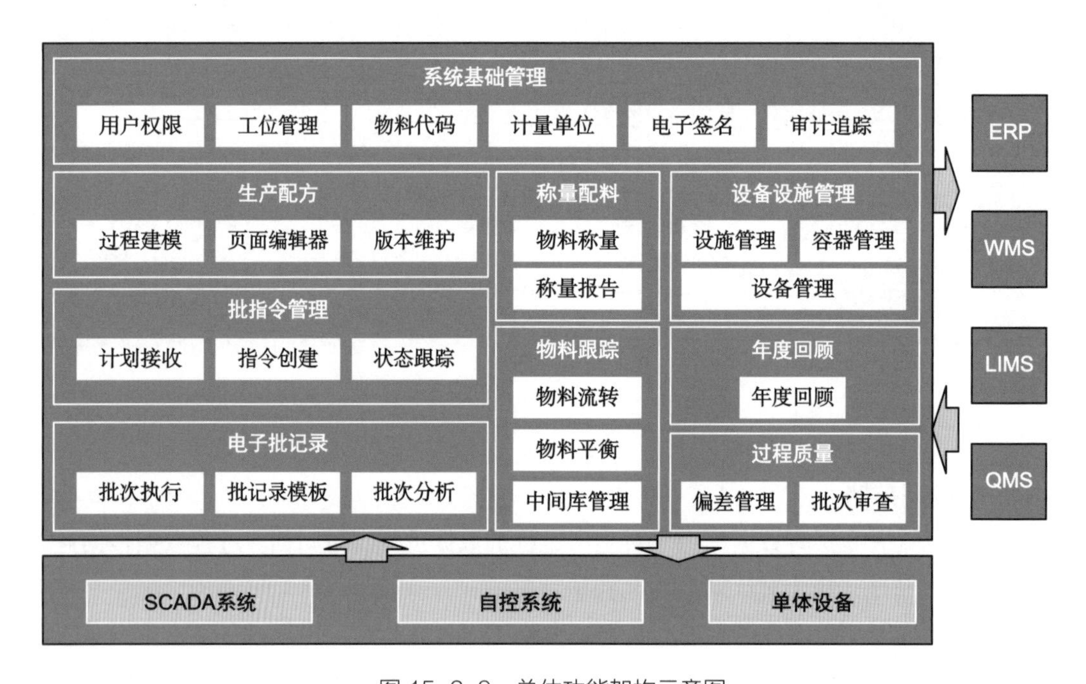

图 15-2-9　总体功能架构示意图

（二）系统主要流程

MES 系统通过产品定义对生产设备、生产事件、生产产品以及生产路径建模。信息管理系统包含基础数据管理、工艺管理、生产计划管理、生产执行管理、车间物料管理、物料追溯管理、批生产报告和设备管理子系统。系统在车间按批生产指令，对生产过程的操作人员、物料、生产设备、计量设备、工艺、质量标准制定工单，然后对生产进行跟踪控制直到工单完成（图 15-2-10）。

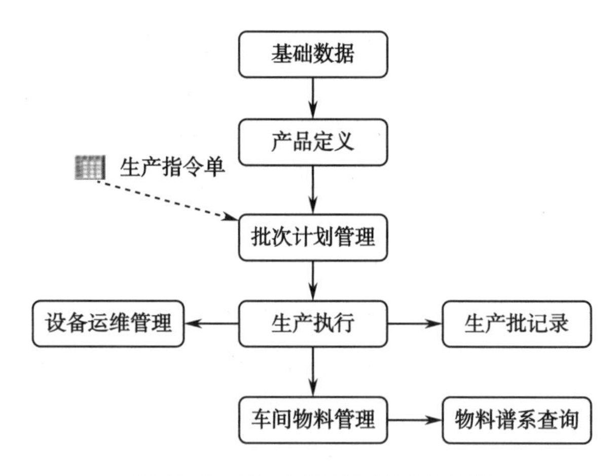

图 15-2-10　系统功能总体流程图

（三）中药饮片生产联动线 MES 模块化功能说明

主要包括在线质量信息系统、集成化的车间管理系统、数字化的设备运行和维护系统、质量控制系统、可溯化的追溯系统等模块化产品。

模块一：在线质量信息系统

通过系统建模，根据生产计划，系统基于 SOP 分解生成生产指令，指导生产操作人员进行生产，实时跟踪生产过程，规范人员操作和数据记录，并在生产过程中收集生产执行结果及数据，包括物料消耗信息、在线质量信息等，形成电子批生产记录。

模块二：集成化的车间管理系统

建立的饮片生产过程信息化系统将不同区域、不同设备的 PLC 等系统，形成统一的实时信息管理系统，以车间使用 / 管理人员为中心，对与之相关的人员、信息、流程进行全面集成。系统对生产过程中产生的海量实时数据和大量分散的数据进行查询分析，并实时展示。管理人员能在同一画面、趋势、报表中集中得到生产工艺上相互关联但又分散在不同系统中的信息，便于对比、分析、跟踪、监视，有利于全面、系统地把握全厂生产状况。

模块三：数字化的设备运行和维护系统

以工厂过程信息化作为综合展示的平台，全面采集生产车间各生产设备的运行状态、故障信息、维修信息，与生产过程控制、质量控制需求结合，使主要生产设备运行可视化、效率定量化、操作人性化、报表智能化，服务于实时生产调度和动态设备管理。

模块四：质量控制系统

质量管理贯穿于企业生产活动的全过程，通过基于国际标准的建模和电子批记录的执行控制，把生产过程与质量控制过程数字化，帮助操作人员提高生产操作水平和产品质量控制水平。

模块五：可溯化的追溯系统

以产品批管理为手段，实现产品生产全过程的无纸化和可追溯性。每个批号的产品信息由批生产记录、批包装记录、批检验记录组成；通过条码（或二维码）自动识别和收集物料数据，覆盖了中药饮片从仓储、转运、称量、净选、炮制、直到成品入库整个制造周期。通过与 SCADA 集成数据，可以有效地对生产过程参数、生产班组、设备状态、异常报警等所有重要的信息进行归集和追溯。

（四）数据接口

系统数据集成主要包括 MES 与 SCADA 系统、MES 与 WMS 系统的集成。

1．SCADA-MES 系统（图 15-2-11） SCADA 主要负责自动化设备数据的采集与监控，通过连接 PLC，可以对设备的运行状态参数据进行控制；MES 主要负责工单管理及计划调度，以及关键信息的看板监视。二者的集成主要内容是 MES 向 SCADA 下发工单（包括配方参数表），SCADA 根据任务信息及配方信息，在特定的时刻向 PLC 发送指令，控制设备的运行状态及参数；SCADA 把实时采集到的数据，传送给 MES 系统（如温度、湿度、压力等），MES 系统获取信息后，形成生产过程数据记录（EBR 电子批记录）以及数据展示。

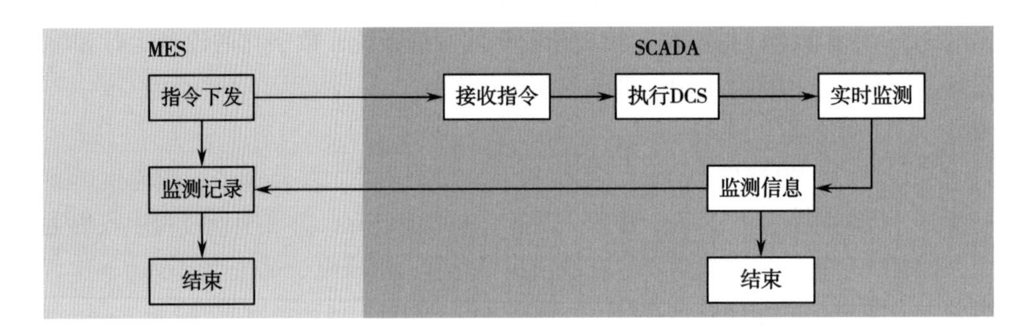

图 15-2-11 SCADA-MES 集成功能框架

（1）MES → SCADA

1）MES 的生产指令：包括指令编号、产品代号、名称、生产批号、数量、计划开始时间、计划结束时间。

2）指令参数（配方参数）：下发给设备（PLC）运行参数列表（配方编号，与生产指令绑定），SCADA 接收到配方编号后，找到对应的参数清单（参数如加热温度、运行时长、设备压力、流量体积等），在特定的时刻发送给 PLC，执行设备控制。

（2）SCADA → MES

1）实时监控数据：根据需要把 SCADA 采集到的实时数据发送给 MES，MES 接收数据后做实时展示，如设备的运行状态，实时压力、温度等。

2）历史库采集数据：此类数据不作为实时监控使用，一般作为批次分析使用，如多批次的提取时长、提取重量等。

3）能源消耗数据：设备的能源消耗量，如电量、水量、空气、天然气等。MES 根据需要有针对性地做能源消耗分析，如月份消耗统计、趋势分析等。

2．MES-WMS 系统（图 15-2-12）　MES 负责生产计划，WMS 负责仓储管理（包括物料暂存间，原料间、辅料间、包装间、成品库），WMS 接收 MES 的计划进行备料或物料发放，MES 接收物料后进行确认；车间有余料时，MES 发送退料申请，WMS 负责物料退库。

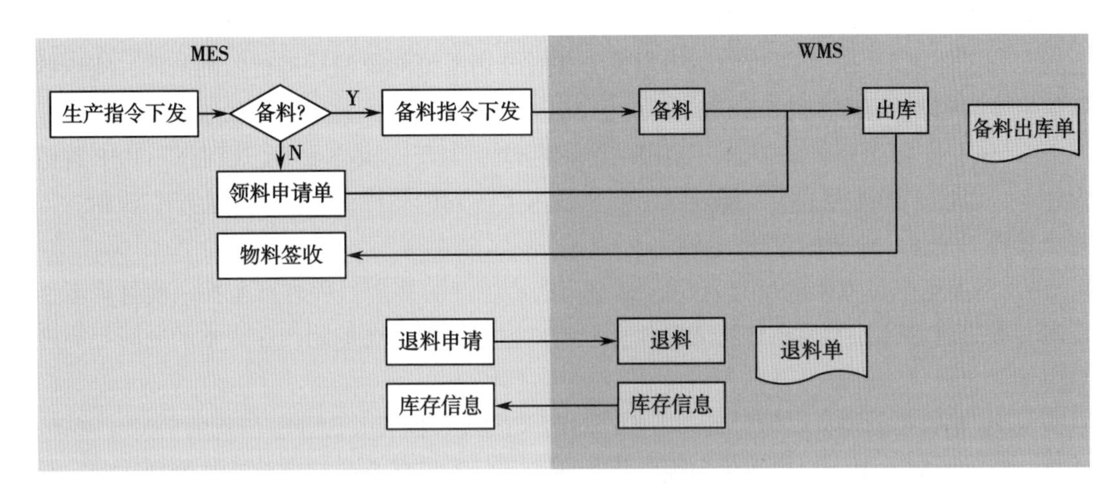

图 15-2-12　MES-WMS 集成功能框架

（1）MES → WMS

1）备料指令：MES 把备料指令发给 WMS，信息主要包括指令单号、产品代号、生产批号、数量、需求时单，以及备料清单（物料号、名称、数量、单位等），WMS 接收指令后进行备料，备料完成后做出库操作，并打印备料 / 出库单，带条码。

2）领料申请单：MES 把生产领料申请单发给 WMS，信息主要包括生产指令单号、产品代号、生产批号、数量、需求时单，以及备料清单（物料号、名称、数量、单位等），WMS 接出库单，根据出库单出库，并打印出库单，带条码。

3）退料申请单：MES 在物料有剩余时，填写退料申请单（物料号、数量、单位、退回原因、退回仓库），WMS 接收申请单后进行退库操作，库存增加。

（2）WMS → MES

1）备料出库单：WMS 备料完成并出库后，把备料出库的结果信息发给 MES，MES 接收到实物后扫码并核对，在 MES 系统进行收料确认。

2）出库单：WMS 把出库单发给 MES，MES 接收到实物后扫码并核对，在 MES 系统进行收料确认。

3）物料库存信息：WMS 提供物料库存的查询接口，提供给 MES 调用，MES 可以方便地查询物料库存信息。

四、数字化中药饮片生产联动线基本特征

1. 由单机设备改为联动生产线，实现了新型加工装备的集成和运用。

2．炮制过程实时监控，体现了饮片加工工艺的仿真优化。

3．通过建立炮制过程温度、湿度、时间、水分、放料量等可控在线检测系统，实现生产流程的数字化控制。

4．计算机系统可以设定温度、时间、水分范围，通过在炮制过程中重点调节参数以达到药物最佳状态，最大限度地减少损失，并对公用系统能源消耗进行监测统计，实现状态信息实时监测和自适应控制。

5．依据实际企业管理需求，紧密结合中药饮片生产的核心业务，以制药 GMP 规范为核心，以生产管理为主线，体现从原药材投入生产到产品产出全过程中生产、质量、工艺、物料、设备、能源的管理与跟踪。

6．利用生产过程中的所有资源，对中药饮片生产的整个过程进行监控，使管理者能及时、准确地掌握各生产环节的情况并合理制订生产计划，在控制产品成本的同时提高产品质量。

7．实现从工单接收、物料管理、生产过程及质量管控等关键业务流程的信息化管理，使企业管理更加透明化、精细化和规范化，从而进一步提高企业管理效率与管理精度。

第三节　饮片生产联动线实例

一、花、草、叶类生产线

1．**设计要求**　生产线尺寸（长 × 宽 × 高：70m × 6m × 4m）。

2．**设计产量**　200 ~ 500kg/h。

3．**人员**　5 ~ 8 人。

4．**花、草、叶类生产流程**

花、草、叶类生产线组成：自动上料拆包平台（上方除尘点）→液压剪切机（上方除尘点）→皮带输送机→滚筒筛选机（上方除尘点）→人工挑选输送机→高压喷淋清洗机→网带式输送机→切药分流输送机→剁刀式切药机→皮带输送机→摆杆筛选机→匀料器→带式干燥机→皮带输送机→包装机。

流程说明：此条生产线适用于草类中药材的拆包、剪切、滚筒筛选、人工挑选、高压清洗、切制、筛选和干燥等加工处理。

袋装的中药材经工作人员搬运至自动上料拆包平台上，再启动自动提升装置，物料会自动提升至与固定平台平面相平的位置，再在拆包平台上拆包，拆包时人工对物料中的石头、铁器、丝线、缠绕物等杂物进行初步的人工挑选。物料经过液压剪切机预切，再由皮带输送机送入滚筒筛选机选除尘，经筛选机除尘的原药材从出料口直接送入人工挑选皮带输送机的挑选输送带上。药材随输送带向前输送，经站在机器两侧的人工挑选药材中的丝线、缠绕物等杂质，挑选后的药材进入网带式高压喷淋清洗机的输送网带上，挑选后的药材布置在网带上与网带静态同步向前输送，输送过程中药材由安装在网带上方的多组高压喷洗装置对药材进行全覆盖、多角度高压喷射清洗，使静态清洗无死角，清洗掉药材中大部分泥沙，清洗后的水（带泥沙）直接通过设备底部的排水口排入车间排水沟。洗净后的药材由高压喷淋清洗机出料口出料落在网带式输送机的冲孔网带上，药材中的一部分水分通过装在输送机底板的接水槽流入排水沟，再输送到切药分流输送机将药材分流至 2 台剁刀式切药机切制，切制后的药材落在皮带输送机的输送带上，由皮带输送机提升输送至摆杆筛选机，药材经摆杆筛选机经筛网分离达到分筛物料的目的。筛选后的药材落在带式干燥机的摆动布料机上，由摆动布料机将药材均匀地布置在带式干燥机上料输送机网带上，药材由输送带送入带式干燥机的烘干区域，经过循环热空气加热蒸发药材所有的水分，由排湿系统排出水汽，而达到干燥物料的工艺，并由配在带式干燥机出料口的冷却风机对干燥后的药材进行冷却降温，完成干燥冷却后的成品药材进入皮带输送机的输送带上，由皮带输送机送入包装机或下一道工序。

除尘是改善中药材前处理生产车间工作生产环境的主要工序，此条生产线除尘。

在生产线液压剪切机垂直提升上料拆包平台上方（风量 4 000m^3/h）、液压剪切机切料口（风量 2 000m^3/h）、滚筒筛选除尘杂机上方（风量 8 000m^3/h）、人工挑选输送机上方（风量 2 000m^3/h）等扬尘点都配有除尘罩，由脉冲布袋式除尘器（处理风量 18 000m^3/h）统一除尘。

生产线上的各个设备工作系统全部由 PLC 系统进行联控，由真彩触摸屏显示操作。现场既能自动控制又能转换为手动控制，生产线上的所有设备有互锁功能，根据上段设备的运行或落料情况控制启动下游设备。在运行过程中如设备出现故障停机，PLC 会自动检测并发生声光报警信号，以提醒工作人员停机维修，并在触摸屏上显示故障点，实现在线自动分析故障原因，使维修人员更快修复，恢复生产。生产线系统充分考虑上层系统的统一性，能够对数据进行实时上传并记录，满足控制系统的接口，通过自带的 USP 接口实现故障数据和生产数据的记录、导出并可集中打印。

工作场所粉尘、噪声、微波等有害因素，符合 GMP 要求和《工业场所有害因素职业接触限值》（GBZ2.1—2019，GBZ2.2—2007，GBZ/T189.5—2007）的规定。

二、根茎类生产线

1．**设计要求**　生产线尺寸（长 × 宽 × 高：60m × 7m × 4m）。

2．**设计产量**　200～500kg/h。

3．**人员**　5～8 人。

4．**根茎类生产流程**

根茎类生产线组成：自动上料拆包平台（上方除尘点）→液压剪切机（上方除尘点）→皮带输送机→滚筒筛选机（上方除尘点）→人工挑选输送机→高压气泡清洗机→振动沥水

机→网带润药机 / 真空气相置换式润药机→网带输送机→切药分流输送机→直线往复式切药机→振动筛选机→匀料器→带式干燥机→皮带输送机→柔性支撑斜面筛选机→包装机。

流程说明：此条生产线适用于根茎类中药材的拆包、剪切、人工挑选、清洗、振动沥水、润药、切制、干燥和筛选的加工处理。

袋装的中药材经工作人员搬运至自动上料拆包平台上，再启动自动提升装置，物料会自动提升至与固定平台平面相平的位置，再在解包平台上拆包，拆包时人工对物料中的石头、铁器、丝线、缠绕物等杂物进行初步的人工挑选。物料经过液压剪切机（不需要切制的药材，系统程序设置为切刀不切制，则物料直接可通过安装在液压剪切机上的输送带），药材落在皮带输送机的皮带上再送入滚筒筛选除尘，经筛选除尘的原药材从出料口直接送入人工挑选皮带输送机（4 工位、并带磁选功能）的挑选输送带上，经坐在机器两侧的工人挑选药材中的丝线、缠绕物等杂质。挑选后的药材由人工挑选输送机的输送带送入高压气泡清洗机的输送带上，由高压鼓风机使水产生强烈水波浪运动，药材在水中剧烈翻旋搅动，物料被充分打散、翻旋、清洗、传送，从药材表面洗脱的泥沙沉入底部隔离仓。在进料口配有循环水喷淋装置，喷淋管与物料成 20°~ 80° 夹角喷淋（可调），在出料口上方装有多段净水喷淋装置，药材被喷管喷出的高压水再次冲洗，其在提升输送的过程中对物料进行二次冲洗。清洗后的药材直接落在振动沥水机的筛网上，药材在振动沥水机的激振力和物料自重力的合力作用下，在筛面上被抛起跳跃式向前做直线运动，从而达到对物料进行筛选和脱水的目的。脱水后的药材从出料口出料（易润制的药材）并直接落在匀料机送入网带式润药机的输送网带上，药材平置在网带上与网带同步向前提升输送，药材相对静态向前输送，布置在网带中间的蒸汽喷管向药材喷射蒸汽，利用蒸汽的热度和水分对药材进行软化润制。润制的干湿度由网带的行进速度来控制实现，软化润制后的药材从出料口出料并直接落在网带输送机的输送带上，由网带输送机将润制后的药材送入切药分流输送机的输送带上，（难润制的药材）通过匀料机落在平移式输送机的输送带上，再由平移式输送机将清洗后的药材送入润药机的料筐内，再人工将装有料筐的推车送入真空润药机。真空润药机向处于高真空下的药材通入蒸汽，水分即刻充满所有空间，使药材在低含水量的情况下快速、均匀软化。药材润制后由人工运送至皮带输送机，再送入切药分流输送机。根据药材工艺需求，将需要切制的药材由切药分流输送机送入直线往复式切药机进行切制。切制后的药材直接落在皮带输送机的输送带上，由皮带输送机汇总送入振动筛选机，药材经振动筛选机筛网分离达到分筛物料的目的。筛选后的药材直接落在带式干燥机的摆动布料机上，由摆动布料机将药材均匀地布置在带式干燥机烘干网带上，药材由烘干网带送入带式干燥机的烘干区域，经过循环热空气加热蒸发药材所有的水分，由排湿系统排出水汽，而达到干燥物料的目的，并由配置在带式干燥机出料口的冷却风机对干燥后的药材进行冷却降温。完成干燥冷却后的成品药材进入皮带输送机的输送带上，由皮带输送机送入振动筛选机，药材经振动筛选机经筛网分离达到分筛物料的目的。筛选后的药材送入包装机或下一道工序。

除尘是改善中药材前处理生产车间工作生产环境的主要工序，此条生产线除尘。

第一部分：在生产线液压剪切机垂直提升上料拆包平台上方（风量 4 000m^3/h）、液压剪切机切料口（风量 2 000m^3/h）、滚筒筛选除尘杂机上方（风量 8 000m^3/h）、人工挑选输送机上方（风量 2 000m^3/h）等扬尘点都配有除尘罩，由脉冲滤筒式除尘器（处理风量 18 000m^3/h）统一除尘。

第二部分：在生产线干燥后的振动筛选机上方配有除尘罩，由脉冲滤筒式除尘器（处理风量 2 700m^3/h）统一除尘。

三、果实类生产线

1．**设计要求**　生产线尺寸（长 × 宽 × 高：16m × 5m × 4m）。

2．**设计产量**　150 ~ 300kg/h。

3．**人员**　3 ~ 5 人。

4．**果实类生产流程**

果实类生产线组成：自动上料拆包平台（上方除尘点）→振动筛选机（上方除尘点）→人工挑选输送机→皮带输送机→卧式风选机→包装机。

流程说明：袋装的中药材经工作人员搬运至拆包平台上，再启动自动提升装置，物料会自动提升至与固定平台平面相平的位置，再在拆包平台上拆包，拆包时人工对物料中的石头、铁器、丝线、缠绕物等杂物进行初步的人工挑选，送入振动筛选机筛选物料中的泥沙灰尘，再送入人工挑选输送机的挑选输送带上。药材随输送带向前输送，经站在机器两侧的工人挑选药材中的丝线、缠绕物等杂质，出料端带有磁选功能，可把药材中含有铁质的异物排除，再通过输送机送入卧式风选机组，进行等级分选。分选好的物料落在料筐内，通过中转送入包装机进行包装。

四、块状类生产线

1．**设计要求**　生产线尺寸（长 × 宽 × 高：60m × 7m × 4m）。

2．**设计产量**　200 ~ 500kg/h。

3．**人员**　5 ~ 8 人。

4．**块状类生产流程**

块状类生产线组成：自动上料拆包平台（上方除尘点）→液压剪切机（上方除尘点）→皮带输送机→滚筒筛选机（上方除尘点）→人工挑选输送机→鼓泡高压喷淋清洗机→振动沥水机→网带润药机 / 真空气相置换式润药机→网带输送机→切药分流输送机→智能化精切机 / 刨片机→振动筛选机→匀料机→输送机→带式干燥机→皮带输送机→柔性支撑斜面筛选机→包装机。

流程说明：此条生产线适用于块状类中药材的拆包、筛选、人工挑选、清洗、振动沥水、润药、切制、干燥和筛选等加工处理。

袋装的中药材经工作人员搬运至自动上料拆包平台上，再启动自动提升装置，物料会自动提升至与固定平台平面相平的位置，在拆包平台上拆包，拆包时人工对物料中的石头、铁器、丝线、缠绕物等杂物进行初步的人工挑选。药材落在皮带输送机的皮带上送入滚筒筛选除尘，经筛选除尘的原药材从出料口直接送入人工挑选皮带输送机（4工位、并带磁选功能）的挑选输送带上，经坐在机器两侧的工人挑选药材中的丝线、缠绕物等杂质。挑选后的药材由人工挑选输送机的输送带送入高压气泡清洗机的输送带上，由高压鼓风机使水产生强烈水波浪运动，使药材在水中剧烈翻旋搅动，物料被充分打散、翻旋、清洗、传送。从药材表面洗脱的泥沙沉入底部隔离仓。在进料口配有循环水喷淋装置，喷淋管与物料成20°~80°夹角喷淋（可调），在出料口上方装有多段净水喷淋装置，药材被喷管喷出的高压水再次冲洗，药材在提升输送过程中对物料进行二次冲洗。清洗后的药材直接落在振动沥水机的筛网上，药材在振动沥水机的激振力和物料自重力的合力作用下，在筛面上被抛起跳跃式向前做直线运动，从而达到对物料进行筛选和脱水的目的。脱水后的药材从出料口出料（易润制的药材）并直接落在匀料机送入网带式润药机的输送网带上。药材平置在网带上随网带同步向前提升输送，药材相对静态向前输送，布置在网带中间的蒸汽喷管向药材喷射蒸汽，利用蒸汽的热度和水分对药材进行软化润制。润制的干湿度由网带的行进速度来控制实现，软化润制后的药材从出料口出料直接落在网带输送机的输送带上，由网带输送机将润制后的药材送入切药分流输送机的输送带上，（难润制的药材）通过匀料机落在平移式输送机的输送带上，再由平移式输送机将清洗后的药材送入润药机的料筐内，人工将装有料筐的推车送入真空润药机。真空润药机向处于高真空下的药材通入蒸汽，水分即刻充满所有空间，使药材在低含水量的情况下快速、均匀软化。润制后药材由人工运送至皮带输送机，再由皮带输送机送入切药分流输送机。根据药材工艺需求，将需要切制的药材由切药分流输送机送入智能化精切机进行切制或刨片。切制后的药材直接落在皮带输送机的输送带上，由皮带输送机汇总送入振动筛选机，药材经振动筛选机筛网分离达到分筛物料的目的。筛选后的药材直接落在带式干燥机的摆动布料机上，由摆动布料机将药材均匀地布置在带式干燥机烘干网带上，药材由烘干网带送入带式干燥机的烘干区域，经过循环热空气加热蒸发药材所有的水分，由排湿系统排出水汽，而达到干燥物料的目的，并由配置在带式干燥机出料口的冷却风机对干燥后的药材进行冷却降温，完成干燥冷却后的成品药材进入皮带输送机的输送带上，由皮带输送机送入振动筛选机，药材经振动筛选机经筛网分离达到分筛物料的工艺。筛选后的药材送入包装机或下一道工序。

除尘是改善中药材前处理生产车间工作生产环境的主要工序，此条生产线除尘。

第一部分：在生产线上料拆包平台上方（风量4 000m^3/h）、滚筒筛选除尘杂机上方（风量8 000m^3/h）、人工挑选输送机上方（风量2 000m^3/h）等扬尘点都配有除尘罩，由脉冲滤筒式除尘器（处理风量15 000m^3/h）统一除尘。

第二部分：在生产线干燥后的振动筛选机上方配有除尘罩，由脉冲滤筒式除尘器（处理风量2 700m^3/h）统一除尘。

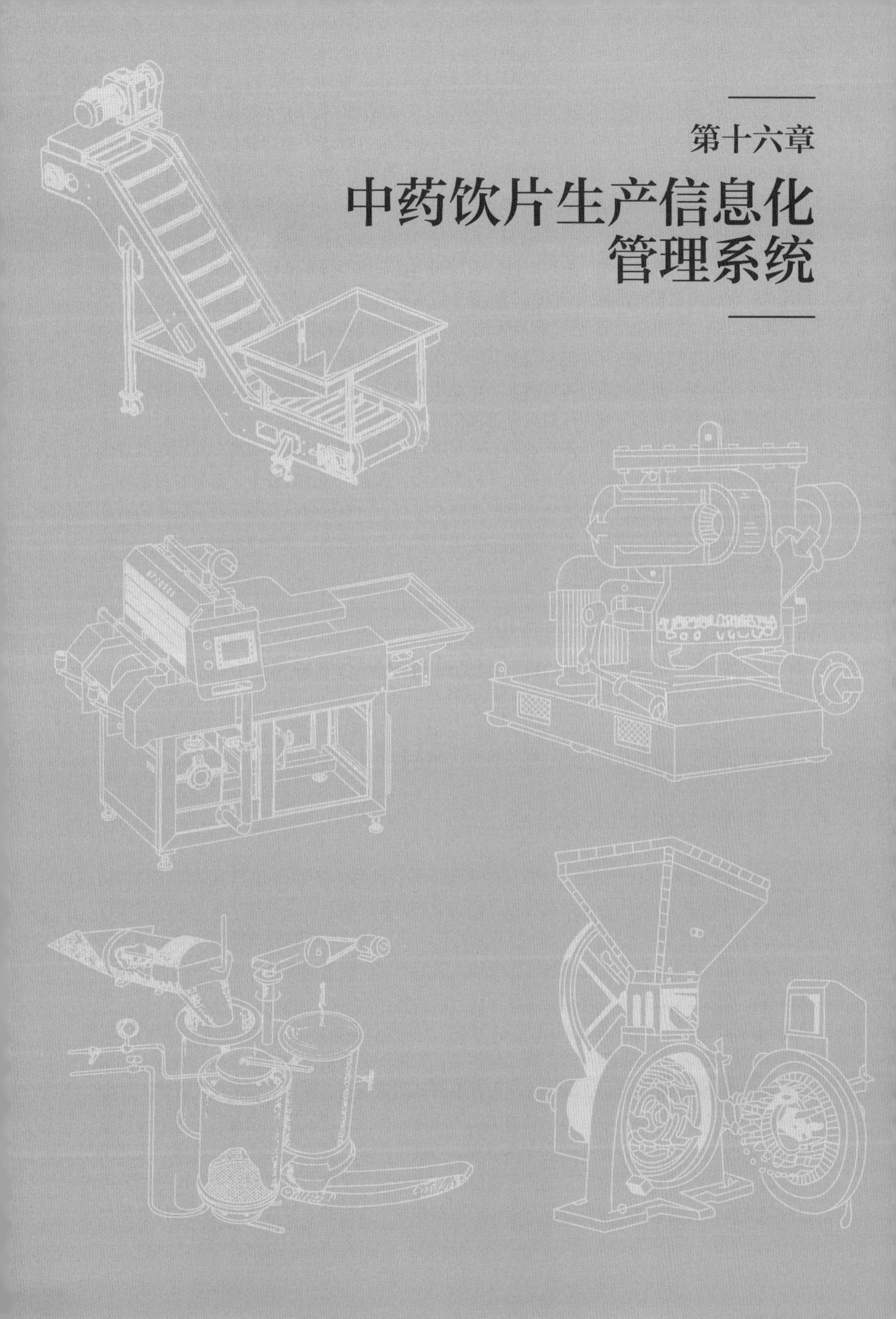

第十六章

中药饮片生产信息化管理系统

2015 年，国务院出台《国务院办公厅关于加快推进重要产品追溯体系建设的意见》（国办发〔2015〕95 号），要求实现来源可查、去向可追、责任可究，强化全过程质量安全管理与风险控制的有效措施。2019 年 12 月 1 日起施行的《中华人民共和国药品管理法》规定：

第七条　从事药品研制、生产、经营、使用活动，应当遵守法律、法规、规章、标准和规范，保证全过程信息真实、准确、完整和可追溯。

第十二条　国家建立健全药品追溯制度。国务院药品监督管理部门应当制定统一的药品追溯标准和规范，推进药品追溯信息互通互享，实现药品可追溯。

第三十六条　药品上市许可持有人、药品生产企业、药品经营企业和医疗机构应当建立并实施药品追溯制度，按照规定提供追溯信息，保证药品可追溯。

第三十九条　中药饮片生产企业履行药品上市许可持有人的相关义务，对中药饮片生产、销售实行全过程管理，建立中药饮片追溯体系，保证中药饮片安全、有效、可追溯。

实现中药饮片追溯系统自主建设及研发势在必行，只有通过信息化手段搭建中药饮片追溯信息系统，才能实现生产的中药饮片来源可查、去向可追、责任可究以及提高工作效率，改善工作方式，降低成本。

第一节　中药饮片生产管理系统

中药饮片生产管理系统包含管理系统本体和大数据分析平台。

一、管理系统本体功能及特点

管理系统本体是中药饮片追溯数据的来源，其特点为：符合 GMP 管理的要求；自动形成批生产记录，输入一个成品批号可迅速查看产品对应所有工序的批记录（批记录批打印），并且电子存档；支持按饮片批号迅速追溯该饮片从原料采购到销售的所有记录（生产记录汇总查询）；支持多种成本核算模式，满足不同生产过程需求；根据中药饮片特性支持自定义生产工艺、生产方式、工艺路线；采用供应链管理模式，根据预期销售量、产出量制订采购计划，控制库存风险及生产风险（库存上下线设置）；全链条的批次管理，包括原材料采购、产成品生产、产成品销售等，实现产品质量持续监控；满足各种不同中药材及中药饮片的存储养护，减少库存损耗及降低运营成本；支持仓库精细化管理，区分中药材仓库管理、中药饮片管理、贵细中药管理等；支持生产前生产设备、实验设备的基础信息录入与维护；支持生产过程查询管理，包括生产进度查询、生产在途查询、工艺路线查询、生产领料记录查询等；支持发货情况实时查询，工作人员依据发货情况一览表可以时刻监测，以便及时打印发货单；采购的原料检验不合格的物料信息、供应商信息等会流转到不合格记录表中，而且不合格记录表一直存档有记录，便于后期企业和政府对供应商进行信用评价。

（一）管理系统本体的功能模块介绍

管理系统本体涵盖基础设置、采购管理、生产管理、质量管理、仓库管理、销售管理、财务管理七大管理范畴，不仅功能完整，高度集成，而且严格按照GMP标准设计，将企业内的商流、物流、信息流、资金流充分整合，是一套能够迅速实施，轻松上手的生产管理系统。

1．**基础设置**　物料信息、客商信息、客商信息审核、供应商信息、供应商审核、仓库信息、库区信息、货位信息、员工管理；生产设备信息、实验设备信息、清场单元信息、工艺路线设置、工序工资设置、平衡率设置、产品结构清单、等级系数设置；生产方式、工序信息、车间信息、班组信息、工艺规程配置、物料等级说明；角色管理、分类管理、系统功能设定、字典管理、用户管理、部门配置。

2．**采购管理**　采购计划、采购计划审核、采购订单、采购订单审核、采购退货处理、采购退货跟踪。

3．**生产管理**　生产计划、生产订单、领料申请、生产开工、生产完工、工序交接、生产入库申请单、计划外领料、工序产量分解单（生成工资）、生产退料申请。

4．**质量管理**　请检单、QA确认、检验报告、检验报告审核、采购验收、成品放行单、检验报告模板设置。

5．**仓库管理**　采购收货单、采购上架单、采购退货出库、代管商品出库；领料出库、成品入库、生产退料入库；拣货单、出库复核单、出库复核打包记录单、销售上架单；期初入库单、期初入库单审核、库存盘点单、库存盘点单审核、直接拿货销售（包材）、手动移库单、手动移库单审核、物料报溢单、物料报溢单审核、物料报损单、物料报损单审核、养护任务下发、物料养护单。

6．**销售管理**　销售合同模板设定、销售计划、销售订单、销售订单审核、销售缺货、销售补货、销售开票、销售开票审核；销退到货、销退验收；销售扣损、销售扣损单审核。

7．**财务管理**　采购记账单、采购退货记账、发票录入、采购付款申请、采购付款申请审核、商品组票、商品组票审核、采购付款确认；销售记账、销退记账、销价调整、销价调整单审核、销售换票、销售结算。

8．**报表查询**　采购计划一览表、采购过程查询、采购记账查询、采购订单查询、采购付款状态查询、采购退货一览表查询；生产过程状态查询、工艺路线查询、物料动态、生产订单进度查询、生产领料记录查询、生产在途数据查询；商品库存一览表、代管商品一览表、库存上下限设置、复核差异处理记录、生产入库记录查询、生产待入库明细查询、生产退料记录查询、物料出入库日志查询、出入库重量汇总、库存出入库明细；发货情况一览表、发货情况汇总一览表、销售分析、销售订单查询、销售计划查询、开票员开票统计、商品出库复核查询、客商开票明细查询、退货过程状态查询、销退到货一览表、销售订单锁定一览表、销售换票查询；条码查询、质量放行记录查询、采购情况一览表、检验报告记录查询、检验进度查询。

（二）软件应用范围和对象

本系统适用于中药饮片生产企业。

（三）系统安装及运行环境

1．系统安装 系统原始状态为 B/S 模式，由于操作者的电脑配置可能没有最新浏览器以及考虑方便使用，辅助开发了访问客户端，加载了谷歌浏览器内核。既可以通过浏览器访问，也可通过安装的访问客户端访问。

2．运行环境

（1）软件配置：最佳操作系统环境为 Windows XP，Windows7，Windows10 等；网络结构模式为 B/S 模式（浏览器 / 服务器模式）。

（2）硬件配置：CPU，处理器（CPU）1.0GHz 或更高级别的处理器；内存，2GB 以上；硬盘，16GB 可用硬盘空间（32 位）或 20GB 可用硬盘空间（64 位）；鼠标，标准系列鼠标；显示，带有 WDDM1.0 或更高版本驱动程序的 DirectX 9.0 图形设备，显存 128MB；最佳显示器尺寸为 21.7 英寸。

（四）操作误区

1．直接使用低版本 IE 操作。

2．使用了 360 浏览器兼容模式。

3．分辨率调整不佳。

（五）注意事项

1．浏览器 建议使用 360 浏览器极速模式、谷歌浏览器 80 以上版本。

2．最佳分辨率 1920 × 1080。

二、大数据分析平台

大数据平台需要投资建立控制指挥中心，控制指挥中心的硬件设备包括立式会议液晶电脑、LED 拼接屏、远程视频会议摄像设备等，软件主要包括整体数据分析、销售发运、采购评估、质量数据分析、生产数据分析、生产流程智能监测、库存分析等大数据分析平台。公司高管通过控制指挥中心实时查看各业务环节数据，通过大数据分析，管理人员可及时发现问题、解决问题，有效地提高生产效率、降低成本、增加利润。

管理人员通过大数据平台的数据分析，远程与现场管理人员进行沟通，及时准确地掌握各业务流程的运营情况，保障饮片高质量生产并及时销售。

第二节　中药饮片质量可追溯系统

中药饮片质量可追溯系统借助物联网技术和互联网、大数据等信息技术，对中药饮片、中药材的种植、加工、生产、流通、使用等过程的关键信息进行处理，实现中药饮片的来源可追溯、去向可查证、责任可追究、全程可监控。中药饮片质量可追溯系统通过从田间地头到车间、药房、中医馆、中药煎煮中心等环节的全程可追溯，实现中药饮片生产过程的追溯，提升中药饮片的质量。系统通过建立开放的通用接口，实现与中药饮片生产企业的ERP系统、自动化设备的互联互通，企业可以快速接口，与原生产流程相结合，不增加额外工作量。

中药饮片质量可追溯系统分为中药材种植追溯子系统、中药材经营追溯子系统、中药材市场追溯子系统、中药饮片生产追溯子系统、中药饮片经营子系统、医疗机构及药房追溯子系统、中药材电子商务追溯子系统7个子系统，从中药材种植、加工到经营及中药饮片生产、经营和使用环节，初步实现中药材、中药饮片的全程可追溯。本节重点介绍中药饮片生产追溯子系统、中药材种养殖追溯子系统（中药饮片的原料环节）、追溯信息查询模块。

一、中药饮片生产追溯子系统

中药饮片生产企业使用中药饮片生产追溯子系统（图16-2-1），管理饮片的生产流程、饮片及原料的出入库、包装和打印溯源码等业务流程，在采集生产数据、出入库数据、库存数据的同时，结合饮片生产的实际流程，实现与中药饮片生产企业的ERP系统对接，与中药饮片生产企业包装打印流程的整合，提升生产线的效率，实现中药饮片生产流程的追溯。

中药饮片生产追溯子系统存储的数据信息有：主体企业备案信息、子账户使用角色权限、饮片基础数据信息、药材库存信息、药材入库信息、批次信息、饮片库存信息、饮片出入库信息、生产加工信息、包装赋码信息、饮片退货信息等。

1．**子系统登录**　子系统登录模块的主要功能是通过备案的中药饮片生产企业，输入系统的用户名、密码登录追溯体系。

2．**饮片品名**　饮片品名模块的主要功能是对本企业生产的饮片进行编码管理，并配置该饮片的生产工序信息。

在查询饮片品名页面，点击“配置工序”按钮，进入配置工序页面，对饮片生产环节，配置多个工序步骤（图16-2-2，图16-2-3）。工序信息包括：工序名称、工序号、操作过程、质量标准、使用设备。该步骤配置的工序将会在饮片生产过程中使用。

3．**人员档案**　人员档案模块的主要功能是：管理生产企业工作人员账号，并配置相应的角色。

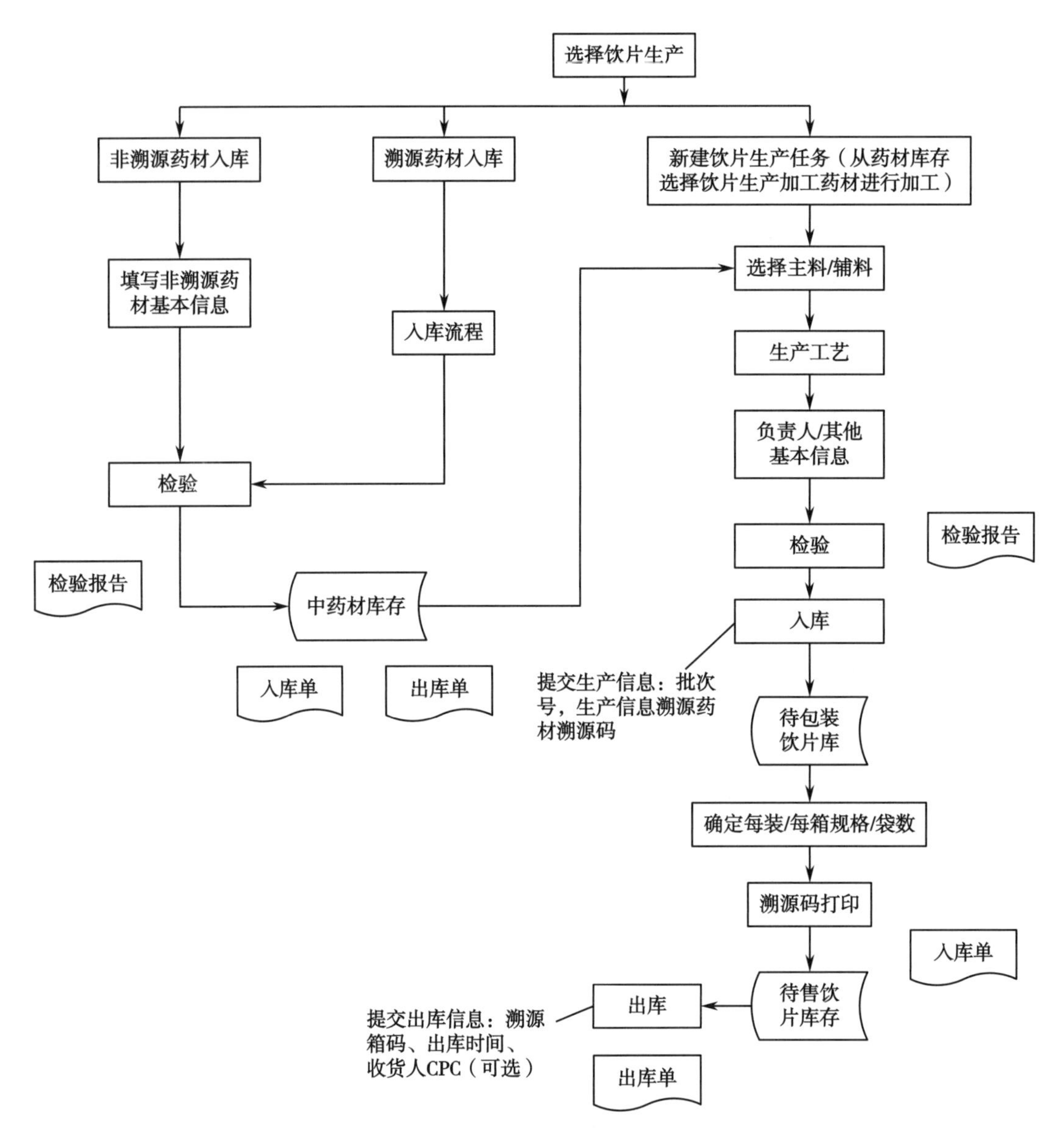

图 16-2-1　中药饮片生产追溯子系统业务流程图

图 16-2-2　配置工序

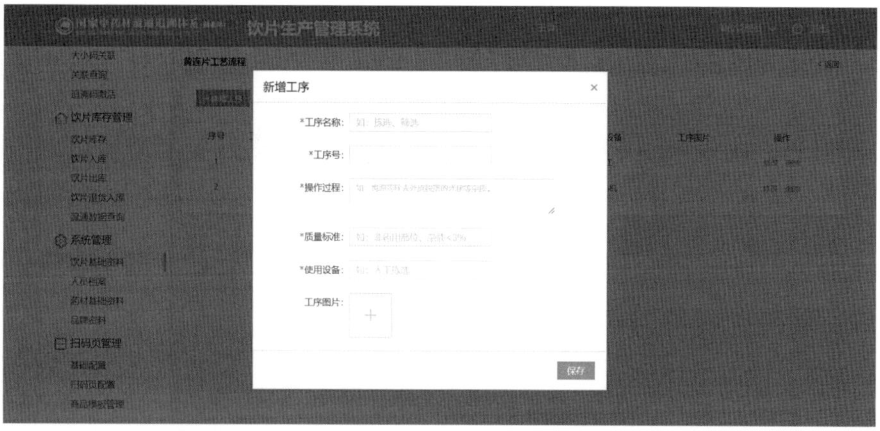

图 16-2-3　新增工序

4. **药材入库**　药材入库模块的主要功能是：对药材进行入库信息登记，包括溯源药材和非溯源药材入库。溯源药材通过扫码枪扫描溯源码确认入库，非溯源药材需登记药材基本信息，并生成新的药材批次码。

新建药材入库（溯源药材）（图 16-2-4）：在查询饮片品名页面，点击“新建药材入库”按钮，进入新建药材入库页面，提供两种药材入库方式：溯源药材入库和非溯源药材入库。溯源药材入库，是指入库药材的供应商是可追溯系统的试点企业（中药材种植 / 养殖追溯子系统），入库的药材上有入库溯源码信息，通过扫码枪扫描溯源码确认入库。系统可以自动记录入库药材在上一个环节的（中药材种植 / 养殖追溯子系统）批次信息，达到两个子系统信息匹配的目的。在完成新增药材入库后会产生药材库存，可以在【药材库存】功能查询库存信息。

新建药材入库（非溯源药材）（图 16-2-5）：非溯源药材入库，是指入库药材的供应商不是可追溯系统的试点企业，通过系统录入入库药材的信息，信息包括：种植地点、

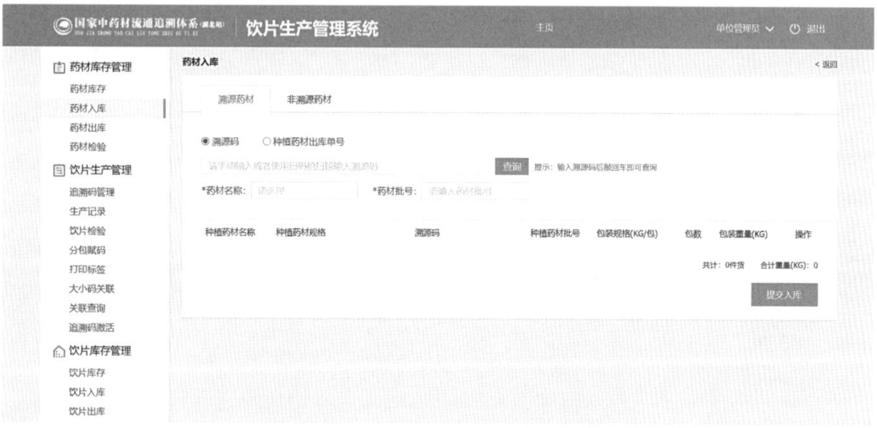

图 16-2-4　新建药材入库（溯源药材）

药材名称、采收日期、批次号、药材供应商、入库重量、规格等级、储藏条件、质检员。在完成新增药材入库后，会产生药材库存，可以在【药材库存】功能查询库存信息。

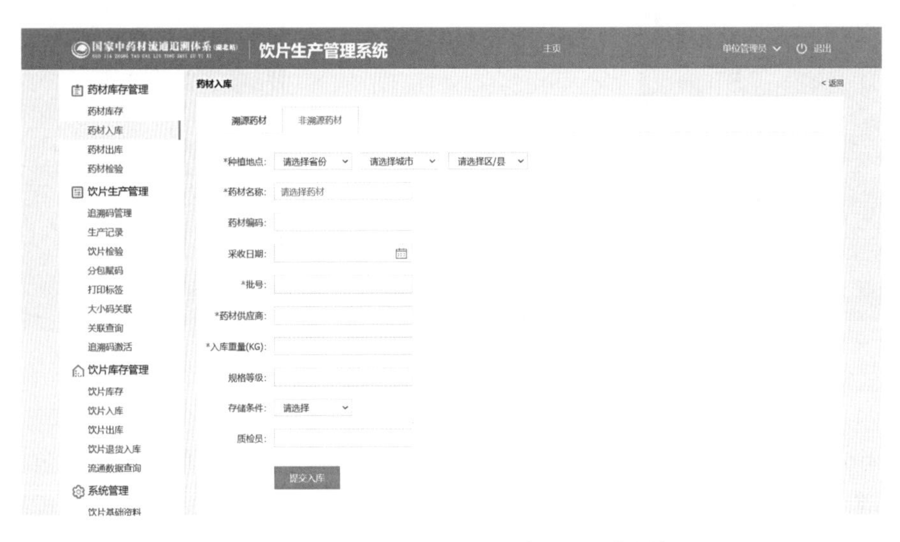

图 16-2-5　新建药材入库（非溯源药材）

5. **药材库存**　药材库存模块的主要功能是：在【药材入库】功能完成入库信息录入后，系统生成药材库存信息，可查询和管理本企业入库的库存信息（图 16-2-6，图 16-2-7）。

6. **药材出库**　药材出库模块的主要功能是：在【生产记录】功能完成生产记录录入后，系统会自动减少药材库存，并生成药材的出库信息，方便信息核对与检查（图 16-2-8）。

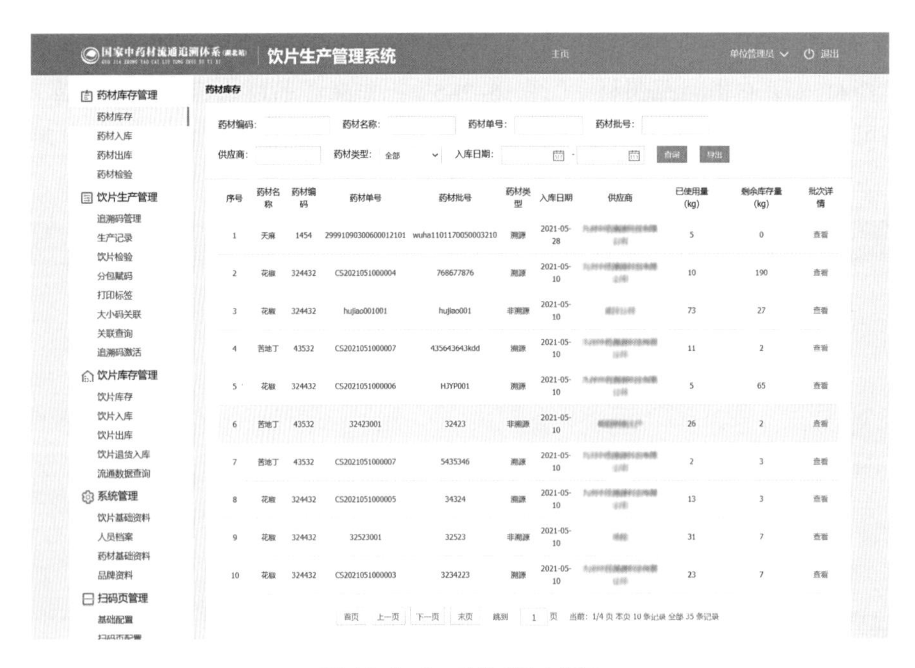

序号	药材名称	药材编码	药材单号	药材批号	药材类型	入库日期	供应商	已使用量(kg)	剩余库存量(kg)	批次详情
1	天麻	1454	29991090300600012101	wuha1101170050003210	溯源	2021-05-28		5	0	查看
2	花椒	324432	CS2021051000004	768677876	溯源	2021-05-10		10	190	查看
3	花椒	324432	hujiao001001	hujiao001	非溯源	2021-05-10		73	27	查看
4	苦地丁	43532	CS2021051000007	435643643kdd	溯源	2021-05-10		11	2	查看
5	花椒	324432	CS2021051000006	HJYP001	溯源	2021-05-10		5	65	查看
6	苦地丁	43532	32423001	32423	非溯源	2021-05-10		26	2	查看
7	苦地丁	43532	CS2021051000007	5435346	溯源	2021-05-10		2	3	查看
8	花椒	324432	CS2021051000005	34324	溯源	2021-05-10		13	3	查看
9	花椒	324432	32523001	32523	非溯源	2021-05-10		31	7	查看
10	花椒	324432	CS2021051000003	3234223	溯源	2021-05-10		23	7	查看

图 16-2-6　查询药材库存

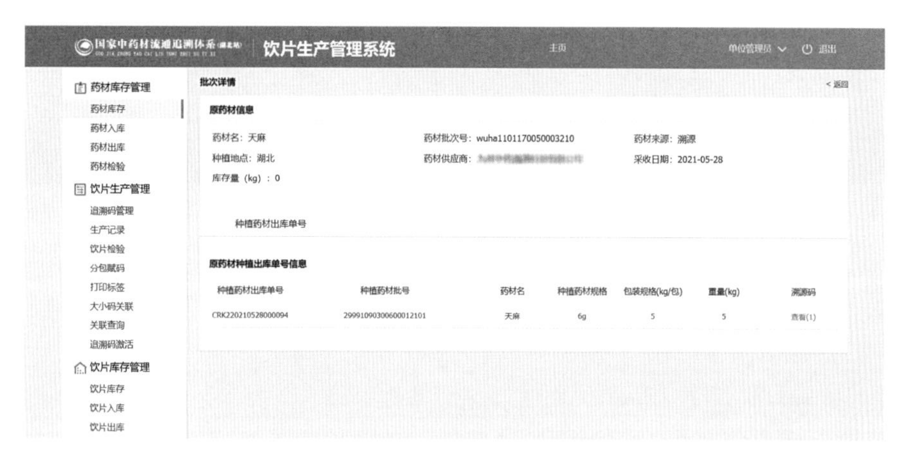
国家中药材流通追溯体系
饮片生产管理系统
主页
单位管理员
退出
药材库存管理
药材库存
药材入库
药材出库
药材检验
饮片生产管理
追溯码管理
生产记录
饮片检验
分包赋码
打印标签
大小码关联
关联查询
追溯码激活
饮片库存管理
饮片库存
饮片入库
饮片出库
批次详情
< 返回
原药材信息
药材名：天麻
药材批次号：wuha1101170050003210
药材来源：溯源
种植地点：湖北
药材供应商：
采收日期：2021-05-28
库存量（kg）：0
种植药材出库单号
原药材种植出库单号信息
种植药材出库单号　种植药材批号　药材名　种植药材规格　包装规格(kg/包)　重量(kg)　溯源码
CRK220210528000094　29991090300600012101　天麻　6g　5　5　查看(1)

图 16-2-7　查询药材库存批次详情

国家中药材流通追溯体系　饮片生产管理系统　主页　单位管理员　退出

药材库存管理：药材库存　药材入库　药材出库　药材检验
饮片生产管理：追溯码管理　生产记录　饮片检验　分包赋码　打印标签　大小码关联　关联查询　追溯码激活
饮片库存管理：饮片库存　饮片入库　饮片出库　饮片退货入库　流通数据查询
系统管理

药材出库

药材名称：　药材编码：　药材批号：　出库日期：

查询

序号	药材名称	药材编码	出库编号	药材规格	药材批号	出库类型	出库日期	出库重量 (kg)
1	花椒	324432	CRK220220311000024	15g	768677876	饮片生产	2022-03-11	10
2	天麻	1454	CRK220210528000096	6g	wuha1101170050003210	饮片生产	2021-05-28	5
3	花椒	324432	CRK220210517000065		hujiao001	饮片生产	2021-05-17	23
4	苦地丁	43532	CRK220210510000129	15g/包	32423	饮片生产	2021-05-10	4
5	花椒	324432	CRK220210510000127		hujiao001	饮片生产	2021-05-10	50
6	苦地丁	43532	CRK220210510000124	统	435643643kdd	饮片生产	2021-05-10	11
7	苦地丁	43532	CRK220210510000118	15g/包	32423	饮片生产	2021-05-10	22
8	花椒	324432	CRK220210510000116	选	HJYP001	饮片生产	2021-05-10	5
9	苦地丁	43532	CRK220210510000111	统	5435346	饮片生产	2021-05-10	2
10	花椒	324432	CRK220210510000104	15g	34324	饮片生产	2021-05-10	13

首页　上一页　下一页　末页　跳到　1　页　当前：1/4 页 本页 10 条记录 全部 35 条记录

图 16-2-8　查询药材出库

7．生产记录　生产记录模块的主要功能是：依据饮片生产记录对饮片进行生产信息登记，生成该饮片的溯源码。饮片生产信息包括：饮片基本信息、原药信息（通过药材批次码查询）、生产工艺、生产人员信息。

在查询生产记录页面，点击“新建生产记录”按钮，进入新建生产记录页面（图 16-2-9）。首先，选择生产所需的原药材批次（图 16-2-10）；其次，填写生产基本信息，包括：饮片名、饮片批次号、生产规格、执行标准、饮片生产重量、生产日期、品牌、有效期。填写完成后，点击“提交”按钮，系统会生成饮片生产批次信息；同时会扣减药材库存（【药材库存】模块可以查询），并生成药材出库信息（【药材出库】模块可以查询）；并且生成饮片入库信息，记录入库时间、数量、规格信息，在【饮片入库】模块可以查询到相关信息（图 16-2-11）。

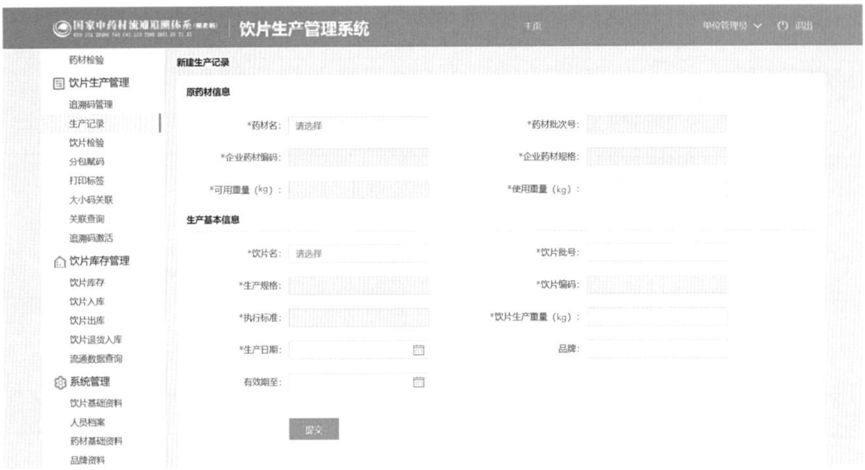

图 16-2-9 新增生产记录

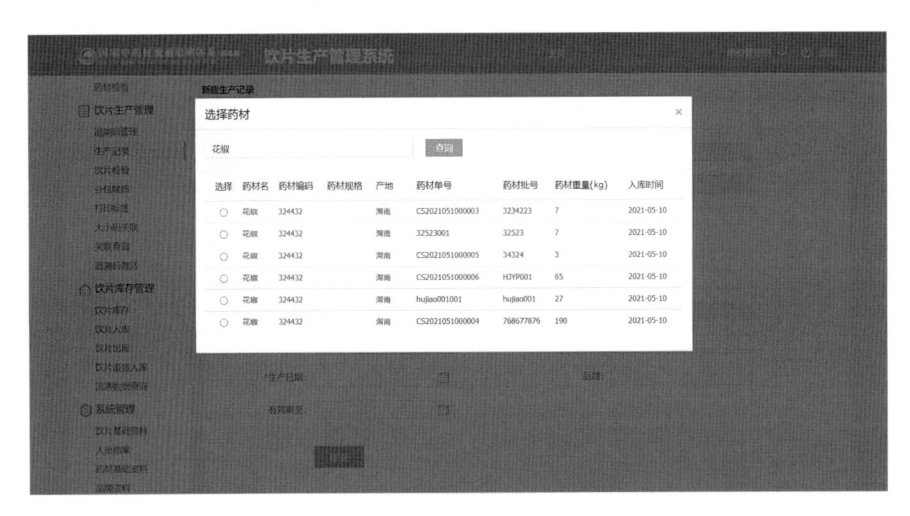

图 16-2-10 选择原药材批次

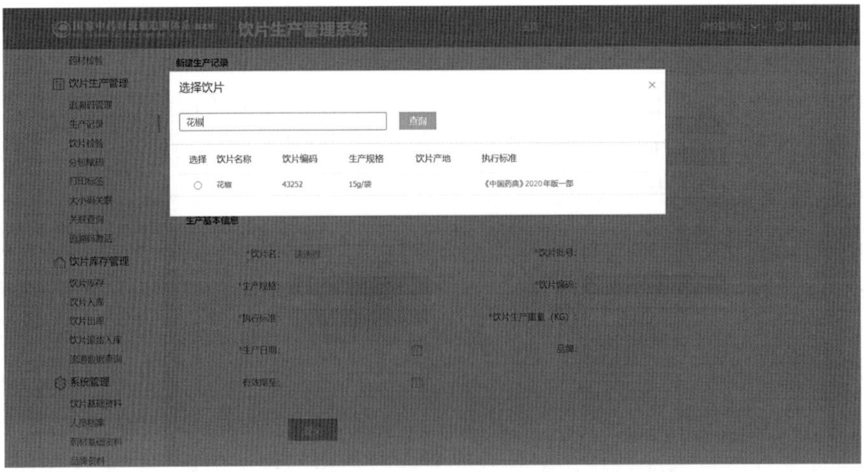

图 16-2-11 选择饮片信息

生产工艺信息（图 16-2-12）：在选择饮片信息后，如果该饮片在【饮片品名】功能已经配置了加工工序信息，系统该页面会自动带出填写生产工序信息的内容，要求操作者填写每种工序的人员和时间。

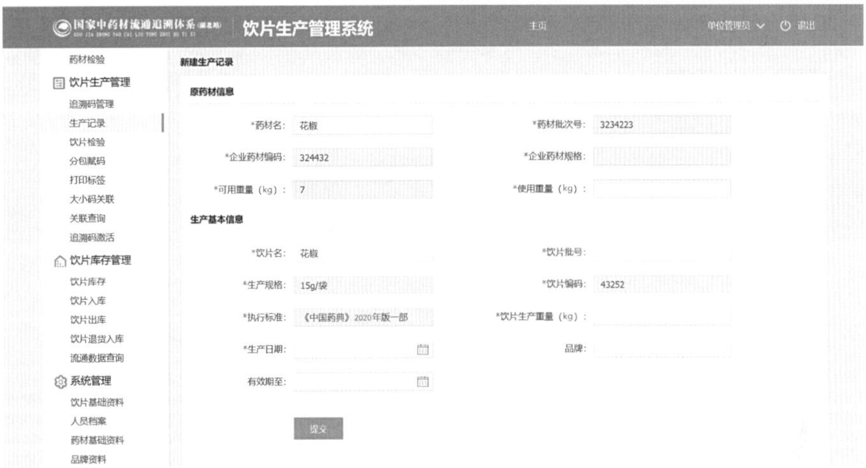

图 16-2-12　填写生产工序信息

8．饮片检验　饮片检验模块的主要功能是：依据饮片检验报告对饮片进行检验信息登记，与饮片批次号绑定，实现生产环境检测报告、原材料与成品检测报告单的采集，所有的报告将以图片形式扫描上传至追溯系统。

在查询饮片检验页面，点击生产批次明细的"检验"按钮，进入新增检验信息页面（图 16-2-13），首先展示生产基本信息及原药材使用信息，其次录入检验内容，包括：检验依据、检验人员、检验日期、存储条件、检验报告。检验报告以附件形式上传到系统。

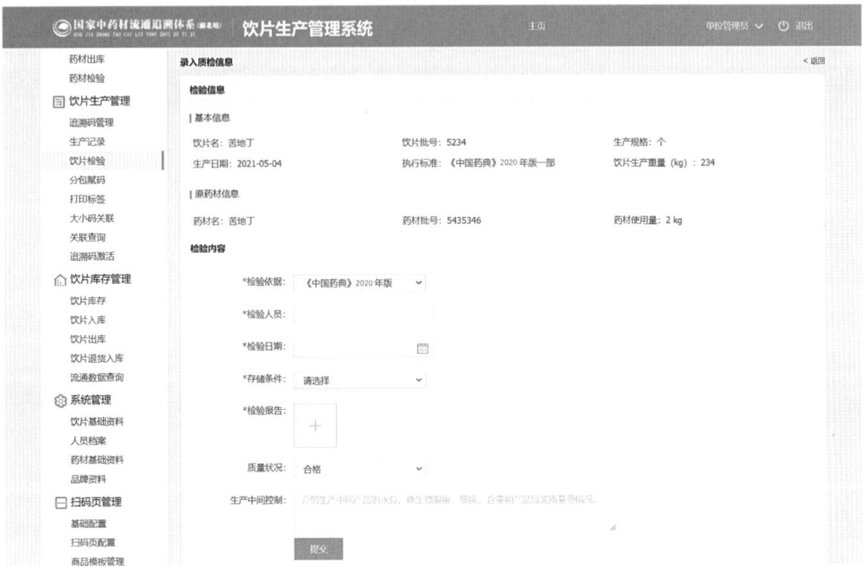

图 16-2-13　新增检验信息

查看检验信息：在查询饮片检验页面，如果某条生产批次已经录入过检验信息，就可以通过点击“查看”按钮，查看基本信息、原药材信息、录入的质检信息，并且可以预览上传的质检报告（图 16-2-14）。

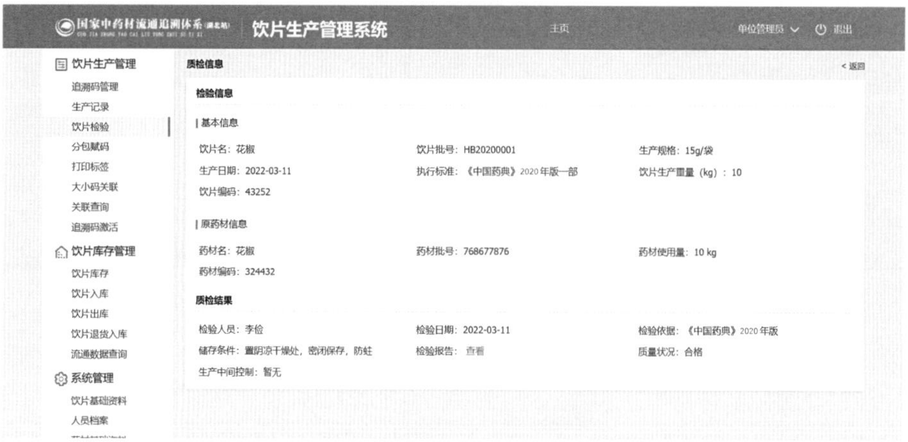

图 16-2-14　查看检验信息

9．**分包赋码**　分包赋码模块的主要功能是：对本企业生产的饮片依据生产批次对药材进行分包信息登记，生成溯源码，选择打印样式。

在查询分包赋码页面，点击生产批次的“分包”按钮，进入新增分包信息页面，首先页面展示生产批次信息（图 16-2-15）。其次，对该批次进行分包赋码操作，录入信息包括：小包装规格、小包装数量、大包装规格、打印规格、小包装打印样式、大包装打印样式。在页面的右下角，根据填写的大小包装规格、数量，系统自动生成包装关联图，方便操作人员查看。填写完信息后，点击“确定”按钮，系统按照大、小包装数量，生成对应

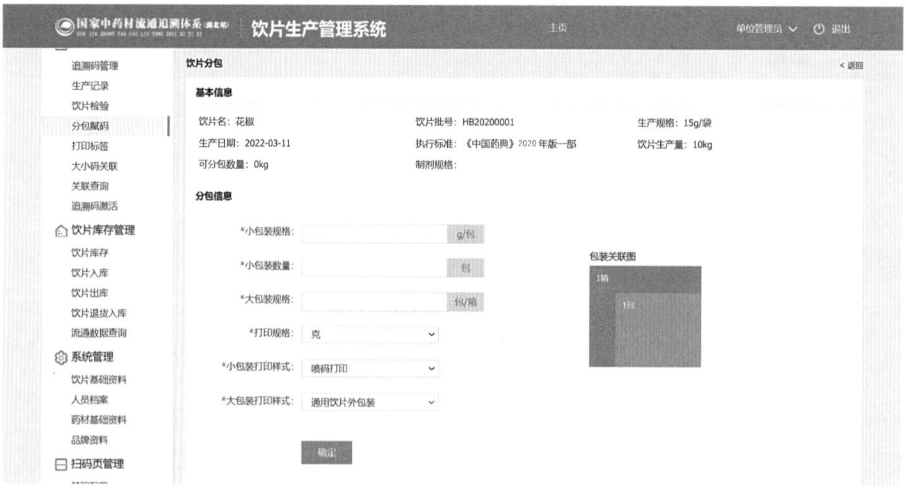

图 16-2-15　新增分包信息

的大、小包装溯源码；同时，系统记录该分包批次要打印的包装样式及规格。

10．**打印标签**　打印标签模块的主要功能是：将生成的溯源码通过打印设备，打印出标签。

在查询打印标签页面，点击分包批次的“打印”按钮，系统将自动连接客户端电脑的默认打印机，查询该批次所有的分包信息，批量打印出所有的小包装溯源码，由操作人员贴在饮片包装上。大包装的溯源码将在【大小码关联】模块进行实时关联及打印（图16-2-16）。

修改打印方案：在查询打印标签页面，点击分包批次的“修改打印方案”按钮，系统提供打印方案重新选择功能（图16-2-17）。

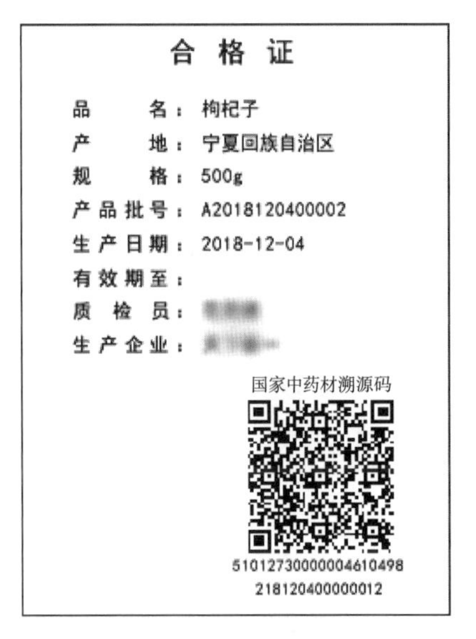
合 格 证
品　　名：枸杞子
产　　地：宁夏回族自治区
规　　格：500g
产品批号：A2018120400002
生产日期：2018-12-04
有效期至：
质 检 员：
生产企业：
国家中药材溯源码
51012730000004610498
218120400000012
图16-2-16　打印标签

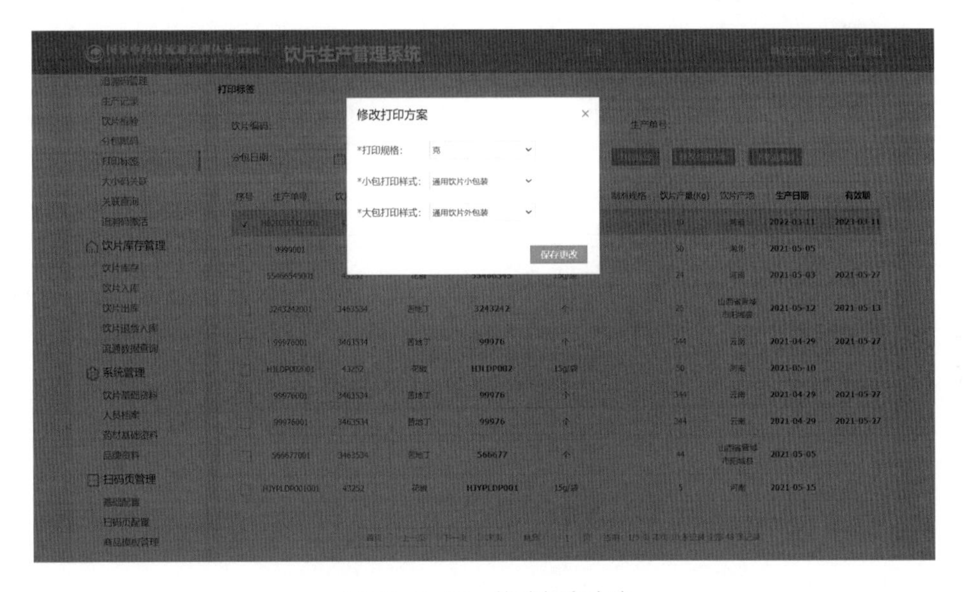

图16-2-17　修改打印方案

重新打印：在查询打印标签页面，点击分包批次的“重新打印”按钮，系统提供单个溯源码的重新打印功能（图16-2-18）。

11．**大小码关联**　大小码关联模块的主要功能是：将小包装的溯源码与大包装溯源码关联，建立对应关系。

操作人员使用扫码枪，将系统光标停放到“溯源码”的输入框后，将小包装的溯源码依次扫描到追溯系统（图16-2-19）。系统根据【分包赋码】功能定义的大小包装比例，自动记录小包装溯源码信息，生成大包装溯源码，并直接连接默认打印机进行打印（图16-2-20）。打印后，操作人员将该大包装码直接贴到大包装上。

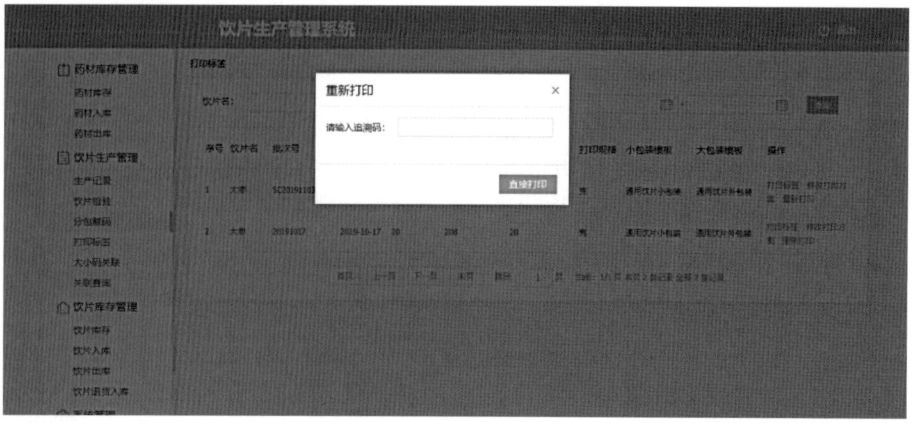

图 16-2-18　重新打印

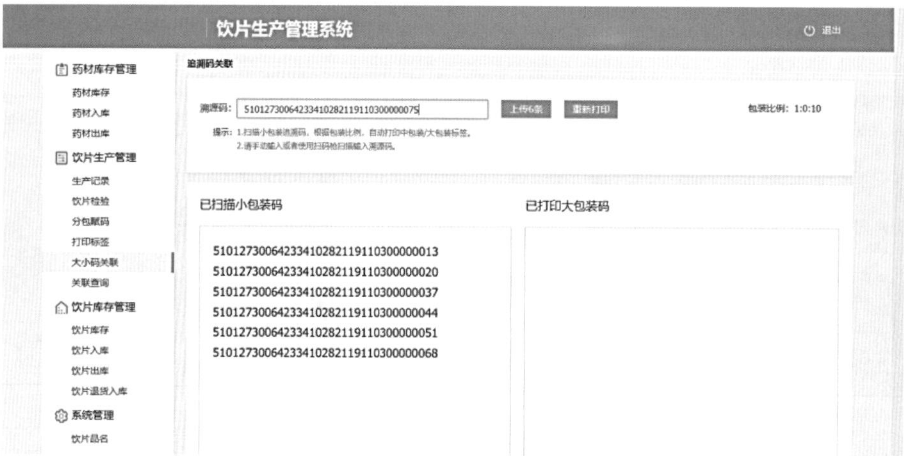

图 16-2-19　大小码关联

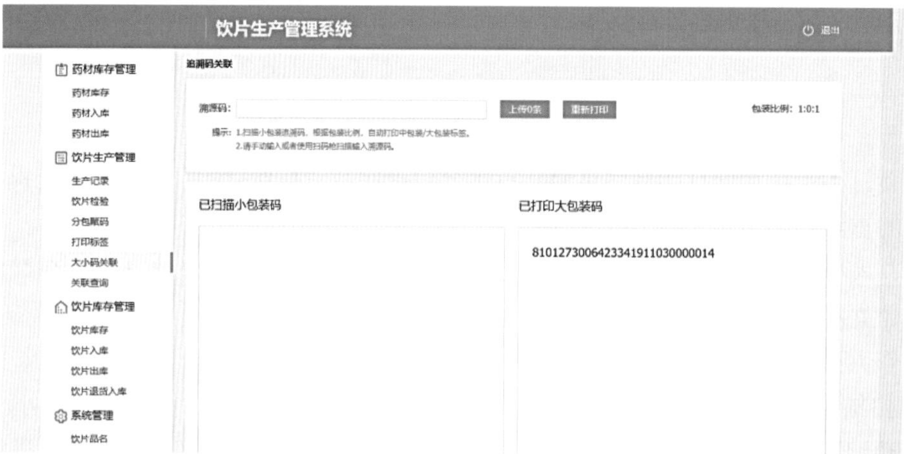

图 16-2-20　打印大包装码

例如，某饮片生产企业在某日要生产一个批次的茯苓，每个大包装（箱）包含 20 个单位的小包装（袋），一次生产 20 箱，共 400 包。

第一步：操作人员首先在【分包赋码】功能定义本批次分包的小包装规格、小包装总量为 400 包，以及大包装的规格为：20 包 / 箱。

第二步：操作人员在【打印标签】功能，批量打印 400 个小包装溯源码，并将溯源码都贴在小包装袋上。

第三步：操作人员在【大小码关联】功能，批量扫描溯源码，扫描每 20 个小包装溯源码，系统将自动生成一个大包装溯源码，并与 20 个小包装溯源码进行关联。系统自动打印出 1 个大包装码，操作人员将该大包装码贴到大包装箱上，并将 20 袋小包装装入大包装箱内。重复该操作 20 次，完成该批次的分包、打印、赋码过程。

12．饮片入库　饮片入库模块的主要功能是：对已登记检验信息的饮片进行入库信息统计，饮片入库信息包括：基本信息、入库数量、入库时间等。

13．饮片库存　饮片库存模块的主要功能是：在【生产批次】【饮片出库】【饮片退货入库】等功能完成操作后，系统会对饮片库存进行修改，还可查询本企业饮片库存信息（图 16-2-21）。

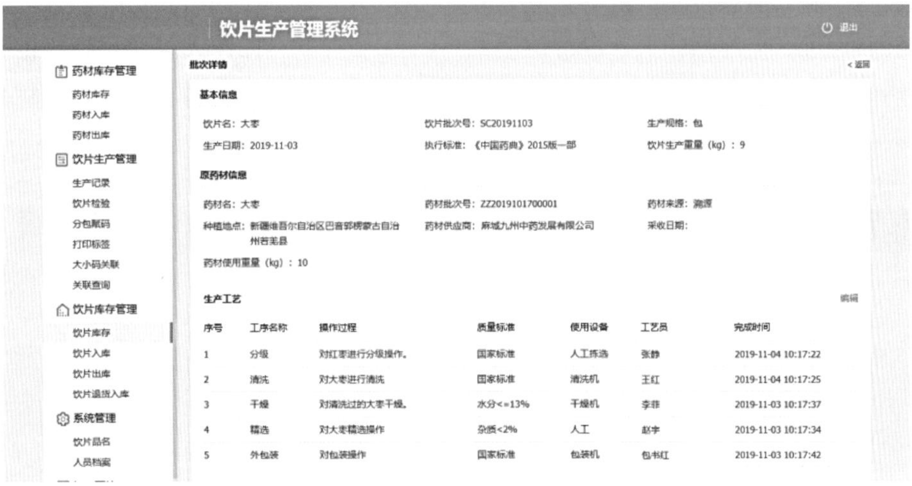

图 16-2-21　查询饮片库存批次详情

14．饮片出库　饮片出库的主要功能是：对生产的饮片进行出库管理，包括溯源企业出库与非溯源企业出库。

在查询饮片出库页面，点击“新建饮片出库”按钮，进入新增饮片出库页面。该页面提供两种出库方式：溯源企业出库、非溯源企业出库。在溯源企业出库方式中，下游采购商也是追溯系统的试点企业，录入信息包括：采购企业（可以直接从系统选择，带出采购企业 CPC 码）、出库操作人、溯源码明细（图 16-2-22）。操作人员使用扫码枪扫描饮片溯源码，批次添加出库明细。点击“提交”按钮后，将扣减饮片库存，并生成饮片出库记录。

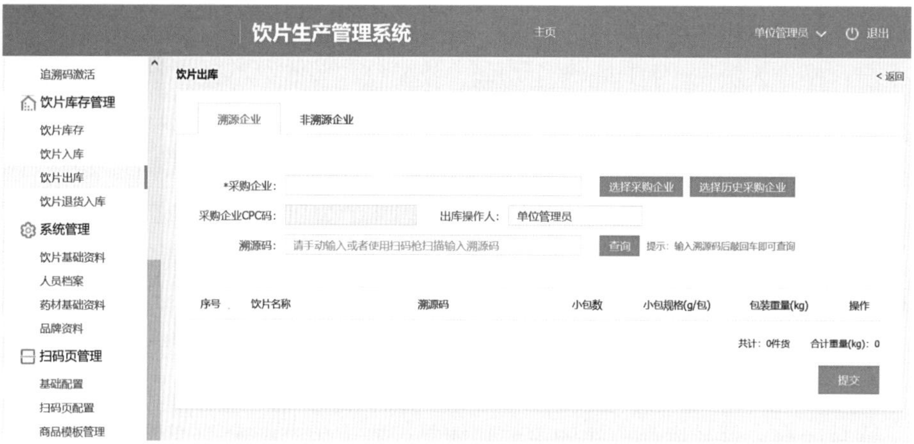

图 16-2-22 新增饮片出库（溯源企业）

新增饮片出库（非溯源企业）：在非溯源企业出库方式中，下游采购商不是追溯系统的试点企业，录入信息包括：采购企业（可以选择历史采购企业，记录企业名称）、联系电话、经营地址、出库操作人、溯源码明细（图 16-2-23）。操作人员使用扫码枪扫描饮片溯源码，批次添加出库明细。点击“提交”按钮后，将扣减饮片库存，并生成饮片出库记录。

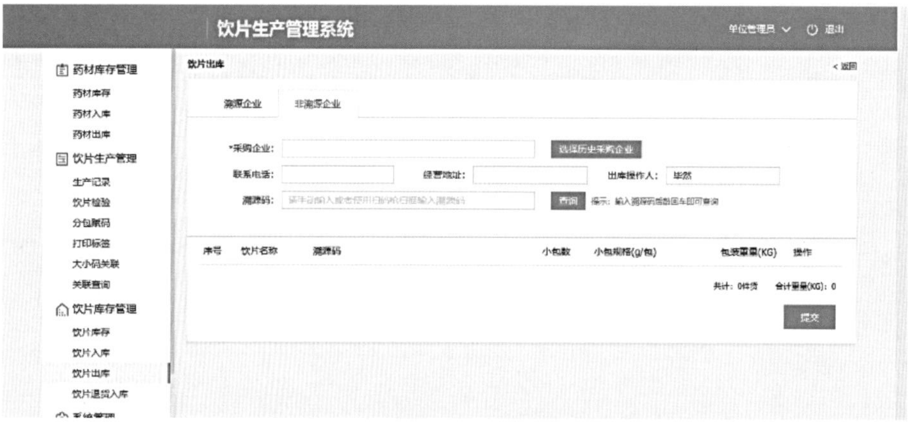

图 16-2-23 新增饮片出库（非溯源企业）

查看出库详情：在查询饮片出库页面，点击出库批次明细的“查看”按钮，进入饮片出库详情页面，可以查询到出库的详细信息（图 16-2-24），并能够查询到本次出库对应的溯源码明细（图 16-2-25）。

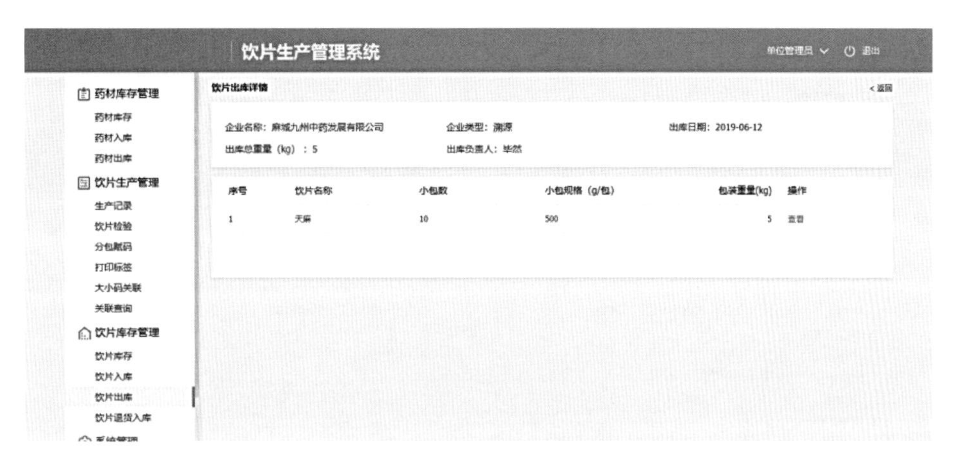

图 16-2-24　查看出库详情

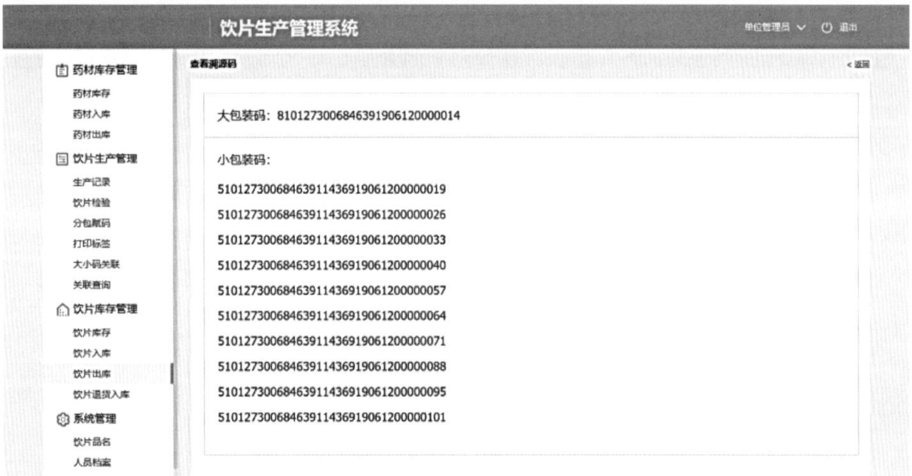

图 16-2-25　查看出库详情——溯源码

15．**饮片退货入库**　饮片退货入库的主要功能是：对于已经出库销售的饮片，可以进行退货处理，包括保留溯源码退货及不保留溯源码退货。

系统提供两种出库方式：保留溯源码退货、不保留溯源码退货。下游企业向生产企业退货，退货原因不是因为质量问题，这种情况使用保留溯源码退货。货品在企业进行入库，可以进行二次销售（图 16–2–26）。

下游采购企业因为质量问题向生产企业退货，这种情况使用不保留溯源码退货。货品在企业进行入库，销毁该退货批次所有的溯源码，货品也将进行销毁（图 16–2–27）。

图 16-2-26 保留溯源码退货

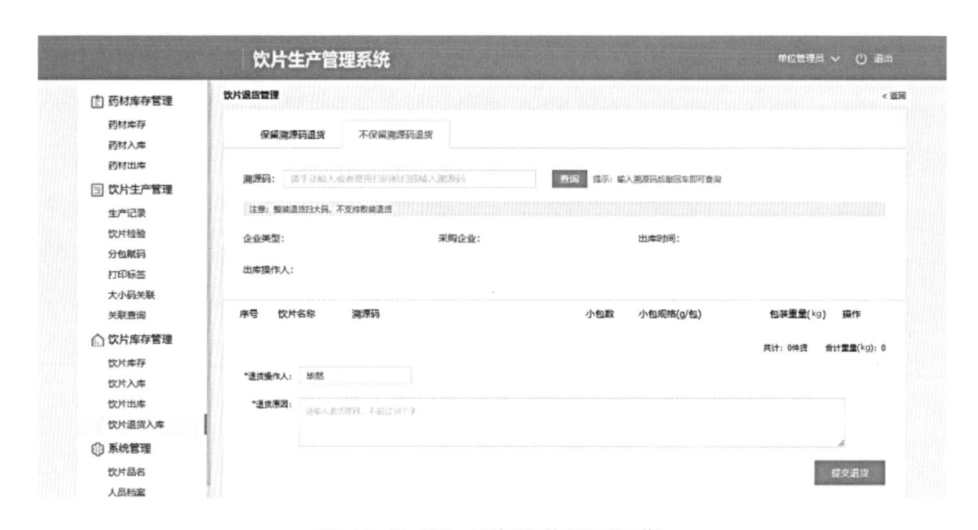

图 16-2-27 不保留溯源码退货

二、中药材种植 / 养殖追溯子系统

中药材种植 / 养殖追溯子系统须结合种植 / 养殖企业的实际情况，提升种植 / 养殖企业的管理和效率，降低系统使用难度，达到数据采集的目的，实现种植 / 养殖流程的追溯。系统使用移动端技术（包含 IOS、安卓版本 APP），增加初加工环节的数据采集，实现种植户、工人实时采集田间任务、初加工任务的数据，采用标准的赋码接口，提升赋码效率。该子系统的开发功能关系流程图 16-2-28 所示。

中药材种植 / 养殖追溯子系统存储的数据信息有：中药材种植地块基础信息、任务管理信息、加工信息、检验信息、分包信息、药材出库信息等。该系统搭配移动端技术（包含 IOS、安卓版本 APP），进一步完善了溯源平台体系追溯流程，优化了系统各细节功能

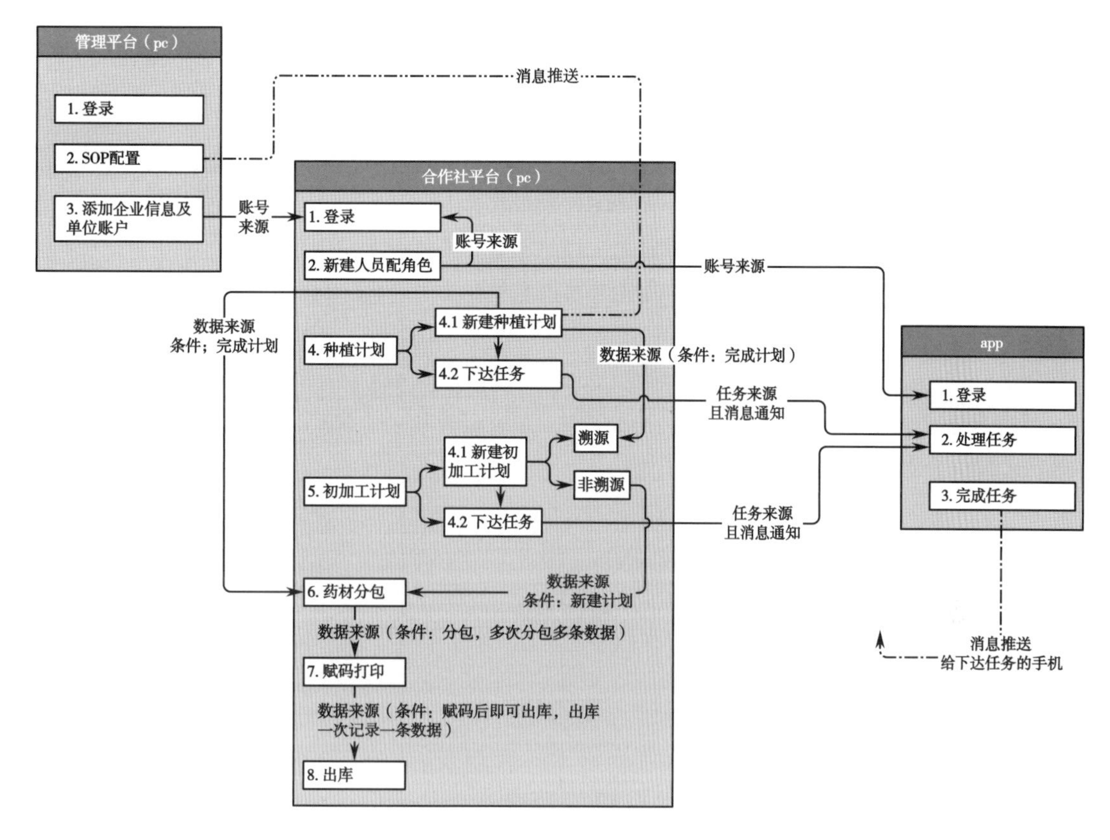

图 16-2-28　中药材种植 / 养殖追溯子系统开发功能关系流程图

和数据的采集、处理，提升了系统整体效率。该子系统的业务流程图 16-2-29 所示。

1. **SOP 配置管理**　药材库 SOP 配置管理的主要功能是：管理系统录入的药材基础数据，并配置药材相应的 SOP 流程。

进入【药材数据库】功能，首先展示的是追溯体系中录入的所有药材基础信息。搜索项目包括：药材名称（提供模糊查询）、创建日期（提供区间查询）、SOP 状态（配置、未配置）。查询结果列表每页展示 10 条药材信息，信息包括：序号、药材名称、药材编码、创建日期、SOP 状态等（图 16-2-30）。

在药材数据库查询页面，点击“配置 SOP”按钮，进入药材 SOP 配置页面。该页面展示的是此药材已配置的所有 SOP 流程信息，信息包括：序号、流程名、流程描述、开始日期、结束日期、提醒时间等（图 16-2-31）。

在药材 SOP 配置页面，点击上方“新增流程”按钮，弹出新增 SOP 流程对话框，此处用于录入药材具体的 SOP 信息，信息包括：流程名、流程描述、开始时间、结束时间、提醒时间。提交后，系统将自动在流程开始日期前向计划创建人发送通知（图 16-2-32）。

2. **子系统登录**　子系统登录模块的主要功能是：通过备案的中药饮片生产企业，输入系统的用户名、密码登录追溯体系。

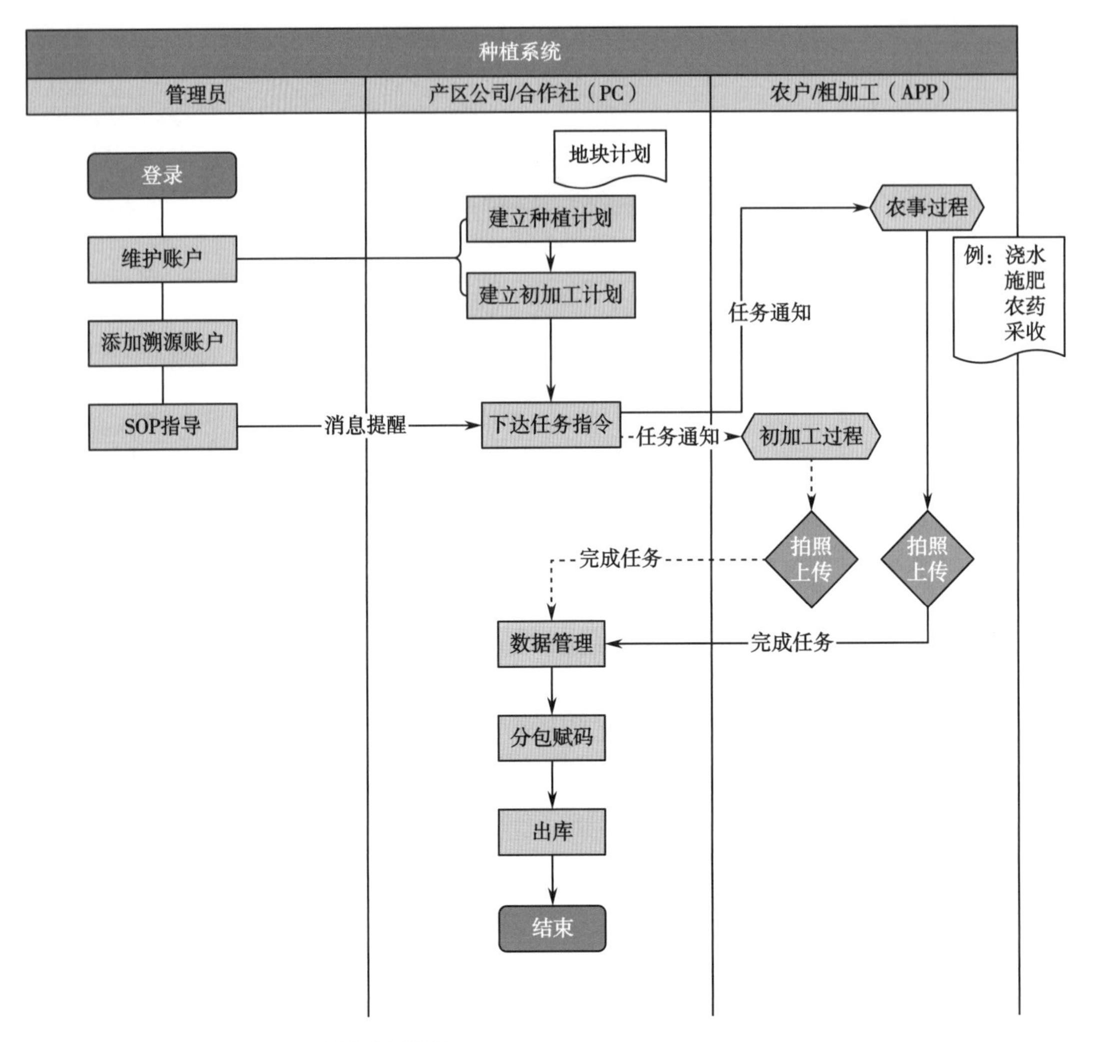

图 16-2-29 中药材种植 / 养殖追溯系统业务流程图

药材数据库

药材名称： 创建日期： SOP状态：全部 查询 清空

序号	药材名称	药材编码	创建日期	SOP状态	操作
11	巴戟天	01053	2015-02-03	未配置	配置SOP
12	菝葜	1086	2015-10-28	未配置	配置SOP
13	白扁豆	02051	2015-06-15	未配置	配置SOP
14	白矾	08032	2015-12-22	未配置	配置SOP
15	白果	02052	2015-04-29	未配置	配置SOP
16	白果仁	02158	2015-10-26	未配置	配置SOP
17	白果仁原因	02185	2015-10-27	未配置	配置SOP
18	白胡椒	02074	2015-06-15	未配置	配置SOP
19	白花蛇舌草	03014	2015-02-04	未配置	配置SOP
20	白及	01064	2015-02-03	未配置	配置SOP

首页 上一页 下一页 末页 跳到 2 页 当前：2/64页 本页10条

图 16-2-30 查询药材数据库

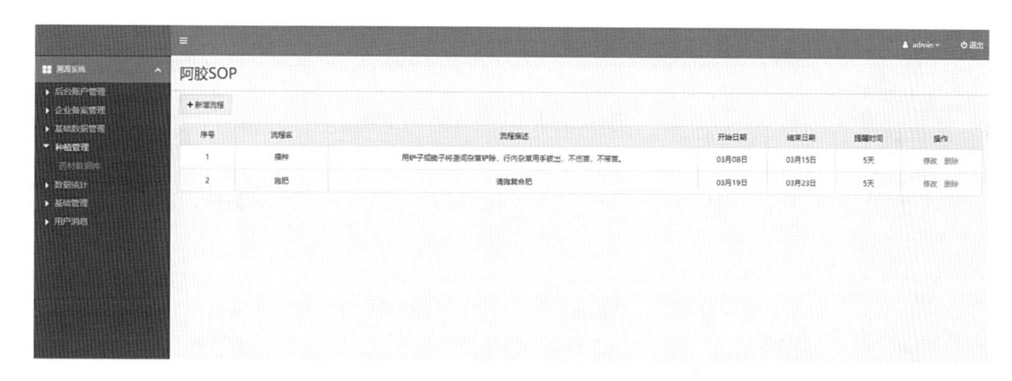

图 16-2-31　药材 SOP 配置信息

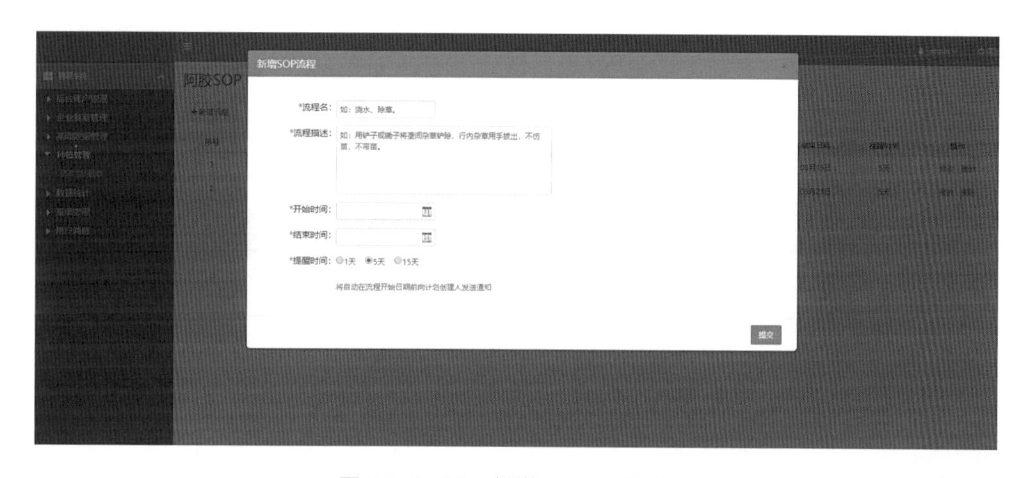

图 16-2-32　新增 SOP 配置流程

3．**人员档案**　人员档案模块的主要功能是：管理药材种植企业工作人员账号，并配置相应的角色。进入【人员档案】功能，首先展示的是本企业下的所有人员信息。搜索项目包括：姓名（提供模糊查询）、手机、角色、备案日期（提供区间查询）。查询结果列表每页展示 10 条人员信息，信息包括：序号、姓名、手机、角色、备案日期等（图 16-2-33）。

在人员档案查询页面，点击“新建人员”按钮，进入新建人员页面，在此维护人员信息，并选择人员使用角色（农户、种植管理员、单位管理员）。提交后，系统会自动为该人员创建以手机号为唯一标识的会员账号。该工作人员可以使用该账号登录追溯系统，完成自己的工作。系统会根据为该工作人员分配的角色（农户、种植管理员、单位管理员），分配相应的功能模块（图 16-2-34）。

4．**地块档案**　地块档案模块的主要功能是：管理企业种养殖基地信息，并提供地图标记功能。包括以下具体功能：

（1）查询地块档案：点击左侧菜单，进入【地块档案】功能，首先展示的是本企业下的所有地块信息。搜索项目包括：地块名称（提供模糊查询）、创建日期（提供区间查

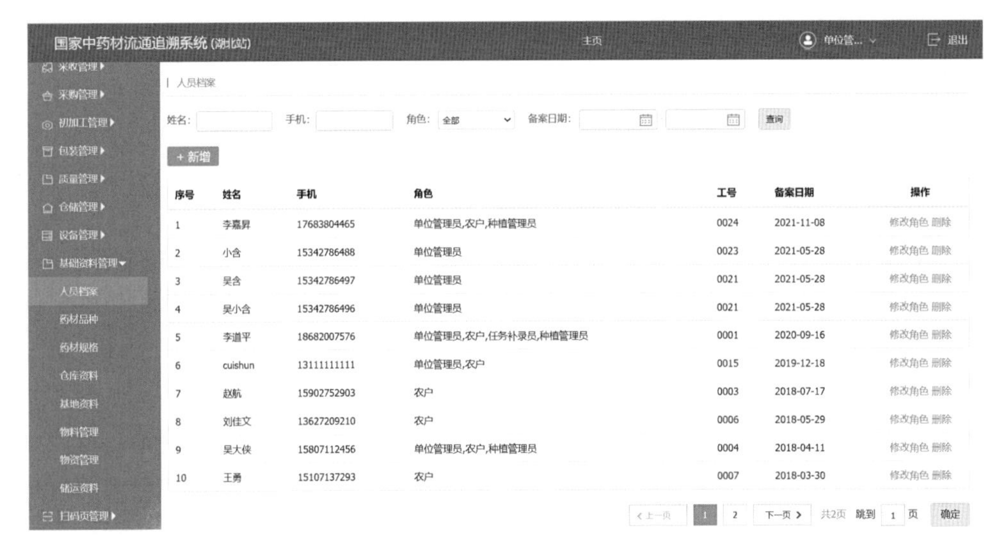

图 16-2-33　查询人员档案

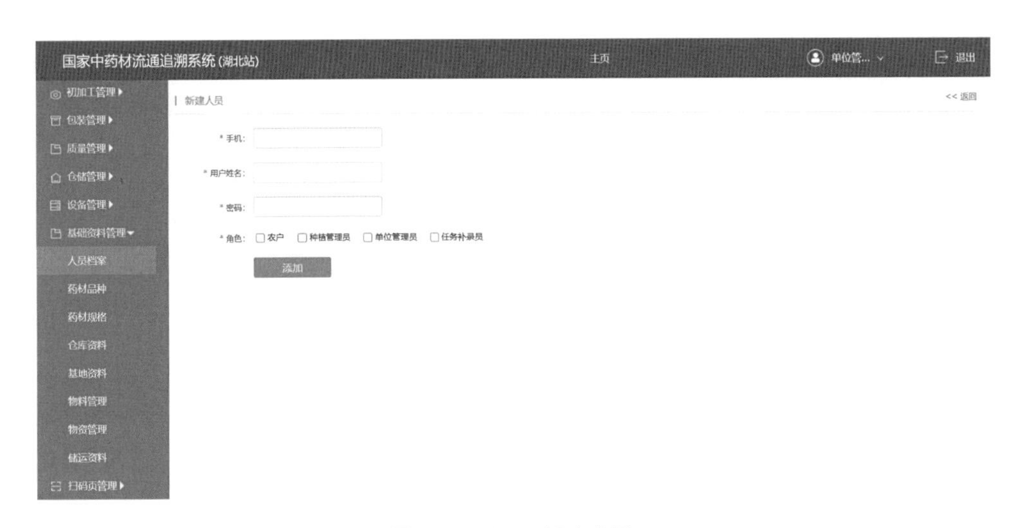

图 16-2-34　新建人员

询)。查询结果列表每页展示 10 条地块信息，信息包括：序号、地块名称、区域、地理位置、面积、创建日期等（图 16-2-35）。

（2）登记种植 / 养殖基地的信息：基地信息包含地块名称、区域、地理位置、地块面积、地图标记等。这里同时提供地图标记功能，通过数据库记录地块的经度、纬度信息，即可以根据页面选的区域和填入的地理位置，通过调用百度地图 API 实现地点的搜索和标记功能。在查询地块档案页面，点击“新建地块”按钮，进入新建地块页面，该页面用于登记种植 / 养殖基地的信息，信息包括：地块名称、地块面积、区域、地理位置、地图标记等（图 16-2-36）。同时该页面提供地图标记功能，可以详细记录此地块的经度、纬度信息。

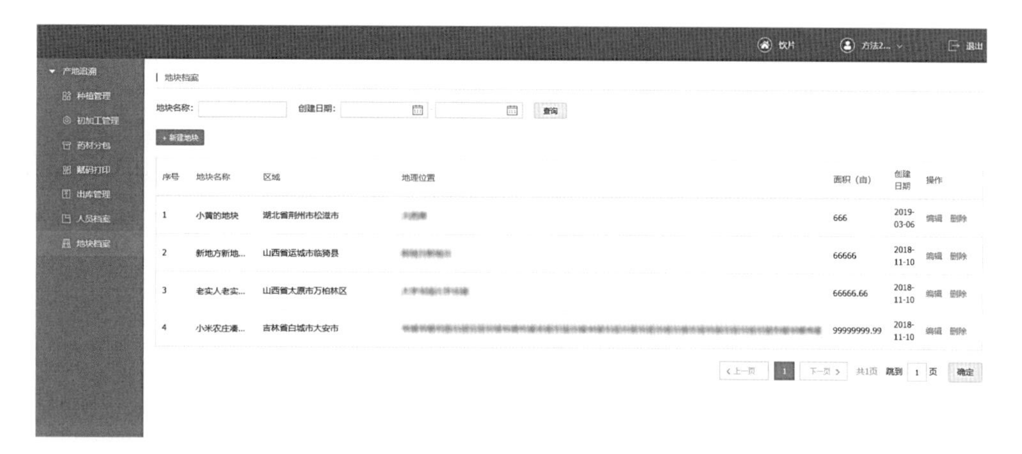

图 16-2-35　查询地块档案

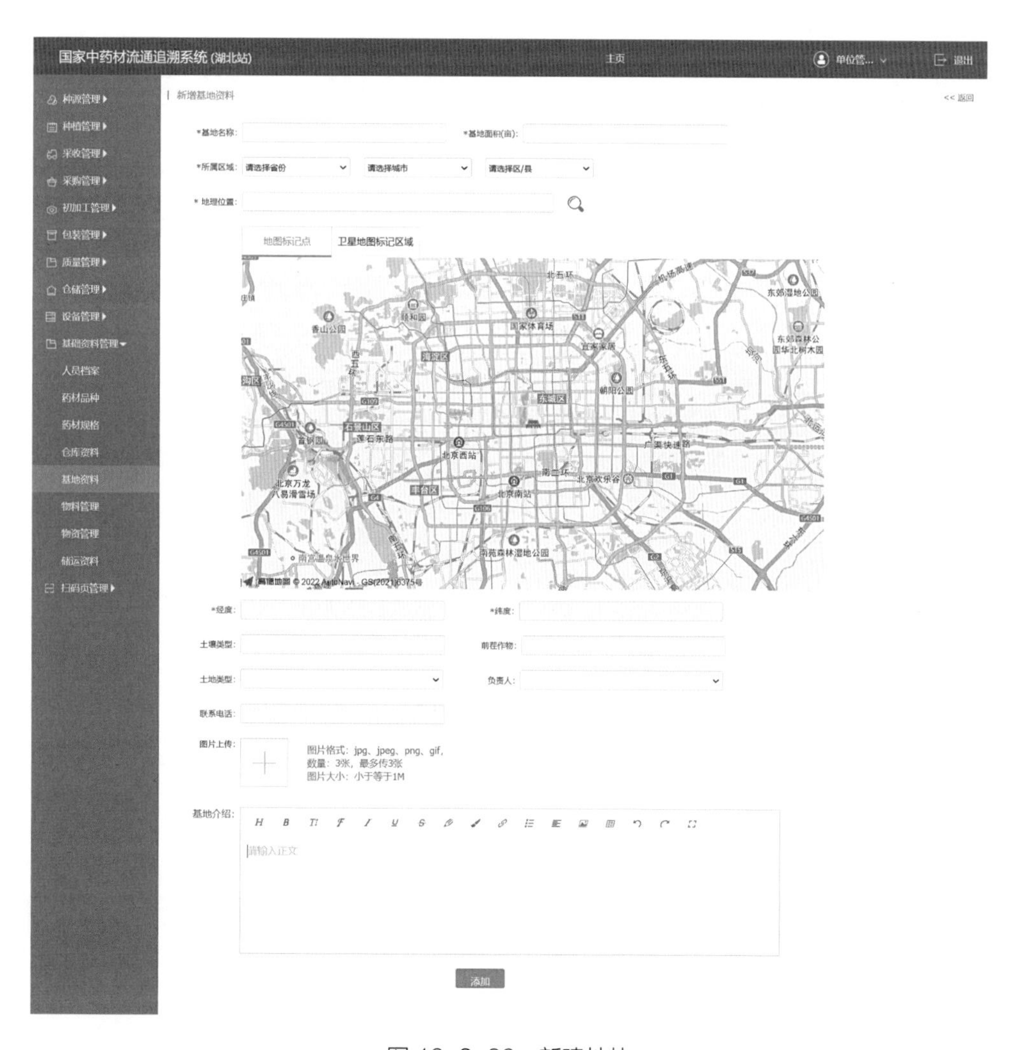

图 16-2-36　新建地块

5．**种植管理** 种植管理模块的主要功能是：对本企业的种植计划进行管理，并录入该种植计划对应的田间任务信息。

进入【种植管理】功能，该页面首先展示的是本企业下的所有种植计划信息。搜索项目包括：药材名（提供模糊查询）、创建人、计划状态（进行中、已完成）批次号、创建日期（提供区间查询）。查询结果列表每页展示10条种植计划信息，信息包括：序号、计划批次号、药材名、种植地块、创建人、创建日期、农事任务、计划状态等（图16-2-37）。

在查询种植管理页面，点击“新建计划”按钮，进入新建种植计划页面。该页面用于录入种植计划基础信息，包括：种植药材名称、种子/种苗信息、地块信息、种植负责人等（图16-2-38）。新建种植计划时需要选择上述维护的地块信息以完善种植与产地的信息追溯链。提交后，系统会自动生成对应该计划的唯一种植批次号。

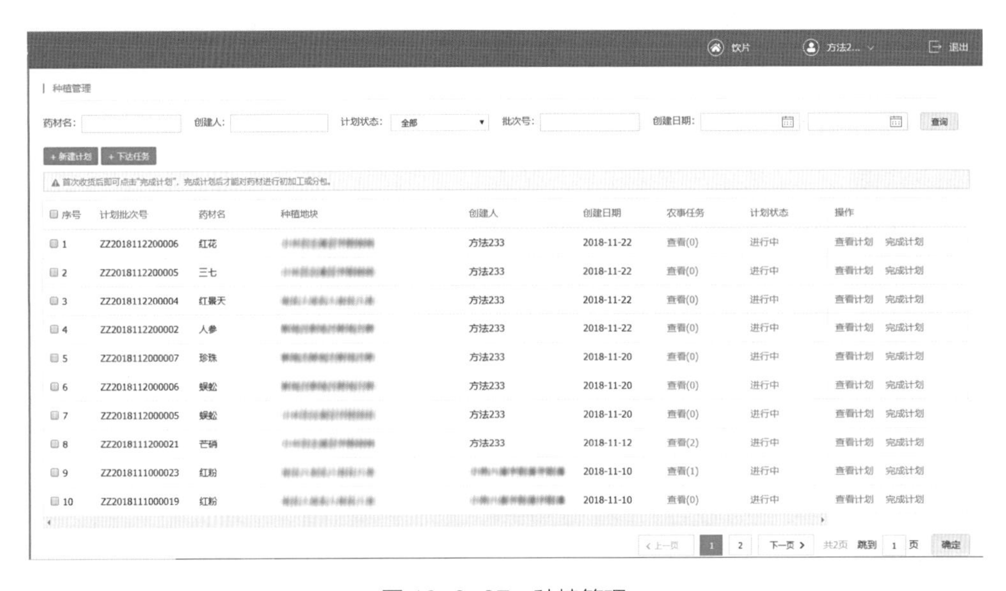

图16-2-37 种植管理

图16-2-38 新建种植计划

新建田间任务：在查询种植管理页面，单个或批量勾选种植计划，然后点击页面上方“下达任务”按钮，进入下达农事任务页面。该页面默认情况下用于录入田间任务的基础信息，包括：任务操作人、任务类型（田间操作）、任务名称（播种、移栽、施肥、除草、追肥、采收、病虫害防治、其他）、任务描述、开始日期、结束日期等（图 16-2-39）。任务提交完成后，对应农户（任务操作人）可以在移动端 APP 收到此田间任务待完成的提示信息。

新建周期采集任务：在查询种植管理页面，单个或批量勾选种植计划，然后点击页面上方“下达任务”按钮，进入下达农事任务页面，选择“生长周期”任务类型，页面显示录入周期采集任务信息页面。信息包括：任务操作人、任务类型（生长周期）、任务名称（种苗期、生长期、花期、果期、成熟期）、任务描述、开始日期、结束日期等（图 16-2-40）。任务提交完成后，对应农户（任务操作人）可以在移动端 APP 收到此周期采集任务待完成的提示信息。

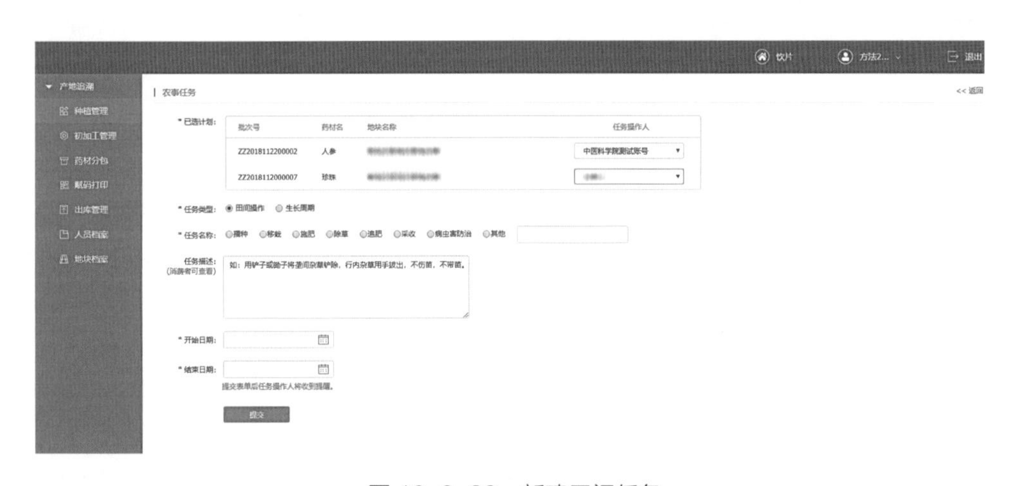

图 16-2-39　新建田间任务

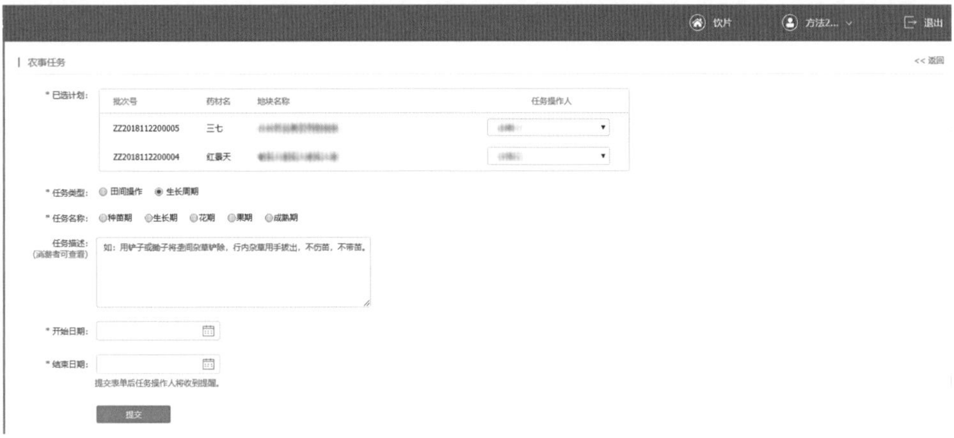

图 16-2-40　周期采集任务发布

完成种植计划：在查询种植管理页面，点击“完成计划”按钮，可更改种植计划的状态为“已完成”（图 16-2-41）。已完成状态的计划后可进行药材初加工或分包操作，但是无法再下达农事任务。

提示
完成计划后可对药材进行初加工或分包操作，但是无法再下达农事任务，是否确定完成计划?
确定
取消

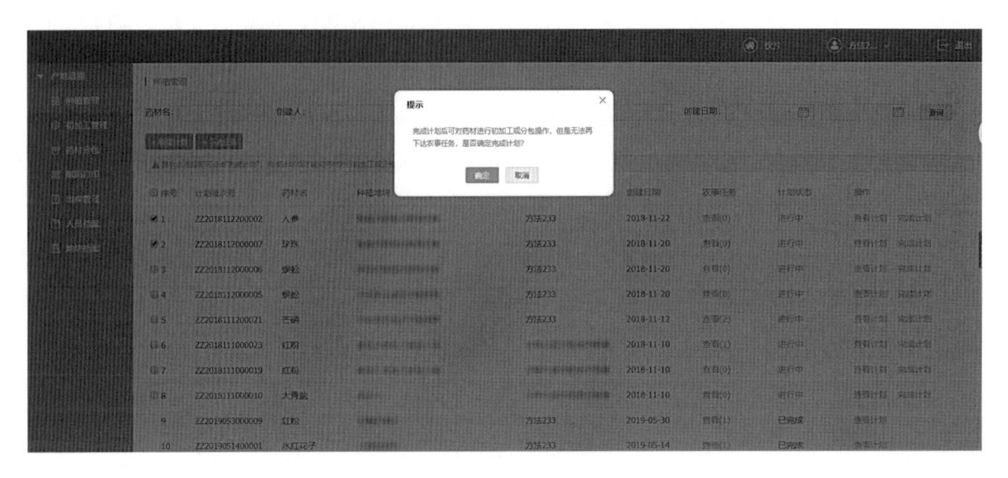

图 16-2-41　完成种植计划

6．初加工管理　初加工理模块的主要功能是：对本企业的初加工计划进行管理，并对初加工数据进行采集录入。初加工数据采集的药材来源包括溯源药材和非溯源药材。溯源类型的药材、批次号通过选择种植管理中新建的种植计划自动查询而来；非溯源药材需登记药材基本信息，并生成新的初加工批次号。

进入【初加工管理】功能，该页面首先展示的是本企业下的所有初加工计划信息。搜索项目包括：药材名（提供模糊查询）、创建人、药材来源（溯源药材、非溯源药材）、批次号、创建日期（提供区间查询）。查询结果列表每页展示 10 条初加工管理信息，信息包括：序号、计划批次号、药材名、药材来源、创建人、创建日期、初加工任务等（图 16-2-42）。

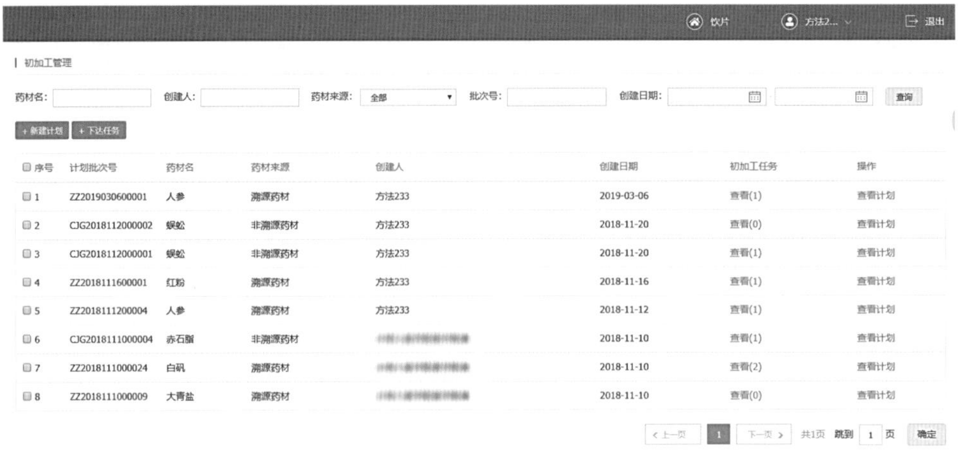

饮片
方法2...
退出
初加工管理
药材名:
创建人:
药材来源:
全部
批次号:
创建日期:
查询
+ 新建计划
+ 下达任务
序号 计划批次号 药材名 药材来源 创建人 创建日期 初加工任务 操作
1 ZZ2019030600001 人参 溯源药材 方法233 2019-03-06 查看(1) 查看计划
2 CJG2018112000002 蜈蚣 非溯源药材 方法233 2018-11-20 查看(0) 查看计划
3 CJG2018112000001 蜈蚣 非溯源药材 方法233 2018-11-20 查看(1) 查看计划
4 ZZ2018111600001 红粉 溯源药材 方法233 2018-11-16 查看(1) 查看计划
5 ZZ2018111200004 人参 溯源药材 方法233 2018-11-12 查看(1) 查看计划
6 CJG2018111000004 赤石脂 非溯源药材 2018-11-10 查看(1) 查看计划
7 ZZ2018111000024 白矾 溯源药材 2018-11-10 查看(2) 查看计划
8 ZZ2018111000009 大青盐 溯源药材 2018-11-10 查看(0) 查看计划
< 上一页
1
下一页 >
共1页 跳到 1 页
确定

图 16-2-42　初加工管理

在查询初加工管理页面，点击“新建计划”按钮，进入新建初加工计划页面，该页面提供两种药材来源方式：溯源药材和非溯源药材。溯源药材初加工，是指进行初加工的药材来源于系统【种植管理】模块中的种植计划，此类药材上有系统对应的唯一批次号，通过选择对应批次号的种植计划，自动查询出该药材的详细信息（图 16-2-43）。在完成新增初加工计划后，系统可以自动记录该初加工计划对应的种植计划信息，达到子系统信息一致的目的。

新建初加工计划（非溯源药材）：非溯源药材初加工，是指进行初加工的药材不是来源于系统【种植管理】模块中的药材数据，需手动系统录入进行初加工的药材信息，信息包括：药材来源、药材名、种植户、区域、地理位置、初加工负责人等（图 16-2-44）。在完成新增后，系统会自动生成对应该计划的新批次号，可以在【初加工管理】功能中查询该信息。

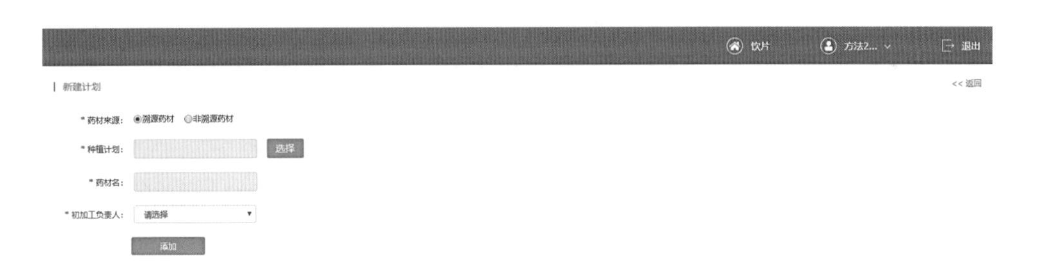

图 16-2-43　新建初加工计划（溯源药材）

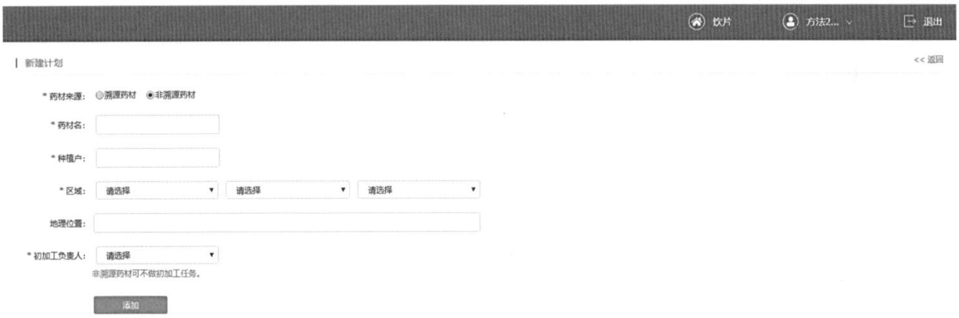

图 16-2-44　新建初加工计划（非溯源药材）

7. 质量检验　药材检验模块的主要功能是：对药材进行检验信息的录入。具体检验信息包括：执行标准（企业标准、《中国药典》）、检验人员、检验日期、贮藏条件、质检报告等，系统最终将这些数据与药材批次进行绑定并提交到地方平台。

进入【药材检验】功能。该页面可以查询本企业所有经营批次的检验信息。搜索项目包括：药材名（提供模糊查询）、药材来源（溯源、非溯源）、批次号、创建日期（提供区间查询）（图 16-2-45）。查询结果列表包括：序号、批次号、生产日期、药材基本信息等。

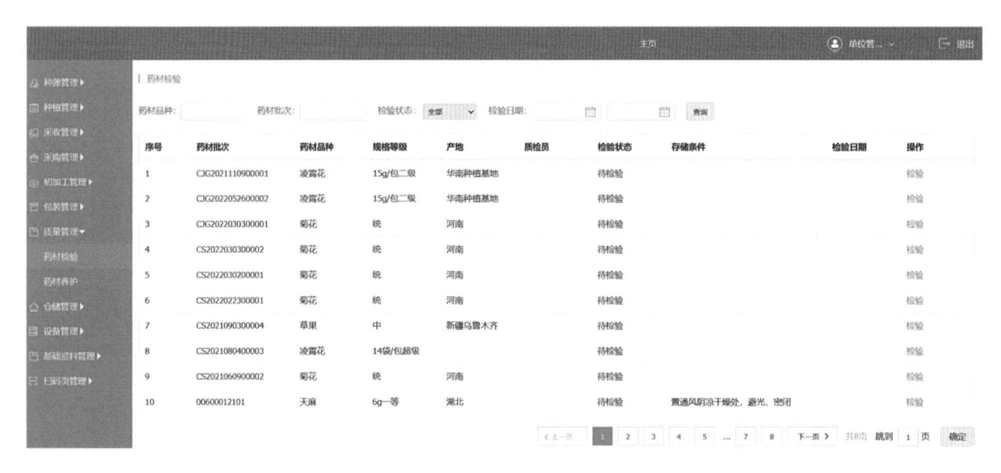

序号	药材批次	药材品种	规格等级	产地	质检员	检验状态	存储条件	检验日期	操作
1	CJG2021110900001	凌霄花	15g/包二级	华南种植基地		待检验			检验
2	CJG2022052600002	凌霄花	15g/包二级	华南种植基地		待检验			检验
3	CJG2022030300001	菊花	统	河南		待检验			检验
4	CS2022030300002	菊花	统	河南		待检验			检验
5	CS2022030200001	菊花	统	河南		待检验			检验
6	CS2022022300001	菊花	统	河南		待检验			检验
7	CS2021090300004	草果	中	新疆乌鲁木齐		待检验			检验
8	CS2021080400003	凌霄花	14袋/包超级			待检验			检验
9	CS2021060900002	菊花	统	河南		待检验			检验
10	00600012101	天麻	6g一等	湖北		待检验	置通风阴凉干燥处，避光，密闭		检验

图 16-2-45　查询药材检验

在查询药材检验页面，点击检验数据列的“上传”按钮，显示新增检验数据对话框。该弹层用于录入药材具体检验信息，包括：质检人员、质检日期、执行标准（企业标准、《中国药典》）、贮藏条件、质检报告（图 16-2-46）。质检报告以附件形式上传到系统，系统最终将这些数据与饮片批次进行绑定并提交到地方平台。

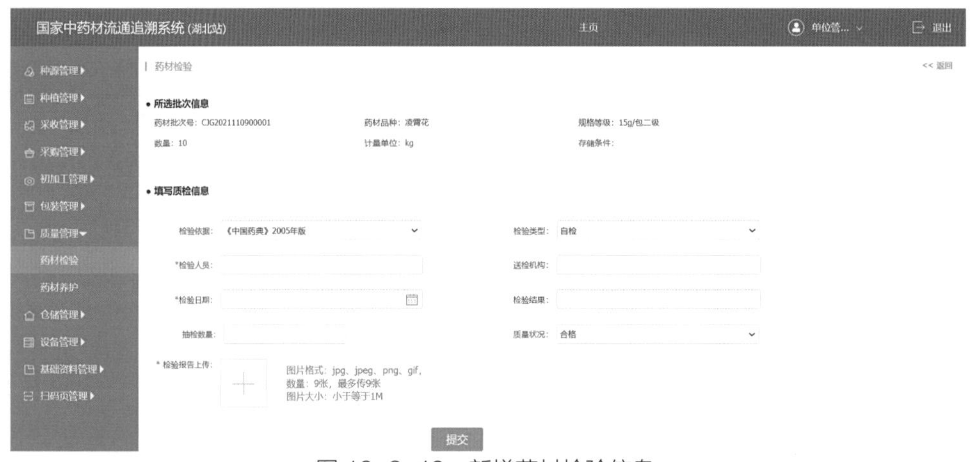

图 16-2-46　新增药材检验信息

8．**药材分包**　药材分包模块的主要功能是：对待分包药材的数据进行分包信息登记，并根据分包信息自动生成待赋码打印的药材数据。

进入【药材分包】功能，首先展示的是本企业下所有待分包的药材信息。搜索项目包括：药材名（提供模糊查询）、药材来源（溯源药材、非溯源药材）、批次号、创建日期（提供区间查询）。查询结果列表每页展示 10 条待分包药材信息，信息包括：序号、计划批次号、药材名、药材来源、计划创建日期、质检数据等（图 16-2-47）。待分包的药材数据来源于以下两种途径：一是处于已完成状态的种植计划数据；二是药材来源类型为非溯源药材的初加工计划数据。

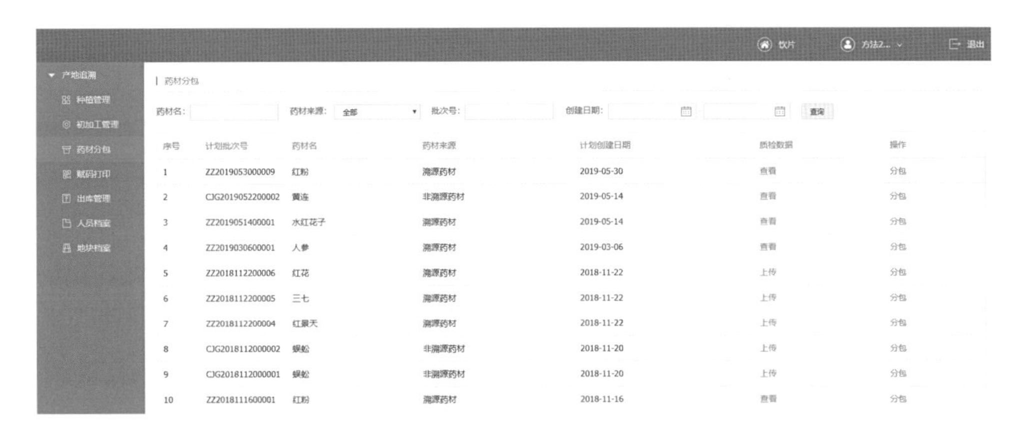
饮片
方法2...
退出
产地追溯
种植管理
初加工管理
药材分包
赋码打印
出库管理
人员档案
地块档案
药材分包
药材名：
药材来源： 全部
批次号：
创建日期：
查询
序号 计划批次号 药材名 药材来源 计划创建日期 质检数据 操作
1 ZZ2019053000009 红粉 溯源药材 2019-05-30 查看 分包
2 CJG2019052200002 黄连 非溯源药材 2019-05-14 查看 分包
3 ZZ2019051400001 水红花子 溯源药材 2019-05-14 查看 分包
4 ZZ2019030600001 人参 溯源药材 2019-03-06 查看 分包
5 ZZ2018112200006 红花 溯源药材 2018-11-22 上传 分包
6 ZZ2018112200005 三七 溯源药材 2018-11-22 上传 分包
7 ZZ2018112200004 红景天 溯源药材 2018-11-22 上传 分包
8 CJG2018112000002 蜈蚣 非溯源药材 2018-11-20 上传 分包
9 CJG2018112000001 蜈蚣 非溯源药材 2018-11-20 上传 分包
10 ZZ2018111600001 红粉 溯源药材 2018-11-16 查看 分包

图 16-2-47　查询药材分包

在查询药材分包页面，点击操作列“分包”按钮，弹出“药材分包”对话框，此对话框用于录入药材具体的分包信息，信息包括：包数、每包重量以及每次分包总重量（图 16-2-48）。分包总重量由填入的包数和每包重量自动计算生成。分包完成后，自动生成待赋码打印的数据，可在系统【赋码打印】模块中查询。待赋码数据的生成遵循多次分包则生成多条数据的原则。

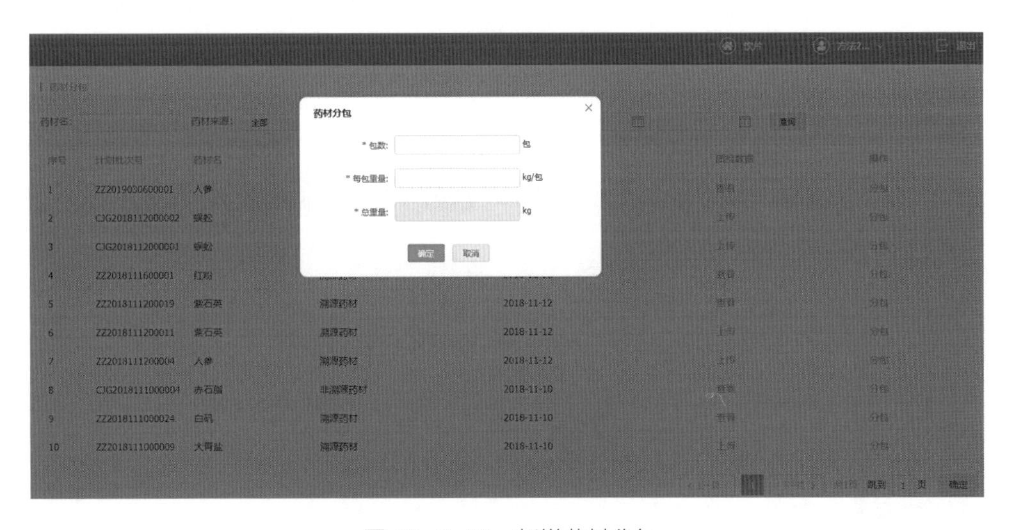
药材分包
* 包数： 包
* 每包重量： kg/包
* 总重量： kg
确定 取消
1 ZZ2019030600001 人参
2 CJG2018112000002 蜈蚣
3 CJG2018112000001 蜈蚣
4 ZZ2018111600001 红粉
5 ZZ2018111200019 紫石英 溯源药材 2018-11-12
6 ZZ2018111200011 紫石英 溯源药材 2018-11-12
7 ZZ2018111200004 人参 溯源药材 2018-11-12
8 CJG2018111000004 赤石脂 非溯源药材 2018-11-10
9 ZZ2018111000024 白矾 溯源药材 2018-11-10
10 ZZ2018111000009 大青盐 溯源药材 2018-11-10

图 16-2-48　新增药材分包

9．出库管理　出库管理的主要功能是：对将要出库的药材进行出库信息的采集。采集信息主要包括下游企业、联系电话、经营地址、负责人、批次号及溯源码等。其包括溯源码出库和批次号出库两种方式。

进入【出库管理】功能，首先展示的是本企业所有已做出库操作的药材信息。搜索项目包括：药材名称（提供模糊查询）、采购企业（提供模糊查询）、批次号、出库日期（提供区间查询）。查询结果列表包括：序号、计划批次号、药材名、出库负责人、出库日期、采购企业、出库总重量等（图 16-2-49）。

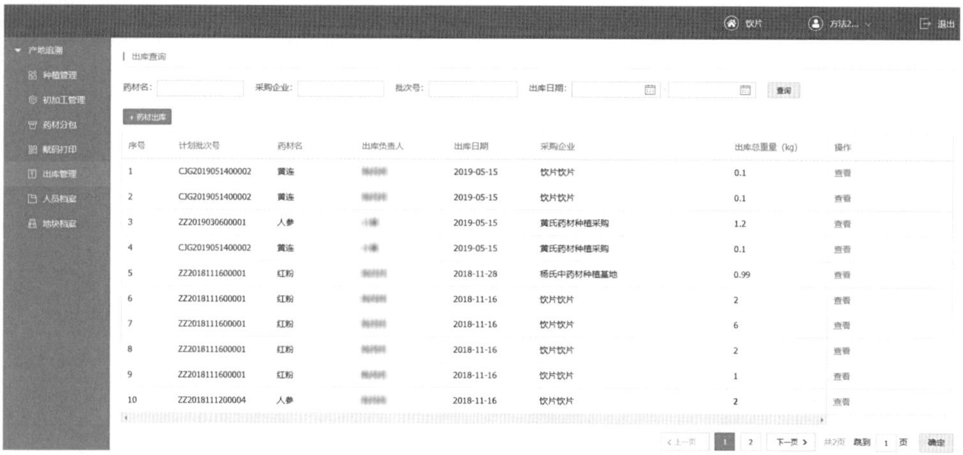

图 16-2-49　查询药材出库

在查询药材出库管理页面，点击“药材出库”按钮，进入新增药材出库页面，该页面提供两种出库方式：溯源码出库、批次号出库。溯源码出库是指采用系统生成的唯一溯源码来进行出库的方式，该溯源码于药材而言是一对一的形式。溯源码出库录入信息包括：出库负责人、采购企业（分为溯源企业和非溯源企业）、联系电话、经营地址、溯源码明细（图 16-2-50）。操作人员使用扫码枪扫描药材溯源码，系统将自动查询并带出该药材的溯源信息。操作人员多次扫码，可批量添加药材出库明细。

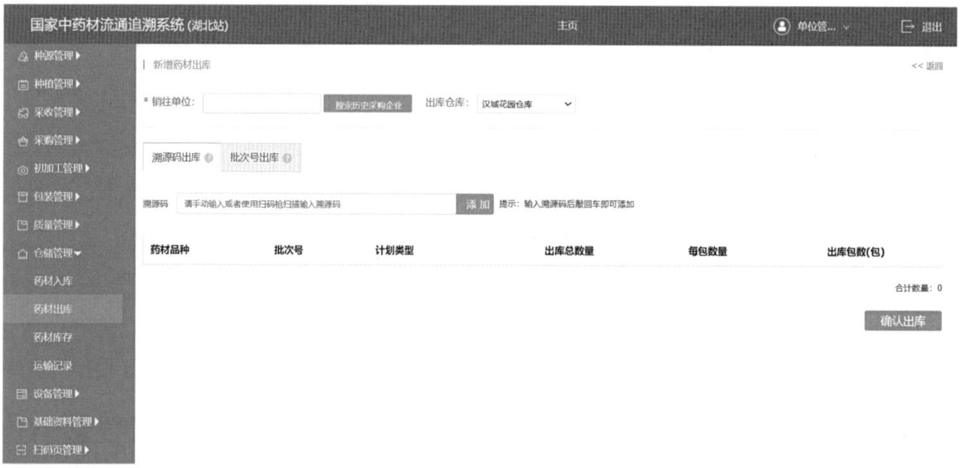

图 16-2-50　新增药材出库（溯源码出库）

批次号出库是指采用药材批次号进行出库的一种方式。该批次号于药材而言是一对多的形式。批次号出库时同样需要录入出库负责人、采购企业（分为溯源企业和非溯源企业）、联系电话、经营地址、溯源码明细等信息（图 16-2-51）。操作人员使用扫码枪扫描药材批次号，即可批次添加出库明细。

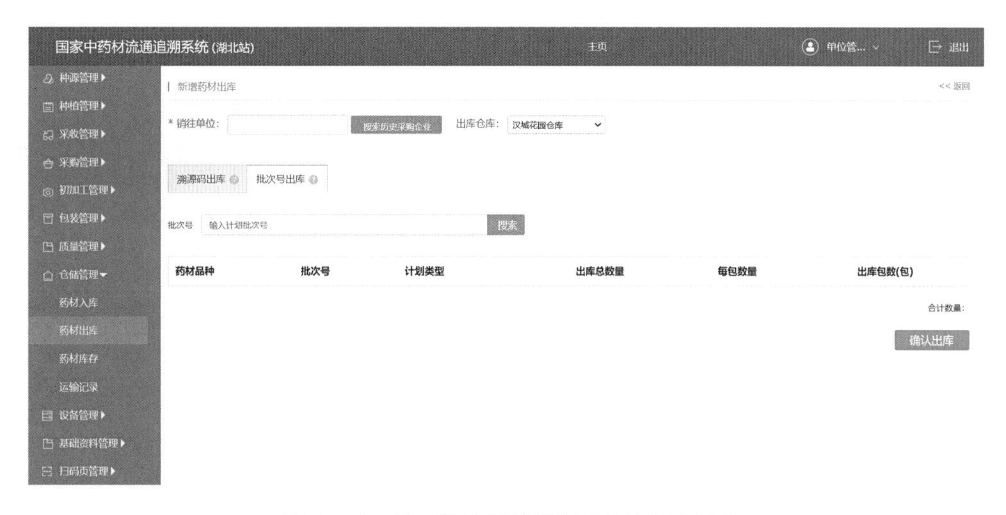

图 16-2-51　新增药材出库（批次号出库）

10．**移动端 APP 设计开发**　移动端 APP 的主要功能是：通知管理系统下发给种植户、工人的田间任务和周期采集任务，并提供实时拍照和语音上传等功能，用于对田间任务、初加工任务数据的实时采集和上传。

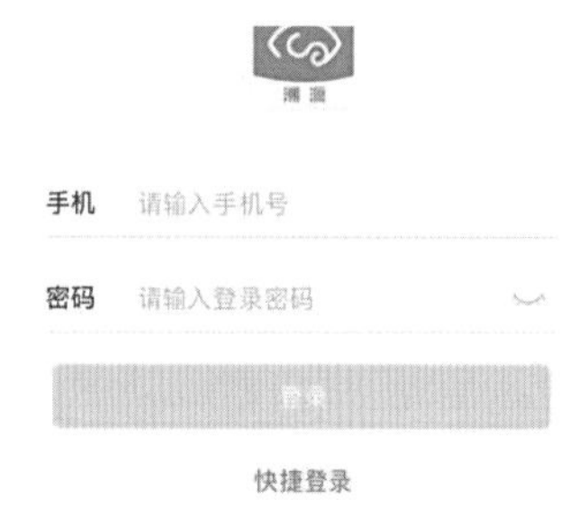

图 16-2-52　APP 登录界面

登录快捷 APP：点击 APP，进入 APP 登录界面（图 16-2-52）。该 APP 支持验证码登录和密码登录两种登录方式。验证码登录时，会先检查用户输入的手机号是否已经注册，对于已经注册过的账号，APP 会直接向用户发送验证码，验证码有效期 5 分钟。溯源 APP 用户的登录账号来源于中药材种植 / 养殖追溯子系统【人员档案】模块中配置的人员信息，其他非溯源用户登录 APP 时会提示“该手机号未注册溯源账户”。

提示用户待处理任务：合法用户成功登录 APP 后，进入 APP 主页，该页面首先展示当前用户的实时定位地图，显示页面顶部提示栏和底部“拍照”按钮。不同角色的登录人员对应的职责不同，因此在 APP 中收到的任务通知和需待处理的任务也不尽相同（图 16-2-53）。用户接收到的 APP 通知和显示待处理的任务列表数据主要来源于追溯子系统【种植管理】模块中下达给相应任务操作人（APP 用户）的田间任务或者周期采集任务，甚至是初加工任务。

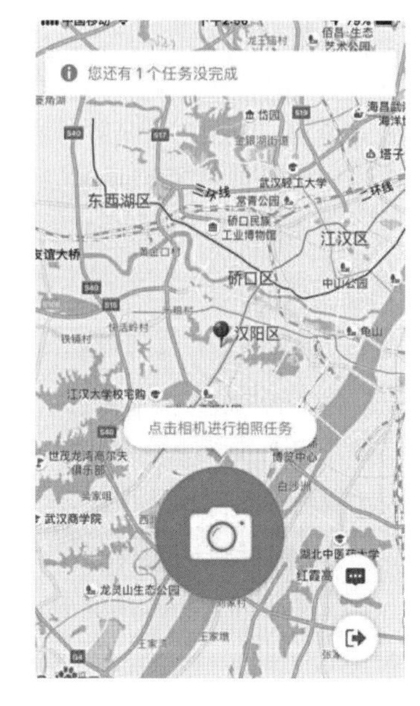

图 16-2-53　APP 主页用户待处理任务提示

选择待处理任务：在 APP 主界面，点击页面顶部任务提示栏，或者点击主页底部显示的“拍照”按钮，弹出待完成任务选择页面。如果用户当前没有需要完成的任务，点击“拍照”按钮后提示用户：您当前没有任务需完成。待完成任务页面的任务列表数据主要来源于追溯子系统【种植管理】模块中下达给相应任务操作人（APP 用户）的田间任务或者周期采集任务，甚至是初加工任务。任务选择页按照田间操作、生长周期、初加工的顺序对任务进行排列。任务显示内容包括：任务名、药材名、任务结束时间（图 16–2–54）。

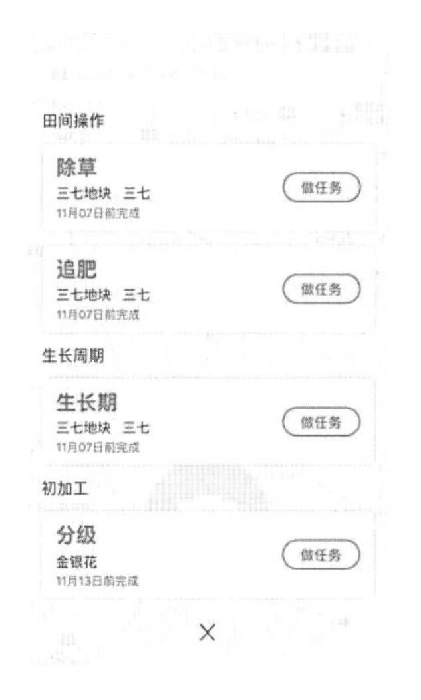

图 16-2-54 任务选择

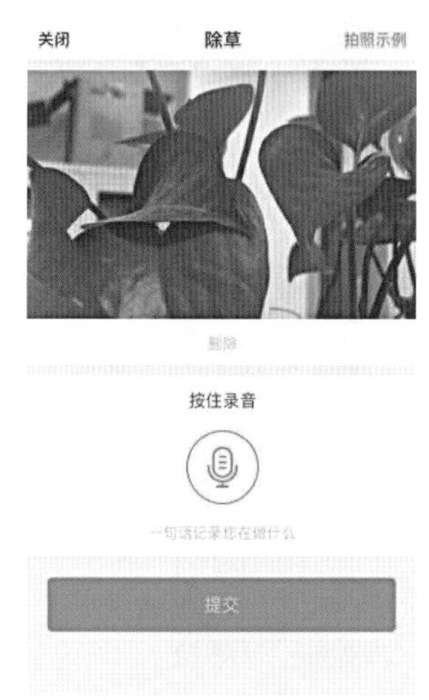

图 16-2-55 任务采集上传

任务采集上传：在选择待处理任务界面，点击相应任务块，调用系统摄像头进入拍照上传界面。该界面用于实时采集种植户、工人对应田间任务、周期采集任务的数据。该模块提供图片拍照和语音上传 2 种任务完成方式。点击“提交”按钮后，相应任务被标记为已完成并将用户采集到的数据进行上传（图 16–2–55）。被上传的采集数据会被追溯体系提交到中药材种植 / 养殖子系统进行再次处理和存储。下达该任务的管理员会收到任务被完成的消息推送。

三、追溯信息查询模块

追溯信息查询模块的主要作用是，消费者能够直接查询饮片或药材的流通追溯信息，并能够在线反馈意见。通过支付宝 APP、微信 APP 等移动端的“扫一扫”功能直接扫码，实时查询饮片或药材的流通追溯信息（图 16–2–56）。

1. 饮片查询 消费者使用微信、支付宝等 APP 的“扫一扫”功能，扫描饮片包装上面的溯源码，查询饮片的全程追溯系统。饮片查询页面展示饮片基本信息，包括：防伪信息、品名、批次、产地、厂家、生产日期、质量标准等；展示饮片的扩展信息，包括：品牌溯源、产品介绍、使用说明；展示饮片生产全过程信息；并提供消费者意见反馈功能。

2. 药材查询 消费者使用微信、支付宝等 APP 的“扫一扫”功能，扫描药材上面的溯源码，查询药材的追溯系统。展示药材基本信息，包括：品名、种植企业、负责人、批次、种植日期、收获日期、种植地点等。使用图片及语音，展示药材农事过程、全生长周期过程、初加工过程。

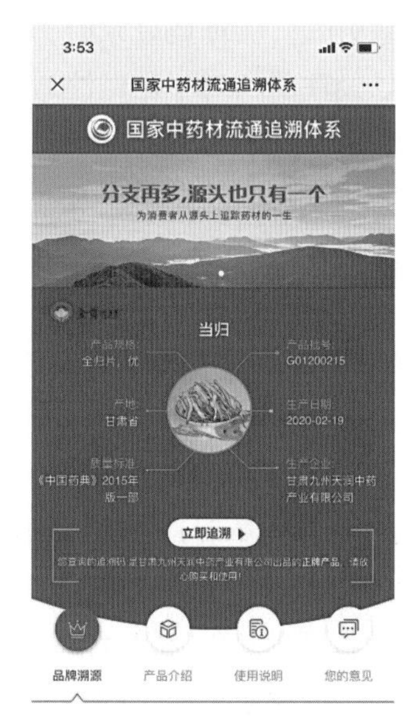

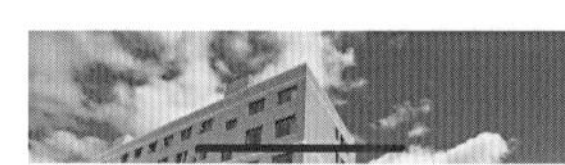

图 16-2-56 中药材流通追溯体系页面展示

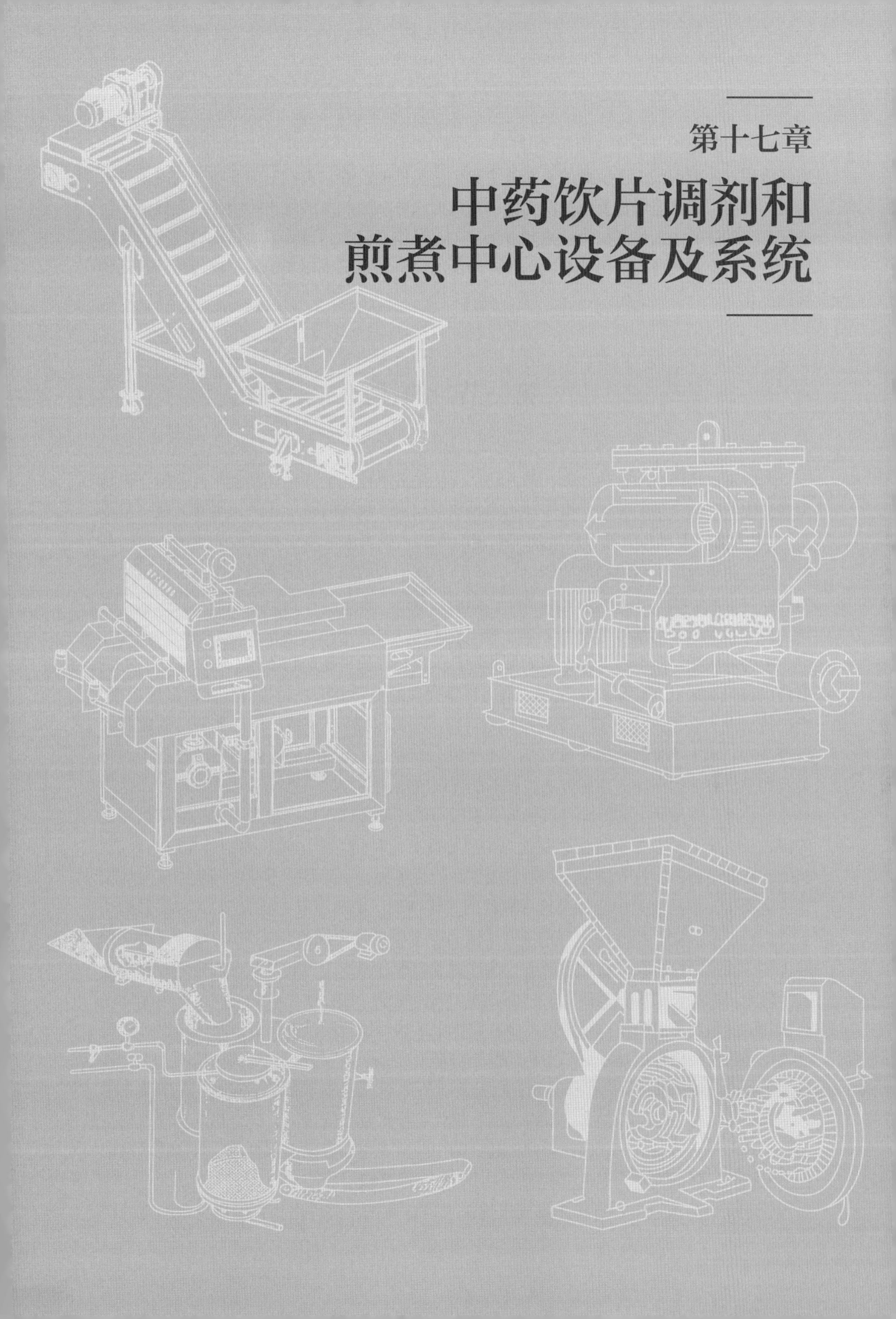

第十七章

中药饮片调剂和煎煮中心设备及系统

中药材经炮制，生产成中药饮片后，大部分供给医院药房或药店，由患者按方抓药，煎汤服用。随着现代生活节奏的不断加快和生活条件的改善，人们对简要服务的需求越来越高，相当一部分患者都要求医院提供中药代煎服务，因此由医院自行组建的代煎药部门或服务于医院的中药代煎机构越来越普及。由于工作量巨大，且为了质量的稳定统一，促使现代机器煎煮代替传统手工煎煮，其中涉及的设备和系统也逐步走向了现代化、自动化和标准化。

第一节　概述

煎煮法是将药材加水热煮取汁的方法。该法是最早使用的一种药物浸出法，至今仍是制备浸出制剂最常用的方法。由于浸出溶媒通常用水，故有时也称为“水煮法”或“水提法”。煎煮前的中草药大都是经过加工炮制的生药。煎煮法适用于有效成分能溶于水的药材，故适用于对湿、热均稳定的药材。中药煎煮所形成的汤剂是临床最常用、最传统的剂型，同时也是形成一些后续剂型的基础，如部分散剂、丸剂、片剂、颗粒剂及注射剂，或作为提取有效成分的基础剂型等。

中药的煎煮是对中药前期炮制效果的检验。煎药方法根据药物不同，功效不一。古法煎药极讲究章法。现代研究也表明：采用科学合理的煎药方法才是提高药效的最好途径。汤剂传统上大多由病家自制。李时珍曰：“凡服汤药，虽品物专精，修治如法，而煎药者鲁莽造次，水火不良，火候失度，则药亦无功”，说明中药汤剂的疗效与煎煮过程密切相关。如果没有掌握正确的煎煮方法，就不能保证临床用药疗效。煎药过程烦琐耗时，这一与西药在用药方便性上的差异直接影响到中医药的深度推广。以往患者在中医院就诊需要等待较长时间取药，如委托中医院代煎则要等待更长时间。中医院也要配备相应的人员、药库和煎煮设备，在处方量不大时运营成本高。为解决这一问题，专业中药集中煎煮的模式应运而生，中药煎煮中心就是这一模式的具体体现。中药煎煮中心收集各医院的处方，按方进行专业煎制。煎煮中心严格参照《药品生产质量管理规范》（GMP）要求，设立标准工艺、规范操作流程，在药品调剂、饮片煎煮、膏方制作、包装及配送的全环节执行处方条码管理系统，实现煎煮药物的精准追溯，确保质量。在方便患者的同时，还可保证中药饮片的质量和煎煮质量。中药煎煮中心属于中药饮片销售的延伸服务，是抢占医疗机构终端市场的桥头堡。但是，由于中药汤剂是辨证治疗，一人一方，生产大量依赖人工，若日加工处方 3 000 张，所需操作人员往往达到上百人，人工成本高昂。同时，中药煎煮中心生产环境相对恶劣，粉尘多、潮湿高温、操作工作重复和强度高，一定程度上导致质量控制不佳和人员管理低效。因此，规模超大的中药煎煮中心亟须引进自动化生产技术来取代人工操作，降低成本，促进中药煎煮中心管理转型升级。

智能化中药煎煮中心近年来发展迅速，它是自动化、信息化和智能化技术结合的产物，是在原有普通中药煎煮中心技术体系基础上的升级。它能实现在高效率生产和保证煎煮质量前提下的个性化中药煎煮，既融合了现代先进技术，又兼顾了传统煎药特点。

中药煎煮中心设置有药库、监控室、接方审方室、调剂室、浸泡室、煎煮室、药渣室、清洗室、膏方室及成品发货区等。各操作区都配备有相应的设备。本章重点介绍中药煎煮中心的主体设备和相应的智能管理软件系统。

第二节　中药饮片的自动化贮存设备

中药煎煮中心每天要消耗大量的各类饮片。为保证饮片的及时供应，一般会在中药煎煮中心设置药库。中药饮片在药库中如果保存不佳，可能会产生不良的变化，从而导致药性失效，甚至带来副作用。在饮片保存过程中可能发生以下药损情况：

1．**霉变**　是指饮片受潮后在适宜温度条件下在其表面或内部寄生系列霉菌所致的发霉现象，对饮片贮存的危害最大。我国地处温带，特别是长江以南地区，夏季炎热潮湿，饮片最易发生霉变。发霉的主要因素是适宜的湿度和温度。温度在10℃以下，相对湿度70%以下，药材含水15%以下，霉菌不易生长。若在25℃以上，相对湿度75%以上及药材含水量增高，就易霉变。因此，有条件的中药煎煮中心需配备恒温恒湿库，对防止霉变至关重要。

2．**虫蛀**　是指饮片被昆虫蛀蚀的现象。饮片中含淀粉、糖、脂肪、蛋白质等成分，是有利于害虫生长繁殖的营养，最易生虫。由于入库的饮片表面附着害虫或虫卵，或者库房、盛装的容器藏匿有害虫或虫卵，均可引起虫蛀。一般需要对易于发生虫蛀的药材进行害虫杀灭，并控制好库房的温度和湿度，破坏害虫繁殖的条件。

3．**色变**　是指饮片发生了肉眼可辨的颜色上的变化。每种饮片都有自身的天然颜色，如贮存不当或过久都可能导致其化学成分的改变。如颜色改变过大就需要评估是否会影响药效。存储过程中因自然氧化而引起的色变一般不影响使用。因此，有条件的煎煮中心可以考虑采用低温和隔氧措施存储饮片。

4．**泛油**　又称走油，是指某些富含油脂的中药饮片内的油脂在受热或受潮时溢出药材表面，使药材出现返软、发黏、颜色变浑、发出油败味的现象。泛油是一种酸败变质现象，严重影响中药饮片的治疗效果，甚至可产生不良反应。在存储这一类药材时要保持干燥、隔绝空气和避光贮存。

5．**气味散失**　是指中药饮片中固有的气味在外界因素影响下，或因贮藏时间过长而导致气味淡薄。药物固有的气味是由其所含的各种成分决定的，这些成分大多是产生疗效的主要物质。如果气味散失或变淡就会使药性受到影响，直接影响药效。特别对于一些含有效挥发性成分的饮片，气味散失过多意味着药效的大幅降低。这类药材一般要采用低温封闭保存。

6．**结块** 是指某些饮片在外界因素影响下粘连在一起的现象。结块会改变饮片性状，给后续用药带来不便。这类药材需要低温贮存。

7．**风化** 是指某些内含结晶水的盐类药材失去结晶水的现象。经过与干燥空气长时间接触后，药材逐渐成为失水物质，继而形成粉末，其质量和药性也随之发生改变。这类药材在长时间保存时需要封闭贮存。

8．**潮解** 是指固体饮片在吸收空气中的水分后使其表面溶化成液体的现象。饮片潮解会造成药性流失和污染，且增加了继续保存的难度。这类药材需要在干燥环境下贮存。

9．**升华** 是指固态物质不经液态直接转化为气态散失的现象。升华直接导致药性散失。这类药材应低温封闭贮存。

10．**枯朽** 某些中药饮片由于自身环境适合微生物的生长与繁殖，而微生物的生长与繁殖就是依靠饮片自身成分作为媒介和食物，这个过程会破坏饮片的自身结构，使药材表现出枯槁空化的性状。枯朽是一个生物和微生物共同作用的过程。低温封闭保存、低温真空保存或者低温充氮保存都可有效防止饮片的枯朽。

11．**腐烂** 是指饮片中的有机物质在细菌的作用下被分解的过程。因受温度和空气中微生物的影响，形成了有利于微生物活动的条件，此时最易产生腐烂，饮片中的有机质发生了质的变化，往往会产生气味。腐烂的饮片不能再入药。低温真空保存可以有效防止腐烂。

12．**失味** 是指饮片在保存过程中发生了生化性质的变性，体现在其特有气味的消失。封闭保存可以有效延缓失味的发生。

总之，在中药饮片贮藏过程中产生的变异现象主要与温度、湿度、日光、空气、霉菌和虫害等有关。在长期贮存中药饮片的过程中采用恒温、恒湿、避光、封闭等措施是非常必要的。一般常温药材库（图 17-2-1）通过定期通风调温保证药材的存贮条件。有条件的大型中药煎煮中心采用了可以实现自动化存储的恒温恒湿药材库（图 17-2-2）。考虑到中药煎煮中心饮片周转较快，在调剂现场的二级库基本上采用开放式散装方式（图 17-2-3，图 17-2-4），以方便调剂，保持卫生清洁即可。但存放大量药材的一级库存贮时间较长，则要具备一定的储存条件。此外，在用药顺序上可以按照先进先出、批号早先用的原则，以优化药材的存储质量。

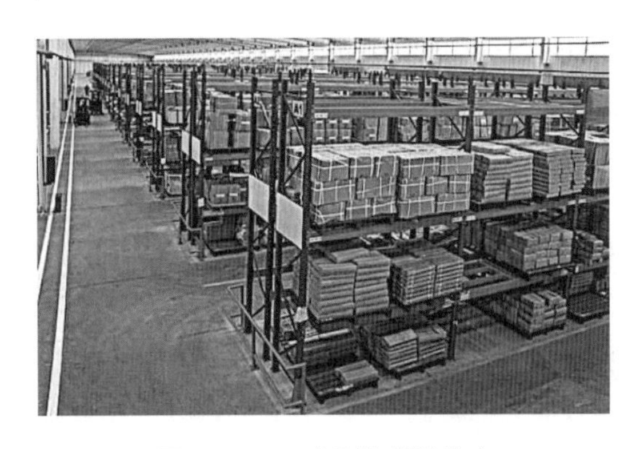

图 17-2-1 典型的常温药库

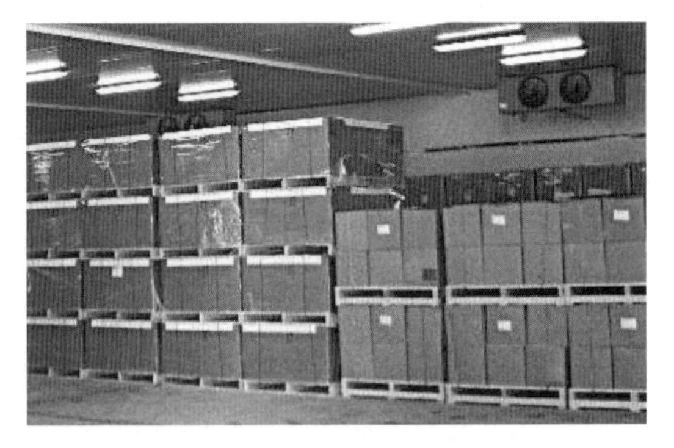

图 17-2-2 典型的恒温恒湿药库

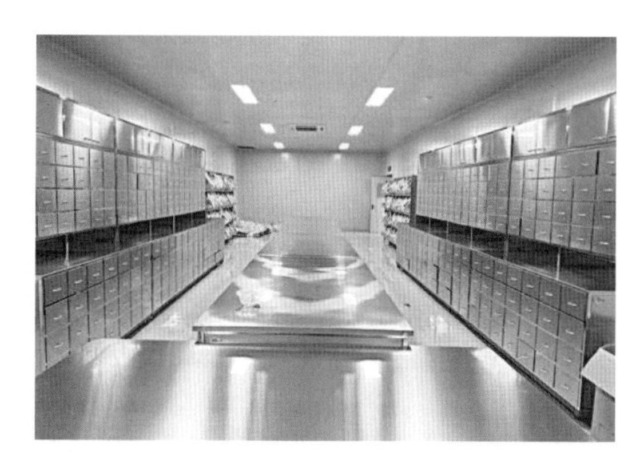
图 17-2-3 临时散装药材柜式库

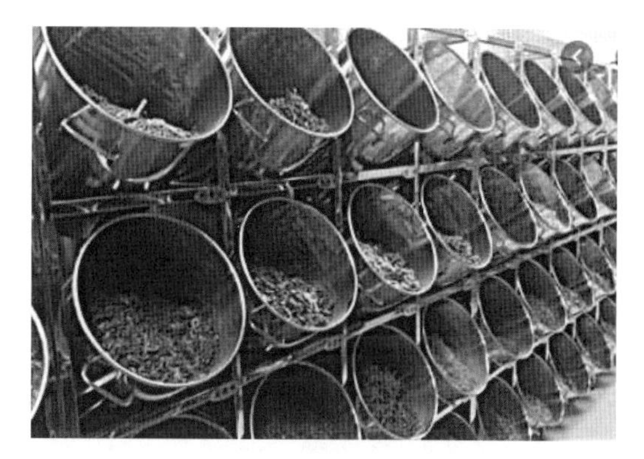
图 17-2-4 临时散装药材敞口库

与中药饮片伴生的蛀虫和虫卵极难去除。在饮片入库前未进行有效杀灭，就会为饮片的长期贮存带来困难。由饮片蛀虫引起的药损是不可低估的。有条件、管理规范的中药煎煮中心饮片库一般有 4 种主动灭杀方法。第一种是高温杀虫法。当温度达到 48～52℃，害虫只需较短时间即死亡；当温度在 45～48℃时，害虫将处于热昏迷状态，若时间长则害虫全部死亡。以往的高温杀虫机（图 17-2-5）常用于纸质材料内蛀虫的灭杀，目前也被应用于饮片的害虫灭杀。第二种是低温杀虫法。当温度在 -4～8℃时，害虫处于冷麻痹状态，若时间长久，害虫将死亡。当温度在 -4℃以下时，经较短时间害虫将被灭杀（图 17-2-6）。第三种是充氮杀虫法。利用高浓度氮气代替氧气，使害虫及虫卵窒息死亡。一般使用充氮杀虫机（图 17-2-7），包括一套氮气发生器、一套真空泵及一个密封的可容纳饮片的空间。该法的来源为被广泛采用的粮食充氮保存技术。第四种是微波辐照杀虫法。通过微波的热效应使得饮片内的害虫在极短时间内身体过热，产生蛋白质变性，从而实现灭杀作用。一般使用微波辐照杀虫机（图 17-2-8），可连续大批量地对饮片害虫进行灭杀处理。

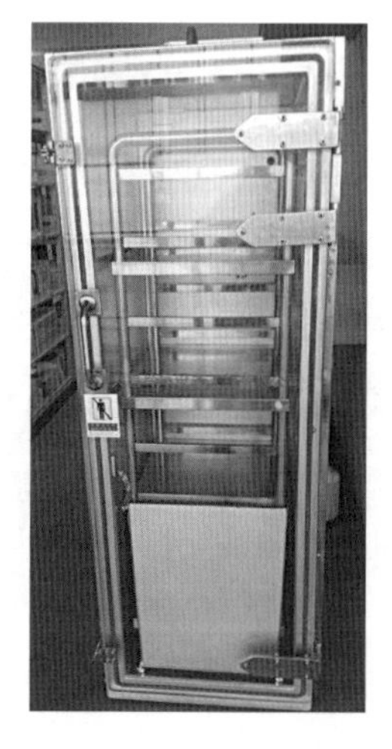
图 17-2-5 饮片高温杀虫机

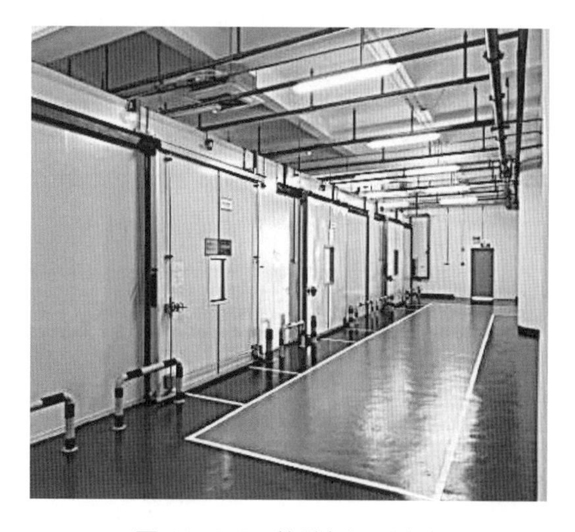
图 17-2-6 饮片低温杀虫库

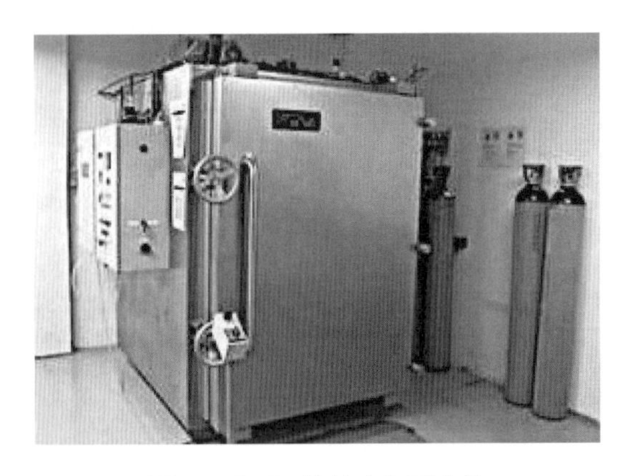

图 17-2-7 饮片充氮灭虫机

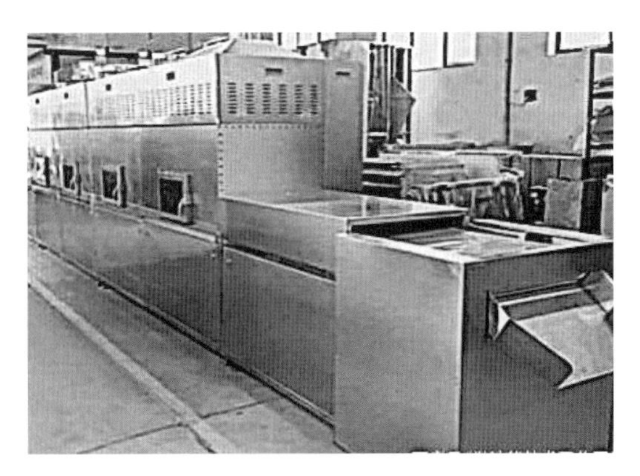

图 17-2-8 饮片微波辐照杀虫机

为了长期保存，一些药材库针对不同的药材还提供了不同的密封贮存方式，以满足不同的贮存要求，例如采用普通封闭包装存贮、真空包装存贮、充氮或充二氧化碳包装存贮等。真空包装、充氮包装、充二氧化碳包装除了能长期保质，对于防止蛀虫和霉变也非常有效。

对于需要随时取用且要求密封良好的饮片，可以采用密封瓶存贮、密封罐存贮和密封箱存贮。在实际应用中，出于成本的考虑，一些中药煎煮中心会采用可以快速密封的储物袋来代替上述固定容积的容器。

为实现中药材的长期密封贮存，需要对贮药容器进行完全的封闭。因此需要有相应的密封设备来完成封闭的工作。普通密封包装机（图 17-2-9）可以用于塑料袋的热熔封，通过热熔封达到储物袋与空气完全密封的目的。

真空包装是一种可以长期贮存饮片的方法。一般对于不易压碎的饮片且需要长期保存时，可以采用真空包装的贮存方式。真空包装不仅可以杀灭害虫和虫卵，还能有效防止饮片的霉变，是一种很经济的长期储药方法（图 17-2-10）。

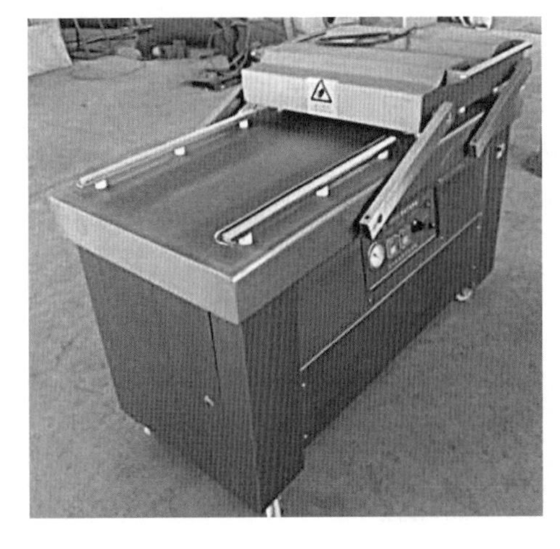

图 17-2-9 普通密封包装机

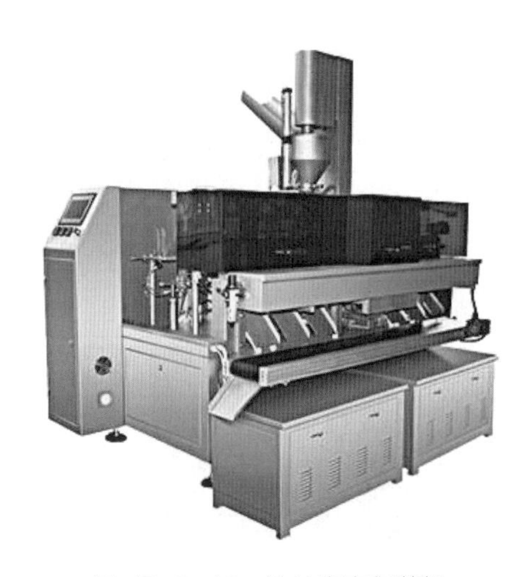

图 17-2-10 饮片真空包装机

考虑到采用专门杀虫及虫卵环节的设备投入和流程的烦琐性，在普通密封包装基础上，采用充氮或充二氧化碳气体并进行储物袋封闭的方法实现杀虫及虫卵是一种比较经济的方法。当内充气体浓度达到95%以上，经过十多天即可彻底杀灭害虫及虫卵（图17-2-11）。

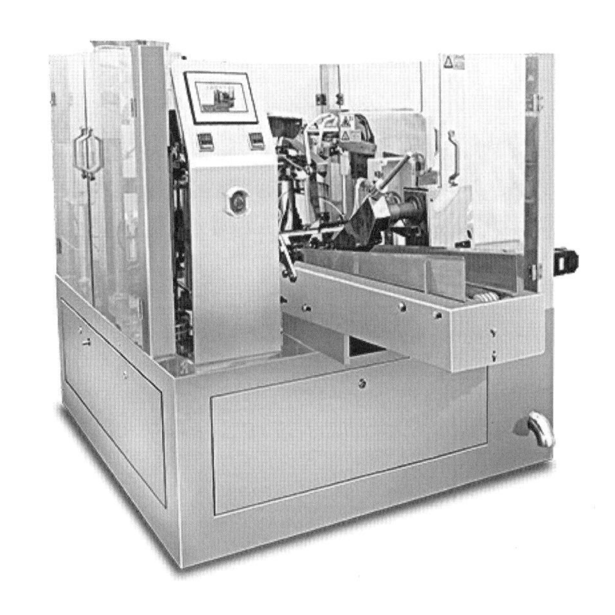

图17-2-11　充气密封包装机

目前，出现了一种结合真空和充氮包装两者优点的真空充氮包装。当饮片易碎、易变形、有尖角时，单纯采用真空包装满足不了要求。饮片经过真空抽气包装后再充入高浓度氮气。由于袋内充气压大于袋外大气压，有效地防止了饮片破碎、变形和刺破包装袋。另外，该包装还具备了阻气、保鲜、防潮、防腐、抗氧化等能力。

总之，随着存储技术的发展，以及人们对中药材贮存品质的要求不断提高，传统的饮片贮存方式将发生极大的改变。饮片贮存的质量直接影响中药煎煮的品质，最终也会影响药效。因此，中药煎煮中心应重视饮片存储新技术的应用。

第三节　中药饮片调剂设备

中药饮片的调剂过程是中药煎煮中心的重要工作环节。在调剂过程中是否能准确地体现处方的治疗意图，达到预定的疗效，调剂的准确性至关重要。作为生产单位，还要考虑到调剂的效率。因此，现代化的中药煎煮中心采用先进、高效的调剂设备是总的趋势。

传统型的中药煎煮中心都配备有中药调剂室。中药调剂室的基本设备有中药饮片斗柜、自动配药机、毒性药贵重药柜、中成药柜、调剂台、包装台、药架等，以及戥秤、台秤、天平、研钵、筛等调剂工具。

1. **中药调配计量用具**　中药调剂的计量工具主要是中药称量的衡器，因此，计量工具的准确与否直接影响中药方剂的临床治疗作用，必须定期核准使用，才能符合质量要求。最常用的计量工具是传统的戥秤，其次是台秤、天平、电子秤等。

2. **中药存放用具**　中药的种类、性质不同，所需的储存条件不同。中药调剂常用的存放用具有：①中药饮片斗柜，主要用于装饮片供调剂处方使用，有的中药煎煮中心药材周转快，为取用方便也采用了敞口式储药容器；②中药储药瓶、罐为密封器，用于储存易吸潮、风化、虫蛀、霉变、含挥发油等的药材；③中成药柜，用于放置中成药；④贵重药柜，用于保存贵重、麻醉、毒性中药，实行双人专柜加锁保管；⑤调剂台，内侧的上层安装大抽屉、下层为高方格，用于备放常用调剂药品；⑥冰箱，主要用于保存易霉变、虫蛀、挥发的药材，亦用于鲜药的储藏。

3．**中药加工用具** 有的中药煎煮中心还配备了中药加工用具，但大部分中药煎煮中心都是采用炮制加工过的饮片，一般不做进一步加工。

第四节 中药快速调剂系统

随着我国中药事业的发展，传统的手工操作逐步被现代化生产设备取代。在中药的具体调剂过程中，由于传统饮片本身存在着规格繁多、形态多样、性质各异等情况，给饮片的取用和精确称量带来了极大的困难。传统中药调剂后，一般需要进行煎煮形成汤剂服用。但当前家庭内都不具备专业的煎药用具，且煎药过程烦琐，给患者带来不便。因此，目前广泛使用的快速调剂方法是采用饮片预制的颗粒剂。

中药颗粒以传统的中药饮片为原料，经过现代工艺提取、浓缩、干燥加工而成。它是一种统一规格、统一计量、具有相同质量标准的新型用药。中药颗粒的有效成分、性味归经、功效和中药饮片一致，同时又免去了患者煎煮中药饮片的麻烦，可以灵活冲服。与中药颗粒剂相配合的是中药颗粒剂自动调剂机。

现场操作时，由调剂师负责取放颗粒剂容器，在自动调剂台上完成自动调剂任务（图 17-4-1）。对于中药煎煮中心而言，中药颗粒剂自动调剂系统主要用于中药代配业务，而不用于代煎业务。所以，拥有该系统的中药煎煮中心比较少。近年来由于药物监管力度的加强，为保证饮片质量，已限制颗粒剂的更广泛使用，而鼓励采用完整形态的饮片。

在传统的中药房，一名专业熟练的调剂人员一天平均能调剂 80～100 张代煎处方，一个具有日均处理 3 000 张处方能力的中药煎煮中心至少应配置 30 名调剂人员。因此要减少人力成本，引入自动化调剂非常必要。高效饮片自动调剂系统基本不改变饮片的原有形态，能实现快速的饮片调剂，同时还能保证饮片的称量精度。这类新系统的使用大大改善了中药煎煮中心调剂工作强度，节省了大量人力；同时高效的调剂系统也为后续高效的中药煎煮提供了必要的效率和成本条件。目前，饮片自动调剂系统的调剂效率已达到平均每张处方耗时 20 秒以内，精度可达到 0.1g。其适用于 90% 以上的饮片形态。

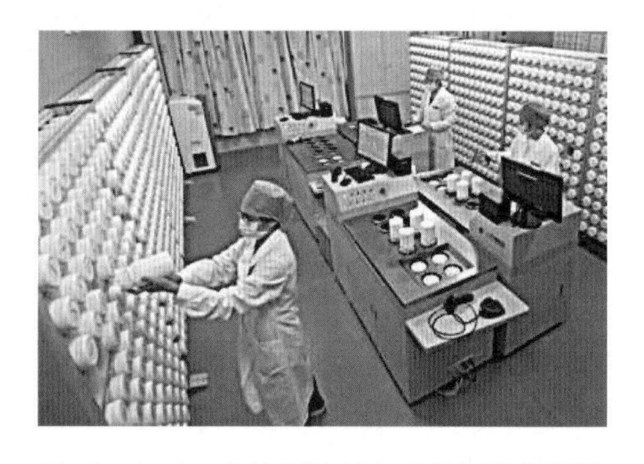

图 17-4-1 中药颗粒剂自动调剂操作现场

中药饮片来源广泛，形状各异，对于种子类和果实类的中药饮片，可以做到直接自动调剂，但对于根茎花草类和动物类的中药饮片，上调剂设备药斗之前需要采用裁剪或者打碎等方式提前预处理，才能进一步自动调剂。其他品种，如黏性易结块类（熟地黄、枸杞子）、矿石类、毒性类、先煎后下另包类、计数类（蜈蚣）、临方处理类，则需要人工辅助调剂。在实际场景中，一张处方如果存在不适合自动调剂的药品，系统会提示人工介入进一步调剂。通过自动化调剂设备和技术的改造升级，拥有日均 5 000 张处方调剂能力的中药煎煮中心，调剂人数可以减至 10 ~ 12 名；而且自动化调剂和人工调剂比较，自动化调剂设备可持续工作，调剂精确度高，且能做到作业环境无尘。

此外，考虑到在公共卫生紧急状态时，个别中医院和中药煎煮中心将承担为特定区域民众提供中药药事服务的任务，为此，相关单位开发出了车载中药配方颗粒自动发药机（图 17-4-2）。

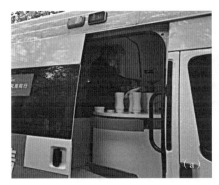

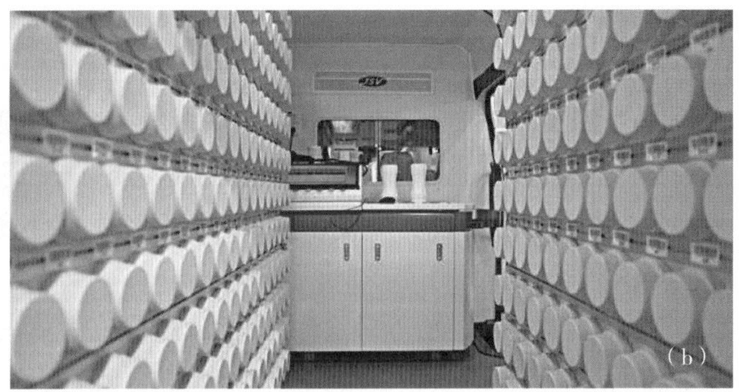

图 17-4-2　车载中药颗粒自动发药机

（a）外观；（b）内部。

在中药煎煮中心的各流程环节中，影响效率的节点往往是中药调剂过程，也是使用人工最密集的环节。因此，在中药调剂过程中采用先进的自动调剂系统替代人工不仅能大幅降低成本，也为后续的高效自动煎煮提供了持续的配方饮片供给。可以预见，在不久的将来，中药自动调剂系统将会成为有规模的中药煎煮中心的必备设备。

第五节　中药饮片煎煮设备

煎煮设备是中药煎煮中心的核心设备。在现有中药煎煮规范下，其数量直接影响到生产效率。如每天生产 5 000 张处方汤剂的煎煮中心，就需要煎煮设备近 500 台。在传统型中药煎煮中心的总投资中，煎煮设备所占的比例最大。同时，煎煮设备数量大，也意味着所需要的操作人员数量要同比例增加。在常规中药煎煮区，常年温度湿度偏高，地面潮湿，工作条件欠佳且劳动强度较大，面临操作人员不易招聘的问题。因此，为提高中药煎煮中心的经济效益，推广应用自动化煎煮技术是关键。

中药煎煮设备从煎煮压力上可分为常压、高压和负压 3 类。大部分中药煎煮设备属于常压煎煮设备。中药的常压煎煮符合传统中药煎煮的习惯，可以直接采用传统方煎煮方式的规律和经验。中药饮片在高压或微压下进行煎煮的主要目的是在较高温度下（高于 100℃）使药材成分快速溶出，以缩短煎煮时间。在负压下，温度较低（低于 100℃）有利于含有易挥发成分的饮片有效成分的溶出，负压也可促进其他有效成分的溶出。

从饮片约束形式上，中药煎煮机可分为包煎和散煎两种。目前大部分煎煮机都采用包煎形式，即采用布袋将饮片封包，放入煎煮锅内进行煎煮。其优点是：在清理药渣时非常方便，将药包取出即可。目前散煎方式逐渐流行。传统中药煎煮就是以散煎为主，以包煎为辅（特殊药材采用小封包形式）。有研究表明，同等条件下包煎的溶出率要比散煎的溶出率低 10% 以上。因此，包煎型煎煮机进行了改进，增加了挤压机构，加快汤液的循环，提高溶出率。

从功能组合上，可以把煎药机分为单煎机（图 17-5-1）、煎煮包装打标一体机（图 17-5-2）等。单煎机只单纯提供煎煮功能，一体机则可以满足更多需求，如复合了包装机和打印机等。在中药煎煮中心，从成本上考虑，采用单功能机一般较多，按 4∶1 的比例再配备较少的独立的包装机和打印机，而不需要每台煎煮机都配备更多功能部件。对于独立使用的煎煮单机，则更多会采用一体机。

从传能加热方式上，可以将专业的煎药机分为蒸汽加热型、电加热型、天然气红外加热型和电磁加热型等多种类型。蒸汽加热的优点是温度不致过高，防焦性好；但需要额外

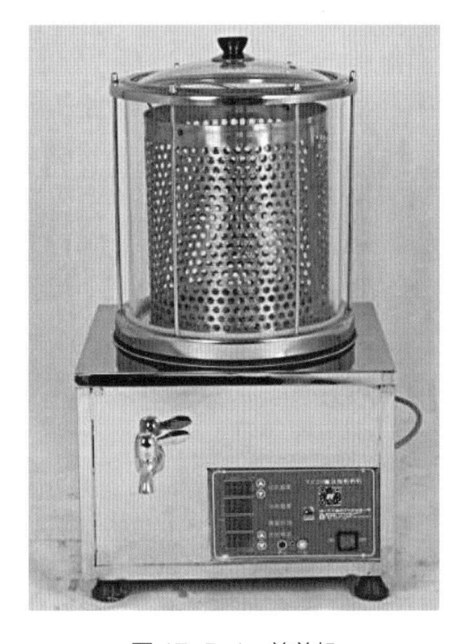

图 17-5-1　单煎机

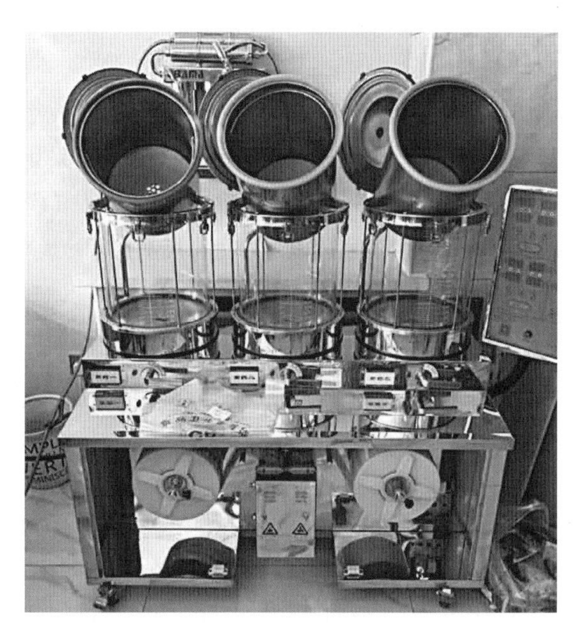

图 17-5-2　煎煮包装打标一体机

的蒸汽发生设备，管线复杂，多次能量形式转化导致热效率有所损失。电加热是目前采用最多的加热方式，结构简单，成本低，易于控制加热温度；但如果控制不好可能会发生局部过热的现象，从而易于结焦。天然气红外加热方式加热能力强，节能性好，通过电控气阀可以控制火力；但对安全性有特殊要求。电磁加热方式节能性好，火力易于控制，节能性好，对药性基本无影响；但电磁加热方式成本相对较高。

中药煎煮机从产能规模上可以分为小批量机组和大批量自动化煎煮系统。为了提高产能，目前采用最多的是小批量机组（图 17-5-3）。对于面积有限的现场非常适合。

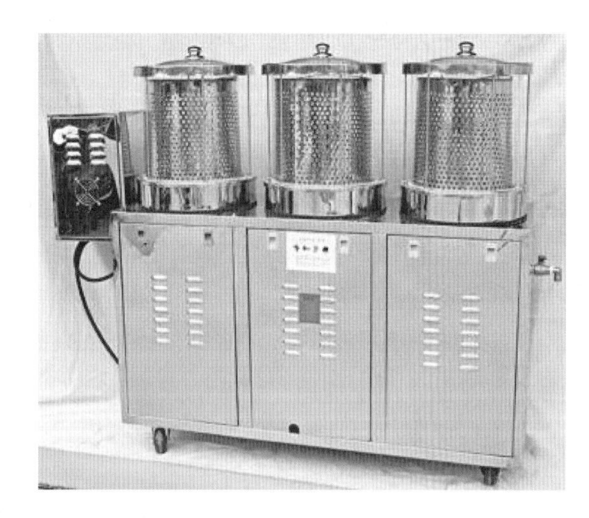

图 17-5-3　小批量机组

传统的中药煎煮依靠单台的煎药机设备，从投料浸泡、启动煎煮、设置文火时间、包装和贴标签各环节由人工操作完成。1 位煎煮工人平均每天只能加工 80～100 张处方，而且不同煎煮工人的操作技能水平不一样，常出现药液味道浓淡不同，容易引起患者质疑和投诉。传统的单台煎药设备和无纺布包煎的作业思路已经无法满足自动化技术应用改造的需要。为解决以上问题，提高产能、降低成本，大批量自动化煎煮系统已被应用于实际。这类系统基本可以实现无人化煎煮。目前产能最大可达到每天 6 000 张处方。大批量自动化煎煮系统分为流水式、仿人工式和柔性智能煎煮单元三大类。

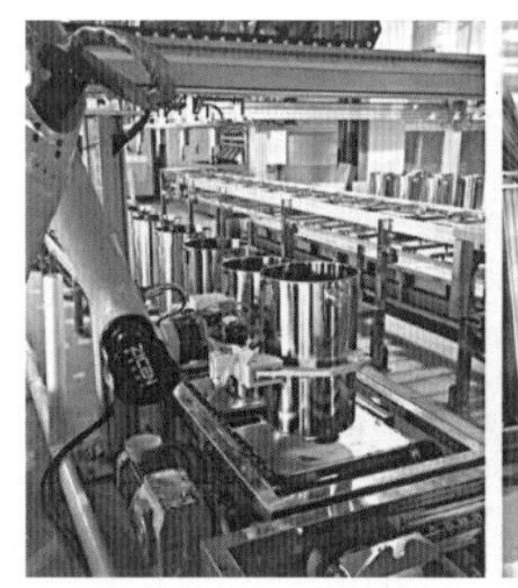

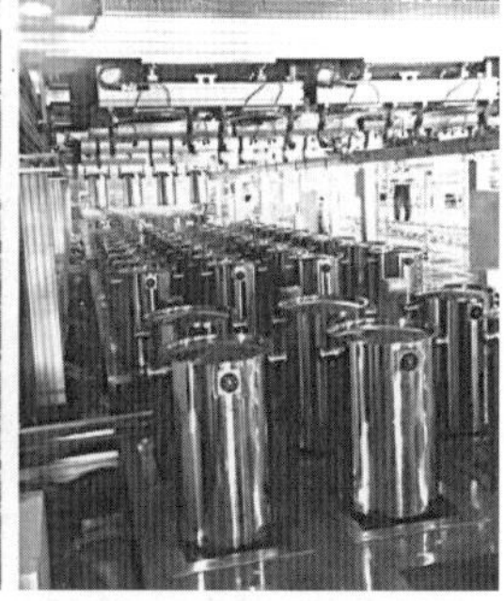

图 17-5-4　流水式大批量自动化煎煮系统

流水式大批量自动化煎煮系统（图 17-5-4）采用工业流水线生产的模式，产能高；但存在以煎药个性化换取生产效率，局部故障会影响整个生产过程，初期投资较大的不足。

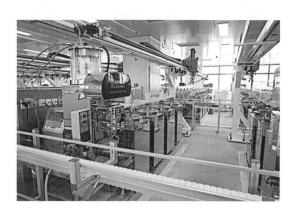

图 17-5-5　仿人工式大批量自动化煎煮系统

仿人工式大批量自动化煎煮系统（图 17-5-5）是通过模仿人工煎煮操作时的流程所形成大批量自动化煎煮系统，

具有一定的灵活性，可以保持一定的个性化煎煮的特点，也可利用原人工煎煮的环境进行改造。但在大产能要求下，要保证生产节奏则需要较大的相关操作设备冗余，因此成本较高。当关键操作设备出现故障时，对整个生产过程有较大影响。

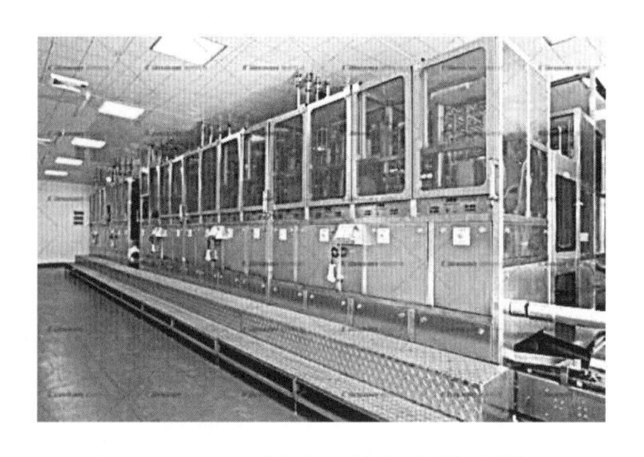
图 17-5-6 某种柔性智能煎煮单元

柔性智能煎煮单元（图 17-5-6）是近期才出现的新型自动化煎煮系统。它是由多个独立的煎煮单元构成不同规模的自动化煎煮系统，可以根据当前需要灵活配置产能，并可在付出很小代价的前提下进行扩产；能非常好地保持个性化煎煮的特点，并节省工作面积。由柔性智能煎煮单元构成的自动煎煮系统是未来的发展趋势。

煎煮设备是中药煎煮中心的主要生产设备，也是体现其产能和生产效率的关键环节。从采用传统煎药器具的小作坊式的生产模式，过渡到采用新型煎药机的人工操作模式，再进化到采用自动煎药系统的高产能模式，煎药系统设备不断发展，以实现在保证高产能前提下的个性化煎药能力，兼顾低成本扩产的结构柔性特色，以及通过智能化技术应用而达到高品质煎煮的目标。

第六节 中药汤剂包装设备及净水设备

在完成中药饮片煎煮形成汤剂后，需要进行无菌包装。此时需要中药汤剂包装设备。对于包装设备的基本要求是：一是要求无菌化，采用封闭输送，或者采用高温消毒的方式来保证隔离和灭杀细菌，以防止在汤剂保存过程中发生胀袋等变质现象；二是要求封闭严密，不会发生泄漏。一般而言，小产能中药煎煮中心倾向于采用煎煮包装一体化的机型，因为减少了输送环节，一体化机型在无菌化方面具有一定优势。大产能中药煎煮中心倾向于采用煎煮包装分体式机型（图 17-6-1）。该机型由于存在输送环节，需特别注重灭菌措施。针对产能不同的选择主要是从成本和布局两方面进行考虑的结果。

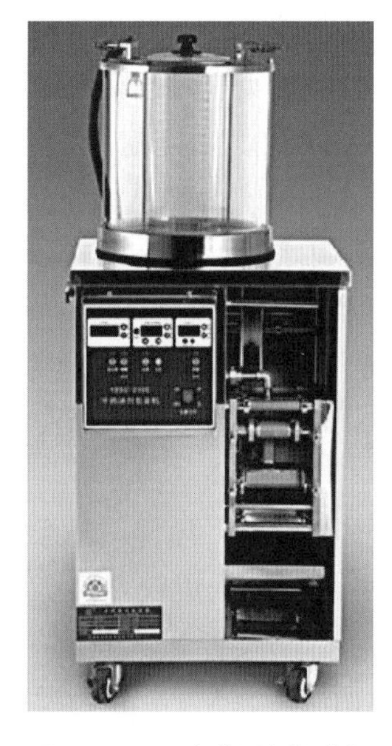
图 17-6-1 中药汤剂包装机

煎煮和清洗用水对中药煎煮中心来说非常重要，这是保证中药汤剂安全性和品质的关键因素。目前，从中药的安全性、品质和节约成本方面考虑，中药煎煮中心的用水原则一般是：煎煮用水采用过滤纯净水；煎煮锅和管道的头道清洗水采用自来水，后道清洗采用过滤纯净水。一个大型中药煎煮中心的日耗水量很大。因此，煎煮系统内设的清洗系统的清洗效果和节水性需要得到高度重视。

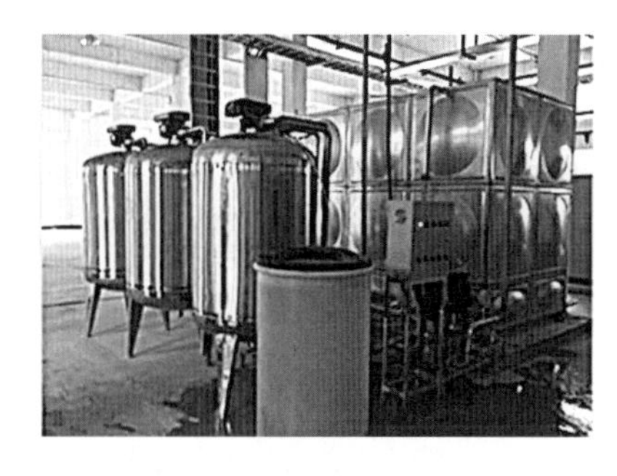

图 17-6-2　中药煎煮中心净水设备

中药煎煮中心的过滤净水设备（图 17-6-2）主要采用反渗透技术，这是目前较先进、节能、有效的膜分离技术。其原理是在高于溶液渗透压的作用下，其他物质不能透过半透膜而将这些物质和水分离开来。由于反渗透膜的膜孔径非常小（仅为 10×10^{-10}m 左右），因此能够有效地去除水中的溶解盐类、胶体、微生物、有机物等（去除率高达 97%～98%）。中药煎煮中心生产用水在城市饮用水的基础上增加了多级水软化及紫外线消毒，确保用水的最优品质。净水设备已经成为中药煎煮中心的必备设备。

汤剂包装设备和净水设备作为中药煎煮中心的附属设备，直接关系到用药安全和产能，其重要性不容忽视。在煎煮中心建设初期就要统筹规划，确保有将来扩产的空间。

第七节　中药煎煮中心智能管理软件

随着近年来互联网信息技术的不断发展，国家对中药发展的信息化监管也逐步完善，在相关中药监管部门的提倡和引导下，中药饮片处方加工相关产业形成了一套成熟的中药煎配加工处理一体化流程。从医疗机构通过各种公共平台或私有方式将处方传送到药厂，药厂内部根据处方情况进行具体煎配加工，再通过快递或工厂配送到医院，最终药品到达患者手中，整个流程都实现了数据流的完整衔接和记录，为后期数据的管理控制提供了数据支持，便于提高生产质量，促进行业良性发展。

在中药饮片处方加工产业的发展过程中，软件起到了数据采集和辅助管理的作用。截至目前，相关软件产品已经历了多个发展阶段，随着物联网等技术的发展，中药饮片处方加工相关软件将会融入更多新技术，功能也将随之提升，出现融合物联网技术的新一代软件产品。

现阶段中药饮片处方加工软件基本形成了以多渠道处方传输、企业内部处方加工、物流运输、售后客服四个环节为主的流程，并可具体分解为若干不同的子模块。其软件系统（图 17-7-1）主要包含以下子模块：

1．**数据传输**　医疗机构通过各种公共平台或者私有方式等多个渠道，传输处方信息到接受中药饮片处方委托加工的企业（以下称“委托代加工企业”）。

2．**数据标准化**　委托代加工企业的接方系统对传输的处方数据进行数据标准化处理。

3．**处方审核**　委托代加工企业内部人员对处方信息进行核对确认，保证处方用药无误。

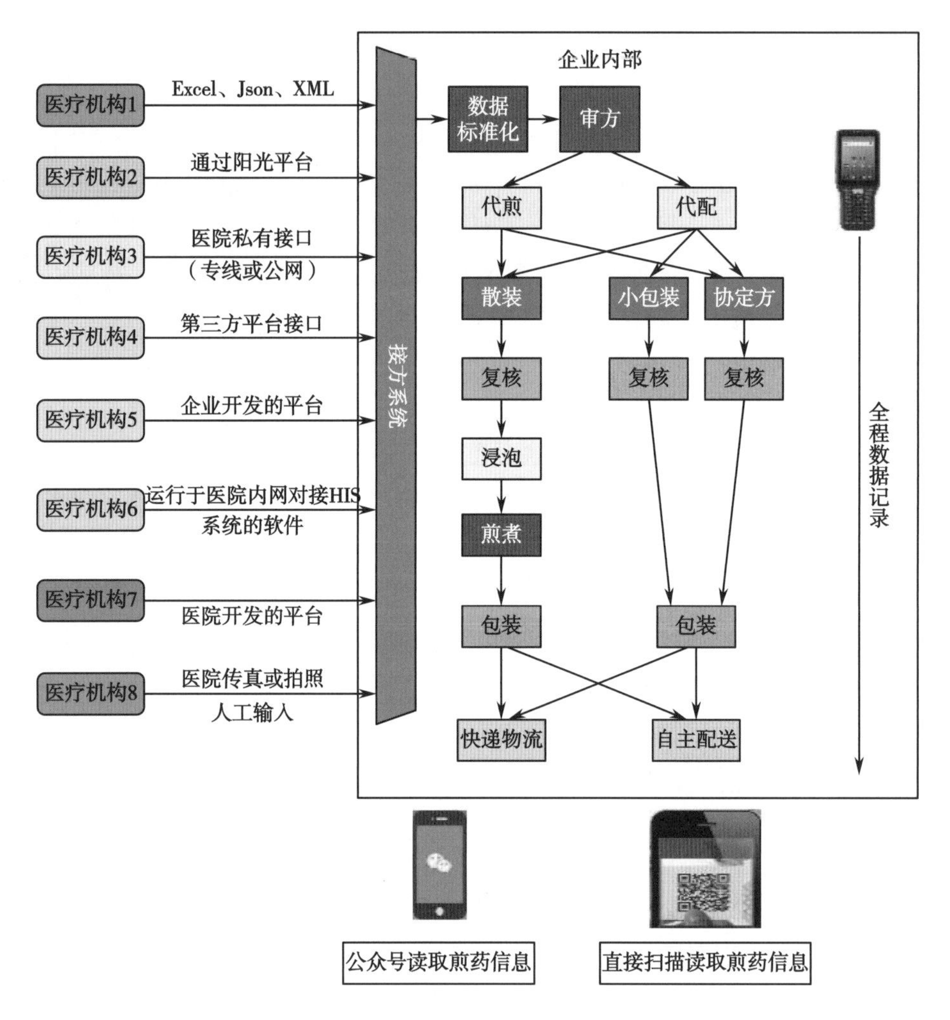

图 17-7-1　中药煎煮中心软件结构

4．**生产环节**　处方分代煎、代配两类分别进入各自加工流程。代煎类型处方依次进行散装配方、复核、浸泡、煎煮、包装等流程，最后进入快递物流或者由委托代加工企业自主进行配送。代配处方经过代配、复核、包装等流程，最后进入快递物流或者由委托代加工企业自主进行配送。

5．**售后服务**　代煎、代配加工过程中由手持扫描设备全程记录加工数据，供后期进行数据查询使用。患者也可以通过公众号等扫描或输入信息，查询自己处方的加工进度信息。

以上功能模块被有机地组合为一体，共同完成中药煎煮中心的各个流程环节。应该注意到的是：中药煎煮中心专用软件系统在不同的中药煎煮中心有细节上的不同，需要进行定制。随着中药煎煮相关技术的不断提高，软件系统也需与时俱进。

第十八章

中药加工炮制设备标准化

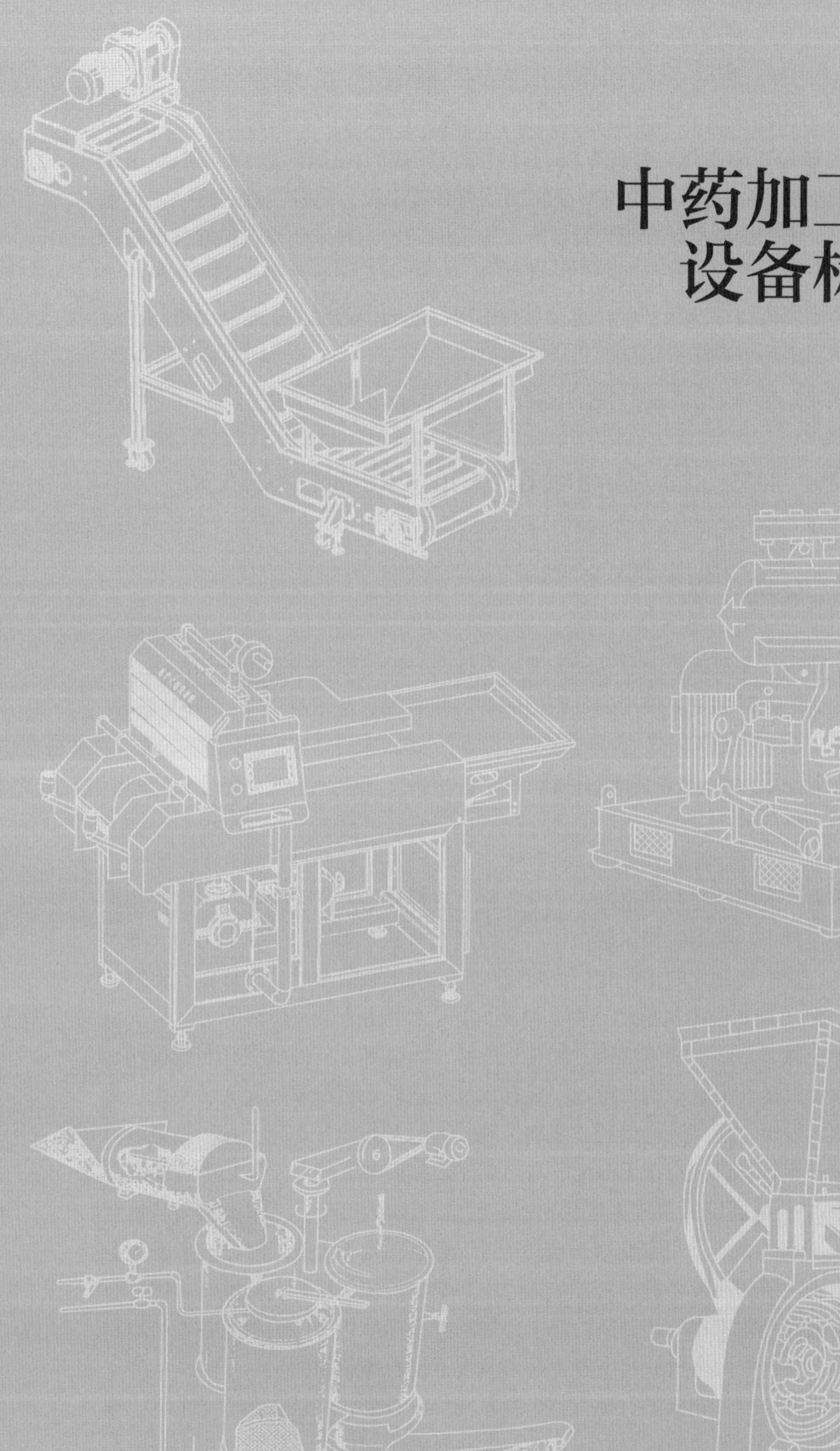

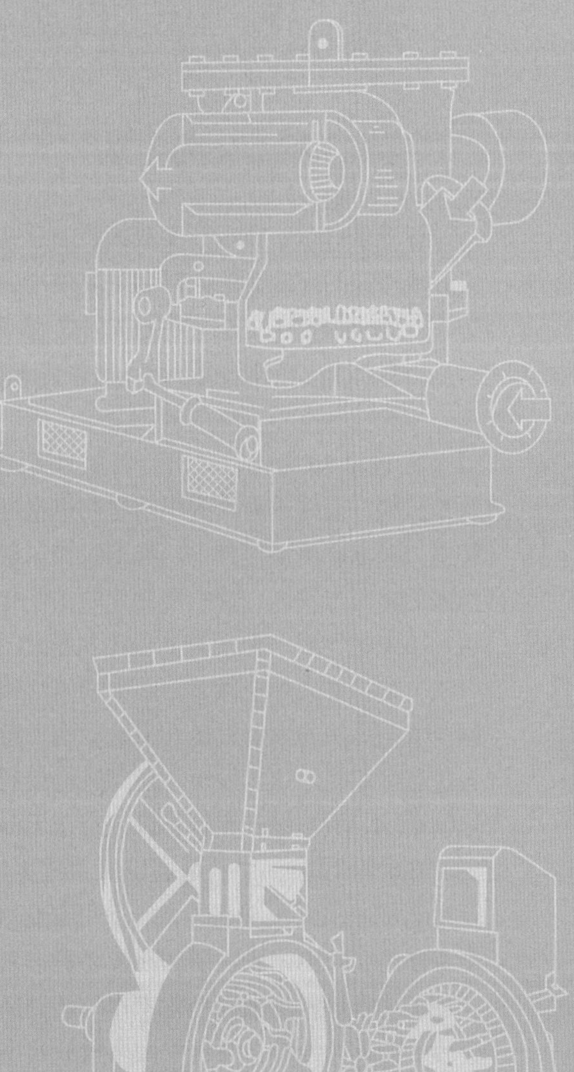

中药炮制有着悠久的历史和丰富的科学内涵，是我国传统的中药制药技术的集中体现，凝聚了中华民族灿烂的文化，是具有独立自主知识产权的科学体系。中药炮制机械（机具）是中药炮制的物质基础，是药材转变为饮片的必要手段，离开了炮制机械，技术就失去了实际意义。中药炮制机械在很大程度上决定了中药炮制技术的实现程度，中药饮片的质量水平，以及炮制规范及标准的制定与实施等。随着中药产业与现代中药炮制技术的发展，搭建中药炮制机械标准化平台，建设具有中国特色的中药材加工炮制设备，已经成为中药炮制领域和中药炮制学科建设的重要课题。

第一节　中药加工炮制设备标准化的现状及意义

一、标准与标准化的定义

标准是科学、技术和实践经验的总结。标准化是指在一定的范围内获得最佳秩序，对实际或潜在的问题制定共同和重复使用的规则的活动，即制定、发布及实施标准的过程。

二、中药加工炮制设备标准发展现状

20 世纪 70 年代，我国分别在河南周口、上海、天津、吉林长春投资建立了 4 家中药饮片机械厂，标志着我国中药炮制机械进入了专业化、规模化的发展阶段。在以后的几十年里，又涌现出了一批中药炮制机械制造企业，为炮制机械的发展增添了新的力量。炮制机械的出现与发展，为中药饮片的工业化与规模化生产提供了高效率的生产设备，促进了饮片工业的发展。但现有的炮制机械仍然存在许多问题。《中国药典》列举的炮制要求与方法，诸如文火炒至微黄、武火煅至红透，制霜、发芽、水飞等，但能够完全实现这些炮制要求与方法的炮制设备几乎是空白。再如：现有饮片企业炒药机既要按文火、中火、武火进行炒黄、炒焦、炒炭，还要进行醋制、蜜制、酒制等炮炙作业，实际上难以满足多种炮制要求。炮制设备存在着设计制造无标准、与炮制要求相脱节、控制功能缺失等问题。

2002 年以前，中药炮制机械只有少数几项行业标准。2002 年至今，中国制药装备行业协会成立“全国制药装备行业标准化技术委员会”，截至目前，由该标准化技术委员会牵头制定，并由国家发展和改革委员会发布实施的中药炮制机械领域行业标准共 20 多项，开创了中药炮制领域标准化工作的新局面。但中药炮制机械标准化工作仍然面临着与炮制过程和要求相结合、与《中国药典》及国家中药产业政策接轨等新课题。

国家虽然投入研究经费，完成了一批中药炮制领域科研成果，但从实际情况来看，炮制研究成果很少得到应用，各地的炮制方法存在较大差异，炮制过程与饮片质量主要由人工凭经验控制与掌握，中药饮片质量的可控性与稳定性得不到保证。更有甚者，一些不按

照规范炮制的中药饮片流入市场，扰乱市场价格，严重影响中医疗效。

中药炮制过程、技术与设备均需要规范化、标准化。现行中药加工炮制设备标准见表 18-1-1。

表 18-1-1　现行中药加工炮制设备标准一览表

序号	现行标准代号	标准名称	历年修订情况	实施日期	主要起草单位
1	JB 20039—2011	锤式粉碎机	YY 0227—1995；JB 20039—2004	2011-08-01	天津市中药机械厂
2	JB 20040—2009	分粒型刀式粉碎机	ZBC 93002—1989；YY 0228—1995；JB 20040—2004	2010-04-01	天津市中药机械厂
3	JB/T 20041—2015	切药机	YY 0140—1993；JB/T 20041—2004	2016-01-01	周口制药机械厂有限公司
4	JB/T 20042—2004	洗药机	YY/T 0137—1993	2004-06-01	周口制药机械厂有限公司
5	JB/T 20050—2018	润药机	JB/T 20050—2005	2019-01-01	周口制药机械厂有限公司
6	JB/T 20051—2018	炒药机	JB/T 20051—2005	2019-01-01	周口制药机械厂有限公司
7	JB/T 20052—2021	变频式风选机	JB/T 20052—2005	2021-07-01	杭州海善制药设备股份有限公司
8	JB/T 20053—2021	柔性支撑斜面筛选机	JB/T 20053—2005	2021-07-01	杭州海善制药设备股份有限公司
9	JB/T 20088—2021	中药材截断机	JB/T 20088—2006	2021-07-01	杭州海善制药设备股份有限公司
10	JB/T 20089—2021	蒸药箱	JB/T 20089—2006	2021-07-01	杭州海善制药设备股份有限公司
11	JB/T 20090—2021	旋料式切药机	JB/T 20090—2006	2021-07-01	杭州海善制药设备股份有限公司
12	JB/T 20110—2016	真空润药机	JB/T 20110—2008	2016-09-01	杭州海善制药设备有限公司
13	JB/T 20111—2016	中药材热风穿流式烘干箱	JB/T 20111—2008	2016-09-01	杭州海善制药设备有限公司
14	JB/T 20112—2016	可倾式蒸煮锅	JB/T 20112—2008	2016-09-01	杭州海善制药设备有限公司
15	JB/T 20113—2016	中药材颚式破碎机	JB/T 20113—2008	2016-09-01	杭州海善制药设备有限公司

续表

序号	现行标准代号	标准名称	历年修订情况	实施日期	主要起草单位
16	GB/T 30749—2014	矿物药材及其煅制品视密度测定方法	GB/T 30749—2014	2015-01-01	杭州海善制药设备股份有限公司

三、中药加工炮制设备标准化的意义

标准化是“在经济、技术、科学及管理等社会实践中，对重复性事物和概念通过制定、发布和实施标准，达到统一，以获得最佳秩序和社会效益”活动的过程。在当前我国中药饮片工业快速发展时期，中药炮制过程的规范化与标准化已经成为中药饮片工业必须解决的重要课题，对于提高和稳定中药产品质量、确保中医疗效等具有重要的现实意义。

中药炮制按传统方法分为净制、切制、炮炙，按加工性质又可分为“形态”加工与“性状”炮炙，其内容包括：风选、筛选、挑选、水洗、浸润、切制、干燥、蒸煮、炙制、炒制、煅制、制霜、发芽、水飞等。中药炮制是将植物、动物、矿物药材转变成饮片的过程，炮制技术、方法、要求等是炮制过程的“软件”，炮制机械是炮制过程的“硬件”，“软件”通过“硬件”实现其必要的功能。无论何种炮制，机械设备是将药材转变为饮片的必要条件，只有将机械设备规范化、标准化，才能保证过程的一致性和有效实施。因此，中药炮制机械标准化是实现炮制过程规范化、标准化的前提和基础。

第二节　中药加工炮制设备标准的分类和示例

一、标准制定和类型的划分

标准类型按使用范围可分为国际标准、区域标准、国家标准、专业标准、地方标准、企业标准；按内容可分为基础标准（一般包括名词术语、符号、代号、机械制图、公差与配合等）、产品标准、辅助产品标准（工具、模具、量具、夹具等）、原材料标准、方法标准（包括工艺要求、过程、要素、工艺说明等）；按成熟程度可分为法定标准、推荐标准、试行标准、标准草案。国际标准由国际标准化组织（ISO）理事会审查，ISO 理事会接纳国际标准并由中央秘书处颁布。我国国家标准由国务院标准化行政主管部门制定；行业标准由国务院有关行政主管部门制定；企业生产的产品没有国家标准和行业标准的，应当制定企业标准，作为组织生产的依据，并报有关部门备案。法律对标准制定另有规定的，依照法律的规定执行。制定标准应当有利于合理利用国家资源，推广科学技术成果，提高经济效益，保障安全和人民身体健康，保护消费者的利益，保护环境，有利于产品的通用互换及标准的协调配套等。中药加工炮制设备标准分类如图 18-2-1 所示。

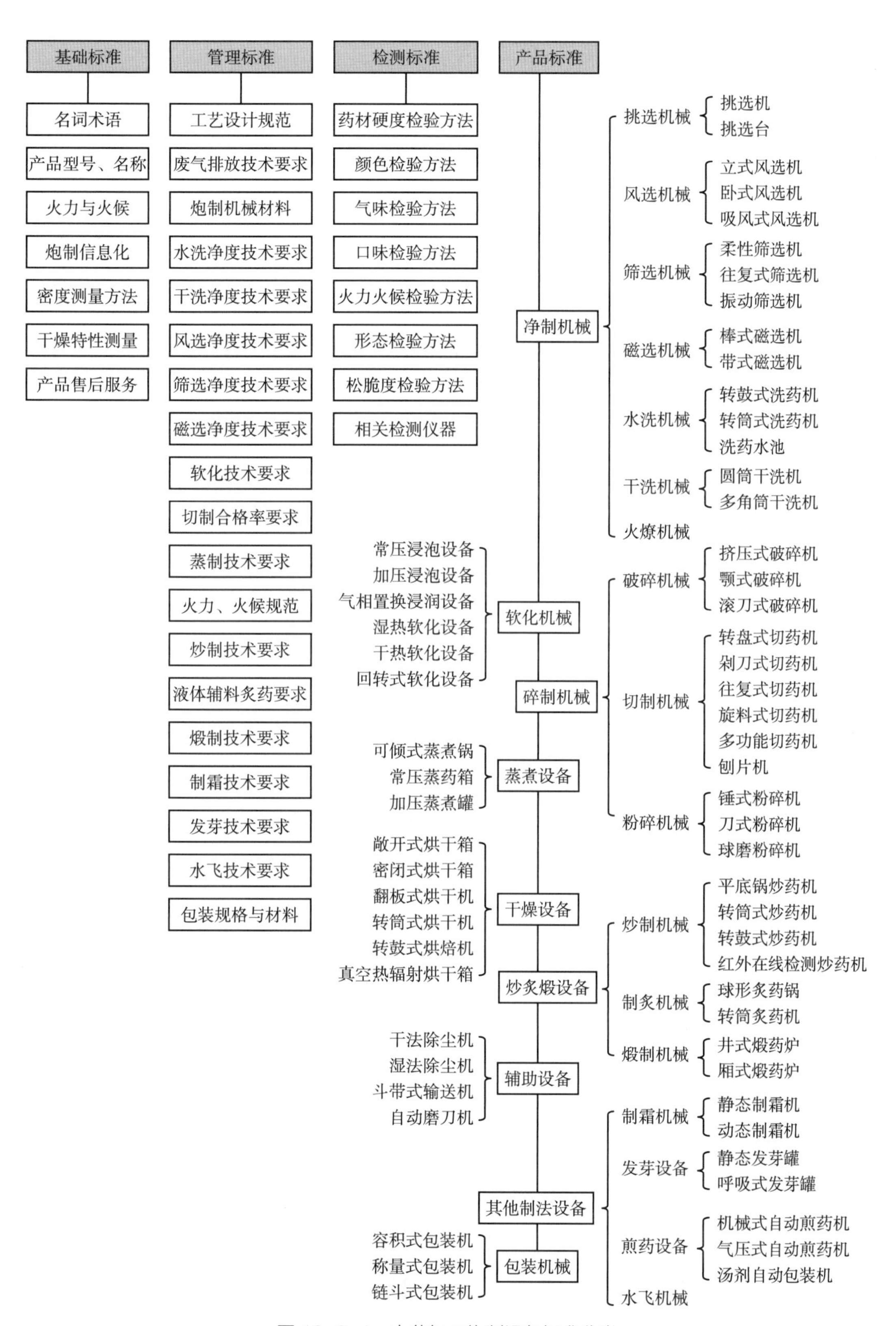

图 18-2-1　中药加工炮制设备标准分类

二、中药加工炮制设备标准化示例

ICS 11.120.30
C 93

JB

中华人民共和国制药机械行业标准

JB/T 20089—2021
代替 JB/T 20089—2006

蒸药箱

Medicinal material steaming cabinet

2021-04-19 发布 2021-07-01 实施

中华人民共和国工业和信息化部 发布

目　次

前　言 334
1　范围 335
2　规范性引用文件 335
3　分类和标记 335
4　要求 336
5　试验方法 337
6　检验规则 338
7　标志、使用说明书、包装、运输与储存 339

前 言

本标准是按照 GB/T 1.1—2009 给出的规则，对 JB/T 20089—2006 进行修订。

本标准代替 JB/T 20089—2006，本标准与 JB/T 20089—2006 相比主要技术内容变化如下：

——修改了型号编制（见 3.2.1，2006 年版 4.3.1）；

——修改了标记示例（见 3.2.2，2006 年版 4.3.2）；

——修改了材料要求（见 4.1，2006 年版 5.1.1）；

——修改了表面质量（见 4.2，2006 年版 5.1.2）；

——修改了超压泄放装置要求（见 4.3.5，2006 年版 5.3.5）；

——修改了保温要求（见 4.3.6，2006 年版 5.3.6）；

——修改了电气安全要求（见 4.4，2006 年版 5.4）；

——修改了材料试验（见 5.1，2006 年版 6.1.1）；

——修改了表面质量试验（见 5.2，2006 年版 6.1.2）；

——修改了保温试验（见 5.3.6，2006 年版 6.3.6）；

——修改了电气安全试验（见 5.4，2005 年版 6.4）；

——修改了抽样（见 6.3.3，2006 年版 7.3.3）；

——删除了术语和定义（见 2006 年版 3）；

——删除了规格系列（见 2006 年版 4.2）；

——删除了配置要求（见 2006 年版 5.2）；

——增加了温度控制要求及试验（见 4.3.8、5.3.8）。

本标准由中国制药装备行业协会提出。

本标准由全国制药装备行业标准化技术委员会（SAC/TC356）归口。

本标准主要起草单位：杭州海善制药设备股份有限公司。

本标准主要起草人：蔡挺、张金连、秦昆明、李伟东、蔡宝昌。

本标准所代替标准的历次版本发布情况为：

——JB/T 20089—2006。

蒸 药 箱

1 范围

本标准规定了蒸药箱的分类与标记、要求、试验方法、检验规则及标志、使用说明书、包装、运输与贮存。

本标准适用于对动植物药材进行蒸加工，蒸汽压力不大于0.03MPa，设计压力不超过0.03MPa的侧开门箱式蒸药箱。

2 规范性引用文件

下列文件对于本文件的应用是必不可少的。凡是注日期的引用文件，仅注日期的版本适用于本文件。凡是不注日期的引用文件，其最新版本（包括所有的修改单）适用于本文件。

GB/T 191 包装储运图示标志
GB 6388 运输包装收发货标志
GB/T 9969 工业产品使用说明书 总则
GB/T 10111 随机数的产生及其在产品质量抽样检验中的应用程序
GB/T 13306 标牌
GB/T 13384—2008 机电产品包装通用技术条件
GB/T 36035 制药机械 电气安全通用要求
JB/T 20188—2017 制药机械产品型号编制方法

3 分类和标记

3.1 分类

蒸药箱按加热方式分为蒸汽直接加热型（蒸汽型）、电热型和电汽两用型三种类型。

3.2 标记

3.2.1 型号编制

按JB/T20188—2017的规定编制。

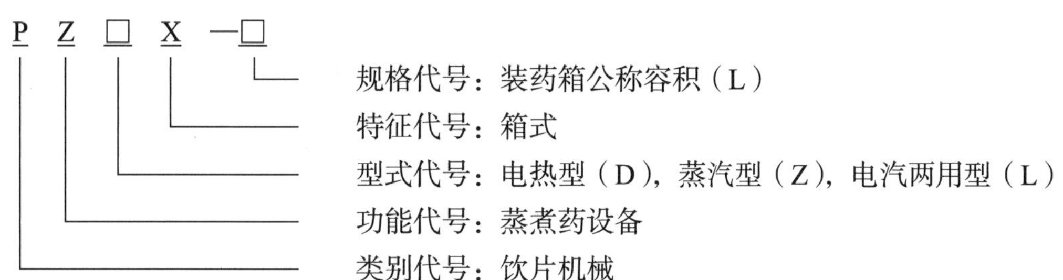

3.2.2 标记示例

示例 1：PZDX–1000 型，表示装药箱公称容积为 1000L 的电热型箱式蒸药箱。

示例 2：PZZX–1000 型，表示装药箱公称容积为 1000L 的蒸汽型箱式蒸药箱。

4 要求

4.1 材料与表面处理

4.1.1 材料

凡与药材或有要求的工艺介质直接接触的零部件材质均应无毒、耐腐蚀、不脱落，性能稳定，不与所生产的药材或有要求的工艺介质发生化学反应或吸附。

4.1.2 表面处理

不与药材接触的、采用碳钢制作的钣金件及结构件，其外表面应进行涂覆处理，涂覆层应密致，不得有明显漏涂、流挂、起泡、缩皱、锈蚀或脱落等缺陷。

4.2 表面质量

4.2.1 外表面

外表面不得有锤痕、划痕、焊瘤、凹凸不平或毛刺、利棱、尖角等缺陷。

4.2.2 内表面

与药材接触的内表面应便于清理，无死角、缝隙等缺陷。

4.2.3 蒸药箱的连接管道应排列整齐，无死角、盲管。外连管道的接口处应标明管道内容物的名称及流向。

4.2.4 与药材和有要求的工艺介质直接接触的内表面应光洁、平整、无清洗盲区，所有转角应圆滑过渡；其表面粗糙度 Ra ≤ 0.8μm，管道的设计和安装应无死角、盲管。

4.3 性能

4.3.1 有效容积

蒸药箱的有效装载容积不得小于标示公称容积的 90%。

4.3.2 水位控制系统

蒸药箱应配备水位自动控制系统，水位控制应准确、可靠。

4.3.3 仪器仪表

采用的机械式温度、压力测量仪表，计时器的准确度等级不得低于 1.6 级。使用电子式温度、压力测量仪表，计时器的准确度等级不得低于 1.0 级。

4.3.4 密封性

装药箱进料门、出料门应具有快开功能，操作轻便、密封可靠。在闭合、锁紧的情况下，应无泄漏。

4.3.5 超压泄放装置

蒸药箱至少应装设两个超压泄放装置。当箱内压力达到 0.03MPa 时，二次蒸汽排放装置应能自动释放箱内的压力，排气装置应加装防护装置。

4.3.6　保温

蒸药箱正常工作时，外表面的温度应不高于 55℃。

4.3.7　加热能力

电热型或电汽两用型蒸药箱单独使用电加热时，箱内温度从 50℃升至 95℃的时间应不大于 40min。

4.3.8　温度控制

蒸制温度应能设定并显示，温度控制误差不超过 2℃。

4.4　电气安全性能

电气安全应符合 GB/T 36035 的规定。

5　试验方法

5.1　材料与表面处理试验

查验材料质量证明资料，当不能证明材质时，按其相应材料的试验方法进行检验。

5.2　表面质量试验

目测。

5.3　性能试验

5.3.1　有效容积

用卷尺测量装药箱内壁尺寸并计算装药箱体积。

5.3.2　水位控制系统

蒸药箱进行加水、排水的操作 5 次，观察缺水自动补水性能。

5.3.3　仪器仪表

检查仪器仪表的标志及其产品合格证。

5.3.4　密封性

箱门密封性试验，关闭箱门，轻施力锁门，通蒸汽沿门密封处进行检查。

5.3.5　超压泄放装置

蒸汽型蒸药箱用气压进行试验，电热型蒸药箱用电加热产生蒸汽进行试验，电汽两用型蒸药箱需分别按蒸汽型和电热型蒸药箱进行试验，并试验压力值。

5.3.6　保温

5.3.6.1　试验仪器：

a）便携式红外测温仪；

b）便携式红外测温仪参数：

　1）测温范围：0～150℃；

　2）距离系数：大于等于 8∶1；

　3）准确度：±1℃。

5.3.6.2 试验方法如下：

a） 在箱门外侧和箱体两个外侧面距门框 100mm 处选择不少于 5 个测温点，并做记号。

b） 将箱体内加热升温至 95℃，保温 0.5 小时，后用便携式红外测温仪离开做记号面（水平位）不大于 200mm 处，测得各点的温度。

5.3.7 加热能力

试验时将物料装载器具（空载）装入蒸药箱，记录蒸药箱内温度从 50℃升至 95℃所需的时间。

5.3.8 温度控制

蒸药箱设定好温度并启动按钮，观察屏幕上显示的温度。

5.4 电气安全性能试验

电气安全试验按 GB/T 36035 的规定。

6 检验规则

6.1 检验分类

产品检验分为出厂检验和型式检验。

6.2 出厂检验

6.2.1 产品出厂检验按表 1 规定的项目由制造单位逐台检验，检验合格并附有产品合格证后方能出厂。

表 1 出厂检验项目

检验项目	“要求”的章条号	“试验方法”的章条号
材料	4.1	5.1
表面质量	4.2	5.2
性能	4.3.1 ~ 4.3.8	5.3.1 ~ 5.3.8
电气安全	4.4	5.4

6.2.2 蒸药箱在出厂检验过程中，如发现有不合格项时，允许退回修整并进行复检，复检仍不合格的，判定该产品为不合格品。

6.3 型式检验

6.3.1 型式检验的条件

当有下列情况之一时，需进行型式检验：

a） 新产品定型鉴定或投产鉴定时；

b） 正式生产后，若结构、材料、工艺有较大改变，可能影响产品性能时；

c） 停产一年以上再次生产时；

d）出厂检验结果与上一次型式检验有较大差异时；

e）国家质量监督检验部门或产品认证机构提出型式检验要求时；

f）质量仲裁需要时进行。

6.3.2　型式检验项目

型式检验项目为本标准中的全部要求。若制造单位不具备试验条件，则允许在产品使用现场进行。

6.3.3　抽样规则

型式检验的样机从出厂检验合格的产品中按 GB/T 10111 的方法抽取 10%（不足 10% 至少抽取 3 台），检测 1 台。

6.3.4　判定规则

型式检验中，全部项目检验合格，则判定该产品为合格品。若电气系统保护联结电路的连续性、绝缘电阻、耐压有一项不合格，即判定该产品型式检验不合格。若其他项有不合格时，允许在已抽取的样机中加倍复测不合格项，仍不合格则判为该产品型式检验不合格。

7　标志、使用说明书、包装、运输与储存

7.1　标志

7.1.1　产品标牌

蒸药箱的标牌应符合 GB/T 13306 的规定。标牌应固定在蒸药箱的醒目位置，标牌至少应包括下列内容：

a）产品型号、名称；

b）有效容积；

c）最高工作压力；

d）出厂编号、出厂日期；

e）采用标准代号；

f）制造单位名称。

7.1.2　包装储运图示标志

产品包装储运图示标志按 GB/T 191 的规定，并有“向上”“重心”“怕雨”“由此起吊”等标识。

7.1.3　运输收发货标志

产品运输收发货标志按 GB/T 6388 的规定。

7.2　使用说明书

产品使用说明书按 GB/T 9969 的规定，具有产品原理、结构、安装、调试、操作、保养及故障处理等内容。

7.3 包装

产品包装按 GB/T 13384—2008 的规定，并附有下列文件：

a） 产品合格证；

b） 产品说明书、安装图；

c） 本标准规定的材质证明书；

d） 装箱单。

7.4 运输

除合同约定外，产品运输按国家铁路、公路和水路货物运输的有关规定执行。

7.5 贮存

产品经装箱后，应贮存在无腐蚀性气体、干燥、通风良好的室内或有遮蔽的场所，不得倾斜和挤压。蒸药箱储存时间超出装箱日期一年时，需重新做出厂检定，合格后方可出厂。

第三节 中药加工炮制设备标准化发展趋势和应用

（一）中药加工炮制设备标准化发展趋势

1．实施炮制机械标准化战略，提升饮片生产工业化技术水平 炮制内涵丰富，而炮制设备的功能、技术水平参差不齐，导致工艺管理困难。在已有中药炮制机械国家行业标准的基础上，实施炮制机械标准化战略，能够提高炮制装备的技术水平，规范炮制机械功能，进一步提升饮片生产的工业化技术水平。

2．深化 GMP 的实施，建立或自动生成量化炮制规范，搭建饮片质量标准平台 药材种类繁多，炮制工序复杂，生产管理烦琐。通过记录规范化炮制工艺过程及参数，建立炮制工艺数据库和量化（数字化）炮制规范（即规范生成自动化），有效地实施炮制规范，实现饮片质量标准的建立和平台搭建。

3．建立中药饮片客观化质量控制和标准体系，为中药饮片优质优价奠定基础 在“修合无人见，存心有天知”的传统炮制理念的基础上，通过对炮制过程的客观化控制、规范化炮制、实时监控、在线记录等现代化手段，实现“炮制简繁皆有知”的现代化中药炮制模式，进而为中药饮片的优质优价奠定基础。

4．产品质量最优化，生产成本最低化，企业效益最大化 由于传统炮制方法相对简陋，质量与成本的矛盾难以调和，科学、高效的管理模式可以化解质量与成本的矛盾，降低物料损耗，减少能源消耗，提高企业的经济效益。

（二）中药加工炮制设备标准化应用

1．中药炮制规范化方案与过程控制

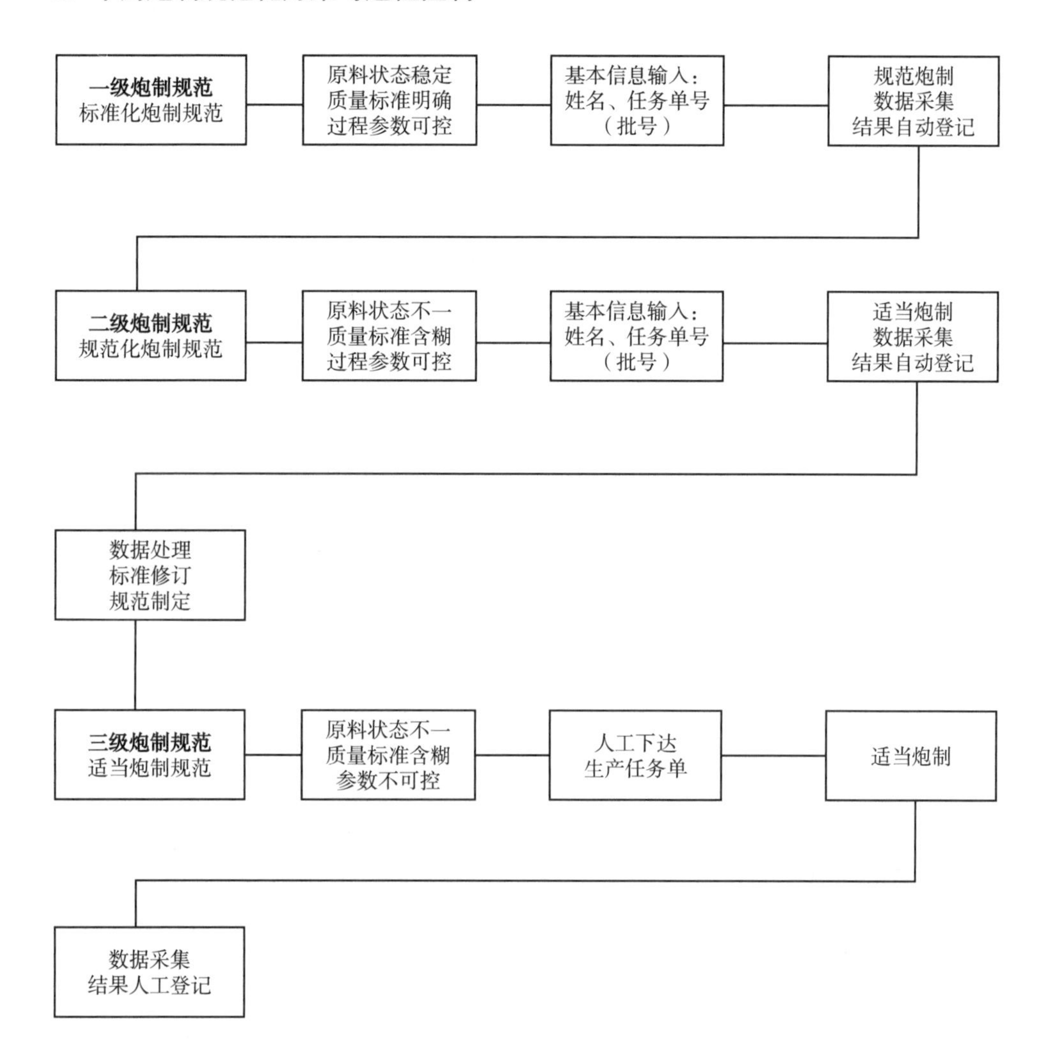

2．炮制设备运行方式

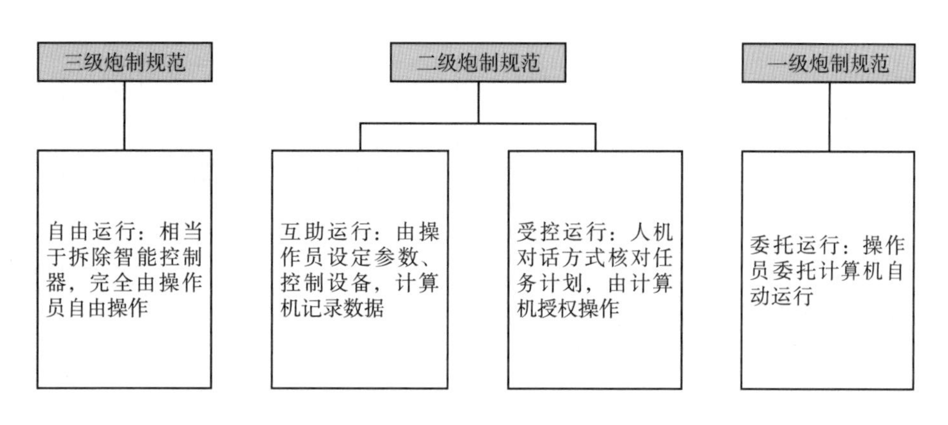

3．过程参数控制内容

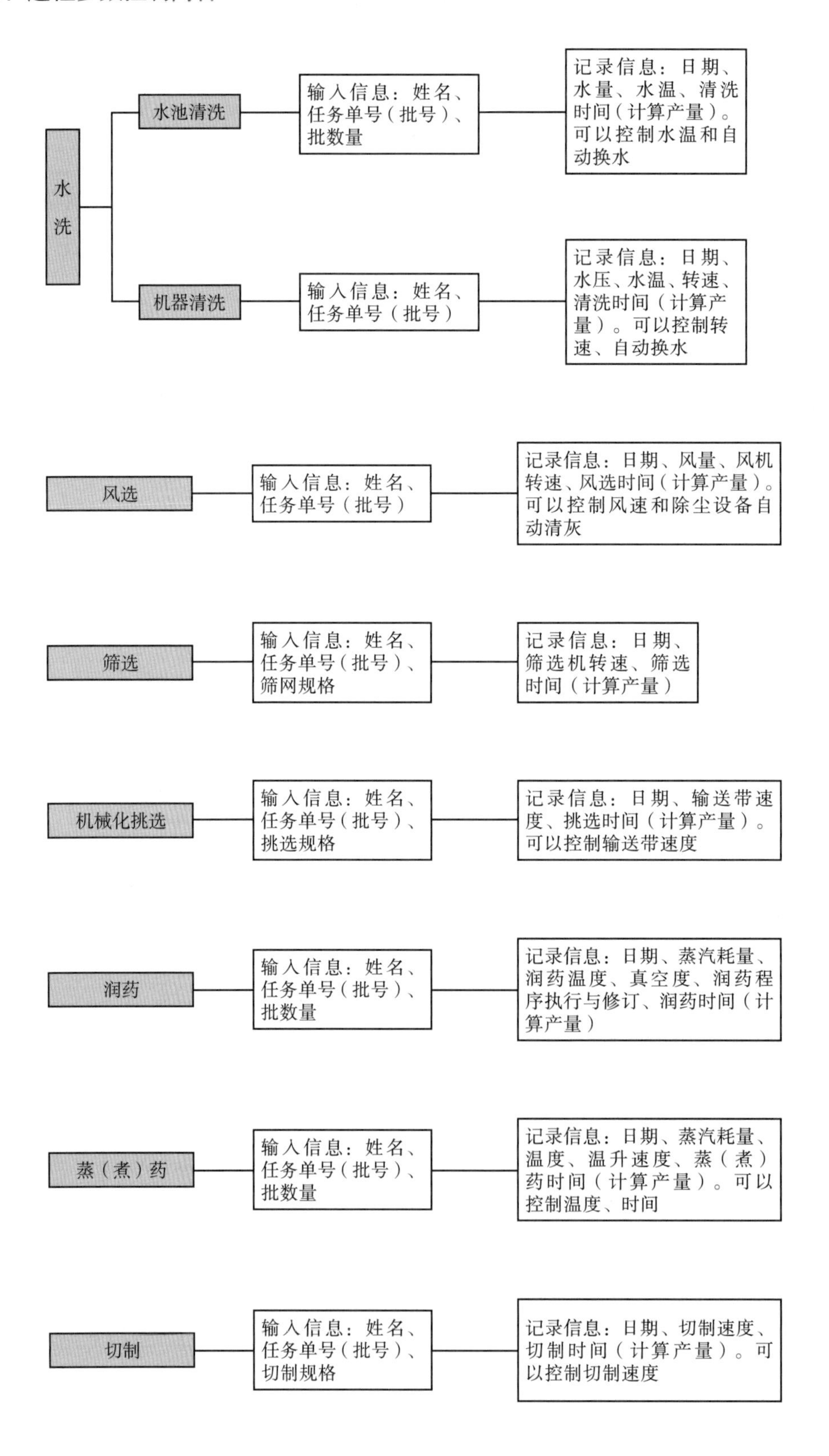
水洗
水池清洗
输入信息：姓名、任务单号（批号）、批数量
记录信息：日期、水量、水温、清洗时间（计算产量）。可以控制水温和自动换水
机器清洗
输入信息：姓名、任务单号（批号）
记录信息：日期、水压、水温、转速、清洗时间（计算产量）。可以控制转速、自动换水
风选
输入信息：姓名、任务单号（批号）
记录信息：日期、风量、风机转速、风选时间（计算产量）。可以控制风速和除尘设备自动清灰
筛选
输入信息：姓名、任务单号（批号）、筛网规格
记录信息：日期、筛选机转速、筛选时间（计算产量）
机械化挑选
输入信息：姓名、任务单号（批号）、挑选规格
记录信息：日期、输送带速度、挑选时间（计算产量）。可以控制输送带速度
润药
输入信息：姓名、任务单号（批号）、批数量
记录信息：日期、蒸汽耗量、润药温度、真空度、润药程序执行与修订、润药时间（计算产量）
蒸（煮）药
输入信息：姓名、任务单号（批号）、批数量
记录信息：日期、蒸汽耗量、温度、温升速度、蒸（煮）药时间（计算产量）。可以控制温度、时间
切制
输入信息：姓名、任务单号（批号）、切制规格
记录信息：日期、切制速度、切制时间（计算产量）。可以控制切制速度

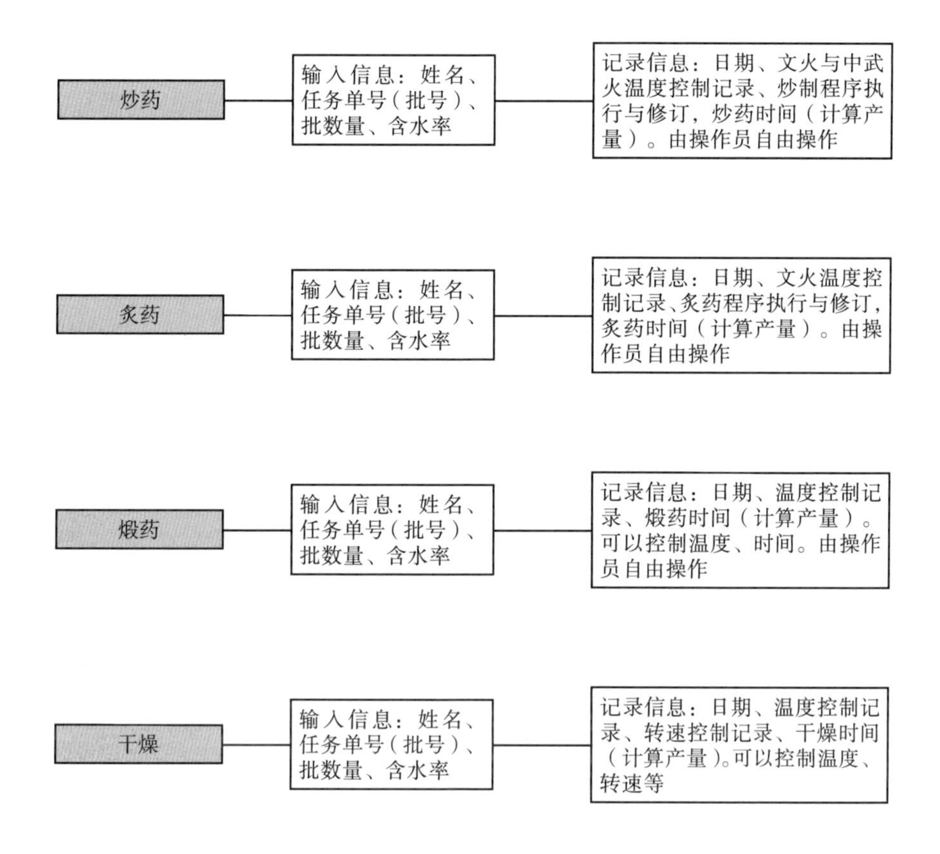

4．应用举例（以泽泻炮制为例）（表 18-1-2，表 18-1-3）

表 18-1-2　中药饮片炮制任务单

品名	批号	数量	炮制品名称	任务单号	执行日期	规范类别	备注
泽泻	×××	1 000kg	泽泻 麸泽泻 盐泽泻	07010101	2001-01-01	× 级炮制规范	
……		……	……	……	……	……	……
……		……	……	……	……	……	……
……		……	……	……	……	……	……

表 18-1-3 泽泻炮制规范

工序名称	炮制要求	质检	泽泻	麸泽泻	盐泽泻
除杂质	设备：XSZ-3B型振动筛选机，一层筛网孔径：15mm，二层筛网孔径：10mm，筛选速度：800kg/h 检验：称重法称取合格品与不合格品重量，并告知系统 说明：筛网孔径由操作者告知系统，系统自动记录设备型号、名称、日期、操作者姓名、筛选时间，并计算筛选速度	净度与半成品得率	◆	◆	◆
水洗	设备：XSGB-900型（鼓式）无级调速循环水洗药机，水压：0.15MPa，转速：6r/min，清洗300kg换水一次，清洗速度：600kg/h 检验：用快速水分测定仪检测含水量，并告知系统 说明：系统自动记录设备型号、名称、日期、操作者姓名、水压、水温、清洗时间，并计算清洗速度	洗净度与含水率	◆	◆	◆
软化	设备：RQXL-2000型水蓄冷真空气相置换式润药机，润药真空度：-0.09MPa，润药时间：150min，每批润药：600kg 检验：用快速水分测定仪检测含水量，并告知系统 说明：实际每批润药数量由操作者告知系统或按系统提示确认，系统自动记录设备型号、名称、日期、操作者姓名、润药真空度、润药时间、蒸汽用量，并计算润药速度（kg/h）。同时还将记录润药温度、抽真空时间、水蓄冷装置运行时间及蓄冷水温度，各阀门开闭情况，以监视设备运行状况	含水率与软硬度	◆	◆	◆
切制	设备：QXWT-250型自适应旋料式切药机，切片厚度2～4mm，转速：1 000r/min，切片速度：1 200kg/h 检验：用筛选法测定切片成型合格率（另定标准），并告知系统 说明：切片厚度由操作者设定后告知系统，系统自动记录设备型号、名称、日期、操作者姓名、切片厚度、转速，并计算切片速度	切片尺寸与半成品得率	◆	◆	—
干燥	设备：HGY-1200型滚筒式烘焙机，批投料量：250kg，转速：3r/min，温度：60～80℃ 检验：用快速水分测定仪检测含水量，并告知系统 说明：实际每批投料数量由操作者告知系统或按系统提示确认，系统自动记录设备型号、名称、日期、操作者姓名、干燥时间与温度、转速，并计算干燥速度（kg/h）。同时还将记录自动投料时间、温度随时间变化关系，恒定温度、自动出料时间，湿气抽气温度与速率，监视设备运行状况。用红外线测温仪还可以跟踪和记录药材实际温度变化规律	干燥前后含水率	◆	◆	—

续表

工序名称	炮制要求	质检	泽泻	麸泽泻	盐泽泻
麸炒	设备：CGY-900W 型燃油文火炒药机，批投料量：150kg，转速：7r/min，蜜炙麸皮用量：12kg/100kg 泽泻，温度：180～200℃，炒至表面深黄 检验：用色别仪或由操作者判别颜色，并告知系统 说明：实际每批投料数量、药材形态（或片厚）和麸皮用量由操作者告知系统或按系统提示确认，系统自动记录设备型号、名称、日期、操作者姓名、炒制时间与温度、转速，并计算炒制速度（kg/h）。同时还将记录自动投料时间，热锅、冒烟、炒制过程温度随时间变化关系，恒定温度、自动出料时间，抽气温度与速率，监视设备运行状况。红外测温仪还可跟踪和记录药材实际温度变化规律	颜色与炒制前后含水率	—	◆	—
盐炙	设备：ZGD-750P 型电热文火炙药机，批投料量：60kg，转速：7r/min，用盐量：2kg/100kg 泽泻，温度：100～120℃，炒至表面深黄 检验：用波美计检测盐水密度，用色别仪或由操作者判别颜色，并告知系统（需要测定药材的吸水率，制定盐水配比标准） 说明：实际每批投料数量、药材形态（或片厚）和盐水用量由操作者告知系统或按系统提示确认，系统自动记录设备型号、名称、日期、操作者姓名、盐炙时间与温度、转速，并计算盐炙速度（kg/h）。同时还将记录自动投料时间，控制和记录盐水喷淋温度、湿润时间，热锅、喷盐水、炒制过程温度随时间变化关系，恒定温度、自动出料时间，抽气温度与速率，监视设备运行状况。用红外线测温仪还可以跟踪和记录药材实际温度变化规律	颜色与炒制前后含水率	—	—	◆
除药屑	设备：XSZ-3B 型振动筛选机，一层筛网孔径：5mm，二层筛网孔径：3mm，筛选速度：600kg/h 检验：称重法称取合格品与不合格品重量，并告知系统 说明：筛网孔径由操作者告知系统，系统自动记录设备型号、名称、日期、操作者姓名、筛选时间，并计算筛选速度	成品片形与得率	◆	◆	◆
包装	—	—	◆	◆	◆
入库	—	—	◆	◆	◆